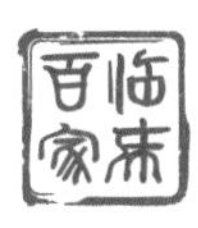

中国医学临床百家 · 病例精解

核医学分子影像PET/CT

病例精解

主审　田嘉禾

主编　王　卉　杨国仁

科学技术文献出版社
SCIENTIFIC AND TECHNICAL DOCUMENTATION PRESS
· 北 京 ·

图书在版编目（CIP）数据

核医学分子影像 PET/CT 病例精解 / 王卉，杨国仁主编. —北京：科学技术文献出版社，2024.9

ISBN 978-7-5235-1208-1

Ⅰ. ①核… Ⅱ. ①王… ②杨… Ⅲ. ①计算机 X 线扫描体层摄影 Ⅳ. ① R814.42

中国国家版本馆 CIP 数据核字（2024）第 055219 号

核医学分子影像 PET/CT 病例精解

策划编辑：蔡　霞　　责任编辑：蔡　霞　　责任校对：张　微　　责任出版：张志平

出 版 者　科学技术文献出版社
地　　址　北京市复兴路 15 号　邮编　100038
编 务 部　（010）58882938，58882087（传真）
发 行 部　（010）58882868，58882870（传真）
邮 购 部　（010）58882873
官方网址　www.stdp.com.cn
发 行 者　科学技术文献出版社发行　全国各地新华书店经销
印 刷 者　北京地大彩印有限公司
版　　次　2024 年 9 月第 1 版　2024 年 9 月第 1 次印刷
开　　本　787 × 1092　1/16
字　　数　558 千
印　　张　23.75
书　　号　ISBN 978-7-5235-1208-1
定　　价　208.00 元

《核医学分子影像 PET/CT 病例精解》

编委会

主　审　田嘉禾

主　编　王　卉　杨国仁

副主编　李　昕　刘晓飞　党浩丹　毕永民

秘　书　符珍敏

编　委　（按姓氏笔画排序）

马　莉　山东第一医科大学附属肿瘤医院
王　卉　中国人民解放军总医院海南医院
王　涛　青岛市市立医院
王　琼　中国人民解放军总医院第一医学中心
王修霞　烟台毓璜顶医院
王洋洋　青岛大学附属医院
王艳丽　青岛市中心医院
王振光　青岛大学附属医院
王海洋　安阳市肿瘤医院
王善容　青岛市市立医院
王瑞民　中国人民解放军总医院第一医学中心
方娟娟　德州市第二人民医院
石德道　青岛市市立医院
田嘉禾　中国人民解放军总医院第一医学中心
付　正　山东第一医科大学附属肿瘤医院
冯艳敏　安阳市肿瘤医院
毕永民　中国人民解放军空军特色医学中心
曲莉莉　山东大学齐鲁医院
朱东凯　中国人民解放军总医院海南医院
任佳忠　山东第一医科大学附属肿瘤医院
刘　有　中国人民解放军总医院海南医院
刘亚超　中国人民解放军总医院第一医学中心
刘宏伟　山东大学齐鲁医院德州医院
刘晓飞　中国人民解放军总医院第八医学中心
关志伟　中国人民解放军总医院第一医学中心
许傲迪　青岛市中心医院

李　昕　山东大学齐鲁医院
李　斌　中国人民解放军空军特色医学中心
李　蕾　湖北省肿瘤医院
李大成　青岛大学附属医院
李月凯　山东大学齐鲁医院
李伟龙　烟台毓璜顶医院
李旭东　青岛市市立医院
李善春　烟台毓璜顶医院
杨　超　中国人民解放军总医院海南医院
杨国仁　山东第一医科大学附属肿瘤医院
吴永京　中国人民解放军总医院海南医院
邱大胜　湖北省肿瘤医院
沈智辉　中国人民解放军总医院第一医学中心
宋萌萌　山东大学齐鲁医院
宋德炜　德州市第二人民医院
张军军　烟台毓璜顶医院
陈　亮　中国人民解放军总医院海南医院
邵元伟　德州市第二人民医院
苑克慧　中国人民解放军总医院海南医院
林　帅　青岛市中心医院
林乐军　烟台毓璜顶医院
周　航　山东大学齐鲁医院
周雨菁　山东大学齐鲁医院
周建立　山东大学齐鲁医院德州医院
周晓红　中国人民解放军总医院第八医学中心
郑飞波　青岛市市立医院
赵泽雨　山东大学齐鲁医院德州医院
胡蓉蓉　中国人民解放军总医院海南医院
施彦坤　中国人民解放军总医院海南医院
姜雨萌　青岛市中心医院
党浩丹　中国人民解放军总医院第一医学中心
徐志英　烟台毓璜顶医院
黄江山　中国人民解放军总医院海南医院
符珍敏　中国人民解放军总医院海南医院
麻广宇　中国人民解放军总医院第一医学中心
董元菲　青岛市市立医院
靳　欣　山东大学齐鲁医院
蔡高士　中国人民解放军总医院海南医院

推荐序

Preface

近年来，核医学人见证了中国核医学的高速发展：无论是在高精度设备配置、新型显像剂应用、诊疗一体化研究、人工智能应用等方面，还是在核医学服务能力与服务范围方面，都取得了十几年前难以想象的进步。然而，随着核医学队伍的扩大和服务对象的增多，对核医学技术自身发展的要求也在不断加深。虽然核医学的业务范围涵盖甚广，但是疾病诊断，特别是PET/CT在肿瘤、心脑血管疾病、其他炎性和慢性疾病的显像诊断，仍然是当前核医学的主要工作内容。面对待诊疾病的难度、临床医生要求的深化及诊治模式改进的需求，提高核医学医生诊断的准度、精度和对不同疾病的辨识能力，已经成为当今核医学发展的主要“瓶颈”之一。

所有的科学理论都是从科学观察、科学分析和实践检验中得以发展的。特别是核医学显像，涉及成像原理、病变生物特征、患者个体和病史综合分析，以及对“同病异征”“同征异病”相关临床知识等多个层面知识的有机整合，其结果的分析和判断，直接关系到核医学显像诊断的准确性、客观性和临床可利用性，是核医学医生必须在不间断的临床实践中总结和提高的必由之路。所以近年来，国内不少单位出版了相当数量的病例报告、病例集锦等多种形式的教材和书籍，代表了核医学对临床能力提升的渴求。

王卉教授、杨国仁教授主编的《核医学分子影像PET/CT病例精解》，通过54个实际病例的“病例讨论”及“特邀专家点评”，对核医学疑难、罕见病例和部分典型病例的疾病分析思路、鉴别诊断及最终临床结果对比，做了比较系统的介绍。这种方式对低年资核医学医生、新开展核医学显像的单位，应该有较好的启迪和教学意义，有利于培养良好的诊断思维习惯，扩大临床疾病谱的知识，进而提高面对千变万化、错综复杂临床疾病的诊断能力，为临床提供更加准确、客观的参考诊断意见，解决临床实际问题，获得更多的临床认可。这种有实际应用价值的临床病例讨论集锦，也是提高和深化临床核医学教学的有益尝试。

核医学凭借自身独特的“分子显像”能力，在精准医疗的大环境中，正在得到良好的发展。然而机遇从来都是和挑战并存的，如何保证在核医学诊断病例数量和复杂性不断增加的情况下，加快核医学诊疗水平的提升，是每一个核医学人必须牢记在心、不断追求和探索的任务。希望王卉教授、杨国仁教授主编的这本《核医学分子影像 PET/CT 病例精解》，能够启发更多核医学同人开展同类工作，大家共同努力，不断提高自身能力，让核医学显像的优势得以更好发挥和受到更多认可，积极融入健康中国的伟大事业，造福中国人民。

2024 年 5 月

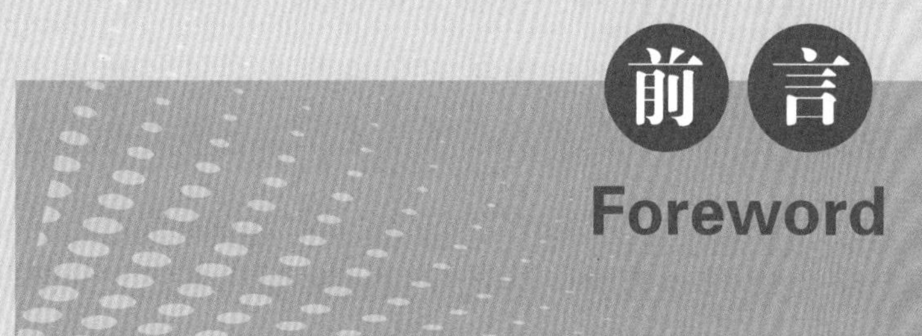

前言

Foreword

核医学是研究核技术在医学上应用及其理论的一门学科，无论在疾病的临床诊治方面，还是基础研究领域，核医学技术都有独特优势。随着社会的发展及人民健康需求的不断提高，近年来 PET/CT 和 PET/MRI 不断普及，核医学诊疗技术已成为临床不可或缺的手段。

PET/CT 作为核医学科最常用的显像设备之一，葡萄糖类似物^{18}F-FDG 是最常用的正电子显像剂，主要用于恶性肿瘤的诊断及鉴别诊断、临床分期与再分期、疗效评价、检测复发与转移、寻找肿瘤原发灶及指导勾画放疗靶区等。随着分子影像技术的发展，正电子显像剂的种类日渐丰富，如^{18}F、^{11}C 或^{68}Ga 等正电子核素标记的乙酸盐、胆碱、氨基酸、PSMA 小分子抑制剂、多巴胺转运蛋白配体、生长抑素类似物等显像剂正逐步在临床中得到推广运用，极大提高了疾病诊断的灵敏性及特异性。PET/CT 对疾病的诊断在现代医学已经具有不可替代的地位。

本书是一本 PET/CT 病例合集，汇集疑难、罕见及典型病例，涵盖^{18}F-FDG、^{18}F-PSMA、^{11}C-MET、^{11}C-CFT、^{11}C-乙酸盐等多种正电子显像剂，每个病例按照病历摘要、PET/CT 检查、病例讨论、诊断、临床随访、特邀专家点评、讨论与文献综述 7 部分进行编写，图像丰富、高清，特邀著名核医学专家田嘉禾教授、汪静教授、徐白萱教授、李立伟教授对每个病例的分析鉴别思路进行点评。特别荣幸田嘉禾教授亲自为本书作序。田嘉禾教授对每个病例都仔细审阅，严格把关，他对核医学的热切关注、无私奉献，让我们编委组感动的同时也受到鼓舞。

该书内容上努力做到，突出诊断思维、诊断技巧，以及对多种影像知识、临床综合知识的介绍。本书编写主要目的是通过临床病例，汇聚众多核医学领域专家的宝贵经验，引导各层次医学生、医生学习权威专家诊疗思维，培养良好的临床思维方式，不断提高临床诊疗技巧，全面提升个人诊疗水平。同时通过综述部分加深对疾病的了解与认识，以及对多学科知识技能的掌握。

核医学分子影像发展迅速，对疾病的认识也在不断深入和完善，由于病例数量有限，编者认识水平有限，编写内容还存在若干不足，这些将在书籍再版时逐步完善。希望《核医学分子影像 PET/CT 病例精解》出版后能成为广大医疗工作者的重要学习媒介，为核医学科及其他影像科室医务工作者提供帮助，能成为重要的参考、学习用书。

王升

2024 年 5 月

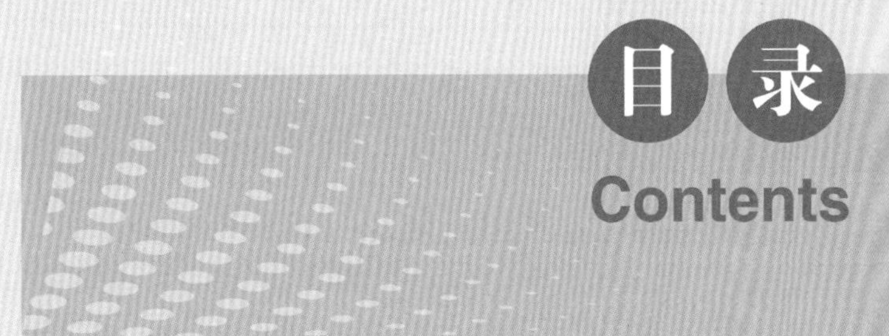

目录

Contents

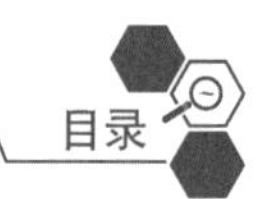

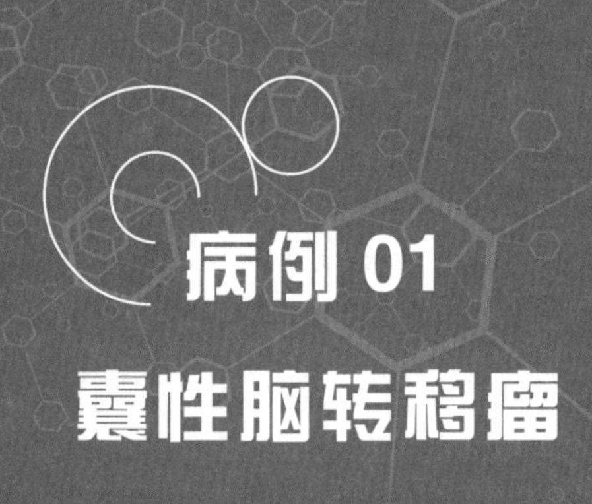

病例 01

囊性脑转移瘤

病历摘要

【基本信息】

患者，男性，52 岁。

主诉： 头痛半年余，加重 1 个月伴呕吐。

现病史： 患者于半年前饮酒后出现头痛症状，休息及自服降压药后无好转，近 1 个月头痛进行性加重，伴恶心、呕吐，至当地医院行头颅 MRI 检查，结果提示右侧额叶占位性病变，考虑胶质瘤可能性大，拟行手术治疗入院。

既往史与家族史： 患者肺结核病史 10 余年，既往外院胸部 X 线片提示左肺上野及右肺中野多发病变，患者未行正规治疗，未随诊复查。吸烟 20 余年，约每日 40 支，偶有少量饮酒。无传染病及遗传病病史。

查体： 胸部及神经系统查体未见明确异常。

【辅助检查】

影像学检查： 外院 MRI 显示右侧额叶占位性病变，考虑胶质瘤可能性大。

实验室检查： 痰涂片阴性；结核菌素皮肤试验（又称 PPD 试验）阳性；结核抗原、抗体检测阳性；癌胚抗原（CEA）34 μg/L↑。

【临床初步诊断】

右侧额叶占位性病变。

【临床关注点】

脑内单发病变，合并肺结核病史，伴 CEA 显著升高，需要明确全身是否存在恶性肿瘤，以及脑内病变的良恶性定性诊断。

PET/CT检查

【操作流程与参数】

患者检查前签署 PET/CT 检查知情同意书。患者禁食 6 h 以上，血糖控制在

6.5 mol/L 以内，静脉推注显像剂^{18}F-氟脱氧葡萄糖（^{18}F-fluorodeoxyglucose，^{18}F-FDG）7.95 mCi（0.10 mCi/kg，放化纯 >95%），在安静环境下休息 60 分钟后行全身 PET/CT 检查。仪器为美国通用 PET/CT 显像仪（GE Discovery VCT）。扫描范围从颅顶到大腿根部，2.5 分钟/床位；CT 图像扫描参数为：管电压 120 kV，管电流采用 100 mAs；PET 采用 3D 模式采集，重建方法为有序子集最大期望值迭代法，采用同机 CT 扫描数据进行 PET 图像衰减校正。

【PET/CT 所见】

右侧额叶囊实性占位，最大截面 59 mm×48 mm，局部可见壁结节，病变边缘放射性摄取增高，SUV_{max}为 7.7，病变周围未见明显水肿改变，中线结构左移（图 1－1）。左肺上叶可见不规则软组织密度结节，最大横截面 24 mm×20 mm，边缘可见分叶，内见钙化，病变放射性摄取增高，SUV_{max}为 3.8；右肺中叶外侧段可见条片状实变，轻度放射性摄取，SUV_{max}为 1.2；双肺多发肺大泡；纵隔及双肺门见多发淋巴结伴钙化，病变放射性摄取增高，SUV_{max}为 8.2；左侧少量胸腔积液（图 1－2）。

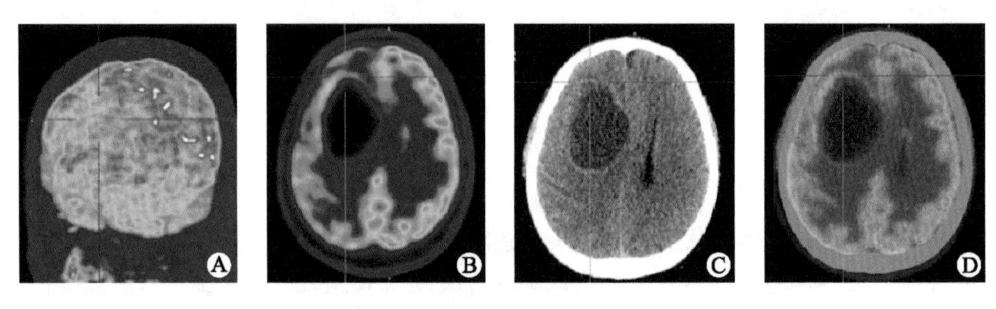

A 为脑部 MIP 图；B～D 显示右侧额叶囊实性占位，局部可见壁结节，放射性摄取增高，SUV_{max}为 7.7。

图 1－1 ^{18}F-FDG PET/CT

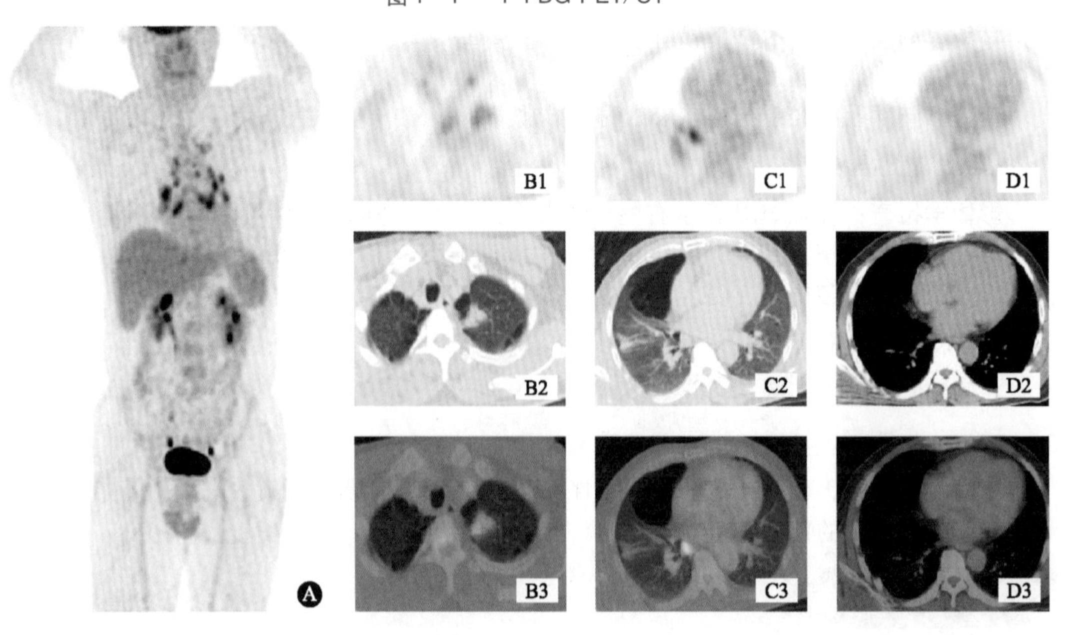

A 为躯干 MIP 图；B1～B3 显示左肺上叶不规则软组织密度结节，SUV_{max}为 3.8；C1～C3 显示右肺中叶外侧段条片状实变，SUV_{max}为 1.2，双肺多发肺大泡。

图 1－2 ^{18}F-FDG PET/CT

【PET/CT 诊断意见】

1. 右侧额叶囊实性占位病变，伴局部代谢增高，首先考虑脑内原发肿瘤病变，胶质瘤伴囊变？不除外囊性转移瘤可能。

2. 左肺上叶及右肺中叶实性病变伴代谢增高，结合病史首先考虑肺结核改变，左肺上叶病变不除外肿瘤可能，必要时密切复查或穿刺活检明确诊断。

3. 纵隔及双肺门见多发淋巴结伴代谢增高，考虑炎性改变。

4. 双肺多发肺大泡；左侧少量胸腔积液。

病例讨论

论点1：患者为中年男性，出现进行性加重的头痛及颅内高压症状，MRI 检查提示脑内存在单发占位病变，既往无肿瘤病史，因此首先考虑脑原发肿瘤，病变局部代谢增高，考虑恶性可能，胶母细胞瘤伴坏死囊变可能。两肺多发实性病变伴不同程度代谢增高，患者既往存在结核病史，既往胸部 X 线片提示病变位置位于左肺上野及右肺中野，与本次 PET/CT 显示病变位置相符，实验室检查结核相关指标为阳性，并且纵隔及两肺门多发对称分布的高代谢淋巴结，因此两肺多发病变应首先考虑结核性病变。

论点2：患者 CEA 显著增高，左肺上叶病变呈结节状，边缘可见分叶改变，伴代谢增高，首先考虑周围型肺癌可能。右侧额叶囊性占位，囊壁可见壁结节并显著强化，局部葡萄糖代谢增高，病变可见占位效应，因此考虑恶性，结合 CEA 及左上肺所见，考虑囊性脑转移瘤可能性大。

论点3：患者饮酒后出现神经系统症状，需考虑酒精引起免疫力降低所致的脑脓肿可能性，病变以囊性为主，边缘可见高代谢改变，符合脑脓肿改变。两肺多发轻度高代谢病变，病变内伴钙化，纵隔及两肺门对称分布代谢增高的淋巴结，综上考虑炎性可能性大，结合病史首先考虑结核性病变，不除外结节病可能。

【病例讨论小结】

患者以神经系统症状起病，脑内病变为单发囊性占位。PET/CT 显示病变放射性摄取增高区域与部分残余强化区域吻合，提示该区域组织生长代谢活跃，为恶性肿瘤可能。结合实验室检查 CEA 显著升高，首先考虑囊性脑转移瘤改变，鉴别诊断首先应考虑常见的原发性脑肿瘤，如胶母细胞瘤伴坏死囊变、间变型节细胞胶质瘤等。患者既往确诊肺结核，右肺中叶条片状轻度代谢病变及纵隔、两肺门高代谢淋巴结符合慢性炎性改变。但左肺上叶结节代谢较高，并可见分叶改变，不能除外肿瘤可能，结合患者 CEA 显著升高及全身其他部位未见明确肿瘤征象，左肺上叶结节需鉴别周围型肺癌与慢性结核病灶两种可能。

病理诊断

右额叶上皮样低分化恶性肿瘤伴坏死，部分呈腺样或腺泡状结构，考虑为转移性低分化腺癌，结合临床病史符合肺腺癌脑转移（图 1－3）。

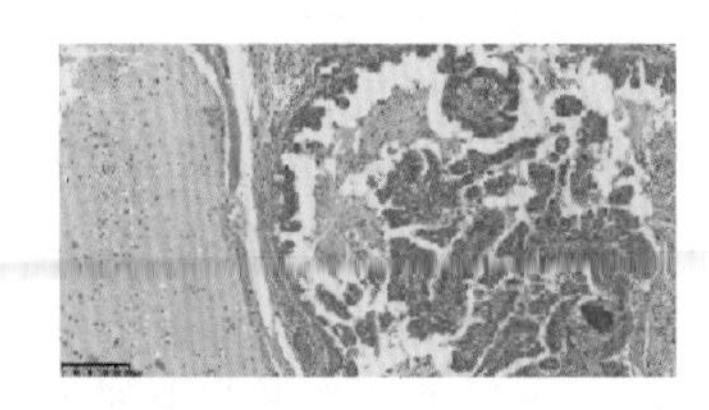

图 1－3　右额叶转移性低分化腺癌（HE 染色，×100）

临床随访

右侧额叶病变位于大脑凸面，因病变与周围组织分界不清，仅行局部肿瘤切除术。术后 3 天头颅 MRI 图像显示肿瘤部分残留（图 1－4）。患者出院后于外院行 3 次胸部 CT，均提示左肺上叶病变进行性增大并两肺新发转移，合并双侧胸腔积液及肺不张，术后 6 月余死亡。

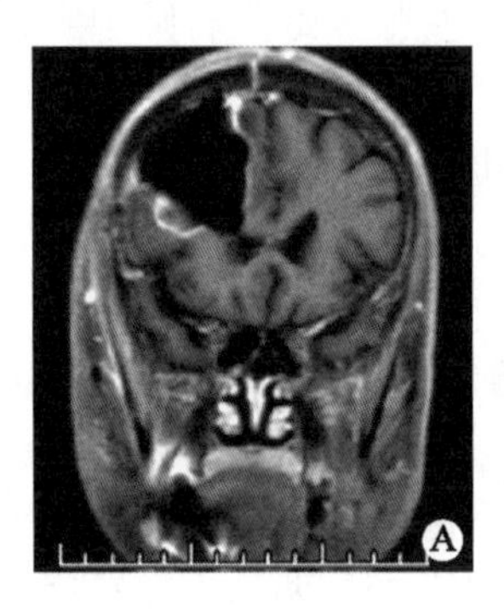
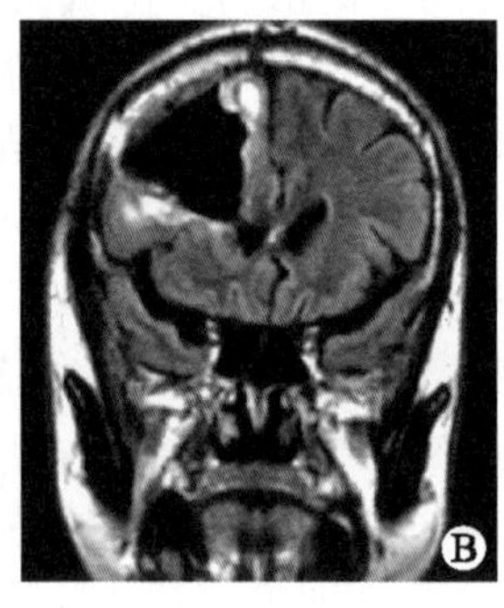
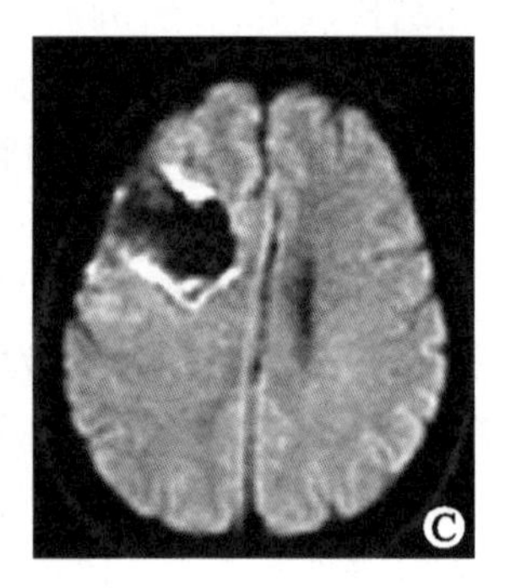

A 为 MR 增强扫描显示残余病变不规则环形强化，囊壁可见壁结节并强化；B 为 T_2-FLAIR 显示残余病变边缘部分囊变坏死，周围可见少许水肿信号；C 为 DWI 显示残余病变环形信号增高。

图 1－4　术后 3 天脑部 MRI

特邀专家点评

患者为中年男性，以进行性加重的头痛及颅内高压症状起病，实验室检查提示存在结核感染及恶性肿瘤的高风险，主要影像学诊断包括右侧额叶占位及两肺多发实性病变两项，临床关注点主要为明确两处病灶性质及二者间的关系。仔细分析，应注意以下临床与影像特点。①患者为中年男性，既往有肺结核病史，本次左肺上叶及右肺中叶实性病变，与既往胸部 X 线片记录病变位置相符，并且病变内可见钙化，结合实验室结核相关检查，提示两肺存在慢性结核性病变。但左肺上叶病变较为饱满，提示膨胀性生长，病变边缘可见分叶改变，并且葡萄糖代谢增高，提示病变生长活跃并异质性改变，结合吸烟史、病史、CEA 水平显著升高及左侧少量胸腔积液征象，考虑左肺上叶周围型肺癌可能性大，不除外结核病灶基础上的肺瘢痕癌改变。②右侧额叶单发囊性占位，同时累及灰质、白质，病变边缘增厚并可见壁结节，伴代谢增高，占位效应明显，综上排除脑内良性囊肿病变，考虑囊性肿瘤病变。将肺内病变与脑内病变一体化考虑，右侧额叶病变可符合囊性脑转移瘤改变。③该病例不能除外多元化可能。针对脑内病变，需鉴别脑内原发囊性肿瘤病变，例如，胶母细胞瘤伴坏死囊变、间变型节细胞胶质瘤、多形性黄色星形细胞瘤或少见的幕上血管母细胞瘤改变。患者饮酒后起病，伴有颅内高压症状，需鉴别酒精引起的免疫力降低所致脑内感染性病变，脑脓肿可能，但患者临床症状及实验室检查不支持感染性病变。④针对胸部病变，PET/CT 提示患者纵隔及两肺门可见对称性分布的高代谢淋巴结，两肺内可见实性病变，需鉴别结节病可能。

讨论与文献综述

脑转移瘤是最常见的颅内肿瘤，中老年患者居多（80%），男女发病比率均衡。10%~30% 的恶性肿瘤患者存在脑转移瘤，其中肺癌发生脑转移的概率最高，其次为乳腺癌、胃肠道肿瘤、黑色素瘤及肾细胞癌，儿童脑转移瘤最常见的原发灶为神经母细胞瘤、肉瘤及生殖细胞瘤。脑转移瘤最常见的转移途径为血行转移，其次为直接侵犯、淋巴管转移及脑脊液种植转移。脑转移瘤的好发部位为幕上脑灰白质交界区域，以多发病变为主。患者临床表现主要为压迫症状及颅内高压症状，包括头痛、恶心、呕吐及视盘水肿等，部分患者无典型临床症状。增强 MRI 为脑转移瘤最常见的影像学诊断手段，其优势在于对小转移灶的敏感性较高，PET/CT 及 PET/MRI 近年来在全身肿瘤成像方面应用广泛，其在脑转移瘤显像方面可以提供包括 ^{18}F-FDG 及 ^{11}碳－蛋氨酸（^{11}C-MET）等多种分子探针，提高早期微小病变的检出率。

脑转移瘤表现形式多样，可分为囊实性、囊性及实性 3 种形态。脑转移瘤生长迅速，中心部位新生血管发育不完善，血供较差，常发生坏死囊变，当坏死液化范围占据肿瘤主体时，病变呈薄壁囊性改变，即为囊性脑转移瘤。囊性脑转移瘤多为圆形或类圆形改变，边界清晰，囊壁厚薄不均，多数可见壁结节。增强扫描囊壁及壁结节显著强化，^{18}FDG-PET 及 ^{11}C-MET 显像均呈高代谢改变。灶内呈液性无强化改变，PET 显像均为代谢降低改变，部分病变内成分复杂，可见出血。以上征象与本文病例影像学特征基本相符合。囊性脑转移瘤周围可见不同程度水肿，大部分囊实性病变呈现“小病灶，大水肿”的影像学特征。本例病变中瘤周水肿较少，占位效应较轻。

囊性脑转移瘤的鉴别诊断如下。①胶质瘤，常见的囊性胶质瘤包括胶母细胞瘤伴坏死囊变、节细胞胶质瘤及多形性黄色星形细胞瘤。胶母细胞瘤多数缓慢起病，病变位于大脑深部，体积较大，边界模糊，边缘呈花环状强化，PET 显像代谢显著不均匀增高，病变内可见坏死囊变，偶见出血，PET 代谢降低。本文病例可符合以上影像学特征。节细胞胶质瘤可以发生于脑内任何部位，多数为儿童期及青少年期发病，病变大多为良性生物学特性，通常为小结节，边界清楚，常伴钙化，少数间变型节细胞胶质瘤影像学特征与胶母细胞瘤相似，鉴别有一定难度。多形性黄色星形细胞瘤常见于儿童及青少年，病变好发于颞叶表浅部位，病变可为实性、囊实性及囊性不规则占位，囊壁可见壁结节并多靠近脑膜表面，增强扫描囊壁轻中度强化，壁结节显著强化，相邻脑膜增厚强化。本文病例发病部位及年龄与上述不符，相邻脑膜也未见受累。②血管母细胞瘤，好发于小脑半球中线旁，幕上病变少见。病变多为圆形或椭圆形囊性肿块，囊壁光整，边界清晰，伴有附壁结节，瘤周可见血管流空现象，水肿不明显。增强扫描壁结节显著强化，PET 代谢增高。本文病例形态及边缘不规则，与上述影像学特征不符。③脑脓肿，患者多数有免疫力降低及临床感染病史，病变圆形或椭圆形改变，囊壁厚薄均匀，内壁光整，无明显壁结节，增强扫描囊壁环形强化，周围可见晕环征，PET 代谢环形增高。本文病例形态不规则，囊壁厚薄不均，存在明显的壁结节，与上述不符。

无论原发肿瘤为何种类型，脑转移瘤属于远处转移，预后较差。但随着影像学技术的发展，如基于多种 PET 分子探针及多种 MR 功能序列的一体化 PET/MR 显像的广泛应用，脑转移瘤在早期检出率显著提高，基于多模态的影像组学可以预测肿瘤的异质性及靶向生物学特征，使得脑转移瘤的临床决策更加精准有效。

参考文献

1. POPE W B. Brain metastases: neuroimaging [J]. Handbook of clinical neurology, 2018, 149: 89 - 112.
2. TADROS S, RAY-CHAUDHURY A. Pathological features of brain metastases [J]. Neurosurgery Clinics, 2020, 31(4): 549 - 564.
3. LE RHUN E, GUCKENBERGER M, SMITS M, et al. EANO-ESMO clinical practice guidelines for diagnosis, treatment and follow-up of patients with brain metastasis from solid tumours [J]. Annals of Oncology, 2021, 32 (11): 1332 - 1347.
4. 鱼博浪, 郭佑民, 张明. 中枢神经系统 CT 及 MR 鉴别诊断 [M]. 西安: 陕西科学技术出版社, 1996: 89.
5. FINK K R, FINK J R. Imaging of brain metastases [J]. Surgical neurology international, 2013, 4(Suppl 4): S209.
6. LOHMANN P, WERNER J M, SHAH N J, et al. Combined amino acid positron emission tomography and advanced magnetic resonance imaging in glioma patients [J]. Cancers, 2019, 11(2): 153.
7. THUST S C, HEILAND S, FALINI A, et al. Glioma imaging in Europe: a survey of 220 centres and recommendations for best clinical practice [J]. European radiology, 2018, 28(8): 3306 - 3317.
8. MATSUSUE E, INOUE C, TABUCHI S, et al. Advanced magnetic resonance imaging findings of cerebellar hemangioblastomas: a report of three cases and a literature review [J]. Acta Radiologica Open, 2022, 11(2): 20584601221077074.
9. BROUWER M C, VAN DE BEEK D. Epidemiology, diagnosis, and treatment of brain abscesses [J]. Current opinion in infectious diseases, 2017, 30(1): 129 - 134.
10. LOHMANN P, KOCHER M, RUGE M I, et al. PET/MRI radiomics in patients with brain metastases [J]. Frontiers in neurology, 2020, 11: 1.

（党浩丹　关志伟　整理）

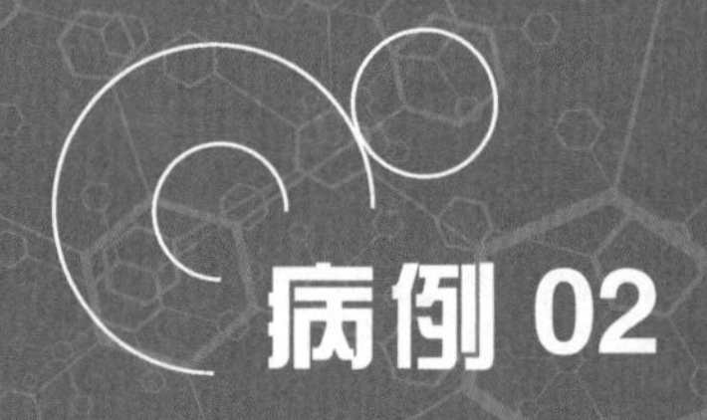

病例 02

双探针(^{18}F-FDG 及 ^{11}C-MET) PET/CT 显像诊断脑胶质瘤

病历摘要

【基本信息】

患者，男性，53 岁。

主诉：右侧肢体麻木 1 年，言语不利 1 个月。

现病史：患者 1 年前无明显诱因出现右侧肢体麻木，上肢为著，右上肢精细动作笨拙，无明显肌力减退，无头晕、头痛、恶心、呕吐、意识障碍、肢体抽搐、步态不稳，患者未重视。1 个月前患者无明显诱因出现言语不利，表现为听理解正常，语句不连贯，查颅脑 MRI 提示左侧顶叶占位性病变伴周围大片水肿，门诊以“左侧顶叶占位”收入院。

既往史与家族史：高血压病史 1 年余，最高血压 170/100 mmHg，规律口服硝苯地平缓释片Ⅱ，血压控制可。无其他病史及家族史。

查体：意识清楚，语言欠流利、阅读障碍。四肢肌力 V 级，肌张力正常。右侧肢体痛温觉及轻触觉减退，右上肢为著，右上肢远端肌萎缩。左侧肢体无肌萎缩、肌束震颤。Hoffman 征(－)，Babinski 征(－)，Romberg(－)。

【辅助检查】

影像学检查：颅脑增强 MRI 显示左侧顶叶皮层下见大小 31 mm×30 mm×26 mm（左右径×前后径×上下径）类圆形稍长 T_1 稍长 T_2 信号，边界较清，边缘见短 T_1 等 T_2 信号带；DWI 显示病灶中心呈高信号，ADC 图呈低信号，增强扫描病灶呈环形强化，内见多发细分隔；病灶周围见斑片状长 T_2 水肿信号，左侧侧脑室后角受压变窄，左侧大脑半球脑沟变浅，脑回肿胀，中线结构略向右移位。余脑室系统形态及大小未见明显异常，脑沟、裂、池未见明显异常。诊断：左侧顶叶占位性病变，考虑脑脓肿可能性大，请结合临床，建议复查（图 2－1）。磁共振波谱成像显示左侧顶叶皮层下病灶中央区域 Cho 峰升高，NAA 峰降低，可见明显增高乳酸－脂质复合峰。诊断：左侧顶叶皮层下病灶区域波谱表现，结合颅脑增强检查，考虑非肿瘤性病变可能，请结合临床。

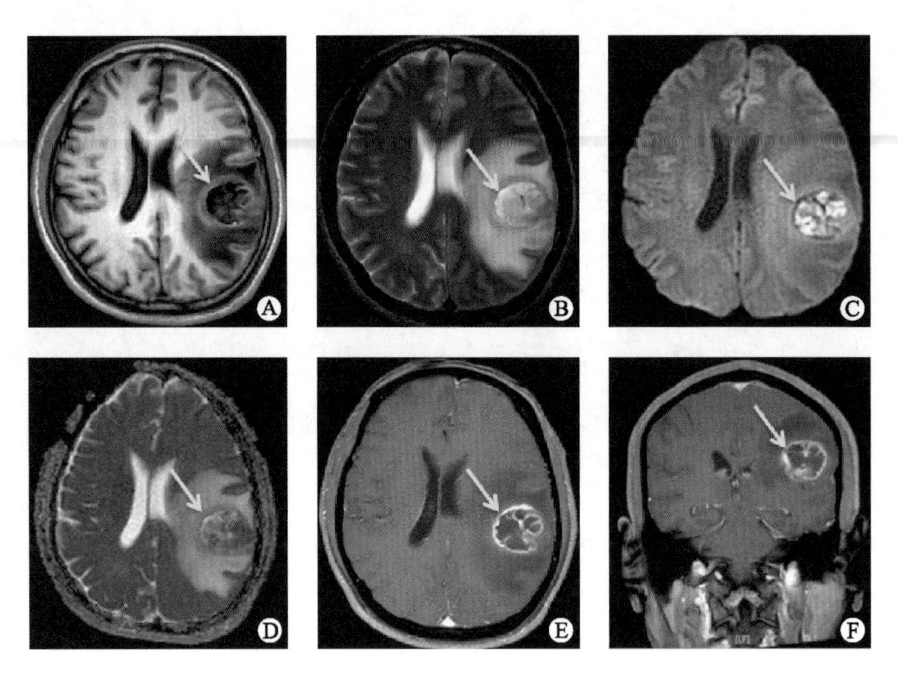

A ~ D 分别为颅脑横断位 T_1WI、T_2WI、DWI、ADC 图像；E、F 分别为颅脑横断位及冠状位增强图像，左侧顶叶皮层下见类圆形稍长 T_1 稍长 T_2 信号，边界较清，边缘见短 T_1 等 T_2 信号带，DWI 显示病灶中心呈高信号，ADC 图呈低信号，增强扫描病灶呈环形强化。

图 2－1 颅脑增强 MRI

实验室检查：CA125 63.90 U/mL，余肿瘤标志物均正常。血浆 D-二聚体测定 17 076 ng/mL，总胆汁酸 16.00 μmol/L，肌酸激酶同工酶 33.20 U/L，血清 α-L-岩藻糖苷酶测定 5.1 U/L，余血常规、血生化正常。

【临床初步诊断】

①左侧顶叶占位；②高血压病。

【临床关注点】

患者颅脑 MRI 显示左侧顶叶占位，结合颅脑增强 MRI 及 MRS，考虑脑脓肿可能性大，胶质瘤不除外，不同性质的疾病治疗方案及预后完全不同，病变性质需进一步明确。

PET/CT检查

【操作流程与参数】

患者检查前禁食 6 h 以上，空腹血糖 4.5 mmol/L。^{18}F-FDG 剂量 8.30 mCi，注射后 1 小时检查。PET/CT 检查采用 Biograph mCT PET/CT 扫描仪（德国 Siemens 公司）。采集参数：CT 扫描电压 120 kV，电流采用自动毫安秒，螺距 0.6，层厚 5 mm。PET 扫描，2 分钟/床位。扫描范围从颅顶至大腿上 1/3。图像采用 CT 扫描数据衰减矫正，图像重建采用有序子集最大期望值迭代法。次日使用上述相同设备行^{11}C-MET PET/CT 检查，^{11}C-MET 剂量 7.58 mCi，注射后 20 分钟检查，扫描范围从颅顶至颅底。

【PET/CT 所见】

左侧顶叶见一类圆形占位性病变，大小约 42 mm×38 mm×42 mm，边缘实性部分及分隔放射性摄取异常增高，FDG SUV_{max} 为 7.7（$TBR_{SUV_{max}}$ 为 0.84），MET SUV_{max} 为 7.1（$TBR_{SUV_{max}}$为3.73）［$TBR_{SUV_{max}}$ = 肿瘤 SUV_{max}/脑皮质 SUV_{max}（对侧同部位）］；病灶中央大部分区域为低密度放射性分布稀疏区；病变周围见大片低密度水肿区，放射性分布稀疏；左侧侧脑室受压变形，中线结构向右侧移位（图 2-2）。余全身未见异常 FDG 高摄取灶。

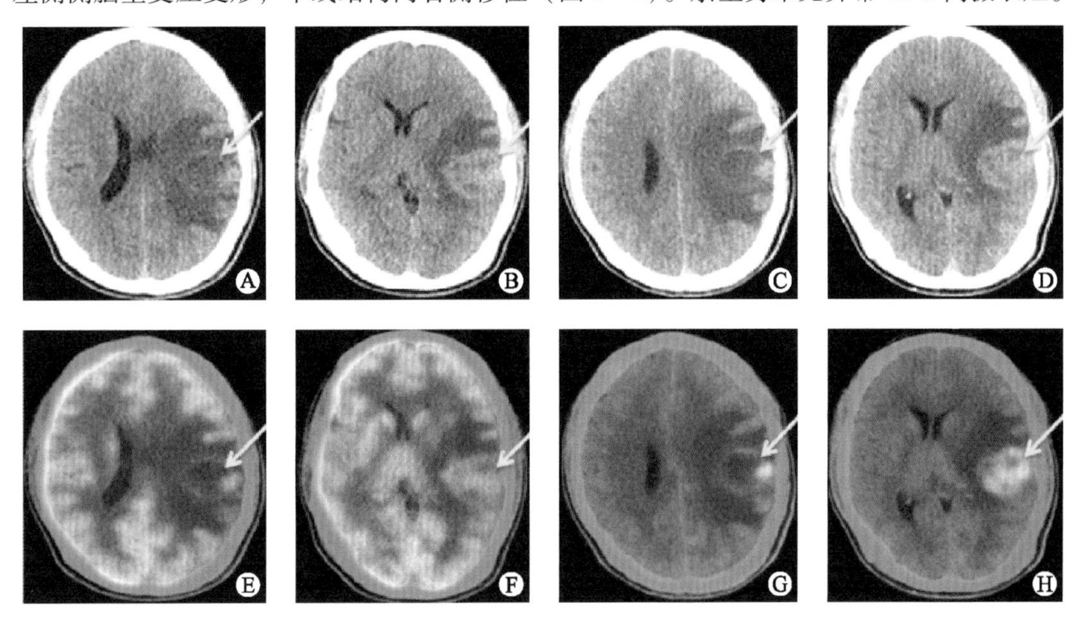

A、B、E、F 为^{18}F-FDG PET/CT 显像 CT 及融合横断位图像，左侧顶叶类圆形占位性病变，边缘实性部分及分隔 FDG 摄取异常增高，SUV_{max}为7.7（$TBR_{SUV_{max}}$为0.84）；C、D、G、H 为^{11}C-MET PET/CT 显像 CT 及融合横断位图像，病变边缘实性部分及分隔 MET 摄取异常增高，SUV_{max}为 7.1（$TBR_{SUV_{max}}$为 3.73）。

图 2-2　^{18}F-FDG 及^{11}C-MET PET/CT

【PET/CT 诊断意见】

左侧顶叶占位性病变，实性部分 FDG 及 MET 代谢均增高，考虑原发颅内恶性肿瘤可能性大，胶质瘤伴中央坏死？需与脓肿鉴别；左脑大片水肿。

病例讨论

论点 1：患者为中年男性，主要症状为右侧肢体麻木及言语不利。检查发现颅内单发病灶，病变中央坏死及周围水肿明显，边缘环形强化，结合增强 MRI 表现胶质瘤、脑脓肿和单发转移瘤都有可能。^{18}F-FDG PET/CT 全身显像其余部位未见明确原发灶，故转移瘤暂不考虑。胶质瘤和脑脓肿都可表现为环形强化，但脑脓肿的壁常较光滑，无壁结节，而该患者病变边缘不光滑，且脑脓肿一般^{11}C-MET 呈低摄取，该病变边缘 MET 明显高摄取，故考虑胶质瘤可能性大。

论点 2：颅内单发占位病变可以有转移瘤、胶质瘤、感染性病变如脑脓肿、淋巴瘤、脑内脱髓鞘样病变等。转移瘤与脑脓肿鉴别内容前面论点已有提及，部分脑内脱髓鞘样病变与肿瘤不易区分，可以通过诊断性治疗观察病变大小变化进行鉴别。淋巴瘤 FDG 摄取通常要高于胶质瘤且放射性分布较均匀，强化也较均匀，与该患者影像表现差异较大。综上所述同意胶质瘤作为第一诊断。

论点3：患者为左侧顶叶单发占位，MRI 显示病灶边缘壁较薄，环形强化且水肿明显，主要鉴别脑脓肿与胶质瘤。病变中央 DWI 呈高信号、ADC 呈低信号，这种影像特征相对于胶质瘤，在脑脓肿中更常见。但脑脓肿一般病程较短，通常伴有全身其他部位的感染、头部创伤或手术史，该患者无上述感染及外伤手术史，血常规基本正常，且病程较长甚至出现右上肢远端肌萎缩；该病灶边缘实性部分 MET 高摄取，TBR 值达 3.73，提示细胞增殖较活跃，恶性肿瘤性病变可能性大，所以脑脓肿基本可以排除。淋巴瘤实性部分代谢通常较均匀，FDG 高摄取，该病变边缘实性部分放射性分布差异较大，且 FDG 摄取水平与皮质相仿，淋巴瘤可能性较低。综上首先考虑恶性胶质瘤。

【病例讨论小结】

患者为中年男性，颅内单发占位性病变，1 年病史，以肢体麻木为首发症状，后出现言语不利。鉴别诊断方向主要考虑恶性肿瘤性病变和炎性病变。对于该病例，除常规磁共振外，还选用全身 FDG PET/CT 检查排除了颅外原发恶性肿瘤存在的可能，也就是排除了颅内转移瘤的可能性。同时选用另一种核素探针 ^{11}C-MET 来反映蛋白质的合成，因为神经细胞分化较成熟，所以蛋氨酸利用率较低，该病灶出现蛋氨酸摄取明显增高，根据文献报道，TBR 值对鉴别及肿瘤分级具有很大意义，有文献提出 TBR 值超过 1.3，倾向恶性。虽然 cut-off 值不是绝对的，但该患者 TBR 值达 3.73，高度提示恶性肿瘤可能，倾向更高级别胶质瘤可能性大。对于此类病变，我们要结合临床，分析症状、体征，以及各类影像学表现进行综合诊断。

病理诊断

左侧顶叶病变：高级别胶质瘤伴大片坏死（图 2－3）。免疫组化结果显示：肿瘤细胞 GFAP(＋)，Vimentin(＋)，Olig-2(部分＋)，MGMT(部分＋)，S-100(＋)，ATRX(＋)，p53(－)，EMA(－)，CD34(－)，PR(－)，STAT6(－)，IDH-1(－)，Ki-67(＋10%，热点区 60%)。完善分子病理检测后，明确诊断为 IDH 野生型胶质母细胞瘤，MGMT 阴性。

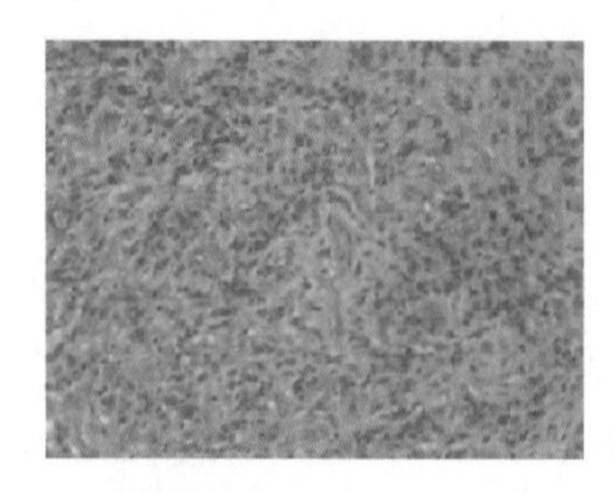

图 2－3　高级别胶质瘤（HE 染色，×200）

临床随访

患者术后 2 个月随访，恢复可，已行同步放、化疗 6 次（具体为替莫唑胺胶囊 120 mg

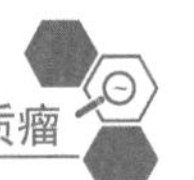

口服，同步放疗）。患者目前病情平稳，一般情况好，未诉不适，查体未见新发阳性体征。

特邀专家点评

本例的影像特征支持恶性病灶的证据多，如病灶摄取不均匀、水肿区大，且大脑中线受压侧移，这些征象都提示颅内病灶恶性可能。双显像剂，特别是氨基酸类显像剂，可以从不同侧面反映病灶的代谢特点。本例 MET 摄取明显高于 FDG，更进一步支持肿瘤诊断。在多显像剂检查时，除应注意图像的细节分析外，更应该关注不同显像剂的在体生物行为，如氨基酸类显像剂与 FDG 的葡萄糖代谢途径是不同的，对肿瘤的亲和性更高，由此可以协助医生得出正确的诊断。

讨论与文献综述

脑胶质瘤是最常见的颅内原发肿瘤，起源于神经间质细胞，约占中枢神经系统恶性肿瘤的 80%，死亡率及术后复发率较高，严重影响患者的生存质量。常见的脑胶质瘤类型有星形细胞瘤、少枝胶质细胞瘤、室管膜瘤、神经元肿瘤及髓母细胞瘤，其中以星形细胞瘤最多见。根据世界卫生组织（World Health Organization，WHO）分类标准，将胶质瘤分为高级别胶质瘤（high-grade glioma，HGG，Ⅲ～Ⅳ级）与低级别胶质瘤（low-grade glioma，LGG，Ⅰ～Ⅱ级），其中低级别胶质瘤生长缓慢，侵袭性偏低，预后较好，高级别胶质瘤生长速度快，浸润性、侵袭性强，预后较差，而根据异柠檬酸脱氢酶（isocitrate dehydrogenase，IDH）突变状态将其细分为 IDH 野生型及 IDH 突变型。脑胶质瘤的临床症状和体征主要包括占位效应导致的头痛、恶心、呕吐、癫痫、视物模糊等症状，以及影响脑区功能引起的视觉丧失、肢体疼痛麻木、运动与感觉障碍、语言表达和理解困难等症状。

CT 和 MRI 是目前诊断胶质瘤最常用的检查方法，脑胶质瘤多为单发，CT 上病灶可表现为类圆形、椭圆形或者不规则形态，且大部分边缘模糊，有明显的占位效应，平扫时脑胶质瘤的密度表现多样，可表现为高密度、等密度和低密度及混杂密度，以低密度多见，增强扫描瘤体可呈现为环状增强或者结节状增强。通常脑胶质瘤的恶性程度越高，其周围水肿程度越严重，水肿形态多呈手指状改变，且位于白质区。MRI 扫描对脑胶质瘤具有较高的诊断价值，可充分显示病灶出血、坏死、囊变、水肿、占位等情况，T_1WI 上呈低信号，T_2WI 上呈高信号，增强可见强化。蓝文新等研究发现 MRI 扫描诊断脑胶质瘤的灵敏度为 91.43%、特异度为 100%、准确度为 95.00%，判断脑胶质瘤分级的准确性为 74.29%，若联合^{11}C-MET PET/CT 则灵敏度为 97.14%、特异度为 100%、准确度为 97.50%，判断脑胶质瘤分级的准确率为 94.29%，明显提高了对脑胶质瘤的诊断价值。

^{18}F-FDG 是目前 PET 最常用的肿瘤显像剂，不同级别脑胶质瘤的^{18}F-FDG PET 成像特征各异，低级别脑胶质瘤一般^{18}F-FDG 摄取低于正常脑灰质，高级别脑胶质瘤^{18}F-FDG 摄取可接近或高于正常脑灰质，但不同级别脑胶质瘤之间的代谢活性存在较大重叠。^{18}F-FDG PET 对神经胶质瘤的检测、分级和预后判断有一定的帮助，但是脑本底摄取高、特异度差、对低级别胶质瘤的检出率低，以及难以准确描绘肿瘤边界等诸多缺点限制了其应用。^{11}C-MET 弥补了^{18}F-FDG PET 的一些不足。^{11}C-MET 易穿透血－脑脊液屏障进入脑组织，健康成人大脑内的神经元多为分化终末细胞，没有明显的蛋白质合成代谢，故正常脑组织

对^{11}C-MET 摄取较低，而脑胶质瘤组织中细胞恶性增殖，蛋白质和 RNA 的合成加速，对^{11}C-MET 的摄取增加，因此^{11}C-MET 很容易在较低的脑组织本底下识别出脑胶质瘤，^{11}C-MET 对脑胶质瘤的分级评价优于^{18}F-FDG，但不同级别脑胶质瘤之间的代谢活性仍存在一定重叠。^{11}C-MET PET 显像在术后放疗脑胶质瘤患者肿瘤复发与放射性脑坏死鉴别诊断中也有重要价值，闫文明等研究表明^{11}C-MET PET/CT 诊断脑胶质瘤放疗后肿瘤复发和放射性脑坏死的灵敏度为 92%，特异度为 83.33%，准确性为 94.29%，约登指数为 0.753。

脑胶质瘤鉴别诊断时，多发脑转移瘤不难诊断，但单发脑转移瘤有时和脑实质性肿瘤十分相似，容易被误诊。脑转移瘤通常伴有原发灶，常见包括肺癌、乳腺癌、食管癌和结肠癌等。典型的脑转移瘤 MRI 平扫边缘显示不清或较清，T_1WI 呈低信号，T_2WI 呈高信号，瘤灶较小而周围水肿较为广泛，占位效应显著。因其通常有不同程度的中心坏死区，故瘤内可见更长 T_1、T_2 信号。增强扫描瘤体明显强化，一般为结节肿块型、囊实型、环形强化型或混合型，此外 MRI 灌注加权成像（perfusion weighted imaging，PWI）及磁敏感加权成像（susceptibility weighted imaging，SWI）也有助于二者的鉴别。脑脓肿起源于脑实质的局灶性感染，继而形成由血运良好的包膜包围的脓腔，脑脓肿主要来自邻近部位或躯体其他部位的感染，以及严重的头部创伤或神经外科手术之后的感染。CT 发现病灶大多是位于额叶或颞叶的单个病灶，增强扫描典型表现为周边环状强化病灶，包括病灶中心低密度区，以及病灶周围的低密度水肿区。MRI 特征表现包括：病灶中心坏死区在 T_1WI 上相对于脑脊液呈高信号而相对于白质呈低信号，在 T_2WI 上，脓肿腔内容物信号与脑脊液和灰质接近。SWI 序列有助于区分脑脓肿和坏死性脑胶质瘤，SWI 序列表现出的“双边缘征”是脑脓肿极具特异性的影像学特征。

脑膜瘤发病率仅次于胶质瘤，起源于蛛网膜帽状细胞，好发部位为大脑凸面、大脑镰旁、矢状窦旁。脑膜瘤大部分密度均匀，在 CT 上表现为等或稍高密度，可伴钙化，MRI 平扫 T_1Wl 呈等或稍低信号，T_2WI 呈等或高信号，通常与邻近脑实质分界清楚，脑实质受压移位，局部蛛网膜下腔扩大，肿瘤周围被脑脊液信号或血管信号所包绕，此为脑膜瘤的特异征象。增强扫描时脑膜瘤呈均匀的明显强化，边界清，与硬膜广基底相连，大多数伴脑膜尾征，此外脑膜瘤还有一些其他特殊的征象，包括增强扫描时显示“瘤脑面重度强化带”，以及脑膜瘤导致相邻颅骨增生或破坏。原发性中枢神经系统淋巴瘤（primary central nervous system lymphoma，PCNSL）属于非霍奇金淋巴瘤，较为罕见，也需要和脑胶质瘤进行鉴别。脑胶质瘤 MRI 表现为稍高或高 T_2W1，稍低或低 T_1W1，病灶间 DWI 信号强度多不一致，而 PCNSL 为等或稍高 T_2W1，等或稍低 T_1W1，病灶间 DWI 信号强度多为均匀一致，增强扫描时 PCNSL 强化形态以“尖角征”“握拳征”多见，而脑胶质瘤强化形态多以“环”“花环”状多见。中枢神经系统瘤样脱髓鞘病变（tumefactive demyelinating lesions，TDLs）是一种特殊类型的炎性脱髓鞘疾病，影像学以占位效应、水肿及开环强化为特征，临床表现缺乏特异性，常与中枢神经系统肿瘤相混淆。TDLs 增强扫描可表现不同形式强化，当开环强化开口常指向灰质时，高度提示 TDLs，另外出现垂直于侧脑室密集排列的扩张静脉影也是 TDLs 的显著影像学特征。^{18}F-FDG PET 检查 TDLs 常为低代谢，急性期可表现为高代谢，但其程度仅略高于正常皮层，低于高度恶性肿瘤病变。目前脑胶质瘤的治疗方法以手术治疗为主，辅以放疗和化疗。

总之，脑胶质瘤为颅内最常见的原发肿瘤，预后较差，早期诊断及分级对于治疗至关重要，MRI、^{18}F-FDG 和^{11}C-MET PET/CT 检查对于诊断分级、术后指导放疗及复发监测均具有十分重要的价值，在鉴别诊断中，还需要挖掘更多的影像学信息。

参考文献

1. OSTROM Q T, GITTLEMAN H, STETSON L, et al. Epidemiology of Intracranial Gliomas [J]. Prog Neurol Surg, 2018, 30: 1 – 11.
2. BAI J, VARGHESE J, JAIN R. Adult glioma WHO classification update, genomics, and imaging: what the radiologists need to know [J]. Top Magn Reson Imaging, 2020, 29(2): 71 – 82.
3. WESSELING P, CAPPER D. WHO 2016 Classification of gliomas [J]. Neuropathol Appl Neurobiol, 2018, 44(2): 139 – 150.
4. 闫文明，白侠，王雪梅，等. ^{11}C-MET-PET/CT 检查在术后放疗脑胶质瘤患者肿瘤复发与放射性脑坏死鉴别诊断中的应用 [J]. 山东医药，2016，56(27)：60 – 62.
5. 梁彬，闫萍，王美荣. 螺旋 CT 诊断脑胶质瘤的应用价值与影像学特征分析 [J]. 影像研究与医学应用，2018，2(22)：35 – 36.
6. 蓝文新，廖学清，李清华. 磁共振成像联合正电子发射断层显像在脑胶质瘤术前诊断中的价值分析 [J]. 现代医用影像学，2021，30(3)：522 – 524.
7. TAKAHASHI M, SOMA T, MUKASA A, et al. Pattern of FDG and MET Distribution in high-and Low-grade gliomas on PET Images [J]. Clin Nucl Med, 2019, 44(4): 265 – 271.
8. 高玉杰，周妮娜，李囡，等. ^{11}C-MET PET/CT 诊断脑胶质瘤术后复发残留的初步研究 [J]. 实用肿瘤杂志，2021，36(2)：154 – 159.
9. 翟永文，甘甜，赵雪娇，等. 单发脑转移瘤 11 例术前 MRI 误诊分析 [J]. 临床误诊误治，2020，33(11)：24 – 28.
10. 刘红彦. 磁共振灌注成像在高级别脑胶质瘤与单发脑转移瘤鉴别诊断中的效果评价 [J]. 影像研究与医学应用，2020，4(18)：87 – 88.
11. 王娇燕，孟凡华，刘魏然，等. SWI 在胶质母细胞瘤与单发脑转移瘤鉴别中的价值 [J]. 中国临床神经外科杂志，2018，23(1)：13 – 16.
12. 周衡，张星虎. 脑脓肿诊断及治疗新进展 [J]. 中国神经免疫学和神经病学杂志，2022，29(2)：161 – 164.
13. LAI P H, CHUNG H W, CHANG H C, et al. Susceptibility-weighted imaging provides complementary value to diffusion-weighted imaging in the differentiation between pyogenic brain abscesses, necrotic glioblastomas, and necrotic metastatic brain tumors [J]. Eur J Radiol, 2019, 117: 56 – 61.
14. 陈智慧，陈任政，司徒敏婷，等. 脑膜瘤影像分析及鉴别诊断 [J]. 中国 CT 和 MRI 杂志，2020，18(2)：54 – 56.
15. 刘蕊，史可可，王兰. CT 与 MRI 对原发性中枢神经系统淋巴瘤和脑胶质瘤的鉴别诊断分析 [J]. 中国肿瘤临床与康复，2022，29(4)：385 – 389.
16. 刘建国. 中枢神经系统瘤样脱髓鞘病与原发性中枢神经系统淋巴瘤及胶质瘤的临床、影像对比研究 [D]. 上海：第二军医大学，2014.
17. 李欣囡，武霞，刘建国. 中枢神经系统瘤样脱髓鞘病的发病机制与临床研究进展 [J]. 中国神经免疫学和神经病学杂志，2022，29(1)：57 – 61.

（朱东凯　符珍敏　整理）

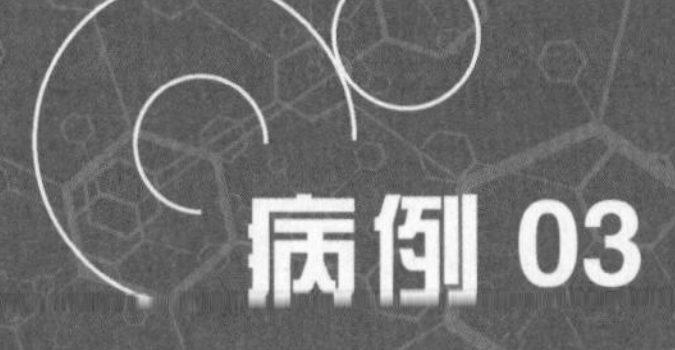

病例 03

颅内原发性中枢神经系统淋巴瘤

病历摘要

【基本信息】

患者，女性，49 岁。

主诉：头痛 1 周。

现病史：患者于 1 周前无诱因出现头痛，持续无好转，无恶心、呕吐，无昏迷、抽搐，无胸闷、憋气，无眩晕、耳鸣、耳聋、黑蒙，无腹痛、腹胀。外院颅脑 CT 显示左颞叶占位。患者自发病以来，神志清，精神不振，饮食差。

既往史与家族史：既往体健，否认高血压、糖尿病、冠心病病史，否认其他重大疾病史，否认传染病及传染病密切接触史，否认手术史、输血史，否认药物、食物过敏史。预防接种随当地。否认家族精神病及遗传病病史。

查体：神志清，精神差。言语流利。双侧瞳孔等大等圆，直径 3 mm，对光反应灵敏。面纹对称，伸舌居中。颈软，克氏征阴性。四肢肌力 5 级，肌张力正常。双侧巴宾斯基征阴性。

【辅助检查】

影像学检查（图 3－1）。颅脑 CT 平扫及增强：左侧颞叶大片低密度区，内见环形密度增高灶，增强扫描呈环形明显强化，长径约 39 mm；有占位效应，左侧侧脑室受压变形。MRI 平扫及增强扫描：左侧颞叶直径约 40 mm 的异常信号影，中央部呈长 T_1 长 T_2 信号，FLAIR 呈高信号，边缘部呈环状等 T_1 等 T_2 信号，DWI 呈高信号，增强扫描呈明显强化，周围大片状水肿信号影。PWI 显示左侧颞叶病灶灌注信号与皮质相仿，中央部呈低灌注改变。

实验室检查。血常规、生化全套检测均未见异常。血清肿瘤标志物：SCCA、CEA、AFP、CA125、CA19-9、CA15-3、CYFRA21-1、NSE 均在正常范围内。梅毒螺旋体抗体阴性，HIV 抗原、抗体测定阴性，乙型肝炎表面抗原、丙型肝炎抗体阴性。

【临床初步诊断】

左颞叶占位。

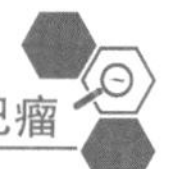

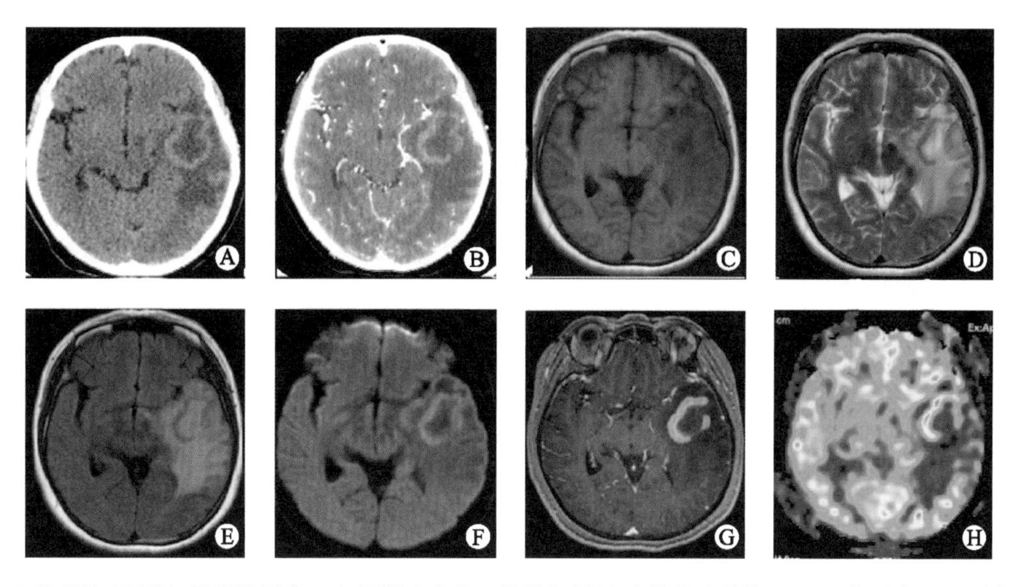

A、B 为颅脑 CT 平扫及增强图像，左侧颞叶病灶，增强扫描呈环形明显强化；C ~ F 分别为 MRI 平扫中 T_1WI、T_2WI、FLAIR 及 DWI 序列图像；G 为 MRI 增强扫描图像；H 为 PWI 序列图像，左侧颞叶异常信号影，环状明显强化，中央部呈低灌注改变，边缘灌注信号与皮质相仿。

图 3 -1 头颅 CT 及磁共振

【临床关注点】

中年女性，头晕、头痛。影像学检查显示左侧颞叶病灶，病变边缘 DWI 呈高信号、明显强化，中央大片无强化区，周围大片水肿。病变性质如何考虑，脓肿？脱髓鞘假瘤？肿瘤？若为肿瘤，考虑原发还是转移？

PET/CT检查

【操作流程与参数】

患者检查前禁食 4 ~6 小时，空腹血糖控制在 11.1 mmol/L 以下。^{18}F-FDG 剂量：5.55 ~ 7.40 MBq/kg，注射后患者避光，平静休息 60 min，然后行头及体部 PET/CT 显像。采用德国 Siemens Biography 16 PET/CT 仪，^{18}F-FDG 由美国 RDS Ⅲ型回旋加速器及 FDG4 化学合成模块生产，产物 pH 为 6.0 ~7.0，放化纯 >95% 。PET/CT 扫描范围为颅顶至股骨中上段。CT 扫描参数为：电压 120 kV，电流 50 mAs，0.5 秒/周，螺距 0.75，矩阵 512 ×512，用三维模式采集 PET 图像，采集 6 ~7 个床位，2 分钟/床位。图像采用 CT 扫描数据衰减矫正，图像重建采用有序子集最大期望值迭代法。

【PET/CT 所见】

左侧颞叶见不规则占位病变，边缘部分见环形、条状略高密度影，最大截面约 35 mm × 36 mm，呈环形^{18}F-FDG 高摄取，SUV_{max}为 19.1，中央为低密度放射性稀疏区；周围可见片样低密度水肿带，邻近左侧侧脑室受压变窄，中线结构轻度向右移位（图 3 -2）。体部未见异常放射性分布。

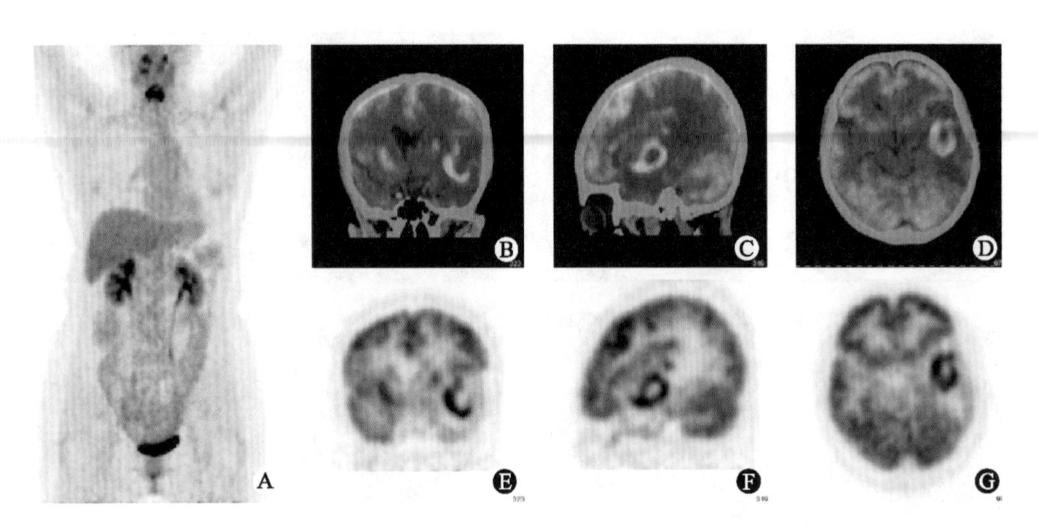

A 为 PET MIP 图像；B～D 为 PET/CT 融合图像的冠状位、矢状位及横轴位；E～G 为 PET 图像的冠状位、矢状位及横轴位，左侧颞叶见不规则占位病变，呈环形^{18}F-FDG 高摄取，中央为低密度放射性稀疏区。

图 3－2　^{18}F-FDG PET/CT

【PET/CT 诊断意见】

左侧颞叶占位并 FDG 高代谢，结合 PWI 为低灌注，考虑颅内原发恶性肿瘤（淋巴瘤可能性大），建议病理学检查。

病例讨论

论点 1： 患者为中年女性，头部 CT 显示左侧颞叶“开环状”稍高密度，中央呈低密度，周围伴大片状水肿低密度，增强扫描病灶明显强化。脑脓肿壁多较光滑，为完整的闭环，增强扫描，脓腔无强化，脓肿壁明显强化，且脑脓肿患者临床症状明显，实验室检查多有炎症相关指标升高，因此脑脓肿可排除。脱髓鞘样假瘤 CT 多表现为片状低密度，后期周围胶质增生也可能会出现稍高密度的表现。此外，脑内原发恶性肿瘤，如高级别胶质瘤与淋巴瘤，仅靠 CT 鉴别较困难。转移瘤多表现为“小病灶、大水肿”，需要结合患者是否有原发肿瘤的病史帮助诊断。

论点 2： MRI 上提示左侧颞叶“开环状”等 T_1 等 T_2 信号，DWI 呈高信号；增强扫描呈明显强化，周围见大片状无强化水肿信号影；PWI 显示左侧颞叶病灶未见明显高灌注，灌注信号与皮质相仿，中央部呈低灌注改变。脑脓肿典型表现为中央脓液 DWI 明显受限，周围肉芽组织脓肿壁无明显受限，与本例不符合，首先排除脑脓肿。PWI 反映的是血容量及肿瘤内微血管生成情况，高级别胶质瘤在 PWI 上表现为高灌注，与本例不太符合。而脑淋巴瘤可表现为环状生长，将正常的脑组织包围住，呈“半握拳”状，血－脑脊液屏障破坏表现为明显强化，但肿瘤本身没有新生血管，因此 PWI 表现为等或低灌注，与本例比较符合。脱髓鞘假瘤在 MRI 上多见“开环状”强化，开口朝向皮质或基底节区，与本例表现相似，急性期也能表现为明显强化，鉴别比较困难。此外，脑转移瘤若中央出现坏死，也能表现为环形强化，需要鉴别。

论点3：病灶位于左侧颞叶，^{18}F-FDG PET/CT 显示左侧颞叶环形及条状略高密度占位并^{18}F-FDG 代谢明显增高，代谢较均匀，体部 PET/CT 检查未见明显异常高代谢。因此，转移瘤基本可以排除。高级别胶质瘤^{18}F-FDG PET/CT 可以表现为^{18}F-FDG 代谢增高，但胶质瘤的异质性较大，导致^{18}F-FDG 代谢不均匀，不太符合。脱髓鞘假瘤多位于脑白质，多发生于半卵圆中心或垂直于侧脑室，周围水肿通常较恶性肿瘤轻；由于胶质细胞增生、单核巨噬细胞及淋巴细胞浸润，部分急性期脱髓鞘假瘤^{18}F-FDG PET/CT 可表现为高代谢，但代谢程度低于脑淋巴瘤及高级别胶质瘤。颅内淋巴瘤 CT 表现为稍高密度，MRI 表现为等长 T_1 等长 T_2 信号，增强扫描呈明显均匀强化，PWI 表现为低灌注，^{18}F-FDG 代谢明显增高，代谢程度较均匀，边界较清晰，与本病例符合。

【病例讨论小结】

患者为中年女性，无诱因出现头痛。CT 显示左侧颞叶“开环状”稍高密度，周围伴水肿，增强扫描边缘呈均匀明显强化；MRI 呈“开环状”等 T_1 等 T_2 信号，DWI 呈高信号，增强扫描呈明显环状强化，PWI 灌注程度与邻近脑皮质相仿；^{18}F-FDG PET/CT 表现为“开环状”^{18}F-FDG 代谢增高，代谢较均匀，边界清晰，体部 PET/CT 检查未见明显异常高代谢。综合以上检查，需要考虑中枢神经系统淋巴瘤。需要与脑脓肿、脱髓鞘假瘤、高级别胶质瘤、转移瘤进行鉴别诊断。①脑脓肿。脓肿壁为肉芽组织，壁较完整、光滑，腔内为黏稠的脓液；增强扫描脓肿壁明显强化，中央脓液无明显强化，DWI 脓液明显弥散受限。②脱髓鞘假瘤。病变多位于脑白质，多发生于半卵圆中心或垂直于侧脑室，CT 多表现为片状低密度，MRI 典型者呈“开环状”，部分急性期炎性假瘤 PET/CT 表现为^{18}F-FDG 高代谢，但代谢程度低于脑淋巴瘤及高级别胶质瘤。③高级别胶质瘤。CT 多表现为等低密度，肿瘤较易出现囊变、坏死，强化呈“花环状”不均匀强化；MRI，由于肿瘤的异质性，增强扫描范围与 T_2 FLAIR 显示范围不一致，后者范围往往大于前者；^{18}F-FDG PET/CT 肿瘤也可表现为高代谢，但代谢程度不均匀。④转移瘤。多位于大脑半球灰白质交界区，病灶周围见大片指状水肿，即“小病灶、大水肿”，大多数转移瘤血供丰富，坏死、囊变明显者呈环状强化；脑转移瘤^{18}F-FDG PET/CT 可表现为高代谢，^{18}F-FDG PET/CT 有助于寻找转移瘤原发灶。

病理诊断

病理结果（图 3－3）：B 细胞非霍奇金淋巴瘤，考虑弥漫大 B 细胞淋巴瘤，非生发中心型，建议结合 *C-MYC*、*BCL*-2、*BCL*-6 基因 FISH 检测除外高级别 B 细胞淋巴瘤（脑肿瘤第 1、第 3～8、第 10～12 针穿刺活检）；脑组织，局灶伴出血，胶质细胞轻度增生（脑肿瘤第 2、第 9、第 13 针穿刺活检）。免疫组化结果：CD20（+）、CD79a（+）、CD3（－）、CD5（－）、CD10（－）、Bcl-6（－）、MUM-1（+）、C-myc（40% +）、Bcl-2（90% +）、p53（30% 弱 +）、CD30（2% 灶 +）、CyclinD1（－）、TdT（－）、Ki-67（80% +）、GFAP（－）。原位杂交结果：EBER-ISH（－）。

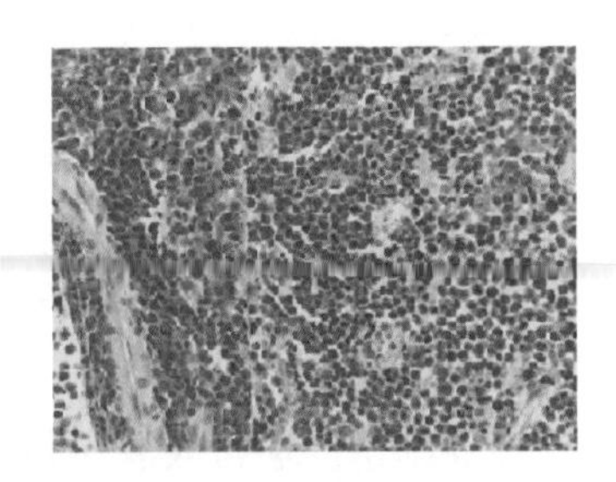

图 3-3　淋巴瘤（HE 染色，×400）

临床随访

该患者行立体定向颅内占位活检术，病理结果为弥漫大 B 细胞淋巴瘤。患者行 4 个疗程 R-MA 方案化疗，具体方案为：利妥昔单抗（汉利康）600 mg d_0，甲氨蝶呤 5.7 g d_1，阿糖胞苷 3 g q12 h d_2 ~ d_3。化疗 4 个周期后复查，CT 平扫、MRI 增强及 ^{18}F-FDG PET/CT 检查发现病变基本消失，疗效评价为完全缓解（图 3-4）。

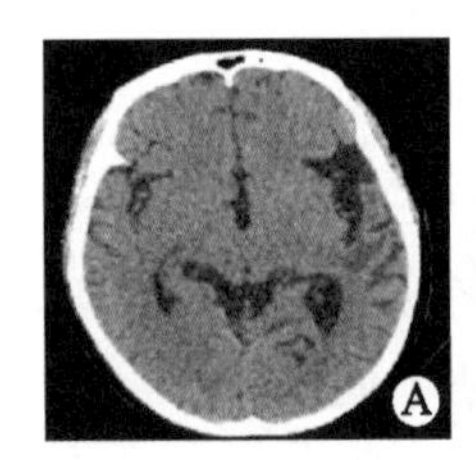
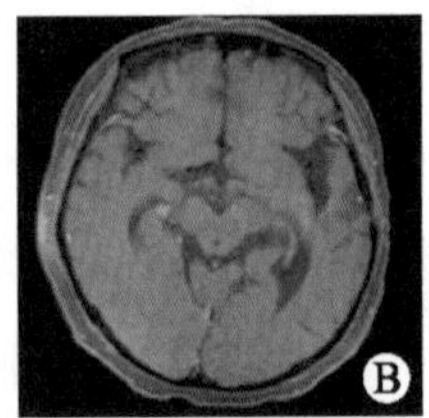
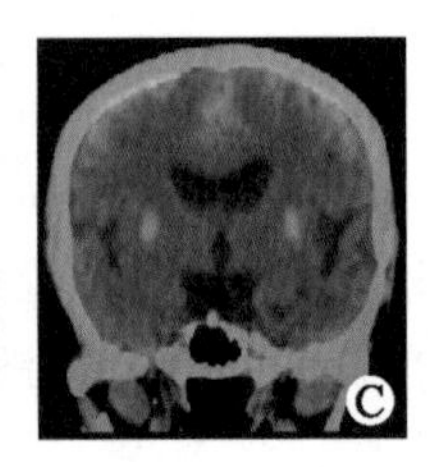
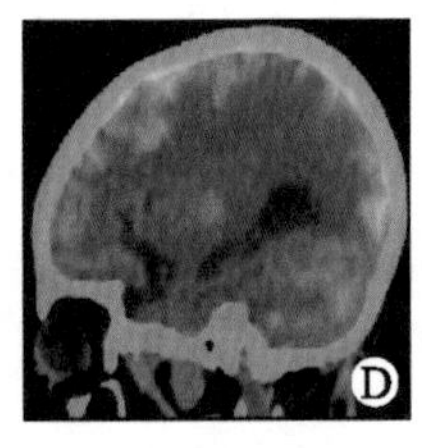
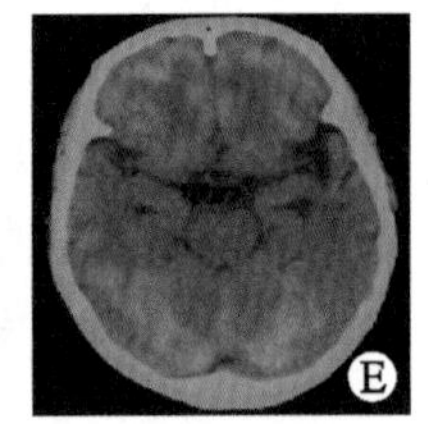

A 为颅脑 CT 平扫，左侧颞叶斑片状低密度；B 为颅脑 MRI 增强图像，未见明显异常强化；C ~ E 为颅脑 PET/CT 融合图像的冠状位、矢状位及横轴位，左侧颞叶片状低密度，无 FDG 异常代谢增高。

图 3-4　颅内原发性淋巴瘤患者行 4 个疗程 R-MA 方案化疗后影像资料

特邀专家点评

本病例是一例典型的中枢神经系统淋巴瘤（primary central nervous system lymphoma，PCNSL），CT 表现为“开环状”稍高密度，周围见片状水肿，MRI 上 DWI 表现为周围弥散受限，增强扫描明显强化，PET/CT 表现为 ^{18}F-FDG 代谢增高。其主要需要与高级别胶质瘤相鉴别。①PCNSL 的 CT 平扫呈均匀稍高密度，原因是其富含细胞成分，肿瘤组织中间质成分相对较少。相比而言，胶质瘤的肿瘤细胞分布松散，胞质成分明显多于 PCNSL，肿瘤组织中间质成分也较多，因此 CT 平扫呈现稍低密度。②由于高级别胶质瘤的异质性，MRI 增强扫描，肿瘤强化范围与 T_2 FLAIR 显示范围不一致，后者范围往往大于前者，并且胶质瘤多易出现囊变、坏死及出血，信号不均匀，增强扫描表现为“花环状”强化，PWI 表现为高灌注；PCNSL 信号更均匀，因导致血 - 脑脊液屏障破坏可表现为明显强化；PCNSL 肿瘤细胞密集但新生血管少，所以 PWI 表现为低灌注。③PCNSL 肿瘤细胞密集、增殖活性强、细胞转运蛋白对 ^{18}F-FDG 的摄取较高，因此有较高的葡萄糖代谢水平，由于其细胞密集、肿瘤常无坏死囊变，故 ^{18}F-FDG 代谢往往均匀一致。由于高级别胶质瘤的肿瘤异质性较大，其 ^{18}F-FDG 代谢程度往往不均匀。

讨论与文献综述

颅内原发性PCNSL是一种罕见的中枢神经系统恶性肿瘤，在所有淋巴瘤中仅占1%，在所有中枢神经系统恶性肿瘤中占3%～4%，多见于30～60岁成年人，且男性发病率高于女性。PCNSL属于侵袭性结外非霍奇金淋巴瘤，病理类型多为弥漫大B细胞淋巴瘤，约占95%，免疫组化结果显示其中以活化B细胞样亚型多见，剩余5%为T细胞淋巴瘤及包括伯基特淋巴瘤在内的其他少见类型。接受器官移植后免疫抑制治疗、艾滋病患者及先天性免疫缺陷是该病最为关键的危险因素。HIV感染后淋巴瘤的发生率高达4%～10%，其中大多为高度恶性型，其起病原因及机制与HIV慢性抗原刺激、多基因变异及细胞因子的调节异常有关。

在PCNSL常见的临床表现中，以局灶性神经功能缺陷最为多见，其次为精神状态和行为改变，以及颅内压升高症状，如头痛、恶心、呕吐、视盘水肿，癫痫发作较为少见，其临床症状的表现及严重程度取决于中枢神经系统受损害的部位。在临床工作中，由于PCNSL以脑实质病变为主，立体定向或开放性脑活检为诊断PCNSL的金标准，对可疑的PCNSL病例进行早期脑活检是提高确诊率和降低并发症发生率的有效选择。脑脊液细胞学及流式细胞术敏感性较低，可用于无法进行活检的软脑膜受累患者。

PCNSL CT平扫多呈略高密度，增强扫描呈明显均匀强化。MRI为诊断PCNSL的首选影像学检查方法，通常表现为T_1WI等低信号，T_2WI等高信号，大多数患者因肿瘤的多细胞性而呈现均匀明显增强，原因是淋巴瘤以血管周围间隙为中心向外浸润生长，侵入邻近的血管腔内及脑实质内，最终进入血管腔，破坏血-脑脊液屏障，导致对比剂外漏；其强化形态多样，典型强化方式可为“开环征”“尖角征”“蝶翼征”等；PCNSL因其肿瘤细胞过度增殖，且其中大部分都是体积较大的淋巴细胞，细胞间排列紧密，导致肿瘤组织内水分子扩散受限。MRS对鉴别淋巴瘤与其他实性肿瘤具有高度特异性，当出现宽大的Lip峰，可以作为淋巴瘤的特征性表现。淋巴瘤本身缺乏新生血管，PWI表现为低灌注。在单纯CT、MRI诊断困难时，^{18}F-FDG PET/CT显像不仅能从形态学上鉴别PCSNL与脑胶质瘤和脑转移瘤，还可以通过葡萄糖代谢的半定量分析结果对其进行进一步有效地鉴别诊断，作为传统影像学诊断的有效补充。此外，在判断肿瘤的中枢神经系统外全身扩散情况时，需进行^{18}F-FDG PET/CT检查。

鉴别诊断：①脑脓肿。临床表现多有发热等急性感染症状和颅内压增高；在化脓和脓肿壁形成阶段，可见完整、光滑且厚度均匀的稍高密度脓肿壁，若形成多个小脓肿，脓腔之间可相通，脓肿壁在病理上主要是血管肉芽组织，增强扫描脓肿壁明显强化；DWI显示脓腔为高信号，脓肿壁为低信号。②脱髓鞘假瘤。多为发生于脑内白质区类圆形、低密度病灶，典型者可呈“开环状”强化，环开口多朝向灰质或基底节，强化程度与巨噬细胞的浸润程度和受累白质血-脑脊液屏障的破坏程度有关，病灶的占位效应和周围水肿程度较肿瘤轻；由于胶质细胞增殖、炎症细胞浸润等，^{18}F-FDG PET/CT也能表现为高代谢，但代谢程度往往低于淋巴瘤及高级别胶质瘤。③高级别胶质瘤。颅内最常见的原发性肿瘤，肿瘤呈弥漫性浸润生长，多有出血、坏死、囊变，密度及信号不均匀，内外壁不光滑，周围脑组织水肿明显，占位效应显著，增强扫描呈不规则环状或花环状强化，可见瘤结节，部分病灶可沿胼胝体向对侧生长呈“蝶状”强化；由于肿瘤的异质性，MRI 增强扫描，肿瘤强化范围往往小于 T_2 FLAIR 显示的病灶范围；由于存在新生血管，PWI 上呈明显高灌注。④转移瘤。由于受脑动脉供血的影响，转移瘤多位于大脑半球灰白质交界区；CT 平扫密度改变取决于肿瘤细胞成分、肿瘤血供及瘤组织有无出血、坏死、囊变，病灶周围见大片状指状水肿，即“小病灶、大水肿”，大多数转移瘤血供丰富，坏死、囊变明显者呈环状强化，内壁多不光整、外壁相对光整，壁多厚薄不均，有时可见壁结节，瘤周多伴明显水肿；脑转移瘤 ^{18}F-FDG PET/CT 可以表现为高代谢，^{18}F-FDG PET/CT 能进行全身检查，若未发现脑以外明显异常代谢区，则能帮助排除转移瘤的诊断。

PCNSL 是一种对放射治疗比较敏感的肿瘤，全脑放疗曾被用作治疗 PCNSL 的一线干预手段，但是治疗后患者复发率高，可达 46%，5 年 OS 率仅为 20%，并且后续研究发现全脑放疗具有明显缺陷，主要包括淋巴瘤的局部控制不足，放疗部位以外的隐匿性淋巴瘤细胞的亚临床扩散，以及剂量过大会引起严重的神经毒性，因此大多数研究不主张单纯采用放疗。现认为 PCNSL 化疗的最佳治疗为两个治疗阶段：初始化疗诱导缓解及后续巩固治疗。在诱导缓解期使用大剂量甲氨蝶呤现仍作为基础一线治疗方案，但目前还没找到最有效剂量，剂量范围 1～8 g/m^2 足以穿过血－脑脊液屏障，剂量反应的原理还不清楚。巩固治疗期选择包括：全脑放疗、非清髓化疗及大剂量化疗联合自体干细胞移植。

本文提供的病例为中年女性，左侧颞叶占位，CT 表现为环形稍高密度；MRI 表现为等长 T_1 等长 T_2 信号，明显均匀强化，PWI 呈低灌注，相应部位 ^{18}F-FDG PET/CT 呈明显高代谢，属典型 PCNSL。临床上发现脑内占位，常规影像怀疑颅内原发淋巴瘤的可能性时，推荐行 ^{18}F-FDG PET/CT 检查，可用于全身评估，同时也可作为疗效评估的重要手段。

参考文献

1. GROMMES C, DEANGELIS L M. Primary CNS Lymphoma [J]. J Clin Oncol, 2017, 35(21): 2410－2418.
2. FERRERI A J M. Therapy of primary CNS lymphoma: role of intensity, radiation, and novel agents. Hematology Am Soc Hematol Educ Program, 2017, 2017(1): 565－577.
3. 程岗，张剑宁. 原发性中枢神经系统淋巴瘤发病机制研究进展 [J]. 中华神经外科疾病研究杂志，2017, 16(2): 190－192.
4. CALIMERI T, STEFFANONI S, GAGLIARDI F, et al. How we treat primary central nervous system lymphoma [J]. ESMO Open, 2021, 6(4): 100213.
5. GANAU M, ZAED I, TODESCHI J, et al. Efficacy of endoscopic management of primary central nervous system lymphoma: a multicentric study and literature review [J]. J Neurooncol, 2022, 159(2): 457－468.
6. SCHAFF L R, GROMMES C. Primary central nervous system lymphoma [J]. Blood, 2021, 2020008377.
7. 欧阳治强，李倩，王聪，等. 颅内原发性淋巴瘤的 CT、MRI 表现并 MRS 分析 [J]. 临床放射学杂志，2020, 39(12): 2383－2387.
8. 龙江涛，张任华，黄海华，等. 颅内原发性中枢神经系统淋巴瘤的 MRI 影像特点 [J]. 湘南学院学报(医学版), 2018, 20(1): 34－36.
9. 郑梦龙，谢道海. 颅内原发性淋巴瘤 MRI 诊断价值分析 [J]. 医学影像学杂志，2019, 29(2): 190－193.
10. CHENG G, ZHANG J. Imaging features (CT, MRI, MRSandPET/CT) ofprimary central nervoussystem lymphoma inimmunocompetentpatients [J]. Neurol Sci, 2019, 40(3): 535－542.

11. 王瑞华，吴彬彬，杨柳，等. ^{18}F-FDG PET/CT 在颅内原发性中枢神经系统淋巴瘤诊断中的价值［J］. 国际放射医学核医学杂志，2020，44(6)：345－351.
12. 邴雨，苗延巍. 一例艾滋病合并脑内脱髓鞘假瘤影像表现［J］. 放射学实践，2021，36(6)：811－812.
13. 郑辉，尹吉林，王欣璐，等. 颅内脱髓鞘假瘤 PET/CT 误诊一例［J］. 中华核医学杂志，2010，30(2)：137.
14. 吴译，林晓平，吕衍春. 脑转移瘤的影像学诊断［J］. 广东医学，2019，40(1)：3－11.
15. 封云，何翠影，王连静，等. 原发性中枢神经系统淋巴瘤的特点及诊治的研究进展［J］. 国际输血及血液学杂志，2021，44(5)：447－455.
16. 吴丹阳，高然，颜晓菁. 原发性骨淋巴瘤的诊疗进展［J］. 白血病·淋巴瘤，2021，30(10)：634－636.
17. VAN WESTRHENEN A, SMIDT L C A, SEUTE T, et al. Diagnostic markers for CNS lymphoma in blood and cerebrospinal fluid: a systematic review［J］. Br J Haematol, 2018, 182(3): 384－403.

（林帅　王艳丽　整理）

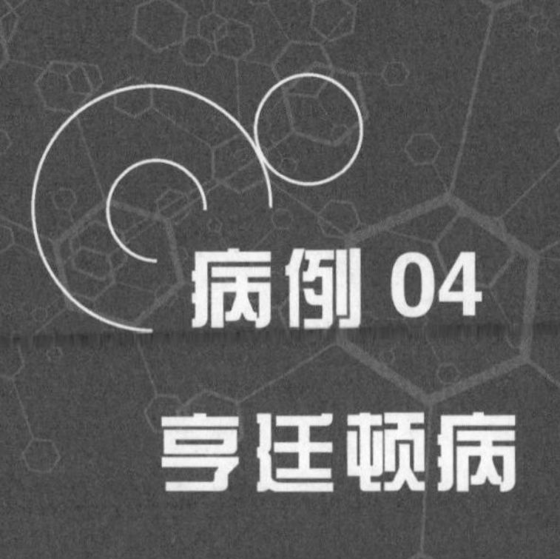

病例 04 亨廷顿病

病历摘要

【基本信息】

患者，女性，56 岁。

主诉：记忆力下降 5 年，言语不清 2 年，加重伴不自主运动 1 年余。

现病史：患者 5 年前无明显原因出现记忆力下降，表现为近事遗忘，无头晕、头痛，无视物模糊及复视，无肢体活动障碍，未正规诊治。后逐渐出现行动迟缓，行走时双上肢摆动减少，未服药治疗。近 2 年出现言语不清，表现为吐字不清晰，偶有饮水呛咳，仍无明显肢体无力，未诊治。1 年前上述症状明显加重，饮水呛咳明显，伴有发作性四肢抖动，每次持续约 30 分钟，起初可完全缓解，于当地医院予“苯海索、氯硝西泮、氘丁苯那嗪片”治疗，效果欠佳，近 1 年发展至头面部及四肢持续性不自主运动，夜间入睡后不自主动作消失，且伴有当街小便等异常行为，近 2 ~ 3 个月出现裤子反穿、便秘等症状，常有跌倒情况，1 个月前加用“氟哌啶醇”治疗，自觉症状稍减轻。自发病以来，患者神志清，精神可，大便干结，小便通畅，体重近期无明显变化。

既往史与家族史：2021 年接种新型冠状病毒疫苗第 1 针，其余接种史随当地。否认其他外伤及重大手术史；否认输血史；家族其他成员否认相关疾病史。

查体。神经系统专科查体：意识状态清醒，无昏迷，情感状态欣快。语言及认知功能：无失语症、失认症、失用症、失写症及失读症；轻度构音障碍；计算力、定向力、判断力及记忆力均粗测下降；听力、视力正常，面部各器官运动及感觉正常；光反射、咽反射等正常；有不自主运动，运动姿势异常，无肌肉颤动及肌束颤动，无震颤；四肢肌张力减弱，肌力正常；感觉系统无异常；无脑膜刺激征；四肢反射正常；无大小便失禁。

【辅助检查】

影像学检查：颅脑 MRI + MRA + SWI 显示脑内多发缺血变性灶（图 4 – 1），脑萎缩，脑动脉硬化并局部管腔狭窄 MRA 表现，SWI 未见明显异常。

实验室检查。凝血系列：纤维蛋白原 4.48 g/L↑，D-二聚体 3.34 μg/mL↑；血生化：甘油三酯 2.75 mmol/L↑，游离脂肪酸 90.0 μmol/dL↑，肌酐 52 μmol/L，尿酸 388 mol/L↑，补体 C1q 235.7 mg/L↑，乳酸脱氢酶 256 U/L↑，铜蓝蛋白 308.98 mg/L；尿常规：细菌 53 512.90/μL↑，亚硝酸盐阳性；女性肿瘤系列 + 甲状旁腺素：神经元特异性烯醇化酶 20.70 ng/mL，甲状旁腺素 66.81 pg/mL↑；血常规、甲状腺功能、贫血系列、蛋白电泳、糖化血红蛋白、HIV、ACA + ANCA 未见明显异常。

脑脊液常规：球蛋白(－)，红细胞 8.00×10^6/L，白细胞(－)，单核细胞(－)，多核细胞(－)。脑脊液细胞学：白细胞计数 1 个/mm^3，淋巴及单核细胞各少许，色氨酸试验(－)，墨汁染色(－)，乳酸定量 1.4 mmol/L。脑脊液免疫球蛋白、血氨未见异常，D-二聚体 1.27 μg/mL↑。脑脊液生化：葡萄糖 3.31 mol/L，氯 125 mol/L，脑脊液蛋白测定 0.46 g/L。血及脑脊液寡克隆带检查未见异常。阿尔茨海默病脑脊液蛋白四项：人 β-淀粉样蛋白 1-42 546.56 pg/mL↓（51～70 岁 562.00～1018.00），人总 Tau 蛋白 110.24 pg/mL↓（51～70 岁 116.00～370.00），人磷酸化 Tau 蛋：51.66 pg/mL，Aβ1-42/Aβ1-40 0.08↓。

【临床初步诊断】

①言语障碍；②运动障碍；③认知障碍。

【临床关注点】

中年女性，慢性病程，记忆力、言语、运动障碍，近期加重，明确疾病诊断和鉴别诊断，指导后续治疗。

PET/CT检查

【操作流程与参数】

患者检查前禁食 6 h 以上，空腹血糖 4.8 mmol/L。^{18}F-FDG 剂量 6.2 mCi，注射后较暗环境内平静休息 1 小时后进行检查。PET/CT 检查采用 DISCOVERY ST16 扫描仪（美国 GE 公司）。采集参数：CT 扫描电压 140 kV，电流 260 mAs，层厚 3.75 mm。PET 扫描，5 分钟/床位。扫描范围从颅顶至颅底。图像采用 CT 扫描数据衰减矫正，图像重建采用 VUE Point 法。

【PET/CT 所见】

PET/CT 影像清晰。部分脑沟裂增宽，双侧顶叶、双侧额叶、双侧颞叶、双侧尾状核等多处脑皮质及神经核团显像剂分布不均匀性降低，SUV_{max} 为 3.5～5.6。CT 显示多处脑沟裂增宽，脑组织萎缩。扫描野内其他组织器官未见明显异常（图 4－1）。

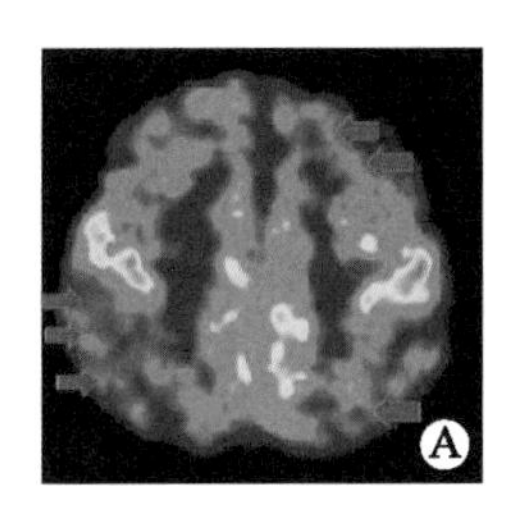

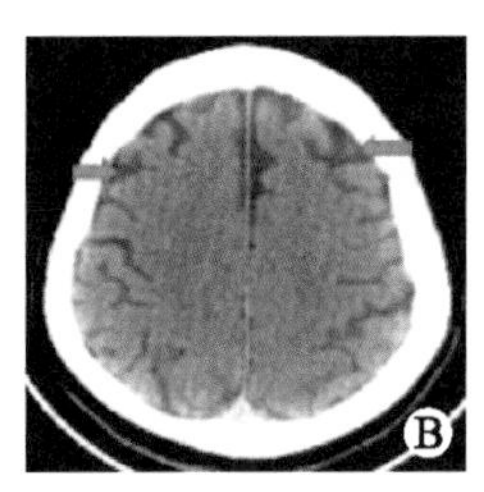

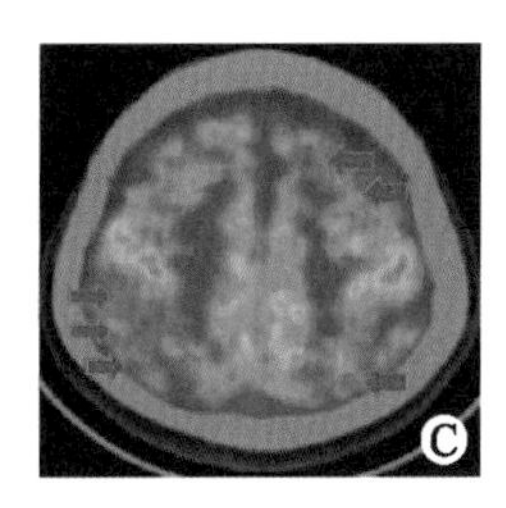

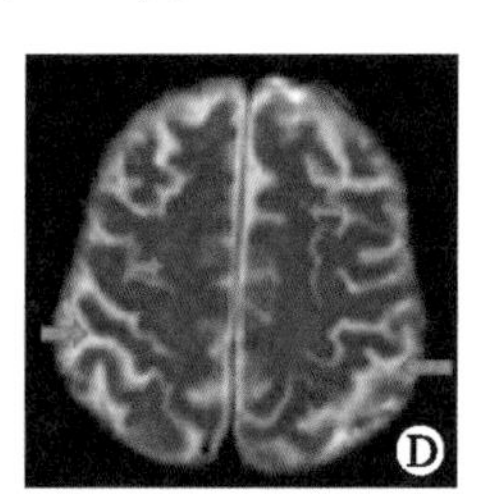

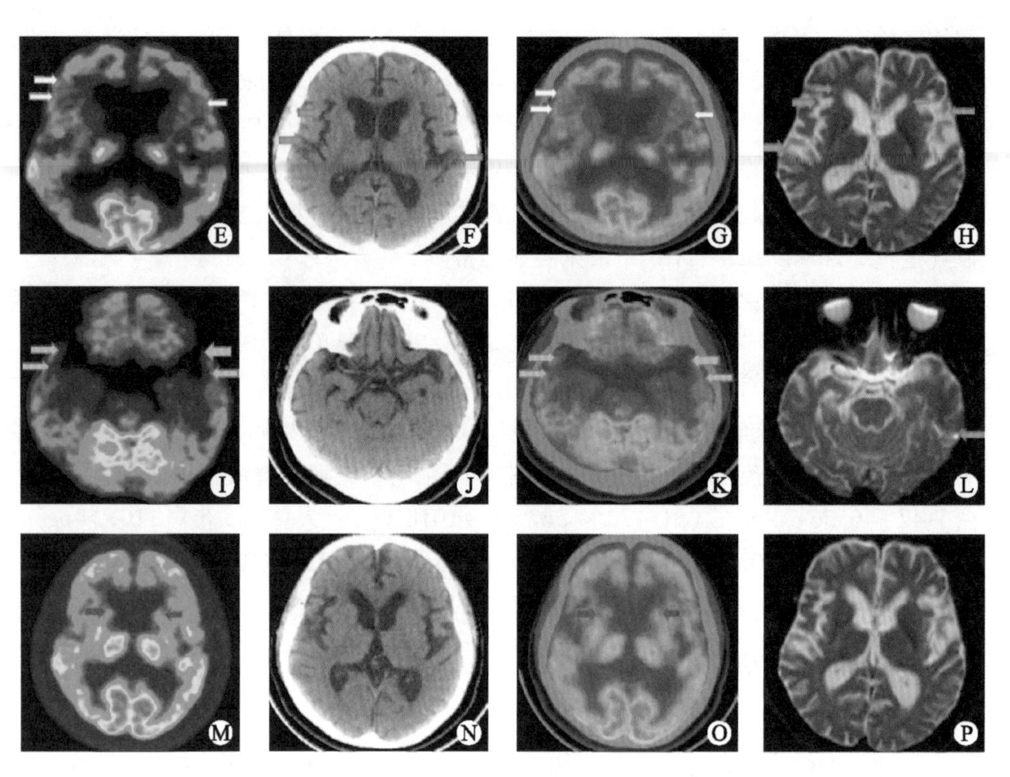

A、E、I、M 为 PET 图像，C、G、K、O 为 PET/CT 融合图像，双侧顶叶（红色箭头）、额叶（白色箭头）及颞叶（黄色箭头）多发斑片状低代谢区，两侧分布不对称；双侧尾状核代谢水平明显低于丘脑（紫色箭头）。B、F、J、N 为 CT 图像，D、H、L、P 为磁共振 T_2WI 图像，可见多处脑组织萎缩、脑沟裂增宽（蓝色箭头），双侧白质区散在高信号缺血变性灶（绿色箭头）。

图 4－1 ^{18}F-FDG PET/CT 及同平面 T_2WI

【PET/CT 诊断意见】

双侧颅脑多处皮质区及核团区 FDG 代谢不均匀性降低，结合病史，考虑亨廷顿病可能。

病例讨论

论点 1：患者为中年女性，慢性病程，5 年前初起症状为记忆力下降，后逐渐出现行动迟缓，行走时双上肢摆动减少，未服药治疗。近 2 年出现言语不清，表现为吐字不清晰，偶有饮水呛咳，仍无明显肢体无力，未诊治。1 年前无明显诱因出现上述症状明显加重，饮水呛咳明显，伴有发作性四肢抖动，起初可完全缓解，近 1 年不自主运动情况明显加重，当地医院曾诊断为“舞蹈病”，给予“苯海索、氯硝西泮、安泰坦”治疗，但治疗效果不佳。患者出现这一系列症状及病史，首先考虑为神经系统退行性疾病，例如，痴呆类疾病 - 帕金森类疾病 - 舞蹈病类等。但神经系统退行性疾病种类多，症状之间互相交叉多，需要进一步进行鉴别诊断。

论点 2：阿尔茨海默病（Alzheimer’s disease，AD），以进行性记忆力减退为主要表现。

在 PET 显像中，AD 的病变特点是以顶叶和后颞叶为主的双侧大脑皮质葡萄糖代谢对称性降低，而感觉运动皮层、基底神经节和小脑通常不受累，脑葡萄糖代谢显像对本病的诊断灵敏度和特异性较高，这与本病例的图像表现不符。另外结合其临床表现，可以排除此病变。

论点3：帕金森病（Parkinson's disease，PD），是中枢神经系统的变性疾病，主要病因是黑质、纹状体神经元变性脱失，导致纹状体的多巴胺含量减少。由于 PD 起病隐匿而缓慢，早期诊断比较困难。CT 和 MRI 检查多无明显异常，脑葡萄糖代谢显像可发现纹状体葡萄糖代谢增高。患者早期单侧病变，患肢对侧豆状核氧代谢和葡萄糖代谢相对增加。这与本病例的图像表现也明显不符，且 PD 的典型非自主运动方式与本患者不同，故排除 PD。

论点4：亨廷顿病（Huntington's disease，HD），是一种常染色体显性遗传性神经退行性疾病，一般患者在中年发病，表现为舞蹈样动作，随着病情进展逐渐丧失说话、行动、思考和吞咽的能力。在 PET 图像表现中，一般首先表现为双侧尾状核代谢降低，随病程延长发展，可累及额、颞、顶等多区域脑皮质。在病程的不同阶段，其治疗方案也不相同，本例患者行检查的另外一个重要目的为，明确是否存在额、颞叶低代谢情况，以指导下一步治疗。另外，HD 需要与舞蹈病 - 棘红细胞增多症进行鉴别，后者为基因突变引起等一系列遗传异质性疾病，多为常染色体隐性遗传，舞蹈症状为其核心症状，常伴有吞咽困难、构音障碍、步态不稳、精神心理异常等症状，此病与 HD 的临床表现及 PET 图像特征有诸多重合之处，需行血涂片光镜下找棘红细胞进一步确诊。

【病例讨论小结】

脑退行性疾病，一直以来都是核医学显像诊断难点，一病多症、一病多图、一症多病、一图多病的情况比较常见，需要系统的回顾临床资料、仔细的阅图。尤其是对于诊断不明、疗效不确切的病例，大家应广开思路，逐项排除，对于此病例来说，基于患者的长病程、多表现，同时实验室检查结果没有明确指向性时，应仔细观察患者的症状表现。该患者首发症状为记忆力减退，但是其不具有特殊性，在 AD、PD、HD 等疾病中都会有些表现。随着病程的增加，其他症状开始出现，尤其伴有明显的舞蹈样动作，再结合 PET 异常代谢区域、MR 异常信号表现等，可以排除 AD、PD。但是 HD 作为慢性退行性疾病，其病程的不同阶段，病变区域在 PET 图像中的部位也不相同，这为临床的及时干预和治疗提供了有力的支撑，从而能改善患者的预后。

临床诊断

下肢静脉肌间血栓。

临床随访

出院诊断为亨廷顿舞蹈症、睡眠障碍、痴呆。继续用药：氯硝西泮、苯海索、氟哌啶醇片、艾地苯醌、多奈哌齐、喹硫平、丙戊酸钠片、利伐沙班、盐酸米安色林片、唑吡坦。出院后 1 个月电话随访，患者情况稳定，舞蹈动作较前明显减少，现持续随访中。

特邀专家点评

本病例患者为中年女性，具有慢性病程，以记忆力减退、认知障碍伴有不自主运动为主要表现，近期加重且治疗效果不佳。结合患者的临床表现及 PET、MRI 影像表现，可以给出亨廷顿病的诊断。该病为神经系统较为罕见的退行性疾病，常由常染色体显性遗传所致。基于 HD 的 PET 显像的国内外研究目前不多，国内更是缺乏统一的标准和认知。该患者的 PET 图像中，双侧顶叶、双侧额叶、双侧颞叶、双侧尾状核等多处脑皮质及神经核团显像剂 FDG 分布不均匀性明显降低，提示病程久、区域广，尤其是额、颞、顶叶等功能区出现明显的代谢异常，这也能解释患者目前症状明显且复发、治疗效果不佳，为后续的治疗干预措施提供了有力的支撑。值得提出的是，脑退行性病变，特别是疾病早期，单靠 FDG 显像提供的信息有限，增加变异蛋白和（或）神经递质类显像剂，可能有助于进一步明确诊断。

讨论与文献综述

亨廷顿病又称大舞蹈病或亨廷顿舞蹈症（Huntington's chorea），是一种常染色体显性遗传性神经退行性疾病，绝大多数有阳性家族史。该病由美国医学家乔治亨廷顿于 1872 年发现，因而得名。主要病因是患者第 4 号染色体上的 *Huntington* 基因发生变异，产生了变异的蛋白质，该蛋白质在细胞内逐渐聚集在一起，形成大的分子团，在脑中积聚，影响神经细胞的功能。HD 的临床症状包括运动、认知和精神障碍，典型的运动障碍表现为舞蹈样症状，常见症状还包括肌张力障碍、姿势反射消失、运动迟缓和肌强直。认知障碍表现为任务执行困难、短时记忆受损、知觉歪曲、智力迟钝。抑郁是最常见的精神障碍，其次较常见的还有淡漠、易激惹，严重程度与运动障碍进展呈一定正相关。患者一般在中年发病，表现为舞蹈样动作，随着病情进展逐渐丧失说话、行动、思考和吞咽的能力，病情大约会持续发展 10 ~ 20 年，并最终导致患者死亡。

HTT 基因定位于染色体 4p16. 3 并负责编码亨廷顿蛋白，其氨基末端附近有一个由 CAG 三核苷酸重复序列所编码的长度可变的多聚谷氨酰胺部分。正常人群中这一重复序列的长度为 6 ~ 35 个，如果扩增超过 40 个，则会导致运动症状的出现，进而导致疾病的发生。而如果在 36 ~ 39 个，则部分患者会发病，部分患者无明显临床表现。亨廷顿蛋白在全身广泛表达，但它会根据细胞类型的不同呈现不同的表达水平。亨廷顿蛋白的正常功能尚未被完全了解，但一些正常蛋白质所具有的生物学功能已经被发现，包括它对神经系统发育的影响，特别是对脑源性神经生长因子（brain-derived growth factor，BDNF）的产生和转运作用，以及对细胞黏附的影响。

HD 患者起病隐匿，最早出现萎缩的区域是纹状体，有研究指出 *HD* 基因携带者在发病前 15 年就已经出现尾状核、壳核萎缩，随着时间推移，萎缩程度逐渐加重，全脑萎缩也逐渐加重。CT 或 MRI 检查均有助于观察 HD 患者脑萎缩程度，MRI 较 CT 具有更好的软组织分辨率，对各脑区定位显示更清晰，能够更清晰显示纹状体、脑岛白质等部位出现的结构萎缩和形态改变，另外磁共振波谱成像能够反映组织细胞内的代谢特点，HD 患者的 MR 波谱成像，基底节区 NAA/Cr（N-乙酰门冬氨酸/肌酸）值明显降低，CHo/Cr（胆碱/

肌酸）值明显增高，出现异常乳酸峰。MRI 较 CT 能够为诊断 HD 提供更多信息。

HD 早期诊断对于患者的治疗效果非常重要，有研究结果发现，临床前期 HD 和早期 HD 患者的脑萎缩率高于对照组，而临床前期 HD 患者的年生存率高于早期 HD 患者。基于 MRI 的形态学研究显示，在病情较严重的 HD 患者中存在灰质和白质萎缩，脑萎缩和疾病严重程度在统计学上显著相关，该研究排列出了以下大脑区域体积的变化：壳核、尾状核、苍白球、脑岛白质、非脑室脑脊液、杏仁核、视交叉、第三脑室、后岛叶和前脑基底部。

LPEZ-MORA 等观察无症状 *HTT* 基因突变者、HD 患者及健康人脑^{18}F-FDG PET 显像图，发现 HD 患者与基因突变者纹状体区葡萄糖低代谢，HD 患者更为显著。HERBEN-DEKKER 等随访观察无症状 *HTT* 基因突变者，发现约半数随时间推移而出现症状并被确诊为 HD；^{18}F-FDG 显示新发 HD 患者纹状体区壳核代谢率降低，提示代谢降低可能与 HD 进展相关。HD 认知损害早于运动障碍，出现典型舞蹈样动作表明疾病已处于进展期，脑功能已发生不可逆损害。Aline Delva 等合成了^{11}C-CHDI-180R 和^{11}C-CHDI-626 两种新型 PET 显像剂，用于伴有 *HTT* 突变的亨廷顿病患者的可视化选择。ROUSSAKIS 等认为 HD 病变主要位于基底神经节。HD 早期即可见中型多棘神经元减少，DA 受体随中型多棘神经元死亡而减少，以 D1 类受体显像剂^{11}C-SCH23390 和 D2 类受体显像剂^{11}C-raclopride 行 DA 受体显像可见 HD 患者纹状体区出现放射性摄取降低。突触受体显像，有学者采用与突触小泡蛋白 2（SV2A）特异性结合的放射性显像剂^{11}C-UCB-J 检测 HD 患者突触密度改变，发现其密度降低主要出现在大脑皮质和纹状体区域。磷酸二酯酶显像，磷酸二酯酶 10A 参与纹状体周围神经信号的传递与表达。RUSSELL 等采用可与 PDE10A 结合的放射性显像剂^{18}F-MNI-659 行 PET 显像，发现早期 HD 患者出现纹状体摄取下降，较 DA 显像更为敏感。

在核医学 PET 显像领域，越来越多的研究表明，FDG 脑代谢显像、多巴胺（dopamine，DA）受体显像等在诊断及鉴别诊断 HD 中发挥越来越重要作用，脑内受体特异显像及相关多模态显像技术综合应用可明显提高 HD 的早期检出率。该患者为中年女性，起病隐匿，症状逐渐进展、加重，可见头面部及四肢典型舞蹈样动作，全脑萎缩、FDG 代谢降低，尾状核头部降低显著，由于条件限制未能进行多巴胺受体显像，亦未进行基因测序，但临床表现及 MR、FDG PET/CT 代谢影像特征典型。我们在临床工作中若遇到此类患者，应注意与亨廷顿病鉴别，追加家族史有利于疾病诊断，有条件者推荐进行基因检测。

参考文献

1. AGOSTA F, ALTOMARE D, et al. Clinical utility of FDG-PET in amyotrophic lateral sclerosis and Huntington's disease [J]. Eur J Nucl Med Mol Imaging, 2018, 45(9): 1546 - 1556.
2. ZUCCATO C, CATTANEO E. Role of brain-derived neurotrophic factor in Huntington's disease [J]. Progress in Neurobiology, 2007, 81(5 - 6): 294 - 330.
3. PAULSEN J S, NOPOULOS P C, AYLWARD E H, et al. Striatal and white matter predictors of estimated diagnosis for Huntington disease [J]. Brain Res Bull, 2010, 82(3 - 4): 201 - 207.
4. 张元，郭晓红，刘国荣，等. 亨廷顿病一家系报道及相关文献回顾分析 [J]. 中风与神经疾病杂志，2022, 39(1): 78 - 80.

5. TABRIZI S, SCAHILL R, DURR A, et al. Biological and clinical changes in premanifest and early stage Huntington's disease in the TRACK-HD study: the 12-month longitudinal analysis [J]. Lancet Neurology, 2011, 10(1): 31 – 42.

6. LÓPEZ-MORAD A, CAMACHO V, PÉREZ-PÉREZJ, et al. Striatal hypometa bolism in premanifest and manifest Huntington's Disease patients [J]. Eur J Nucl Med Mol Imaging, 2016, 43(12): 2183 – 2189.

7. HERBEN-DEKKER M, VAN OOSTROM J C, ROOS R A, et al. Striatal metabolism and psychomotor speed as predictors of motor onset in Huntington's disease [J]. J Neurol, 2014, 261(7): 1387 – 1397.

8. RAMOS A R S, GARRETT C. Huntington's disease: Premotor phase [J]. Neurodegener Dis, 2017, 17(6): 313 – 322.

9. DELVA A,KOOLE M, SERDONS K, et al. Biodistribution and dosimetry in human healthy volunteers of the PET radioligands [^{11}C]CHDI-00485180-R and [^{11}C]CHDI-00485626, designed for quantification of cerebral aggregated mutant huntingtin [J]. Eur J Nucl Med Mol Imaging, 2022, 50(1): 48 – 60.

10. ROUSSAKISA A, PICCINI P. PET imaging in Huntington's disease [J]. J Huntingtons Dis, 2015, 4(4): 287 – 296.

11. WILSON H, POLITIS M. Molecular imaging in Huntington's disease [J]. Int Rev Neurobiol, 2018, 142: 289 – 333.

12. LIZARRAGA K J, GORGULHOA, CHEN W, et al. Molecular Imaging of movement disorders [J]. World J Radiol, 2016, 8(3): 226 – 239.

13. FINNEMA S J, NABULSIN B, MERCIE R J, et al. Kinetic Evaluation and tes-retest reproducibility of [^{11}C] UCB-J, a novel Radioligand for positron emission tomography imaging of synaptic Vesicle glycoprotein 2A in humans [J]. J Cereb Blood Flow Metab, 2018, 38(11): 2041 – 2052.

14. NISHI A, SNYDER G L. Advanced research on dopamine signaling to develop drugs for the treatment of mental disorders: biochemical and behavioral profiles of phosphodiesterase inhibition indopaminergic neurotransmission [J]. J Pharmacol Sci, 2010, 114(1): 6 – 16.

15. RUSSELL D S, BARRET O, JENNINGS D L, et al. The phosphodiesterase 10 positron emission tomography tracer, [18F]MNI-659, as a novel biomarker for early Huntington disease [J]. JAMA Neurol, 2014, 71 (12): 1520 – 1528.

16. FAZIO P, FITZER-ATTAS C J, MRZLJAK L, et al. PET molecular imaging of phosphodiesterase 10A: An early biomarker of Huntington's disease progression [J]. Mov Disord, 2020, 35(4): 606 – 615.

17. USLU H, A ORHAN VAROǦLU A, et al. A Case of Chorea-Acanthocytosis with FDG PET/CT Imaging [J]. Nuklearmedizin, 2022 61(4): 347 – 348.

18. LÓPEZ-MORA D A, CAMACHO V, et al. Value of ^{18}F-FDG PET/CT in the diagnosis of chorea-acanthocytosis [J]. Rev Esp Med Nucl Imagen Mol (Engl Ed), 2018, 37(5): 328 – 329.

（李月凯　整理）

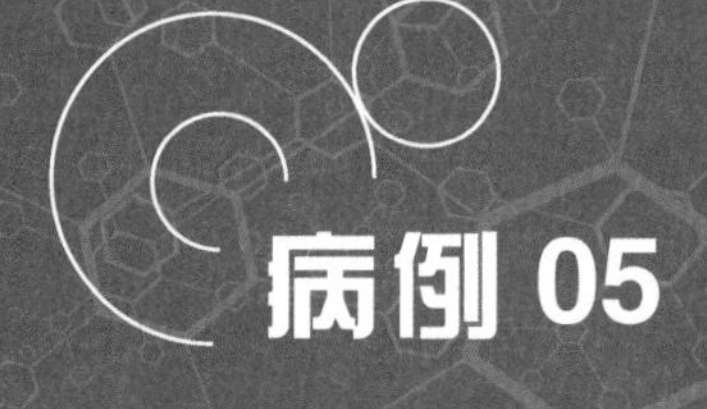

病例 05

三种探针 PET/CT 显像诊断帕金森病

病历摘要

【基本信息】

患者，男性，63 岁。

主诉： 进行性动作迟缓 1 年余。

现病史： 患者 2020 年 2 月干农活时，突发左侧肢体无力，不能系口袋，左上肢不能做精细动作，不能抬举，左下肢抬起后下落迟缓，右侧肢体无明显障碍，就诊于当地医院，诊断为“脑梗死”，溶栓治疗后肢体无力好转，但仍较发病前差，左上肢活动稍灵活，左下肢行走无障碍，未用口服药物治疗，此后患者出现双侧肢体动作迟缓，表现为洗漱、穿衣和其他精细动作笨拙、不灵活。肢体僵硬，反应迟钝，声音低微，表情减少，可自主行走，行走时双上肢摆动幅度小，以上症状进行性加重，影响日常生活，大约半年前开始出现睡眠中伴有大喊大叫，可唤醒，醒后无异常，不能回忆起大喊大叫行为，目前快速眼动睡眠行为障碍仍有发作。

既往史与家族史： 既往体健，否认高血压病史。否认肝炎、结核、疟疾等传染病病史，否认心脏病病史，否认糖尿病、精神疾病病史，否认手术史，否认外伤史，否认输血史，否认药物、食物过敏史，预防接种史不详。否认家族遗传病病史。

查体： 体温 36.3 ℃，脉搏 70 次/分，呼吸 18 次/分，血压 132/68 mmHg，心、肺、腹查体正常。神经系统查体：意识清楚，语音低沉，高级皮层功能正常，双侧瞳孔等大等圆，直径约为 3 mm，对光反应灵敏，双眼向各方向运动自如，无眼震，双侧额纹对称，闭目有力，鼻唇沟对称，伸舌居中，左上肢肌力 5 级，右上肢肌力 5 级，左下肢肌力 5 级，右下肢肌力 5 级。四肢肌张力呈齿轮样增高，双侧指鼻试验、跟 - 膝 - 胫试验稳准，快复动作、轮替试验左侧缓慢、右侧缓慢，四肢深浅感觉正常对称。四肢腱反射正常，双侧巴宾斯基征阴性，脑膜刺激征阴性。眉间反射阳性，掌颌反射阳性。

【辅助检查】

影像学检查： 头颅 MRI（外院）显示未见明显异常，未见明显基底节区、脑干陈旧性脑梗死征象。胸部 CT 平扫显示左肺上叶少许索条。腹部超声提示肝胆胰脾超声未见明确异常。

实验室检查：血常规、血生化、肿瘤标志物、尿便常规未见明显异常。

【临床初步诊断】

帕金森病。

【临床关注点】

老年男性，1年前出现左侧肢体无力，不能系口袋，左上肢不能做精细动作，不能抬举，左下肢抬起后下落迟缓，右侧肢体无明显障碍，进行性加重。定位诊断：四肢肌张力齿轮样增高，行走缓慢，肢体僵硬，语音低沉，行走时双上肢摆动幅度小，定位于锥体外系；快速眼动睡眠行为障碍定位于中脑蓝斑核；自主神经系统：便秘、尿不尽、性功能减退，定位于自主神经。该患者无肝炎、寄生虫、糖尿病、精神疾病病史，否认手术史，该患者诊断如何考虑？脑血管病变？帕金森病？帕金森综合征？帕金森叠加综合征？

PET/CT检查

【操作流程与参数】

患者葡萄糖代谢显像检查前禁食6 h以上，空腹血糖5.3 mmol/L。^{18}F-FDG剂量7.83 mCi，注射后1小时检查。PET/CT检查采用美国GE公司Discovery VCT PET/CT。采集参数：CT扫描电压140 kV，电流采用自动毫安秒，螺距0.6，层厚5 mm。PET扫描时间4 min。图像采用CT扫描数据衰减矫正，图像重建采用有序子集最大期望值迭代法。患者多巴胺转运蛋白及多巴胺D_2受体显像，检查前停止服用抗精神类药物，采集参数及图像重建同葡萄糖代谢显像。

【PET/CT所见】

多巴胺转运蛋白显像：静脉注射^{11}C-β-CFT后行脑部PET/CT显像。经计算机处理取得冠状、矢状、横断面影像。大脑形态如常，皮层未见异常放射性分布。两侧尾状核显示尚可。双侧壳核放射性分布明显降低，右侧为著。双侧丘脑及小脑影显示尚可。同机CT检查显示大脑灰质沟回未见明显增宽加深，白质未见明显低密度影，中线无移位，脑室无扩大（图5-1）。

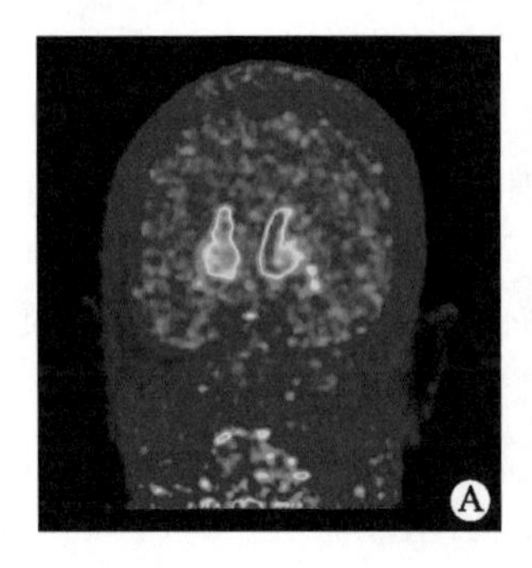

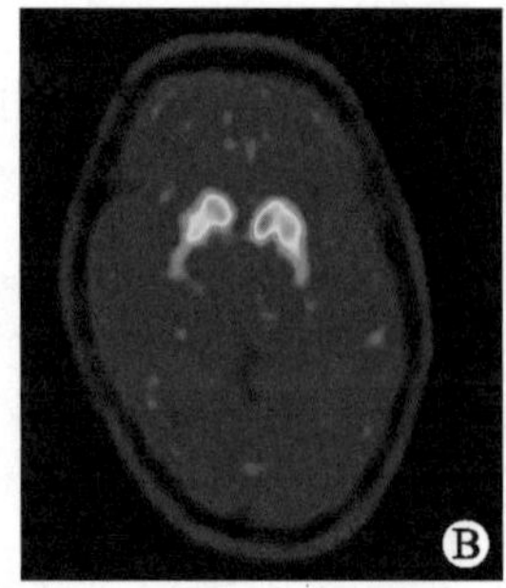

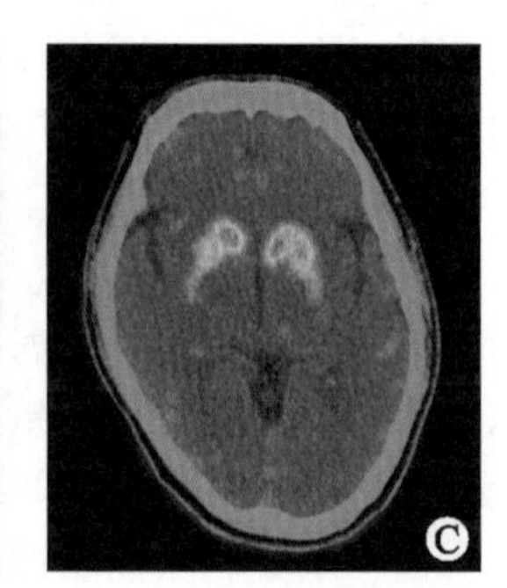

A为MIP图显示双侧壳核放射性分布降低；B、C为PET横断图像及PET/CT融合图像显示双侧壳核放射性分布降低。

图5-1 ^{11}C-β-CFT PET/CT

多巴胺 D_2 受体显像：注射^{11}C-RAC 行脑部 PET/CT 显像，见大脑形态如常，皮层各叶及小脑放射性摄取低，分布尚均匀。两侧尾状核显影对称。两侧壳核放射性分布较尾状核增高，右侧为著。小脑显影如常，两侧小脑对称。同机 CT 检查显示大脑灰质沟回未见明显增宽加深，白质未见明显低密度影，中线无移位，脑室无扩大（图 5－2）。

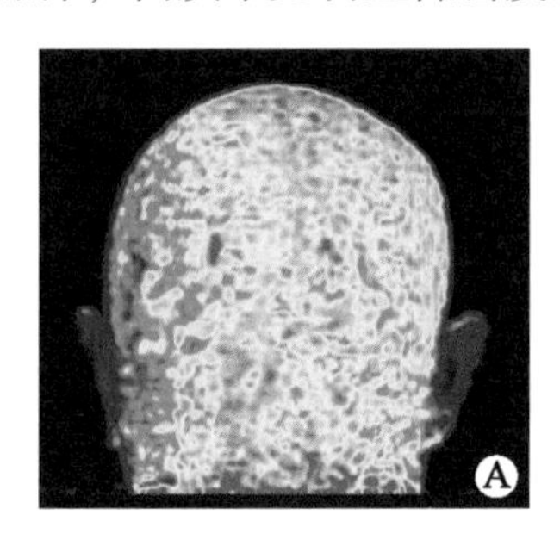
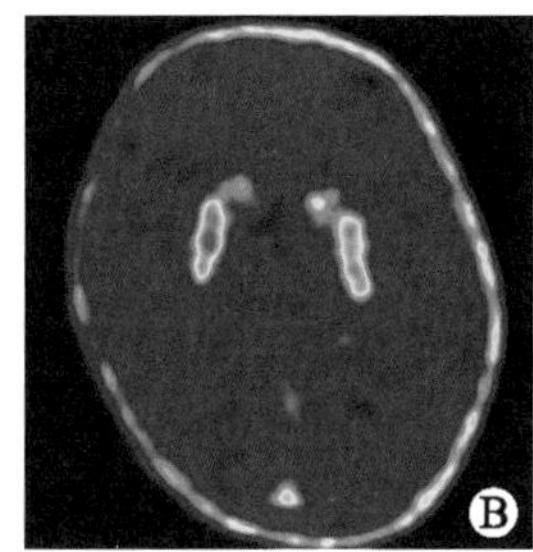
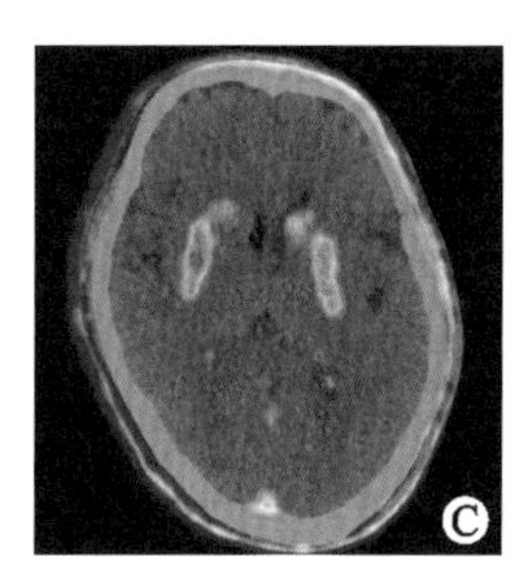

A 为 MIP 图显示双侧壳核放射性分布增高；B、C 为 PET 横断图像及 PET/CT 融合图像显示双侧壳核放射性分布增高。

图 5－2 ^{11}C-RAC PET/CT

葡萄糖代谢显像：注射^{18}F-FDG 显像剂 60 min 后行脑部显像，见大脑形态如常，大脑皮层各叶放射性分布均匀。皮层下各神经核团显影清晰，放射性分布对称。同机 CT 显示大脑灰质沟回未见明显增宽加深，脑室无扩大，中线无移位，白质未见明显低密度影。基底节区显示对称。小脑显影如常，两侧小脑对称（图 5－3）。

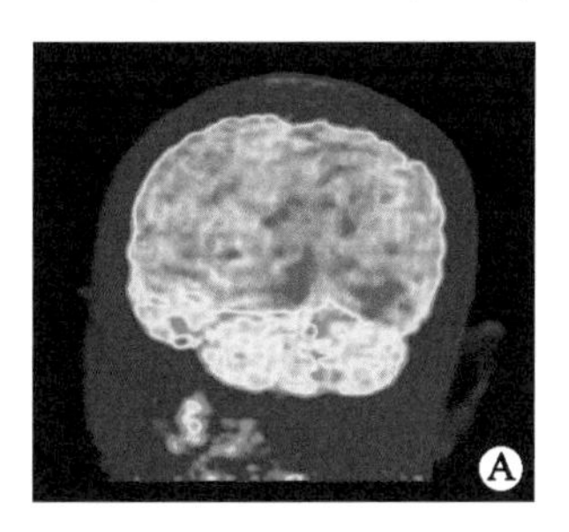
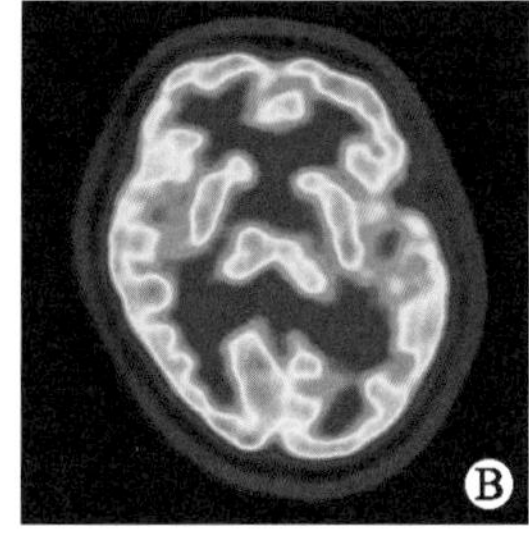
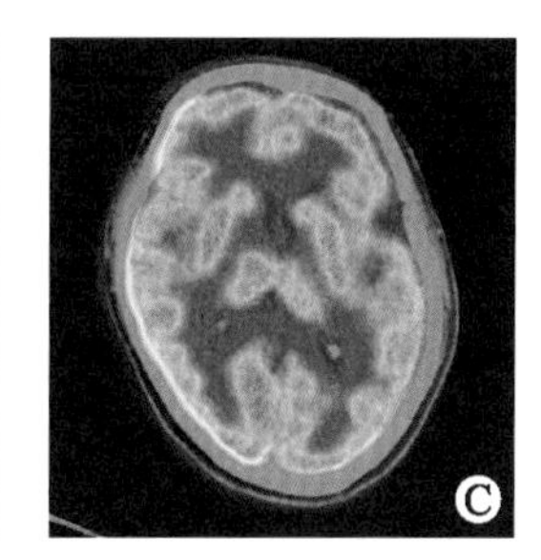

A 为 MIP 图显示脑部葡萄糖显像未见明显异常代谢征象；B、C 为 PET 横断图像及 PET/CT 融合图像显示双侧基底节区（壳核、尾状核、丘脑）未见明显异常代谢征象。

图 5－3 ^{18}F-FDG PET/CT

【PET/CT 诊断意见】

脑部葡萄糖显像未见明显异常代谢征象，结合多巴胺转运蛋白及多巴胺 D_2 受体显像考虑帕金森病，需结合临床。

病例讨论

论点 1：此患者发病前有“脑梗死”病史，需要与脑梗死继发的帕金森综合征进行鉴别。脑梗死属临床常见脑血管疾病，可损伤局部脑神经，引起一系列后遗症，发生率高达 17.5%，临床多认为与脑组织病变、神经元凋亡、氧化应激损伤等有关，需及时实施有效治疗以改善患者预后。在抗凝、改善脑循环等基础上增加脑内多巴胺含量是目前临床治疗脑梗死后帕金森综合征的主要方式，其中以左旋多巴最为常用，属多巴胺前体，可经脱羧酶作用转化为多巴胺，进而对病情发挥一定控制作用，但整体疗效及稳定性欠佳，仍需结合其他类型药物以提高治疗效果。而该患者近期外院颅脑 MRI 未提示基底节区、脑干陈旧性脑梗死，患者无其他外伤、药物、中毒等病史，其他疾病引起可能性小，故不考虑脑梗死继发的帕金森综合征。

论点2：该患者主因“进行性动作迟缓 1 年余”入院，需要与帕金森综合征进行鉴别。帕金森综合征，又称继发性帕金森综合征，是继发于其他疾病的有类似于帕金森病表现的一组疾病，由多种病因所致，如脑外伤、脑卒中、病毒性脑炎，药物、金属及一氧化碳中毒等都可出现帕金森病样的临床表现，但常有相应病因所致的原发脑损害的临床表现和影像证据，例如，一些中老年人，因脑动脉粥样硬化而致脑干和基底节多发性腔隙脑梗死或动脉硬化性皮质下脑病，可直接影响多巴胺系统的功能，出现运动减少、震颤、肢体强直、面部表情减少、行走时上肢联带动作减少、步距缩短等。

论点3：该患者需要与帕金森叠加综合征进行鉴别，如果帕金森病在病程中出现了复杂的运动障碍或合并其他神经系统损害的症状和体征，往往提示有帕金森叠加综合征的可能，常见类型有：①进行性核上性麻痹；②多系统萎缩；③帕金森综合征 - 痴呆 - ALS 复合体；④皮质基底核变性；⑤偏侧萎缩/偏侧帕金森综合征。该患者无明确小脑受累症状，无眼球活动障碍，无椎体束损害，无明确认知障碍，自主神经症状较轻，目前尚无症状、体征和理化检查支持帕金森叠加综合征诊断。

【病例讨论小结】

该患者为老年男性，主要表现为进行性动作迟缓 1 年余，四肢肌张力齿轮样增高，行走缓慢，肢体僵硬，语音低沉，行走时双上肢摆动幅度小，定位于锥体外系；快速眼动睡眠行为障碍定位于中脑蓝斑核；便秘、尿不尽、性功能减退，定位于自主神经。查体存在齿轮样肌张力增高等典型椎体外系受累体征，而小脑、自主神经症状较轻，快速睡眠行为障碍时间较短且程度较轻，故考虑帕金森病可能性最大。帕金森病，又称震颤麻痹，是中老年常见的神经系统变形疾病，以黑质多巴胺能神经元变性缺失和路易小体形成为特征。震颤、肌强直、运动减少及姿势与平衡障碍是本病的主要症状。自主神经症状（如出汗增多或减少、面部皮脂分泌多、便秘等），尚有抑郁、焦虑、激动，晚期可出现认知功能减退、抑郁和视幻觉等，症状出现因人而异。长期服用左旋多巴可出现运动并发症，如剂末现象、开关现象。而核医学多模态显像，如脑葡萄糖代谢显像、多巴胺转运蛋白显像及多巴胺 D_2 受体显像，对于该病的诊断、鉴别诊断、临床分期具有重要的临床意义。

临床诊断

该患者通过临床症状、对多巴胺治疗后的反应、核医学多模态显像等综合考虑，最后诊断为帕金森病。

临床随访

患者出院后继续服用多巴胺类药物，长期维持治疗，定期复查肝、肾功能。3 个月后

返院复查，临床症状明显好转，四肢肌张力增高，上肢可抬举过肩，动作迟缓较前好转。

特邀专家点评

帕金森病是临床影响较大的神经退行性疾病，另外，许多其他脑部病变，包括损伤、脑血管病、其他神经变性疾病，也会伴有帕金森病样临床表现，因此，准确区分帕金森病、继发帕金森综合征和帕金森叠加综合征，特别是在起病早期，是临床上关注的要点。本病例多模态显像结果征象较为典型，双侧壳核 FDG 代谢正常，排除局部脑血管疾病如脑缺血或脑组织结构的毁损型疾患，在此基础上，双侧壳核多巴胺 D_2 受体分布正常或略有上调，而多巴胺转运蛋白分布明显稀疏，反映局部多巴胺神经元功能明显受损即多巴胺合成障碍。另外，帕金森病并非以“震颤”为早期临床表现，且往往有偏侧起病等特点，在高场强 MRI 的特定序列上，可能提供黑质等核团异常信息，有助于鉴别诊断。特别是多巴胺转运体异常，同部位 D2R 代偿性激活，是有意义的鉴别要点（不过到帕金森病晚期，这种改变会慢慢消失）。这充分说明以放射性核素标记的神经递质和受体显像为核心的多模态分子影像学技术，对中枢神经系统退行性疾病如帕金森病的临床诊断优势和应用前景，同时，在临床治疗方案决策方面也为左旋多巴改善患者临床体征提供了科学依据。

讨论与文献综述

帕金森病（Parkinson’s disease，PD）是一种随时间进展的累及中枢神经系统的退行性疾病，以神经营养不良导致脑结构改变和功能丧失为特征。PD 主要临床表现包括运动特征和非运动特征，认知障碍是其重要的非运动特征之一，可发生在疾病的早期，甚至出现在运动特征之前。中脑黑质致密部多巴胺神经元的选择性死亡和纹状体通路中路易小体的出现是 PD 的核心病理改变；但是，PD 的病理改变不仅发生在黑质中，随疾病进展，路易小体从脑干扩展至皮层下区域，导致部分神经元坏死、丢失，进而导致大脑形态学改变。随着影像学的发展，以及成像技术和设备的进步，以 MRI、PET 和 SPECT 为代表的影像学技术可以观察到各种类型运动障碍性疾病的结构和功能特点，对帕金森病的诊断效果较好。

近年，正电子发射断层成像/磁共振（positron emission tomography/magnetic resonance，PET/MR）成像技术快速发展，逐渐广泛应用于 PD 的研究中，其在阐明 PD 的病理生理方面发挥了巨大作用，结合 PET 的代谢和分子信息与 MR 影像学的结构、功能信息，有助于从整体水平去理解 PD 患者大脑网络的异常，进一步拓宽对该病的认识。PET-MRI 作为对同一受试者进行不同成像交叉模态检查的理想工具，可以从脑整体的网络水平上理解不同病理特征之间的联系，为 PD 发病机制的研究提供了新方法。将 ^{11}C-CFT PET、^{18}F-FDG-PET、MRI 三种功能成像模式结合，综合评估 PD 患者脑病理之间的空间联系，结果显示黑质纹状体通路功能受损会损害纹状体与特定皮质区域之间的连接网络，进而扰乱运动加工区域之间的有效相互作用，最终导致 PD 患者出现运动症状。PD 的发病机制复杂，PET-MRI 的出现使研究者对其进行更深入地探索成为可能，也为进一步解释 PD 的不同临床表现提供一些新的线索。研究表明，认知功能受损的 PD 患者胼胝体区白质的 AD 值、MD 值和 RD 值均高于认知功能正常的 PD 患者，但两组间 FA 值无差异；此外，DTI 参数与 PD

患者在不同认知领域的表现之间也存在显著关联。PD 脑代谢存在特异性的脑功能网络代谢模式改变 – PD 相关代谢模式（PD-related motor pattern，PDRP），主要表现为苍白球、丘脑等区域代谢增强和运动前皮质、顶枕区代谢减弱。PD 脑葡萄糖异常代谢的一致性变化与 PD 患者大脑皮质 – 基底节 – 丘脑 – 大脑皮质通路的改变一致，局部糖代谢的变化反映了神经网络传入性突触活动的变化情况。因此，PDRP 代谢模式可作为 PD 患者诊断和病情评估的方法。^{11}C-CFT PET 显像对脑多巴胺转运体（dopamine transporer，DAT）的检测也是早期 PD 诊断的一种重要技术手段。将^{18}F-FDG 脑代谢显像、^{11}C-RAC 显像与^{11}C-CFT 脑 DAT 显像联合应用对 PD 患者的早期诊断具有重要的临床应用价值。

^{11}C-Raclopride 是目前最常用的 D2R PET 显像剂，早期 PD 表现为 D2R 上调，而长期接受左旋多巴治疗的 PD 患者纹状体 D2R 正常或出现下调。目前^{11}C-Raclopride PET 显像主要用于早期和中晚期 PD 患者的 D2R 功能状态评价。由于临床上不易获得亚临床期 PD 患者，因此对亚临床期 PD 患者的 D2R 功能状态不能判断。DAT 放射性核素显像可作为早期 PD 诊断的敏感指标。^{11}C-CFT 显像显示 PD 患者壳核、尾状核 DAT 摄取值下降，不仅在双侧存在不对称性，而且壳核的 DAT 摄取值比尾状核低。纹状体 DAT 摄取值也是反映 PD 疾病严重程度的一个良好指标。PET 等放射性核素影像技术的发展有利于临床医生对 PD 诊断与鉴别诊断，以及病情评估的开展。^{11}C-CFT PET 可以在 PD 早期发现 DAT 的功能异常改变，是 PD 早期诊断的重要手段。但是在多系统萎缩、进行性核上性麻痹等帕金森叠加综合征患者中，PET 也可以存在纹状体的 DAT 摄取值下降，故难以和 PD 相鉴别。^{18}F-FDG PET 可以通过 PDRP 脑功能网络代谢模式对 PD 做出诊断和鉴别诊断，同时脑 FDG 代谢可以通过药物或手术等治疗而改善，可以作为某种治疗手段临床评价的良好指标。PET 检查时将脑^{11}C-CFT 与^{18}F-FDG 显像联合可以进一步协助 PD 的诊断和鉴别诊断，弥补两种检查方法的不足，同时对 PD 病情严重程度做出全面评价，也可用于 PD 治疗方法的疗效评价，是 PD 临床应用的良好生物学指标。

参考文献

1. 魏越，刘阳，鲁明. 脂质成分在帕金森病发生中的研究进展［J］. 南京医科大学学报，2022，42(9)：1341 – 1348.
2. POLO-MORALES A，ALCOCER-SALAS A，RODRíGUEZ-VIOLANTE M，et al. Association between somatization and nonmotor symptoms severity in people with parkinson disease［J］. J Geriatr Psychiatry Neurol，2021，34(1)：60 – 65.
3. 李琬瑶，杜伟，苗延巍. 帕金森病患者脑结构与功能改变及代谢紊乱相关因素 MRI 研究进展［J］. 磁共振成，2022，13(7)：138 – 142.
4. ZARKALI A，MCCOLGAN P，LEYLAND L A，et al. Fiber-specific white matter reductions in parkinson hallucinations and visual dysfunction［J］. Neurology，2020，94(14)：e1525 – e1538.
5. 包才华，贺娟，舒意凯. PET/CT 多巴胺受体显像早期诊断帕金森病的研究发展［J］. 中国实用神经疾病杂志，2021，24(18)：1650 – 1656.
6. TOLOSA E，GARRIDO A，SCHOLZ S W，et al. Challenges in the diagnosis of Parkinson’s disease［J］. Lancet Neurol，2021，20(5)：385 – 397.

（沈智辉　王瑞民　整理）

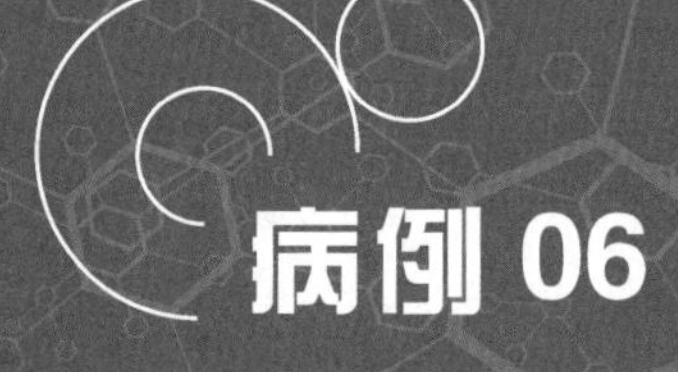

病例 06 鼻旁窦及鼻腔横纹肌肉瘤并双侧乳腺转移

病历摘要

【基本信息】

患者，女性，52 岁。

主诉：发现双乳肿块 2 周。

现病史：患者 2 周前发现双乳肿块，约“花生米”大小，无压痛，表面皮肤无红肿破溃，乳头无凹陷，无发热，无乳头溢血、溢液。外院双乳 B 超检查提示双乳低回声结节（BI-RADS 4B 类），乳腺钼靶 X 线片检查提示双乳多发结节、肿块（BI-RADS 4B 类）。患者近1 个月感鼻塞、流涕，无鼻出血，偶有头痛、左眼不适感。

既往史与家族史：无特殊。

查体：左乳外上象限触及大小约 25 mm × 20 mm 肿块，质硬，边界不清，表面不光滑，活动度差；右乳头上方可触及一肿物，大小约 20 mm × 20 mm，质硬，边界不清，活动度差。双侧腋窝及锁骨上未见明显异常。鼻窦区无明显压痛。

【辅助检查】

影像学检查。双侧乳腺 B 超：双侧乳腺腺体结构紊乱，回声不均匀。双乳内探及多发低回声结节，边界不清，内回声不均匀，与周边腺体分界不清，较大者血流信号较丰富。左乳较大：外上象限 36 mm × 19 mm，8 点位 16 mm × 10 mm，3 ~ 4 点位 18 mm × 12 mm；右乳较大：外下象限 38 mm × 24 mm，9 点位 32 mm × 18 mm。考虑双乳多发结节（BI-RADS 4b ~ 4c 类）。双侧乳腺增强磁共振：双侧乳腺见多发大小不等类圆形等 T_1 信号，FS-T_2WI 呈略高信号，DWI 呈高信号，最大者位于右乳，大小约 30 mm × 31 mm × 36 mm，边缘部分较清晰，部分病变融合，增强扫描呈明显不均匀强化，TIC 曲线为速升流出型，部分病变可见血管进入（图 6 – 1）。

实验室检查。血常规：红细胞 3.26×10^{12}/L↓，血红蛋白 95 g/L↓，红细胞比容 29% ↓，余无明显异常。尿常规、便常规、肝肾功能、血生化均正常。乳酸脱氢酶 417 U/L↑，热休克蛋白 141.92 μg/mL↑。泌乳素 607.2 μIU/mL↑，癌胚抗原、CA15-3、CA125 正常。

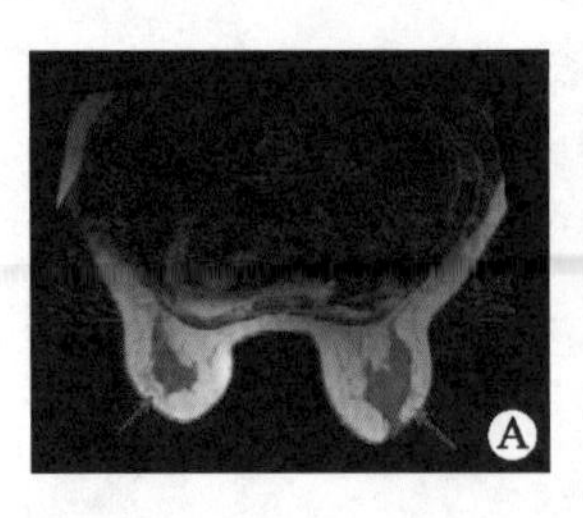
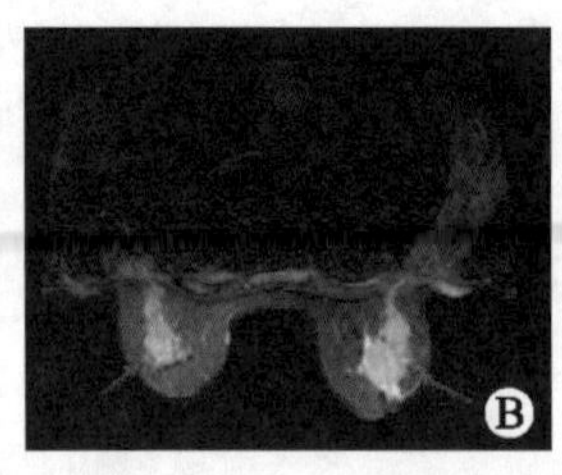
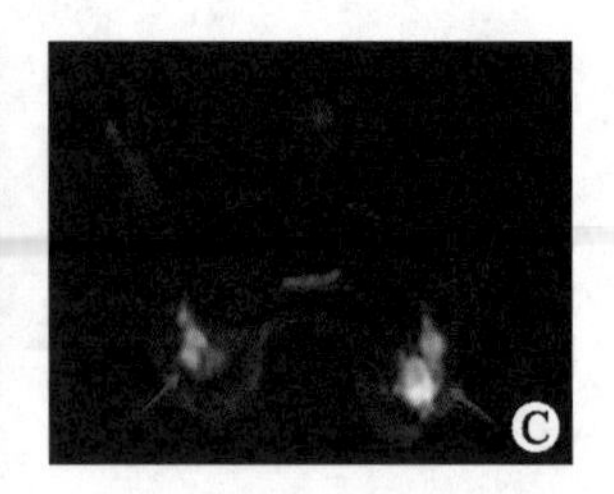

A 为 T_1，B 为 FS-T_2WI，C 为 DWI。双侧乳腺见多发大小不等类圆形等 T_1 信号，FS-T_2WI 呈略高信号，DWI 呈高信号（箭头）。

图 6－1　乳腺 MRI

【临床初步诊断】

双乳乳腺癌?

【临床关注点】

患者为中年女性，双乳肿物，肿瘤标志物正常，超声提示恶性可能，MRI 考虑转移不除外，双侧乳腺肿物性质如何考虑？乳腺癌伴转移？单纯双侧乳腺转移？如何进一步鉴别？

PET/CT检查

【操作流程与参数】

患者体重 62 kg，空腹 6 h 以上，静脉注射显像剂 ^{18}F-FDG 6.2 mCi、平静休息 50 min 后行 PET/CT 断层显像（Discovery ^{TM}STE16；GE Healthcare），扫描范围为颅脑至股上段。采集参数：管电压 110 kV，电流 80 mAs，层厚 5 mm。所有获得的数据传输到 Advantage Workstation（AW 4.6 版；GE Healthcare），通过使用迭代法重建数据。然后对重建的图像进行配准和显示。

【PET/CT 所见】

双侧筛窦、蝶窦及左侧上颌窦、鼻腔见一高度摄取 FDG 的肿物，大小约 50 mm × 28 mm，SUV_{max} 为 10.4，筛窦及左侧上颌窦内侧壁可见骨质破坏，左侧眼内直肌受压变形，病变上方脑额叶密度欠均匀，等高摄取 FDG，SUV_{max} 为 9.3。右侧上颌窦内另见一高度摄取 FDG 的结节影，大小约 15 mm × 10 mm，SUV_{max} 为 9.5。双侧乳腺见多发高度摄取 FDG 的软组织结节/肿块影，最大者约 38 mm × 34 mm，SUV_{max} 为 7.9。胸骨、脊柱、骨盆、多条肋骨、双侧肩胛骨、双侧肱骨近端及双侧股骨近端等多骨骼/髓 FDG 摄取增高，以胸骨、T_6 ~ T_8、骶骨、双侧肱骨近端、左侧股骨颈为著，SUV_{max} 为 6.8，相应部位 CT 显示骨质密度欠均匀（图 6－2）。

【PET/CT 诊断意见】

鼻旁窦及鼻腔肿物、双侧乳腺肿物及多骨骼高代谢均为恶性病变可能性大，鼻旁窦及鼻腔肿物及乳腺双原发？淋巴瘤？肉瘤？

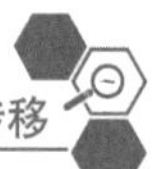

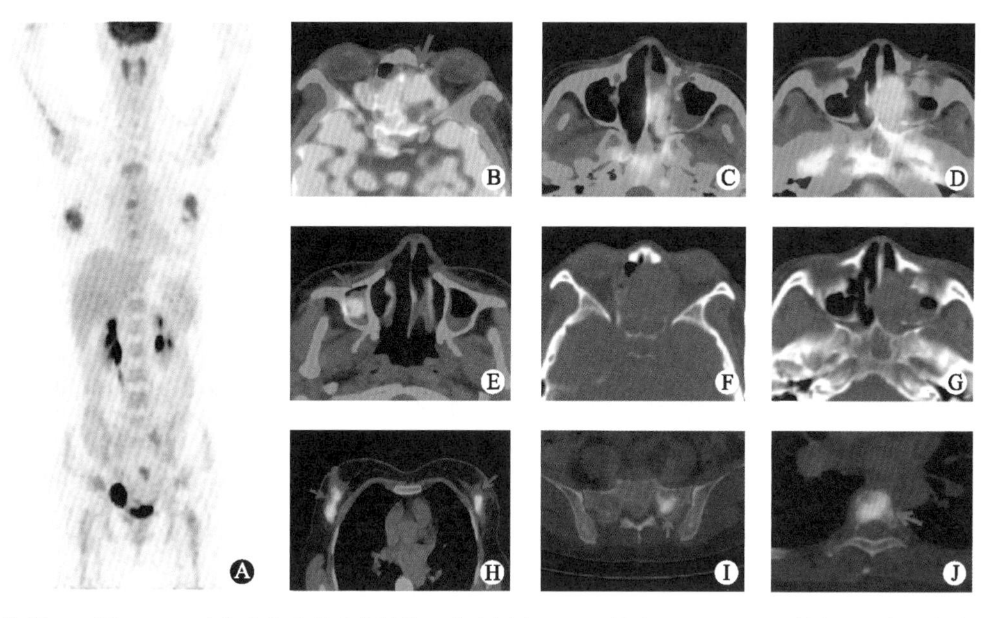

A 为体部 MIP 图；B ~ E 为鼻旁窦及鼻腔内肿物，高度摄取 FDG（箭头）；F、G 可见筛窦及左侧上颌窦内侧壁骨质破坏；H 为双侧乳腺肿物，高度摄取 FDG（箭头）；I、J 为骶骨、胸椎局限性摄取 FDG。

图 6 -2 18F-FDG PET/CT

患者进一步完善头颅增强磁共振：扫及双侧鼻腔、筛窦、前颅窝底见不规则长 T_1 稍长 T_2 混杂信号，DWI 呈高信号，局部鼻中隔、筛窦、颅骨骨质中断，病变突向左侧眼眶，邻近硬膜增厚强化，额叶受压（图 6 -3）。

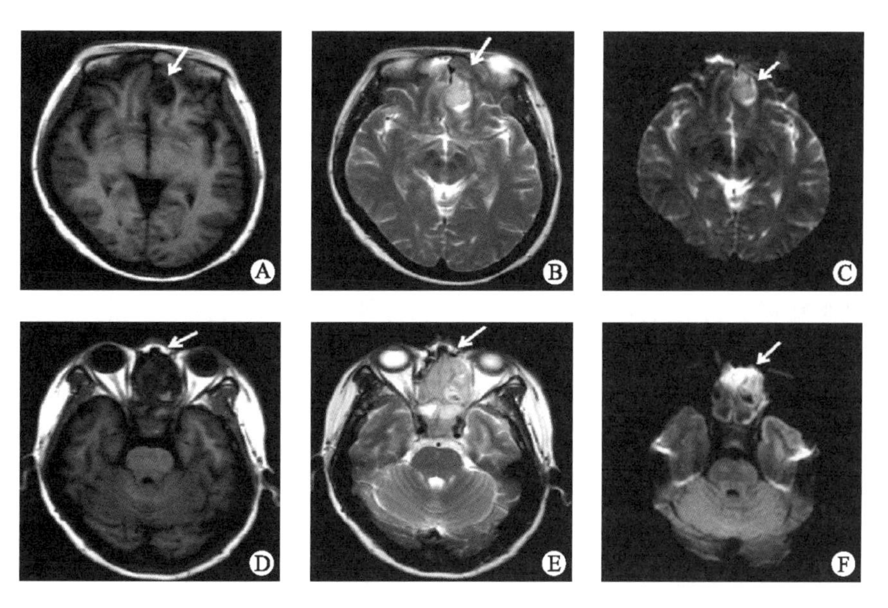

A ~ C 可见前颅窝底肿物，额叶受压（箭头）；D ~ F 可见筛窦肿物（箭头）。

图 6 -3 颅脑 MRI

病例讨论

论点1：患者为中年女性，发现双乳肿物，结合超声检查结果，首先考虑乳腺癌。PET/CT检查发现鼻旁窦及鼻腔肿物，鼻旁窦及鼻腔恶性肿瘤可能性大。鼻旁窦常见的恶性肿瘤包括上颌窦癌、淋巴瘤、嗅神经母细胞瘤、横纹肌肉瘤等，上颌窦癌血供较差，易出现囊变和坏死，周围骨质弥漫性破坏，颈部转移淋巴结常有中央坏死区，增强可见轻－中等强化。淋巴瘤多发生于鼻腔前部，易累及鼻前庭、鼻翼，CT多为密度均匀的软组织肿块，MRI多呈等信号，一般不出现骨质破坏。嗅神经母细胞瘤多有嗅觉丧失，典型发病部位为鼻腔顶部前2/3，肿块呈椭圆形或不规则形，侵犯颅内时颅底肿块与鼻腔肿块合并呈"哑铃"状。鼻腔和鼻旁窦横纹肌肉瘤CT图像表现为形态不规则，边界不清楚，平扫接近邻近肌肉密度且密度较均匀；肿块大多呈侵袭性生长，多伴有邻近骨质溶骨性骨质破坏。MRI图像可见T_1WI表现为等或稍低信号，T_2WI为等或稍高信号且欠均匀，增强扫描可见强化。本病例患者鼻腔鼻旁窦肿物以筛窦为主，鼻腔内肿物位于鼻腔后部，肿物形态不规则，累及左侧眼眶和颅底，肿块密度较为均匀，伴有邻近骨骼溶骨性骨质破坏，不伴有颈部淋巴结转移，MRI表现为长T_1稍长T_2混杂信号，DWI呈高信号，考虑嗅神经母细胞瘤和横纹肌肉瘤的可能性较大。

论点2：患者全身骨骼/髓FDG代谢弥漫性增高，首先考虑骨髓反应性FDG代谢增高，但患者发病以来无发热等其他不适，且胸椎、骶骨等部位见局限性高度摄取FDG的骨骼病灶，骨质密度略有降低，需要考虑骨髓转移的可能。鼻旁窦和鼻腔恶性肿瘤及乳腺恶性疾病两者之间转移较为少见，患者肿瘤标志物正常，SUV值较高，结合全身骨髓改变，患者多组织器官淋巴瘤的可能性不能排除，骨髓是否有浸润需进一步行骨髓穿刺＋活检确诊。

论点3：原发乳腺癌的MRI典型表现为T_1WI呈等低信号，T_2WI信号取决于肿瘤内部成分，成胶原纤维占有比例大则呈较低信号，细胞和水分含量高则呈较高信号。双侧乳腺同时存在多个高度摄取FDG的软组织结节，首先考虑转移来源，最常见的为对侧乳腺癌转移所致。其次为肺癌、卵巢癌、胃癌、横纹肌肉瘤等转移所致，PET/CT图像除了鼻旁窦及鼻腔肿物外未检出其他原发病变的可能，患者右下腹局限性FDG摄取增高灶与膀胱相连，考虑为尿液潴留。但鼻旁窦原发恶性肿瘤多为鳞癌，乳腺转移可能性极低。横纹肌肉瘤发生乳腺转移未成年人群较为常见，成年女性较为罕见，好发于双侧乳腺。

【病例讨论小结】

该患者为中年女性，发现双乳肿物2周，肿瘤标志物正常。超声提示双乳肿物为恶性可能性大，MRI考虑恶性肿瘤，转移不除外。PET/CT发现鼻旁窦及鼻腔肿块，累及邻近骨骼，FDG高代谢，符合恶性病变的影像学表现。总体思路倾向于恶性，不论是乳腺癌转移至鼻旁窦还是鼻旁窦癌转移至乳腺都很少见，很难用一元论乳腺癌或鼻旁窦癌解释。考虑患者是否存在双原发恶性病变的可能。要注意患者的肿瘤标志物是正常的，且铁蛋白、乳酸脱氢酶升高，且骨骼病变处骨质密度变化不明显，因此，淋巴瘤这一类型应列入考虑范围，当然上面提到的多形性横纹肌肉瘤也不能排除。最终需要对病变进行穿刺活检来明确诊断。

病理诊断

双乳穿刺活检（图6-4）：恶性肿瘤，结合免疫组化，符合横纹肌肉瘤，不除外恶性叶状肿瘤伴异源性横纹肌肉瘤成分，请结合临床，除外转移。免疫组化如下。左侧：Myogenin(+)，MyoDi(+)，Desmin(+)，ER(-)，PR(+,30%)，Her-2（0），CK5/6(-)，P63(-)，E-Cad(-)，p53(-)，P120(细胞膜+)，CK(-)，CK8/18(-)，LCA(-)，Ki-67阳性率40%~60%；右侧：ER(-)，PR(+,30%)，Her-2（0），CK5/6(-)，P63(-)，CK(-)，p53(-)，Ki-67阳性率约80%。

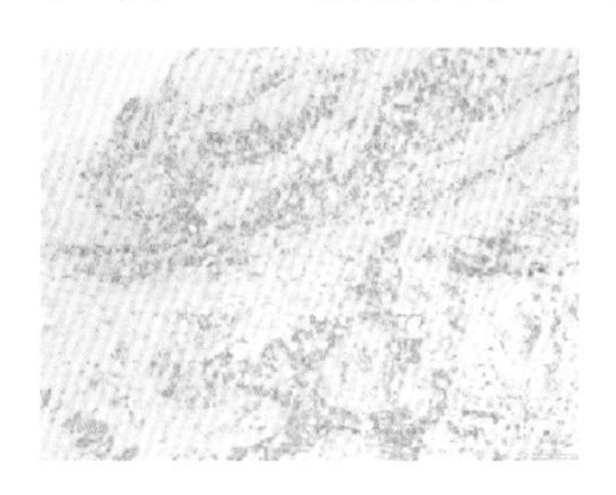

图6-4 横纹肌肉瘤（HE染色，×100）

临床随访

经耳鼻喉科会诊后考虑鼻旁窦及鼻腔原发横纹肌肉瘤并多发转移，建议行鼻咽镜活检及骨髓穿刺，患者拒绝并要求出院。

特邀专家点评

中老年人的鼻窦原发横纹肌肉瘤并不多见，发生双侧乳腺转移更为少见，故该病例具有较高的学习价值。该病例的特点是以乳腺病变为首发表现，但病史中也提到了鼻窦部相关症状，也需要关注。FDG PET/CT显像在鼻腔、鼻窦及骨骼发现多处病变，呈现FDG高摄取，这些病变怎么联系到一起是该病例的难点。乳腺肿瘤伴转移？鼻腔鼻窦肿瘤伴转移？淋巴瘤？这些都需要从影像特点及临床病史综合分析。该病例影像中未见到明确的淋巴结转移，与典型的乳腺癌和鼻咽癌表现差异较大，进行乳腺病变活检明确性质以排除淋巴瘤的可能是正确的选择。总之，对于全身多系统病变累及的病例，全身PET/CT有其独有的优势，但怎么去厘清病变之间的联系，需要我们下功夫去学习并积累经验。

讨论与文献综述

横纹肌肉瘤（rhabdomyosarcoma，RMS）是一种罕见的、侵袭性高的恶性肿瘤，起源于横纹肌的未成熟间叶细胞。常见于儿童，成人中较为少见，男性多与女性。分为胚胎型、腺泡型、多形型横纹肌肉瘤。RMS可发生于身体的任一软组织中，以头颈部、眼眶、泌尿生殖器和四肢较为常见。肺转移是RMS最常见的转移部位，其次为骨、肝脏、乳腺和脑。胚胎型横纹肌肉瘤多发生于8岁以下儿童；腺泡型多发生于青春期男性；多形型横纹肌肉瘤则常见于成人，也可发生在儿童，四肢较为常见。

临床表现因肿瘤的位置而异。RMS 是快速增长的肿块，对周围神经血管结构造成占位性效应，部分会累及邻近骨骼，严重的可发生病理性骨折。主要症状为痛性或无痛性肿块，皮肤表面红肿、皮温高。肿块大小不等，可伴有皮肤破溃、出血。头颈部肿块可有眼球突出、血性分泌物、鼻出血、吞咽和呼吸障碍。泌尿生殖器肿块表现为血尿、尿潴留，阴道血性分泌物，肛门指诊可触及盆腔包块。晚期多伴有血行转移。

CT 多表现为等密度、低密度或混杂密度肿块，边界欠清晰，少数可伴有囊变、坏死或出血，一般无钙化。增强扫描有明显强化。20% 以上的病例有邻近骨质破坏。MRI 是首选的影像学检查，由于其较高的软组织分辨率，在确定肿瘤的大小、边界和区域结构受累方面比 CT 更有效。T_1WI 表现为等信号或稍低信号，与邻近肌肉呈等信号；T_2WI 表现为高信号和等低信号相混杂信号影，如果肿块出现坏死，则呈现为更高信号影。如果肿块伴有出血，则在 T_1WI 和 T_2WI 均表现为高信号。增强扫描有中等或明显强化，强化常不均匀。RMS 的影像学表现缺乏特异性，需结合临床资料（年龄、发病部位等）进行综合性分析，最终确诊依赖于病理。

多数鼻腔与鼻旁窦的横纹肌肉瘤在发现时肿瘤已侵及破坏周围结构，可侵犯鼻腔、鼻咽部，甚至累及眼眶及颅底。周围等研究发现成人鼻腔与鼻旁窦横纹肌肉瘤更偏向于鼻旁窦。成人鼻窦横纹肌肉瘤需与上颌窦癌、嗅神经母细胞瘤、淋巴瘤与内翻乳头状瘤相鉴别，前四者在^{18}F-PET CT 均可出现 FDG 高摄取，上颌窦癌早期症状隐匿，类似鼻窦炎，明确诊断时病变已蔓延至颅底深处，出现相应的临床症状包括面部疼痛、麻木等，多为单侧。CT 表现为鼻腔、鼻窦不规则软组织肿块，密度不均匀，可伴有出血、囊变，少数可有钙化，周围骨质弥漫性破坏，颈部转移淋巴结常有中央坏死区，增强可见轻 - 中等强化。MRI 表现为鼻腔、鼻窦软组织肿块在 T_1WI 和 T_2WI 多呈中等信号，多数信号不均匀，增强扫描可见强化。嗅神经母细胞瘤有两个发病的高峰年龄，分别为青少年时期和 40 ~ 60 岁期间，多有嗅觉丧失，发病部位与嗅黏膜一致，典型发病部位为鼻腔顶部前 2/3，侵犯邻近结构可出现“哑铃”状。CT 表现为等密度或不均匀密度，少数伴有钙化，可有出血，筛板骨质破坏较常见，多表现为中上鼻甲、鼻中隔上部、眼眶及前颅底破坏。MRI 图像表现为略长 T_1 长 T_2 信号，信号不均匀，增强扫描可见中等或不均匀性强化；鼻腔和鼻旁窦淋巴瘤主要表现为鼻塞，鼻区及面部肿胀，流血涕。病变可发生于鼻腔或鼻窦，也可二者同时发病，常累及邻近的鼻外结构，多发生于鼻腔前部，上颌窦受累最为常见。CT 平扫表现为等密度软组织影，肿瘤呈膨胀性生长，密度均匀。增强后均匀或不均匀轻中度强化。肿瘤大多呈弥漫性生长，边缘不清楚，一般不出现骨质破坏，当肿块较大时，可由于重塑变形和骨质侵蚀形成浸润性破坏，溶骨性骨质破坏较为少见。MRI 平扫 T_1WI 呈等信号或稍低信号，信号强度类似或稍低于肌肉，T_2WI 呈等或不均匀稍高信号，强度高于肌肉但低于鼻黏膜，增强后轻 - 中度强化。鼻内翻性乳头状瘤为良性肿瘤，多位于中鼻道外侧壁，延鼻甲生长，呈分叶状，T_2WI 信号不均匀，增强扫描可见明显不均匀强化，呈卷曲的“脑回状”特征性表现，邻近骨质受压变薄，可有侵蚀或破坏，基底部可有骨质硬化。

PET/CT 表现为摄取 FDG 增高的软组织肿块影。Federico 等报道，在儿童中，原发性横纹肌肉瘤的平均 SUV_{max}为 7.2（范围为 2.5 ~ 19.2）。Bizon 等首先描述了成人型横纹肌肉瘤有 FDG 摄取增高。Kuo-Wei Hung 等报道了一例成人喉部横纹肌肉瘤的 SUV_{max} 为 8。在检出淋巴结受累和远处转移方面，PET/CT 的敏感性和特异性更高，可以提高 RMS 分期的准确性。约4%的RMS以转移灶存在，PET/CT可以帮助检测原发灶，也可用于检查骨髓受累情况。Kuo-Wei Hung等的研究中发现^{18}F-FDG PET/CT检测骨转移的敏感性和特异性均为100%。

原发性乳腺横纹肌肉瘤极为罕见，多发生于青春期女孩。乳腺转移性横纹肌肉瘤的发生率更低，仅为6%，可继发于四肢、颈部、眼眶及腹膜后。Li DL等的研究发现原发性和继发性乳腺横纹肌肉瘤均可出现单侧和双侧肿块，但继发性乳腺横纹肌肉瘤更易出现双侧和多灶性肿块。本例患者为中年女性，且乳腺病灶为多灶性，故考虑继发性可能性大，尤其要与常见的原发性乳腺癌进行鉴别。PET/CT对乳腺横纹肌肉瘤的检出缺乏特异性，但可以协助发现是否存在其他病灶或转移，如考虑继发性，也可帮助寻找原发病灶。

参考文献

1. HARRISON D J, PARISI M T, SHULKIN B L. The Role of 18F-FDG-PET/CT in Pediatric Sarcoma [J]. Semin Nucl Med, 2017, 47(3): 229-241.
2. GENNARO N, MARRARI A, RENNE S L, et al. Multimodality imaging of adult rhabdomyosarcoma: the added value of hybrid imaging [J]. Br J Radiol, 2020, 93(1112): 20200250.
3. GALLEGO S, BERNABEU D, GARRIDO-PONTNOU M, et al. GEIS-SEHOP clinical practice guidelines for the treatment of rhabdomyosarcoma [J]. Clin Transl Oncol, 2021, 23(12): 2460-2473.
4. MÄKINEN V N, SAFWAT A, AGGERHOLM-PEDERSEN N. Rhabdomyosarcoma in Adults: A Retrospective Analysis of Case Records Diagnosed between 1979 and 2018 in Western Denmark. Sarcoma [J]. 2021, 2021: 9948885.
5. INAREJOS CLEMENTE E J, NAVALLAS M, BARBER MARTíNEZ DE LA TORRE I, et al. MRI of Rhabdomyosarcoma and Other Soft-Tissue Sarcomas in Children [J]. Radiographics, 2020, 40(3): 791-814.
6. HERRMANN B W, SOTELO-AVILA C, EISENBEIS J F. Pediatric sinonasal rhabdomyosarcoma: three cases and a review of the literature [J]. Am J Otolaryngol, 2003, 24(3): 174-180.
7. 周围，杨晓燕，董帜，等. 成人与儿童鼻窦胚胎性横纹肌肉瘤比较 [J]. 中国医学影像学杂志，2016，24(8): 565-569.
8. FEDERICO S M, SPUNT S L, KRASIN M J, et al. Comparison of PET-CT and conventional imaging in staging pediatric rhabdomyosarcoma [J]. Pediatr Blood Canc, 2013, 60(7): 1128-1134.
9. BIZON A, CAPITAIN O, GIRAULT S, et al. Multifocal adult rhabdomyoma and positron emission tomography [J]. Ann Otolaryngol Chir Cervicofac, 2008, 125(4): 213-217.
10. HUNG K W, CHEN H Y, WANG J J, et al. High 18F-fluoro-2-deoxy-D-glucose uptake in adult-type rhabdomyoma of the larynx [J]. Ear Nose Throat J, 2022: 1455613211048991.
11. HAYS D M, DONALDSON S S, SHIMADA H, et al. Primary and metastatic rhabdomyosarcoma in the breast: neoplasms of adolescent females, a report from the Intergroup Rhabdomyosarcoma Study [J]. Med Pediatr Oncol, 1997, 29(3): 181-189.
12. YANG W T, KWAN W H, CHOW L T, et al. Unusual sonographic appearance with color Doppler imaging of bilateral breast metastases in a patient with alveolar rhabdomyosarcoma of an extremity [J]. J Ultrasound Med, 1996, 15(7): 531-533.
13. LI D L, ZHOU R J, YANG W T, et al. Rhabdomyosarcoma of the breast: a clinicopathologic study and review of the literature [J]. Chin Med J (Engl), 2012, 125(14): 2618-2622.

（周航　整理）

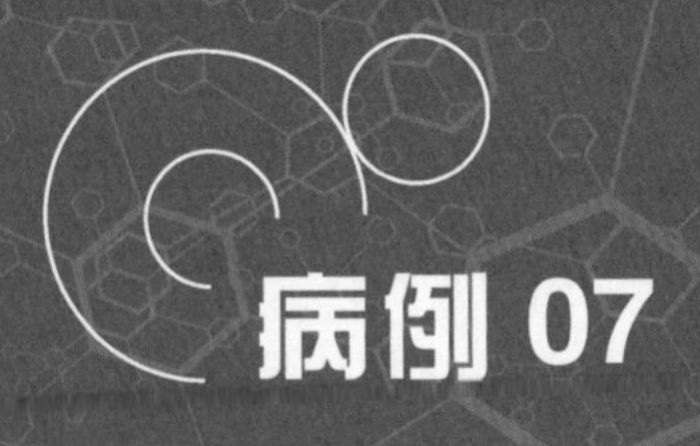

病例 07

以颈部淋巴结转移为首发症状的鼻腔混合生殖细胞瘤

病历摘要

【基本信息】

患者，女性，28 岁。

主诉：左颌下包块 2 月余，术后 1 月余。

现病史：患者于 2018 年 7 月初无意中发现左侧颌下包块，约 3 cm×3 cm，压痛明显，边界清楚，表面光滑，质地中等，活动度尚可。完善相关检查后，于 2018 年 7 月 24 日在外院行左颌下淋巴结切除术，术后病理考虑为转移性生殖细胞瘤。术后 1 月余，患者为进一步诊治来我院。

既往史与家族史：既往体健，家族史无特殊。

查体：双侧颈部触及多个肿大淋巴结，直径 1～2 cm，质地中等，双侧锁骨上未触及肿大淋巴结，左颌下呈术后改变。心、肺查体正常，肝脾未触及。余无特殊发现。

【辅助检查】

影像学检查。2018 年 9 月 10 日胸椎 MRI(平扫加增强)：胸椎及椎管内未见明显异常。2018 年 9 月 11 日鼻咽 + 颅底 MRI（平扫加增强）：“左侧下颌淋巴结恶性肿瘤”切除术后改变；两侧上颈部多发小淋巴结，大者短径约 0.6 cm；鼻咽顶壁稍增厚，建议进一步检查。2018 年 9 月 12 日颈部 MRI（平扫加增强）：左侧颌下区呈术后改变；两侧颈部Ⅰ、Ⅱ、Ⅴ区多发小淋巴结，大者短径约 0.7 cm。2018 年 9 月 19 日盆腔磁共振：子宫内膜稍增厚，建议结合临床。2018 年 9 月 26 日子宫腔超声：陶氏腔少量积液。

实验室检查。2018 年 9 月 7 日肿瘤标志物：SCC、CEA，CA19-9、NSE、CA15-3、CYFRA21-1、CA72-4、AFP、β-HCG 均在正常范围，全血细胞计数、生化全套及尿液常规未见明显异常。鼻咽镜检结果提示鼻咽活检黏膜慢性炎伴淋巴组织增生。

【临床初步诊断】

淋巴结继发恶性肿瘤。

【临床关注点】

颈部淋巴结病理提示为转移性生殖细胞瘤，原发部位不详，需进一步定位原发病灶。

PET/CT检查

【操作流程与参数】

患者检查前禁食 6 h 以上，空腹血糖在 7.0 mmol/L 以下。^{18}F-FDG 剂量 0.15 mCi/kg，由原子高科公司提供，注射后安静休息 60 min，排空膀胱后进行 PET/CT 显像。采用美国 GE 公司 Discovery STE-16 PET/CT 机。采集参数：CT 扫描电压 120 kV，电流 200 mAs，重建层厚为 3.75 mm。PET 扫描采用 3D 采集，2 分钟/床位。扫描范围为颅顶至股骨中段。图像采用 CT 扫描数据衰减矫正，图像重建采用有序子集最大期望值迭代法。将最终得到的 CT 图像、经过衰减校正的 PET 图像、未经过衰减校正的 PET 图像和 PET/CT 融合图像传送到 Xeleris 或 AW 工作站，进行帧对帧图像对位融合显示。

【PET/CT 所见】

第 1 次^{18}F-FDG PET/CT（2018 年 8 月 30 日）提示：左侧颈部呈术后改变，左侧颌下区见软组织密度结节，最大径约 12 mm，代谢异常增高，SUV_{max}为 6.10。余两侧颈部见多发小淋巴结影，未见异常代谢。子宫腔内见斑片状低密度影，代谢稍增高，SUV_{max}为 2.60（图 7－1）。

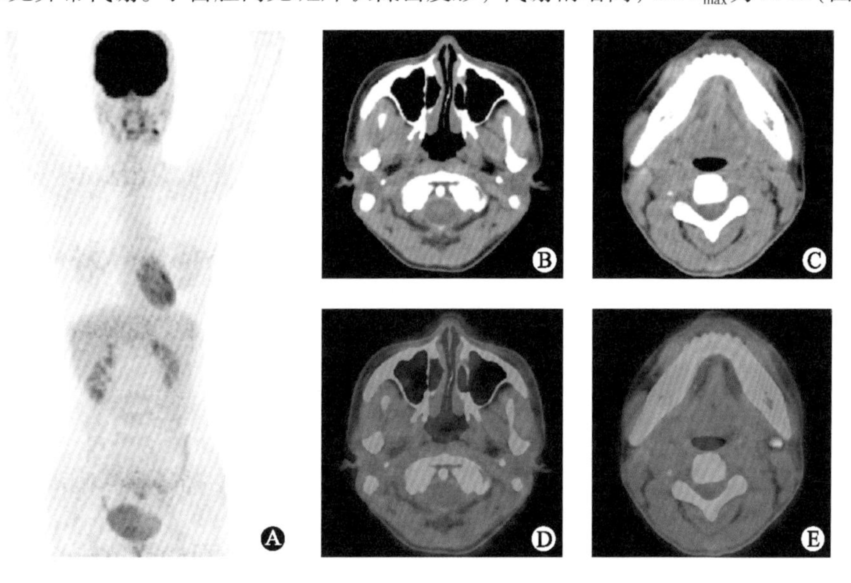

A 为全身 MIP 图；B、D 显示双侧鼻腔及双侧鼻咽未见明确软组织增厚影及异常放射性浓聚影；C、E 显示左侧颌下区见软组织密度结节影，代谢增高。

图 7－1 第 1 次^{18}F-FDG PET/CT

第 2 次^{18}F-FDG PET/CT（2019 年 1 月 11 日）：4 周期 BEP 方案（博来霉素＋依托泊苷＋顺铂）化疗后，出现鼻塞、流脓涕 1 个月，复查^{18}F-FDG PET/CT，提示左侧颌下区见软组织密度结节影，最大径约 8 mm，代谢未见明确增高。两侧颈部见多发小淋巴结影，代谢未见明确增高。左侧筛窦及左侧鼻腔内见软组织增厚影，局部代谢增高，SUV_{max}为 5.56（图 7－2）。

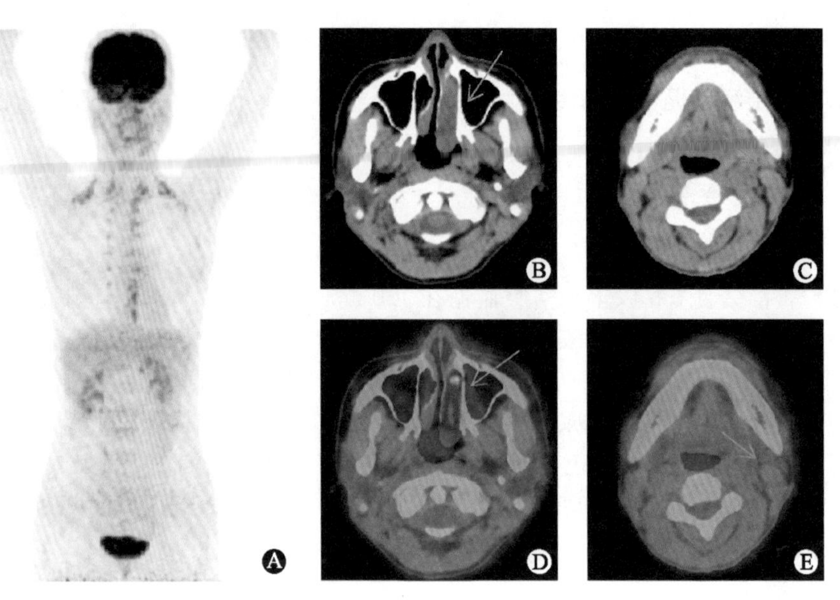

A 为全身 MIP 图；B、D 显示左侧鼻腔内见软组织增厚影，代谢不均质增高（箭头）；C、E 显示左侧颌下区见软组织密度结节影，较前次体积缩小，代谢不高（箭头）。

图 7-2　第 2 次 ^{18}F-FDG PET/CT

【PET/CT 诊断意见】

第 1 次 ^{18}F-FDG PET/CT 显像诊断意见：①左侧颌下区软组织结节，代谢增高，考虑恶性肿瘤；②余双侧颈部多发小淋巴结影，代谢不高，考虑淋巴结反应性增生；③子宫腔内斑片状放射性摄取增高，多考虑子宫内膜生理性摄取；④全身其他部位未见明显异常。

第 2 次 ^{18}F-FDG PET/CT 显像诊断意见：①左侧颌下区软组织结节，代谢不高，考虑肿瘤经治疗后已处于代谢抑制状态；②余双侧颈部多发小淋巴结影，代谢不高，考虑淋巴结反应性增生；③左侧筛窦及左侧鼻腔内见软组织增厚影，代谢不均质增高，多考虑炎性病变；④全身其他部位未见明显异常。

病例讨论

论点 1：患者左侧颌下区淋巴结切除术后病理提示为生殖细胞转移瘤，极其罕见。第 1 次 PET/CT 检查发现左侧颌下区肿大淋巴结，代谢增高，首先考虑颈部淋巴结转移。颈部淋巴结转移以头颈部恶性肿瘤转移最为多见。虽然患者完善头颈部磁共振检查、鼻咽镜、喉镜等均未见可疑原发灶，PET/CT 检查亦未见明确原发灶征象，考虑可能存在原发灶体积小且隐匿，首选诊断仍考虑为不明原发灶的颈部淋巴结转移，需与淋巴瘤鉴别。

论点 2：患者化疗 4 周期后，出现较明显鼻腔症状，第 2 次 PET/CT 检查，左侧颌下区淋巴结明显缩小，代谢不高，考虑肿瘤处于代谢抑制状态，说明左下颌区转移性淋巴结对化疗敏感。PET/CT 显示其他部位没有发生新的转移病灶。PET/CT 提示左侧鼻腔内软组织增厚，部分组织代谢增高，首先考虑鼻腔内炎症。

论点 3：患者存在颈部淋巴结转移病史，且为生殖细胞肿瘤转移，第 1 次 PET/CT 检查并未发现明确原发灶。4 个月后行第 2 次 PET/CT 检查，原左颈部高代谢淋巴结明显缩

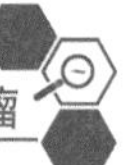

小、代谢降低，倾向转移淋巴结治疗后改变。第2次检查新增的鼻腔软组织病灶，局部代谢明显增高，倾向恶性，原发灶进展，可活检进一步证实。

【病例讨论小结】

本例青年女性患者以颌下淋巴结肿大，活检提示生殖细胞瘤（无性细胞瘤）淋巴结转移就诊，全身体检没有发现原发肿瘤，特此申请全身^{18}FDG-PET/CT检查，亦没有明显的原发肿瘤病灶。临床上对于颈部淋巴结转移瘤，首先排查头颈部恶性肿瘤，患者以左侧颈部Ⅰb区淋巴结转移就诊，首先要仔细排查口腔颌面部有无病变，如牙龈、口底、腮腺、鼻腔等。所以此时首先选择MR平扫增强可能对于局部显示优于PET/CT。初次PET/CT阴性结果后，临床以原发灶不明的转移瘤而化疗，化疗4周期后，诉左侧鼻塞就诊，再次复查PET/CT，提示左侧中鼻甲肥厚，代谢增高，SUV_{max}为5.56，需鉴别肿瘤（生殖细胞瘤）与炎症。鼻甲的生殖细胞瘤罕见，影像学诊断价值是评估病灶范围，定性诊断靠病理。对于该病例以下几点值得关注：①颈部转移瘤寻找原发灶，特别是原发灶比较小，影像学检查存在一定的盲区，PET/CT同样存在假阴性；②颈部转移瘤寻找原发灶要重视口腔颌面部包括鼻腔、鼻咽的专科检查，不能过分地依赖仪器设备检查。

病理诊断

左侧颌下淋巴结病理本院会诊：左侧颌下淋巴结符合转移性生殖细胞肿瘤－无性细胞瘤（图7－3）。

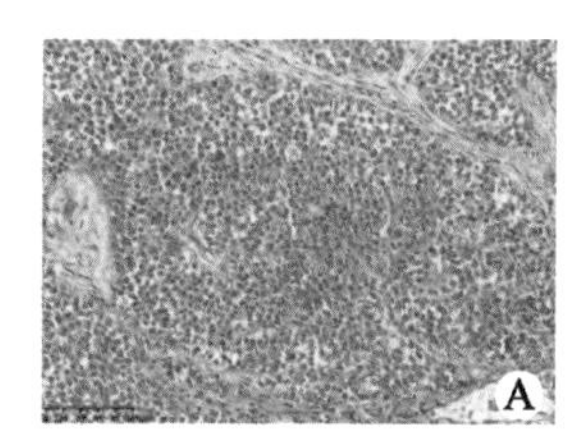

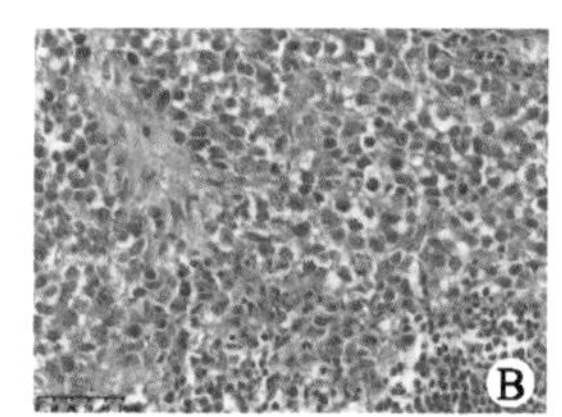

A、B分别为颌下淋巴结HE染色200倍及400倍光镜图片：镜下可见肿瘤细胞呈巢状，胞浆红染部分透明，细胞核大，核仁明显。

图7－3 左侧颌下淋巴结病理

左侧鼻腔新生物完整切除。术后病理显示：左鼻腔混合型生殖细胞瘤（未成熟畸胎瘤2级＋无性细胞瘤）（图7－4）。免疫组化结果：AE1/AE3（－/＋，少），SALL4（＋），OCT4（＋），PLAP（－），CD30（－），Syn（－/＋），NF（－），Ki-67（＋，80%）。

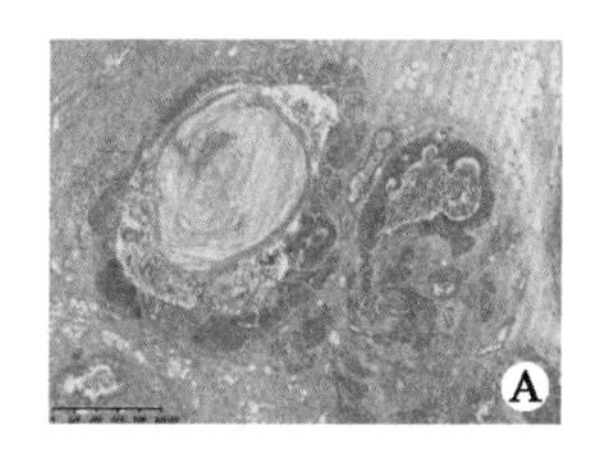

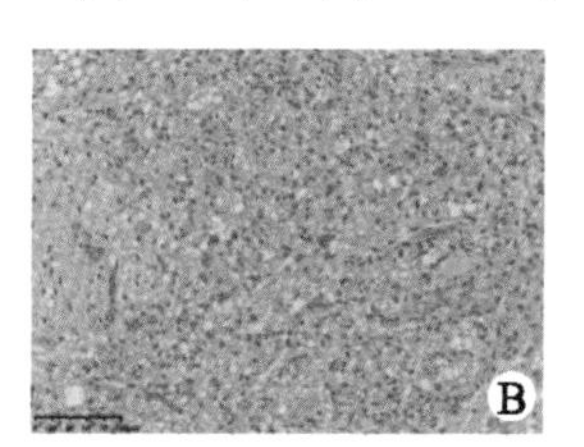

A、B分别为左侧鼻腔内肿瘤HE染色40倍及200倍光镜图片显示镜下见幼稚神经管、鳞状上皮、脂肪细胞及成熟脑组织细胞。

图7－4 左侧鼻腔肿瘤病理

临床随访

患者第 1 次入院时诊断为左颌下淋巴结转移性生殖细胞瘤，原发灶不明，Ⅳ期，完成 4 周期 BEP 方案治疗 1 个月后出现鼻塞、流脓涕，于 2019 年 1 月 17 日在全身麻醉下行左侧鼻腔新生物切除术，术后病理结果显示未成熟畸胎瘤（2 级），转入肿瘤科继续治疗，于 2019 年 1 月 30 日行第 5 周期 BEP 方案治疗（博来霉素 15 mg 静脉滴注 D1；依托泊苷 150 mg 静脉滴注 D1～D4；顺铂 30 mg D1～D4 静脉滴注），期间外院病理科病理切片会诊意见：左鼻腔混合型生殖细胞瘤（未成熟畸胎瘤 2 级 + 无性细胞瘤）；左侧颌下淋巴结转移性无性细胞瘤，依据临床、光镜形态和免疫表型符合来自鼻腔肿瘤转移。2019 年 3 月 10 日出现流脓涕，伴咳痰，考虑病情复发，于 2019 年 3 月 23 日行 THP 60 mg + IFO 8 g 治疗，于 2019 年 4 月 12 日继续行 THP 60 mg + IFO 8 g 治疗一周期，化疗后出现Ⅳ度骨髓抑制，于 2019 年 6 月 5 日开始行鼻腔及左颌下病灶 VMAT 放疗，放疗期间加强支持对症治疗。2019 年 6 月 21 日放疗结束。放疗期间同步 PD1 免疫治疗 7 次 100 mg 免疫治疗。2019 年 12 月 25 日患者入院后完善相关辅助检查，第 3 次 PET/CT 复查提示病情进展（左颈部、左锁骨上、双肺门及纵隔新增转移淋巴结，左侧髋臼新增骨转移），患者放弃治疗出院，于 2020 年 8 月 21 日去世，总生存期约 26 个月。

特邀专家点评

这是一例典型的所谓“小病灶大转移”的病例。首先发现的是颈部淋巴结转移，经过病理证实，然而多种检查却没有发现体内原发病灶，这种现象在临床上并不少见，也有可能因此对 PET/CT 的临床价值和信誉产生不利影响。事实上，不少的实际转移肿瘤病例最后并没有找到原发灶，究其原因，有可能是原发灶受体内生理机制影响或对治疗的响应与转移灶不同，因此原发灶消失或隐匿不见。PET/CT 检查原发灶是临床送检的主要适应证之一，但确实会遇到无法检出原发灶的尴尬局面。此时，PET/CT 的解读，不一定固定在寻找真正的原发病灶（有时原发灶与转移灶在影像上难以区别），而是提供病灶波及范围、部位、生物活性，以及和机体状态相关的其他信息，为临床决策提供尽可能多的辅助。另外，多数转移有一定的规律，如淋巴结转移，应该多注意淋巴引流的“上游”，正像本例的颈部淋巴结转移，最后证实源于鼻腔。所以了解人体生理病理条件下淋巴、血流的分布特点，了解肿瘤转移的生物学特点，有助于提高 PET/CT 异常影像解读的准确率。

讨论与文献综述

混合生殖细胞瘤是由两种或两种以上不同生殖细胞成分所组成的恶性肿瘤。生殖细胞瘤常发生于性腺，2%～5% 发生于性腺外，多见于纵隔、腹膜后区及松果体等部位。性腺外生殖细胞瘤发生的原因尚不明确，可能与生殖细胞胚胎发育迁移过程中，部分生殖细胞落后或超前，移位到其他器官，如果这些细胞不退化，就可能发生性腺外生殖细胞瘤。本病例为鼻腔混合生殖细胞瘤，含两种生殖细胞成分：无性细胞瘤及未成熟畸胎瘤，其中无性细胞瘤成分转移到颌下淋巴结。

以颈部淋巴结转移为首发表现是本病例的一个突出特征。首诊时选择了 PET/CT 寻找

原发灶。PET/CT 检查可以得到全身各部位的断层图像，并且可以提供详尽的功能与代谢等分子信息，已经逐渐成为查找不明原因转移癌原发灶的重要方法。本病例首诊时 PET/CT 未找到原发灶，可能的原因：原发灶极小；机体免疫机制控制了原发灶，而转移灶却继续生长；原发灶部位隐匿，早期位于黏膜下不易发现，但却已发生了颈部淋巴结的转移；转移癌的生物学特性与原发灶不同，原发灶生长缓慢，长期处于静止状态，而颈部转移灶却生长较快且出现较早。

化疗中患者鼻腔症状明显，再次进行^{18}F-FDG PET/CT 显像发现了原发灶是本病例另一个突出特征。颌下淋巴结体积缩小且^{18}F-FDG 代谢受抑制，而鼻腔原发病灶反而明显，代谢不均质增高，可能的原因是化疗导致机体免疫系统发生改变，不同部位的同类型病灶可能对化疗的敏感性不同。^{18}F-FDG 的摄取情况还可以在一定程度上反映混合性生殖细胞瘤分化程度的异质性和组织成分的多样性。有相关文献报道^{18}F-FDG PET/CT 可以用来帮助评估混合性生殖细胞瘤的恶性程度，但因为本次病例鼻腔病灶是在化疗之后显示出来的，虽然代谢增高，能否通过^{18}F-FDG PET/CT 来预测本次病例肿瘤的恶性程度还有待进一步证实。

鼻腔内生殖细胞瘤极其罕见，在万方医学网、中国知网及 PubMed 上目前并未见到相关病例报道。性腺外混合生殖细胞瘤在 MRI 上典型的表现为 T_1WI 呈等或稍低信号，T_2WI 呈稍高或高信号。混合性生殖细胞瘤由于其含有两种或两种以上肿瘤成分，故在 CT 上表现多样，密度常不均匀，可呈囊实性伴不均分隔，部分可见出血、坏死，部分见钙化或见脂肪密度。因 CT 表现多样，同时也缺乏相关诊断经验，发现鼻腔肿物时很难通过影像学诊断为生殖细胞瘤，在诊断上还需要与鼻腔内的其他良、恶性肿瘤相鉴别：①鼻腔良性肿瘤，如鼻腔息肉样病变、内翻乳头状瘤、纤维血管瘤、神经纤维瘤等，一般边缘规则，肿块呈膨胀性生长，可产生压迫性骨质缺损，一般不侵犯腔外软组织；但部分纤维血管瘤及内翻乳头状瘤可发生骨质破坏，易误诊为恶性肿瘤。②鼻腔恶性肿瘤，如鼻腔癌、淋巴瘤、软骨肉瘤、嗅神经母细胞瘤、黑色素瘤等，一般边缘模糊，呈浸润性生长，可直接侵蚀破坏周围骨结构，鼻腔软骨肉瘤典型 CT 表现为软组织肿块内见散在钙化。大部分鼻腔恶性肿瘤 FDG 代谢增高，但代谢及骨质破坏程度有差异，淋巴瘤及鳞状细胞癌密度及 FDG 代谢多均匀，而软骨肉瘤、嗅神经母细胞瘤摄取 FDG 不均匀。未分化癌 SUV_{max}最高，鳞状细胞癌、黑色素瘤、嗅神经母细胞瘤 SUV_{max}接近，而神经内分泌癌 SUV_{max}最低。

脑脊液和血清肿瘤标志物 β-HCG、AFP 是诊断生殖细胞瘤的重要指标。β-HCG 升高主要见于绒毛膜癌，AFP 升高主要见于内胚窦瘤。但部分无性细胞瘤及未成熟畸胎瘤 AFP 及 β-HCG 也会升高，但本例患者 AFP 及 β-HCG 均未升高。

生殖细胞瘤对化疗十分敏感，但是容易复发。含顺铂方案的化疗可使晚期生殖细胞瘤的治愈率超过 80% 。目前 BEP 方案仍为中 - 低危转移性非精原细胞瘤的标准治疗方案。非精原细胞生殖细胞瘤对放疗的敏感性较差，可作为拒绝或存在手术禁忌证患者残留病灶的局部治疗手段。分子靶向药物及免疫治疗可以作为多次治疗失败后晚期生殖细胞瘤患者的一种选择。本例患者手术后进行化疗（BEP 方案），术后两个多月复发，调整化疗方案（THP + IF 方案），治疗过程中出现了白细胞减少及Ⅳ度骨髓抑制，进行对症处理，之后进行化疗、放疗及免疫治疗综合方案，一年后复查病情全面复发，总生存期为 26 个月。

在性腺外生殖细胞肿瘤中，对于非精原细胞瘤，肺、肝脏或中枢神经系统转移、治疗

前 β-HCG 升高和原发于纵隔为其独立的不良预后因素。

参考文献

1. 樊继全，周红霞，刘辛秀. 性腺外生殖细胞肿瘤的诊治现状和进展［J］. 现代肿瘤医学. 2018，26(13)：2138－2141.
2. 路涛，陈加源，吴筱芸. 儿童骶尾部混合性生殖细胞瘤 1 例［J］. 中国临床医学影像杂志. 2013，24(10)：759－760.
3. 孙红莹，孙红芳，孙莉，等. 肺生殖细胞瘤伴骨转移一例报告［J］. 中华肺部疾病杂志，2018，11(1)：127－128.
4. KWEE T C，KWEE R M. Combined FDG-PET/CT for the detection of unknown primary tumors：systematic review and meta-analysis［J］. Eur Radiol，2009，19(3)：731－744.
5. 陈昱明，成奇峰. 原发灶不明的颈部淋巴结转移癌的临床分析［J］. 国际医药卫生导报，2004，10(12)：42－43.
6. 高延永，陈晓红. 四象限定位法在原发灶不明的颈部转移癌诊治中的临床意义［J］. 临床耳鼻咽喉头颈外科杂志，2017，31(11)：858－862.
7. 李文静，辛丁，张庆丰. 27 例原发灶不明的颈部转移癌的临床分析［J］. 临床耳鼻咽喉头颈外科杂志，2015，29(13)：1187－1190.
8. 刘一，李亚明. 纵隔内原发精原细胞瘤混合未成熟畸胎瘤[18]F-FDG PET/CT 显像 1 例［J］. 中国临床医学影像杂志，2016，27(5)：377－379.
9. PARK S A，KIM T Y，CHOI S S，et al. ^{18}F-FDG PET/CT imaging for mixed germ cell tumor in the pineal region［J］. Clin Nucl Med，2012，37(3)：e61－e63.
10. 彭媛媛，任翠萍，程敬亮. 鞍区混合性生殖细胞瘤 1 例［J］. 中国医学影像技术，2019，35(10)：1449.
11. 朱刚明，谭琦瑄，钟胜，等. 混合性生殖细胞瘤的 64 层螺旋 CT 诊断及病理表现［J］. 医学影像学杂志，2011，21(11)：1714－1717.
12. 于德琦，韩志萍. 鼻腔肿瘤的 CT 诊断 55 例临床分析［J］. 中国现代药物应用，2009，3(4)：66－67.
13. 高海华，胡晓萍. 鼻腔良、恶性肿瘤 CT 的鉴别诊断［J］. 中国社区医师(医学专业)，2012，14(7)：234.
14. 徐宏亮，徐雷鸣. 鼻腔肿瘤的影像学诊断分析［J］. 肿瘤学杂志，2012，18(5)：392－394.
15. 宋乐，侯小艳，张安南，等. ^{18}F-FDG PET/CT 在鼻腔鼻窦恶性肿瘤中的应用［J］. 中国医学影像学杂志，2020，28(10)：774－778.
16. FELIX-RAVELO M，BEY A，AROUS F，et al. Relationship between [18]FDG-PET and different types of sinonasal malignancies［J］. Acta Otolaryngol，2017，137(2)：191－195.
17. FUJIMAKI T. Central nervous systemgerm cell tumors：classification，clinicalfeatures，and treatment with a historical over view［J］. J Child Neurol，2009，24：1439－1445.
18. 施冬辉，冯峰. 卵巢恶性生殖细胞肿瘤的 MRI 诊断［J］. CT 理论与应用研究，2019，28(1)：129－137.
19. 樊继全，周红霞，刘辛秀，等. 性腺外生殖细胞肿瘤的诊治现状和进展［J］. 现代肿瘤医学，2018，26(13)：2138－2141.
20. HARTMANN J T，NICHOLS C R，DROZ J P，et al. Prognostic variables for response and outcome in patients with extragonadal germ-cell tumors［J］. Ann Oncol，2002，13(7)：1017－1028.

（李蕾　邱大胜　整理）

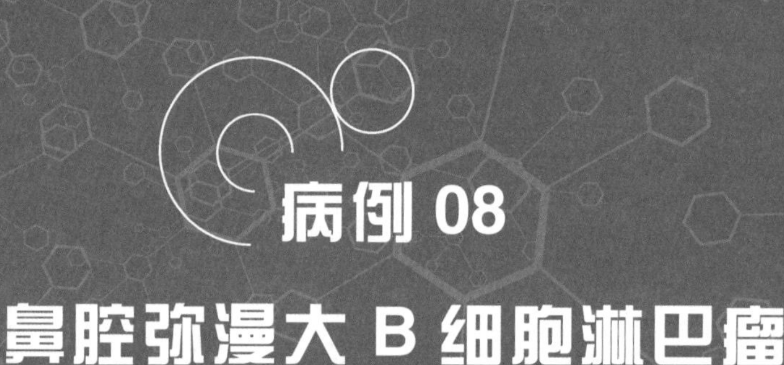

病例 08

鼻腔弥漫大 B 细胞淋巴瘤

病历摘要

【基本信息】

患者，女性，73 岁。

主诉：眼部不适 2 月余。

现病史：患者 2 个月前无明显诱因出现右眼部异物感，自觉右眼胀，伴眼痛，自行滴眼药水治疗后无明显改善，后自觉右眼球外凸，伴眼胀、眼痛加重，无视力减退，无发热、精神不振，无体重下降。

既往史与家族史：否认高血压、糖尿病、冠心病等慢性病病史，否认肝炎、结核等传染病病史，否认外伤史及手术史，否认输血史，否认食物、药物过敏史，预防接种史随当地。否认家族遗传病病史及传染病病史

查体：全身浅表淋巴结未触及肿大。右眼外凸，右侧结膜充血，眼睑外翻，眼球活动度差；左侧眼睑无水肿，结膜无充血，巩膜无黄染，双侧瞳孔等大等圆，对光反射灵敏。口唇无发绀，咽部无充血，扁桃体不大。颈软，颈静脉无怒张，气管居中，甲状腺不大。

【辅助检查】

影像学检查：颅脑 CT 显示右侧筛窦、鼻腔区占位，并局部骨质破坏，右侧内直肌受侵、右侧眼球突出，考虑恶性病变。颅脑 MRI 显示右侧筛窦、鼻腔区占位性病变，考虑侵袭性病变。

实验室检查：血常规、大便常规和隐血、凝血系列、肝肾功能、血脂、HIV 检测、梅毒检测、免疫球蛋白检测、甲状腺功能均正常。抗 EB 病毒衣壳抗原 IgG、抗 EB 病毒核抗原 IgG 均阳性。淋巴细胞亚群显示 NK 细胞百分比升高。

【临床初步诊断】

①突眼；②右侧筛窦、鼻腔区占位性质待查。

【临床关注点】

老年女性，既往体健，其他影像学检查显示右侧筛窦、鼻腔区占位。患者突眼是否与

右侧筛窦、鼻腔占位有关？病变性质如何考虑？

PET/CT检查

【操作流程与参数】

患者检查前禁食 6 h 以上，空腹血糖 4.9 mmol/L，静脉注射显像剂^{18}F-FDG，剂量为 5.26 mCi（0.1 mCi/kg），患者平静休息 50 min 后行 PET 及 CT 断层显像。PET/CT 检查采用 GE Discovery STE PET/CT 扫描仪（美国 GE 公司）。采集参数：CT 扫描电压 140 kV，电流 80 mAs，层厚 5 mm。PET 扫描，3 分钟/床位。PET 图像行衰减校正及 VuePoint 法重建，PET、CT 图像行多层面、多幅显示。

【PET/CT 所见】

右侧颅面部（右侧眶内、双侧筛窦、右侧上颌窦及右侧鼻腔内）见高度摄取 FDG 的软组织肿物，范围约 36 mm × 37 mm，SUV_{max}为 39.5，可见右侧眼眶内壁、筛骨骨质破坏；右侧内直肌受侵，右侧眼球受压向前外移位（图 8－1）。

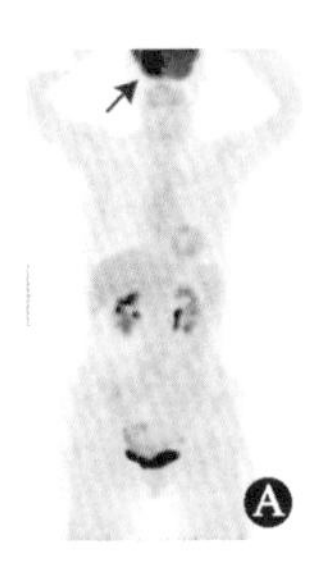
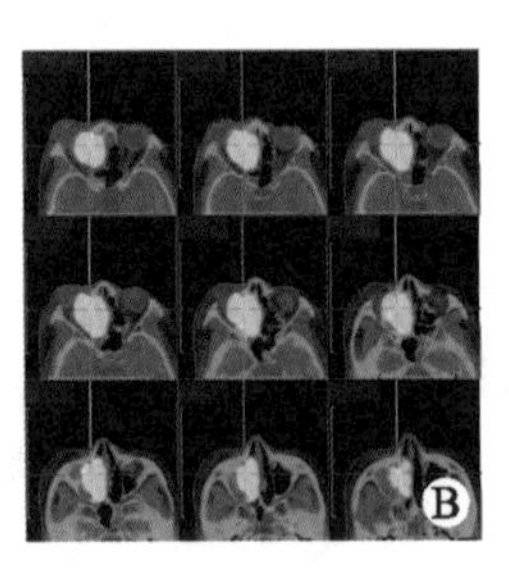
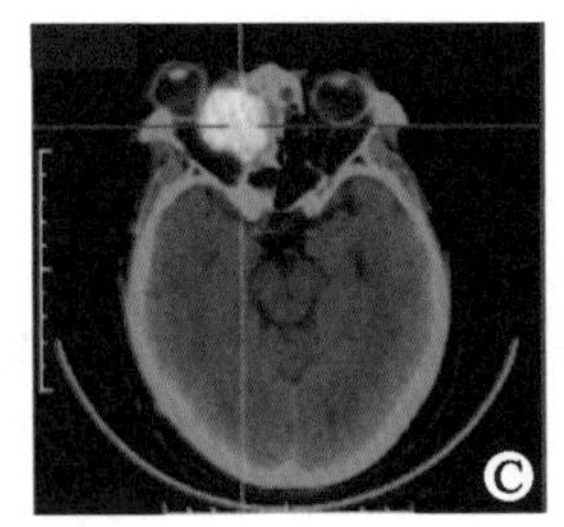
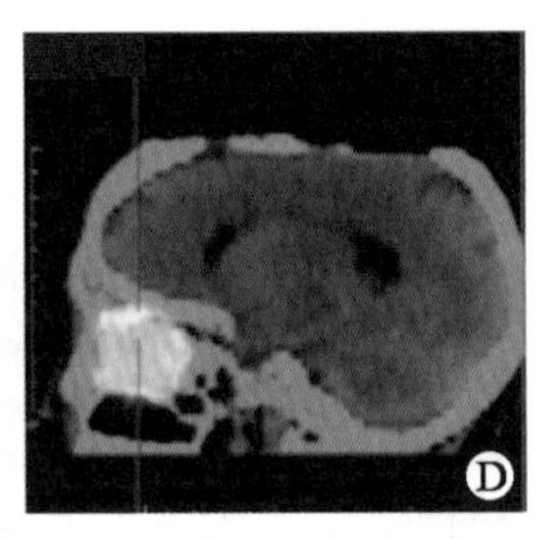

A 为体部 MIP 图；B～D 为融合图，右侧颅面部见高代谢影，右侧内直肌受侵，右侧眼球受压向前外移位。

图 8－1 ^{18}F-FDG PET/CT

【PET/CT 诊断意见】

右侧颅面部（右侧眶内、双侧筛窦、右侧上颌窦及右侧鼻腔内）恶性病变，淋巴瘤？建议鼻腔肿物进行活检以明确诊断。

病例讨论

论点 1：患者以眼部异物感，眼胀伴眼痛起病，无鼻塞等鼻部症状。若脱离影像学资料，可能考虑眼科疾病（如眼球占位），或者其他引起突眼的疾病（如甲状腺功能亢进）等。患者入院后颅脑 CT、MRI 显示右侧筛窦、鼻腔区占位，并局部骨质破坏、内直肌受侵、右侧眼球突出征象。PET/CT 见病灶代谢明显增高，余全身无明显异常，考虑鼻腔恶性病变，突眼原因与其相关。

论点 2：该患者眼部不适症状主要在右侧，甲状腺功能亢进突眼多为双侧发病，且具有甲状腺功能亢进病史，甲状腺功能亢进突眼可能性小。患者影像学资料均提示病变存在恶性征象，但也应与一些鼻腔或鼻窦的良性疾病相鉴别，如上颌窦内翻状乳头状瘤、上颌窦霉菌性感染等。

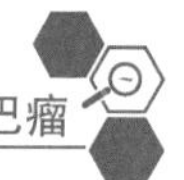

论点3：根据患者影像学资料，可以看到病灶明显呈侵袭性生长，侵犯周围软组织及骨骼，^{18}F-FDG PET/CT 发现病灶高度摄取 FDG，恶性病变可能性大。鼻腔及鼻窦常见的恶性肿瘤，包括鼻腔鳞状细胞癌、腺癌、肉瘤、恶性黑色素瘤、淋巴瘤或上颌窦癌等。患者抗 EB 病毒衣壳抗原 IgG、抗 EB 病毒核抗原 IgG 均阳性，考虑鼻型 T/NK 细胞淋巴瘤？建议患者进行组织活检以明确诊断。

【病例讨论小结】

患者为老年女性，以单侧眼部症状起病，影像学资料提示右侧鼻腔、筛窦区域、上颌窦软组织占位，侵入右侧眼眶，局部见骨质破坏，FDG 摄取明显增高，恶性征象明显。目前考虑恶性病变引起眼球压迫可能性较大，对于该患者病变性质，结合实验室检查，目前可考虑：①淋巴瘤（鼻型 T/NK 细胞淋巴瘤可能性大）；②鼻腔鳞状细胞癌；③上颌窦癌。对于此病例，联系耳鼻喉头颈外科进行占位穿刺可明确诊断。

病理诊断

鼻咽镜检查，病理显示右侧中鼻道非霍奇金 B 细胞淋巴瘤，弥漫大 B 细胞淋巴瘤，生发中心型（图 8－2）。免疫组化：CK（－），CD20（＋），CD79a（＋），CD3（－），CD10（－），Bcl-6（＋），Bcl-2（＋），MUM-1（－），c-Myc（＋，40%），Ki-67 阳性率 90%。原位杂交：EBE（－）。

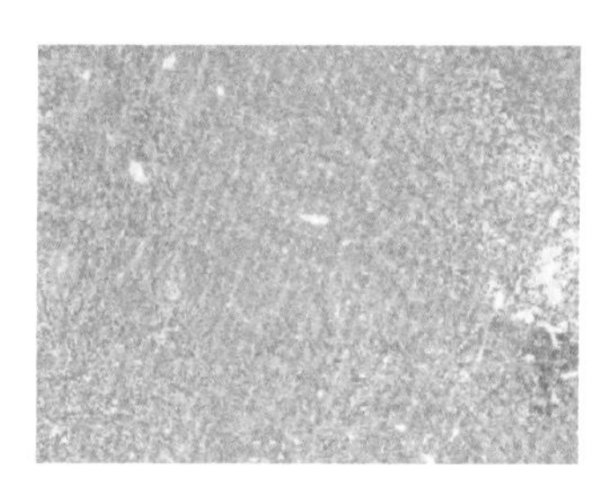

图 8－2　弥漫大 B 细胞淋巴瘤（HE 染色，×100）

临床随访

患者排除禁忌后已行 2 周期 R-CDOP 治疗，耐受可，复查病灶较前缩小。

特邀专家点评

该患者主要临床表现为眼部症状，对诊断具有一定迷惑性，一些好发于鼻腔或鼻窦的恶性肿瘤，甚至有些良性疾病，有时在影像学上难以鉴别，都可以存在压迫眼球或者侵袭骨骼等表现。该患者病灶的 FDG 摄取极高，SUV_{max} 为 39.5，符合淋巴瘤的摄取特征。临床化验发现患者存在抗 EB 病毒衣壳抗原 IgG、抗 EB 病毒核抗原 IgG 均阳性，由此高度怀疑鼻型 NK/T 细胞淋巴瘤的可能，这种思路是正确的。当然，在实际分析过程中，也不能排除患者 EB 病毒阳性与鼻部病变无确定联系，仅为偶然事件，鼻腔病变为其他恶性肿瘤可能，所以最终诊断仍需病理学证据支持。

讨论与文献综述

淋巴瘤是起源于淋巴结和淋巴组织的恶性肿瘤，常以无痛性进行性淋巴结肿大为特征。主要分为霍奇金和非霍奇金淋巴瘤两类。淋巴结外淋巴瘤可见于消化道、鼻腔、皮肤、扁桃体、骨骼等各个部位。非霍奇金淋巴瘤根据不同肿瘤细胞来源分为 B 细胞、T 细胞和自然杀伤细胞三种不同起源。鼻咽部最常见的淋巴瘤类型 - 鼻型 NK/T 细胞淋巴瘤起源于 T 细胞和 NK 细胞，淋巴结外的 NK/T 细胞淋巴瘤与 EB 病毒感染密切相关，其在亚洲人群中的发病率远高于美洲及欧洲。淋巴结外 NK/T 细胞淋巴瘤好发于鼻咽，同时鼻窦、扁桃体、Waldeyer 环和口咽也是好发部位。大多数患者以鼻塞、鼻出血起病，可伴发热、体重下降、精神不振等症状，病变进一步侵袭眼球可出现复视、视力下降、眼球突出等。对鼻型淋巴瘤的诊断依靠组织活检，但在有些情况下，例如，在鼻黏膜病变出现广泛溃疡等，淋巴瘤与肉芽肿性血管炎、感染等难以区分。本例患者其淋巴瘤病理类型为弥漫大 B 细胞淋巴瘤，患者至确诊时，未出现鼻塞、鼻出血等症状，也无发热、夜间盗汗、体重减轻等伴随症状，而以病灶局部侵犯症状为首发，表现为眼部不适，临床医生对其病情的判断有一定的迷惑倾向。对于此类患者，临床应注意与原发于鼻腔、鼻窦的其他疾病，以及引起突眼的疾病相鉴别。

原发于鼻腔的淋巴瘤需与鼻腔其他疾病相鉴别，鼻腔恶性肿瘤是头颈部较少见的肿瘤，大部分为上皮起源的鼻腔鳞状细胞癌，除淋巴瘤外，其他可见腺癌、肉瘤、恶性黑色素瘤。鼻腔鳞状细胞癌预后较差，多伴有眼眶和颅内浸润，临床表现常见为鼻塞及鼻出血。鼻窦癌易侵犯性生长，极易早期侵入患侧筛窦、鼻腔及眼眶内，临床症状常有单侧鼻塞、鼻出血、鼻窦胀痛等。影像学可表现为上颌窦内不规则软组织肿块，早期可限于上颌窦内，后期可突破窦壁，破坏周围骨质，肿瘤常侵犯邻近组织。鼻腔内翻状乳头状瘤多为单侧发病，临床症状可表现为进行性鼻塞、流脓涕或血涕。其中内翻型肿瘤具有向黏膜下浸润性生长、易复发及恶变等特征。其病变常充满鼻窦及鼻腔，CT 表现为密度较高的肿块影，可有鼻甲骨及上颌窦内壁的破坏。病变表现为沿鼻腔长轴生长，可见气泡征，边缘呈乳头状，周围骨质有层状、裂隙状或脑回样强化硬化表现。鼻腔淋巴瘤在 PET 上表现为 FDG 的高度摄取，但除淋巴瘤外，以往报道过^{18}F-FDG PET/CT 在多种鼻咽部肿瘤中都可表现为高摄取，如鼻腔绒毛癌、神经外胚层肿瘤等，因此^{18}F-FDG PET/CT 在对肿瘤类型的鉴别上有一定难度，但在病变良、恶性鉴别方面有一定价值。

本病例患者以眼部症状起病，临床上也应与导致突眼的疾病相鉴别，如 Graves' 眼病、青光眼等，相关血液检查或眼科专科检查对诊断价值较大，也均较易鉴别。

综上所述，发于鼻腔及鼻窦的病变临床症状常相似，且有时在影像学上难以鉴别，仍需要组织学检查明确病变性质。^{18}F-FDG PET/CT 在显示淋巴瘤侵犯范围及程度的同时，可以指导放疗计划，还可预测预后，具有重要的应用价值。

参考文献

1. OLLILA T A, OLSZEWSKI A J. Extranodal diffuse large B cell lymphoma: molecular features, prognosis, and risk of central nervous system recurrence [J]. Current Treatment Options in Oncology, 2018, 19(8): 38.

2. KARKERA A C, PARSONS B M, BORGERT A, et al. NK/T cell lymphoma in the U. S: a population-based study using the national cancer database from 1998—2012 [J]. Journal of Clinical Oncology, 2016, 34(15_suppl): e19038.
3. SANCHEZ-ROMERO C, BOLOGNA-MOLINA R, ALMEIDA O, et al. Extranodal NK/T cell lymphoma, nasal type: an updated overview [J]. Critical Reviews in Oncology/Hematology, 2021, 159: 103237.
4. YAN S, MA J, YANG M, et al. Analysis of the clinicopathologic characteristics and prognosis of head and neck lymphoma [J]. Analytical cellular pathology (Amsterdam), 2022, 2022: 4936099.
5. 乔俊华, 刘纯岩, 关丽. 霉菌性上颌窦炎与上颌窦癌 CT 表现的比较分析 [J]. 中国实验诊断学, 2006, 10(11): 1364 –1365.
6. HU X, PENG C, WANG P, et al. Extramedullary plasmacytoma of nasal cavity: a Case report and literature review [J]. Ear Nose Throat Journal, 2020, 1: 014556132096000.
7. 于静, 廖欣, 雷平贵, 等. CT 在鼻腔内翻性乳头状瘤与非霍奇金淋巴瘤鉴别诊断中的价值 [J]. 贵阳医学院学报, 2016, 41(4): 4.
8. PAK K, KIM B S, KIM K, et al. Prognostic significance of standardized uptake value on F18-FDG PET/CT in patients with extranodal nasal type NK/T cell lymphoma: a multicenter, retrospective analysis [J]. AMA Otolaryngology-Head & Neck Surgery, 2017, 39(1): 1 –5.
9. OZTURK K, GENCTURK M, CAICEDO-GRANADOS E, et al. Positron emission computed tomography and magnetic resonance imaging features of sinonasal small round blue cell tumors [J]. SAGE Publications, 2020, 33(1): 48 –56.
10. GAZZILLI M, ALBANO D, ARDIGHIERI L, et al. Primary nasal-ethmoid choriocarcinoma detected by 18F-FDG PET/CT: a rare tumor with complete remission [J]. Nuclear medicine review. Central & Eastern Europe, 2020, 23(2): 105 –107.
11. Hwang J P. primitive neuroectodermal tumor of nasal cavity on ^{18}F-Fluorodeoxyglucose positron emission tomography-computed tomography [J]. Indian Journal of Nuclear Medicine, 2017, 32(4): 363 –364.
12. KAWAKUBO A N, YU O A, MY A, et al. Assessment of resectability of mediastinal germ cell tumor using preoperative computed tomography [J]. Journal Of Surgical Research, 2022, 272: 61 –68.

(周雨菁　整理)

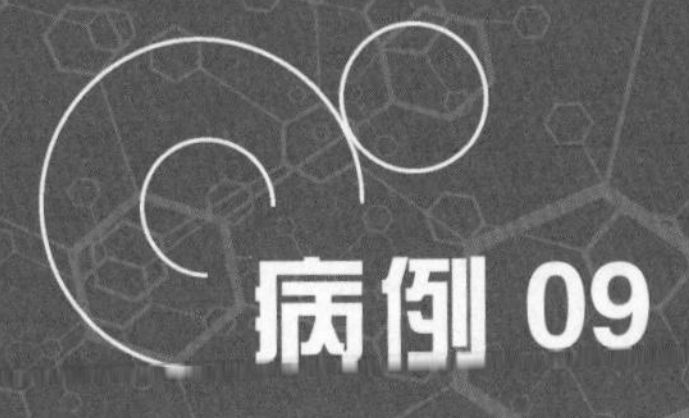

病例 09 甲状旁腺腺瘤继发骨棕色瘤两例

患者 A

病历摘要

【基本信息】

患者，女性，62 岁。

主诉： 全身多发骨痛半年余。

现病史： 患者半年前无明显诱因出现全身骨痛，近 3 个月逐渐加重，尤以左肩关节、右侧肋间为重，活动时发作，伴有四肢无力症状，无关节肿胀、皮疹、晨僵等症状。外院查腹部 CT 诊断不除外多发性骨髓瘤。入院时患者精神状态良好。

既往史与家族史： 6 年前曾行“双侧输尿管结石微创碎石术”。高血压病史 1 年，最高血压 150/90 mmHg，未治疗。无吸烟史，无饮酒史。1 哥 1 弟均曾患有泌尿系结石，否认其他家族传染病及遗传病病史。

查体： 生命体征平稳，无关节肿胀、畸形、晨僵，胸骨、肋骨、脊柱无压痛，无皮疹，皮肤无出血点及淤斑，肝脾肋下未触及，双下肢无水肿。

【辅助检查】

影像学检查。 腹部超声：轻度脂肪肝、双肾多发结石伴右肾轻度积水。上腹及泌尿系 CT 平扫：双肾形态欠佳，左肾萎缩，双肾多发结石或钙化灶；右侧输尿管上段结石（2 个），伴其上尿路轻度积水扩张；脂肪肝；左侧附件区囊性病变；双侧部分肋骨、胸腰椎及骨盆骨质改变。

实验室检查。 血常规：未见明显异常。血生化：肌酐 245 μmol/L↑、尿酸 554 μmol/L↑、碱性磷酸酶 1995 U/L↑、白蛋白/球蛋白 1.31↓、球蛋白 31.7 g/L↑、血钾 2.9 mmol/L↓、血钙 3.3 mmol/L↑、血磷 1.14 mmol/L↓。肿瘤标志物（CEA、AFP、CA125、CA19-9、CA15-3、CA72-4、NSE、CYFRA21-1）：未见明显异常。甲状旁腺激素 3857 pg/mL↑。

【临床初步诊断】

①全身不明原因骨痛；②甲状旁腺激素增高；③双侧输尿管结石微创碎石术后。

【临床关注点】

中年女性，慢性起病，不明原因全身骨痛，伴有血甲状旁腺激素增高，既往泌尿系结石病史多年，无肿瘤病史。全身骨痛的病因？甲状旁腺激素水平异常升高原因？骨髓瘤诊断能否成立？

PET/CT检查

【操作流程与参数】

患者检查前禁食 6 h 以上，空腹血糖 5.6 mmol/L。^{18}F-FDG 剂量 7.52 mCi，注射后 1 小时检查。PET/CT 检查采用 Biograph mCT PET/CT 扫描仪（德国 Siemens 公司）。采集参数：CT 扫描电压 120 kV，电流采用自动毫安秒，螺距 0.6，层厚 5 mm。PET 扫描，2 分钟/床位。扫描范围为颅顶至大腿上段。图像采用 CT 扫描数据衰减矫正，图像重建采用有序子集最大期望值迭代法。

【PET/CT 所见】

全身骨骼弥漫性溶骨性骨质破坏，局部骨质内可见散在高密度影，FDG 分布不同程度增高，SUV_{max} 为 8.2，左侧肩胛骨局部呈膨胀性改变，大小约 35 mm × 22 mm × 53 mm，伴 FDG 分布明显增高，SUV_{max} 为 20.5；甲状腺右叶后方可见一结节，大小约 23 mm × 14 mm × 23 mm，CT 值约 27 HU，SUV_{max} 为 1.7；左肾萎缩，双肾、双侧输尿管多发结节高密度影，右肾盂扩张积水（图 9 – 1）。

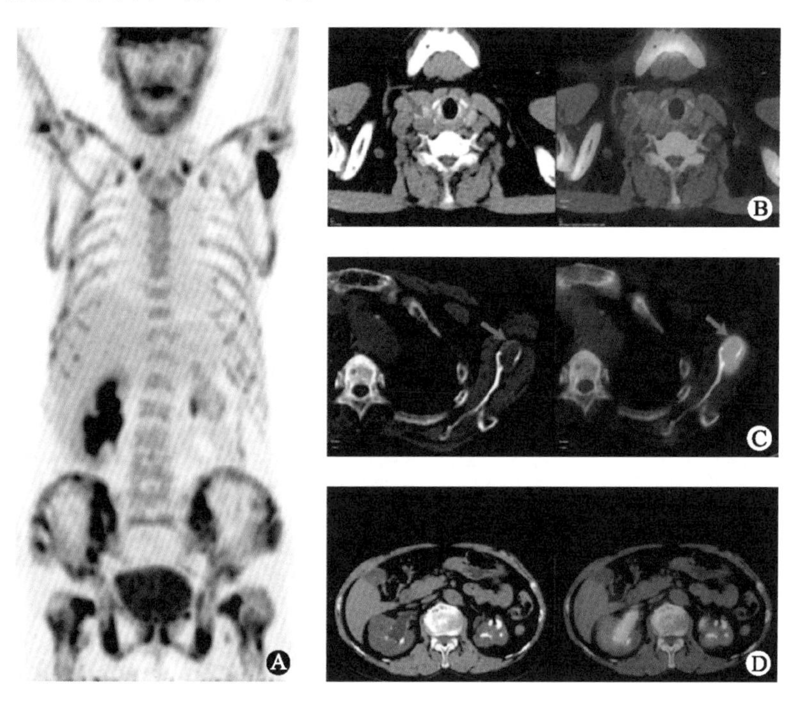

A 为体部 MIP 图；B 为甲状腺右叶后方可见一结节（箭头），SUV_{max} 为 1.7；C 显示左侧肩胛骨局部呈膨胀性溶骨改变（箭头），SUV_{max} 为 20.5；D 显示左肾萎缩、双肾多发结石，右肾盂扩张积水。

图 9 – 1 ^{18}F-FDG PET/CT

【PET/CT 诊断意见】

1. 全身骨骼密度异常伴部分骨质破坏（包括颅骨），弥漫性代谢增高；右甲状腺后方轻度代谢结节；综上所述，首先考虑甲状旁腺功能亢进伴棕色瘤，骨髓瘤待除外。

2. 重度骨质疏松症。

3. 双肾及右侧输尿管结石伴右肾盂积水，左肾萎缩。

病例讨论

论点1：患者为中年女性，慢性起病，主要临床症状是不明原因骨痛，无关节肿胀、皮疹、晨僵等症状。血甲状旁腺激素、血钙明显增高，伴血磷降低，^{18}F-FDG PET/CT 提示全身骨骼不同程度骨质异常伴高代谢，其中左侧肩胛骨膨大，骨质破坏明显；甲状腺右叶后方轻度代谢结节。既往泌尿系结石病史。该病例为典型由甲状旁腺功能亢进引起钙磷代谢异常，导致全身骨破坏，骨棕色瘤形成，并伴有难治性泌尿系结石、肾功能受损。

论点2：甲状旁腺功能亢进症相关的骨骼破坏在影像上常被误诊为多发性骨髓瘤、骨转移瘤等。但多发性骨髓瘤常呈穿凿样、虫噬样骨质破坏，放射性摄取多表现为轻、中度增高；骨转移瘤患者通常可以同步找到原发病灶，有利于鉴别。

论点3：该患者甲状腺右叶后方结节，密度和放射性摄取程度均与邻近组织相仿，易漏诊，对于甲状旁腺素异常升高患者，阅片时应仔细观察甲状腺上下极周边区域，避免漏诊。

【病例讨论小结】

病史不再赘述，甲状旁腺腺瘤通常为低密度结节，且放射性分布不高，^{18}F-FDG PET/CT 其诊断方面应用不多，但是对于合并棕色瘤的患者有更高的灵敏度。本例患者为典型甲状旁腺腺瘤合并骨棕色瘤，结合病史和实验室检查诊断并不困难。

病理诊断

右侧甲状旁腺腺瘤，肿瘤大小约 2.0 cm × 1.4 cm × 1.9 cm（图 9－2）。免疫组化结果：CK（+），CD56（－），Syn（+），Ki-67（<1%），TG（+），S-100（－），TTF-1（－），CK8/18（+）。

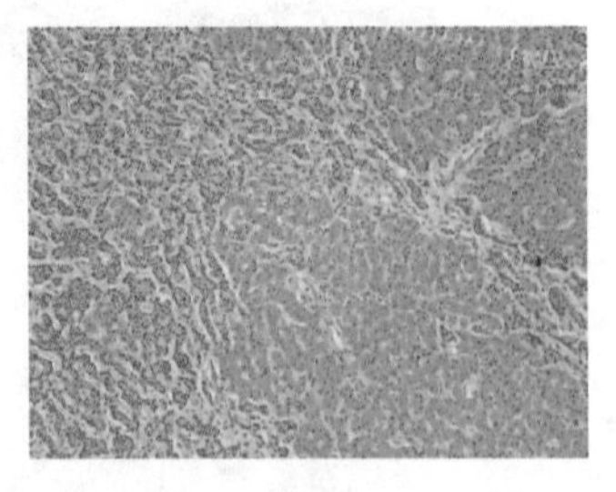

图 9－2　甲状旁腺腺瘤（HE 染色，×200）

临床随访

患者术后甲状旁腺素恢复正常水平，骨痛缓解。

患者 B

病历摘要

【基本信息】

患者，女性，48 岁。

主诉：间断性胸痛 2 年余。

现病史：患者 2 年前无明显诱因出现右侧胸痛，间断性发作，近 1 个月胸痛发作频繁，牵扯样疼痛较前加重，要求进一步诊治。

既往史与家族史：一年前因胆结石行胆囊切除术，无家族传染病及遗传病病史。

查体：KPS 80 分，神清语利，浅表淋巴结未触及明显肿大。双肺呼吸音可，未闻及明显干湿性啰音。心脏听诊未见异常。腹平软，未触及包块，无压痛及反跳痛，肝脾肋下未触及，移动性浊音(-)。双下肢无肿胀。

【辅助检查】

影像学检查。胸部 CT：两肺及纵隔 CT 扫描未见明显异常；胸廓构成诸骨见多发骨质破坏；甲状腺右侧叶密度欠均匀，建议进一步检查。颈部磁共振：甲状腺右侧叶前下方见等 T_1 等长 T_2 信号结节，增强后明显强化，考虑肿瘤性病变（图 9 - 3）。

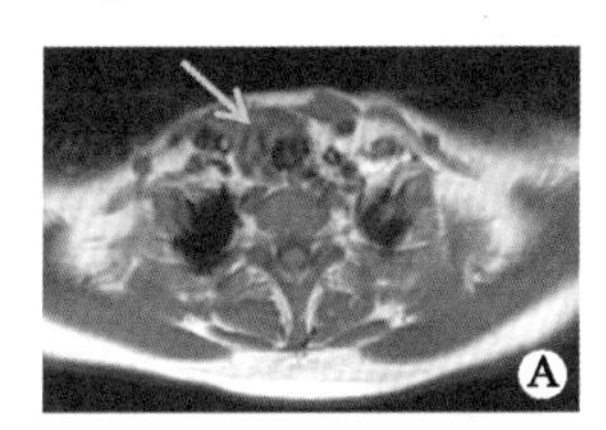

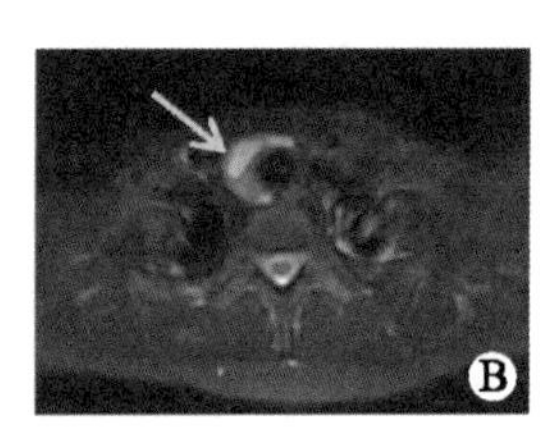

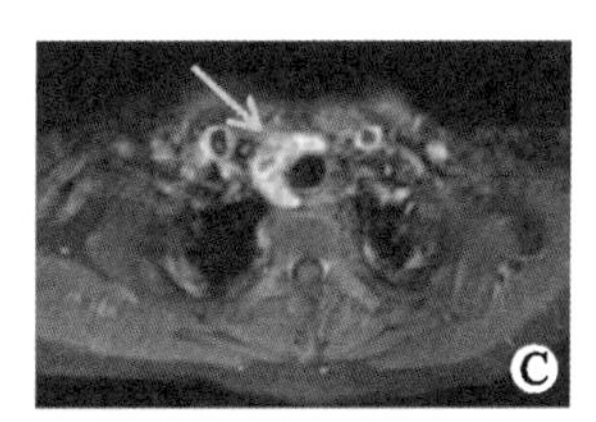

A 为 T_1 加权像，B 为 T_2 加权像，C 为增强像。箭头所示甲状腺右侧叶前下方见等 T_1 等长 T_2 信号结节，增强后明显强化。

图 9 - 3　颈部磁共振

骨髓穿刺细胞学：浆细胞占 1.5%，偶见幼稚浆细胞团。骨髓涂片显示镜下见造血细胞，未见恶性细胞。

实验室检查。血常规：中性粒细胞绝对值 8.97 g/L↑，中性粒细胞百分率 86.40%↑，红细胞计数 4.57 T/L，白细胞计数 10.4 g/L↑。生化、尿常规基本正常。降钙素 1.46 ng/L，碱性磷酸酶 932 U/L↑，甲状旁腺激素 1734.00 pg/mL↑，血磷 0.68 mmol/L↓，血钙 3.21 mmol/L↑，甲状腺功能五项正常。

【临床初步诊断】

①骨质破坏原因待查；②甲状腺右侧叶低密度结节性质待查。

【临床关注点】

中年女性，甲状腺右侧叶下方结节，胸廓构成诸骨见多发骨质破坏，二者是否有关联，可否用一元论解释？病变的性质如何考虑？

PET/CT检查

【操作流程与参数】

患者检查前禁食 6 h 以上，空腹血糖在 7.0 mmol/L 以下。^{18}F-FDG 剂量 0.15 mCi/kg，由原子高科股份有限公司提供，注射后安静休息 60 min，排空膀胱后进行 PET/CT 显像。采用美国 GE 公司 Discovery STE-16 PET/CT 机。采集参数：CT 扫描电压 120 kV，电流 200 mAs，重建层厚为 3.75 mm。PET 扫描采用 3D 采集，2 分钟/床位。扫描范围为颅顶至股骨上段。图像采用 CT 扫描数据衰减矫正，图像重建采用有序子集最大期望值迭代法。将最终得到 CT 图像、经过衰减校正的 PET 图像、未经过衰减校正的 PET 图像和 PET/CT 融合图像传送到 Xeleris 或 AW 工作站，进行帧对帧图像对位融合显示。

【PET/CT 所见】

所探测范围内大部分骨骼见囊状骨质破坏区，边缘无硬化，其内及周围无钙化，未见明显软组织肿块，破坏区可见不均质放射性摄取增高，SUV_{max} 值范围为 1.0 ~ 8.0（图 9 -4）；甲状腺右侧叶前下方见一低密度结节影，大小约 21 mm × 15 mm × 24 mm，边界清晰，未见明显放射性异常浓聚影（图 9 -5）；双肾各见一大小约 5 mm 的结石。

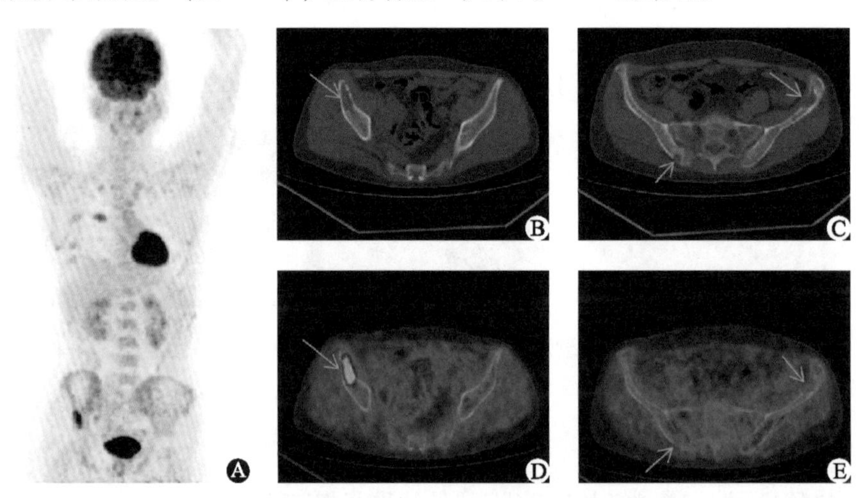

A 为体部 MIP 图；B、D 分别为 CT、PET/CT 融合图，右侧髂骨局部见低密度骨质破坏区，代谢明显增高（箭头）；C、E 分别为 CT、PET/CT 融合图，双侧髂骨局部见低密度骨质破坏区，代谢未见明确增高（箭头）。

图 9 -4　^{18}F-FDG PET/CT

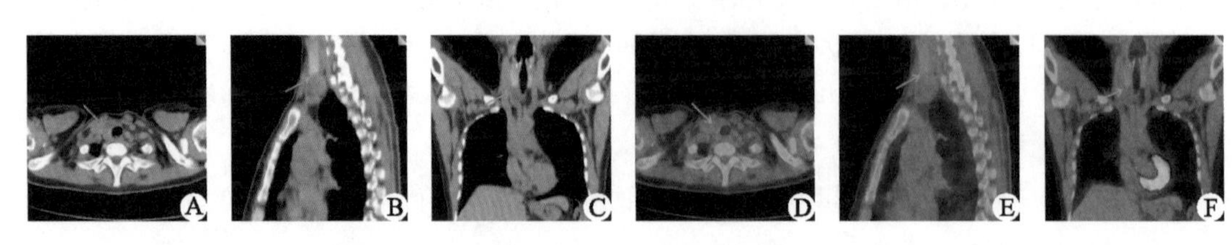

A ~ C 为 CT 的横断位、矢状位及冠状位扫描图；D ~ F 为 PET/CT 融合图的横断位、矢状位、冠状位扫描图，提示甲状腺右侧叶前下方见一低密度结节影，未见明显异常放射性浓聚影。

图 9 -5　^{18}F-FDG PET/CT

【PET/CT 诊断意见】

1. 扫描范围内大部分骨骼见骨质破坏影，代谢不均质增高，考虑多发性骨髓瘤，建议对右髂骨高代谢病灶穿刺活检。

2. 甲状腺右侧叶前下方低密度结节影，代谢不高，考虑肿瘤性病变，建议完善相关检查协诊。

3. 双肾结石，胆囊术后缺如，其余部位未见明显异常。

病例讨论

论点1：中年女性患者，甲状腺右侧叶下方见稍低密度结节，代谢不高，全身多处可见骨破坏，首先要考虑甲状腺癌伴全身骨转移。在部分分化好的分化型甲状腺癌中，由于葡萄糖转运体1表达较低，可以表现为低糖代谢的改变。另外，甲状腺髓样癌具有神经内分泌肿瘤的特性，生物学行为多样，可表现为生长缓慢的惰性肿瘤到高侵袭性肿瘤等多种类型，因此甲状腺髓样癌的FDG摄取可高可低，特别是在患者处于降钙素较低的情况下，部分^{18}F-FDG在甲状腺髓样癌的研究中产生大量假阴性结果。甲状腺髓样癌患者中约70%患者血清CEA与降钙素同步升高。甲状腺癌一般首先发生区域淋巴结的转移，而此患者并未发现颈部淋巴结的转移，而且甲状腺功能五项正常，降钙素正常，这与甲状腺癌不符合。其次要考虑不明原发灶的骨转移。

论点2：全身多处溶骨性骨质破坏影伴代谢不均质增高还要考虑多发性骨髓瘤的可能性。骨髓涂片中10%以上的浆细胞比例、高M蛋白β_2-MG > 3.5 mg/L、发病时的高钙血症和乳酸脱氢酶升高为多发性骨髓瘤特征，患者多伴随严重贫血。本例患者血常规正常，骨髓穿刺细胞学显示浆细胞占1.5%与多发性骨髓瘤不符。

论点3：全身多处溶骨性骨质破坏伴代谢不均质增高还应考虑原发灶不明的多发骨转移，溶骨性骨质破坏一般FDG代谢明显增高，且骨转移可形成软组织肿块影，但本例患者全身骨质破坏区部分代谢不高，且未见明显软组织肿块。

【病例讨论小结】

该患者胸痛2年余，胸部CT显示胸廓构成诸骨多发骨质破坏，临床怀疑恶性肿瘤（骨转移瘤），并行骨穿刺，其结果未见明显恶性肿瘤细胞。PET/CT见所探测范围内骨骼弥漫性囊状骨质密度减低区，边缘无硬化，未见明显软组织肿块，骨质密度减低区见不均质放射性摄取增高；甲状腺右侧叶前下方见一低密度结节影，边界清晰，未见明显放射性异常浓聚影；影像学需要鉴别诊断是甲状腺癌骨转移、多发性骨髓瘤还是甲状旁腺腺瘤合并甲状旁腺功能亢进后的骨质改变。从骨质密度改变来看，甲状腺癌骨转移以膨胀性囊性骨质破坏，呈地图样改变，范围较大，部分可见高密度成骨性转移。本例患者全身广泛的骨质密度降低并囊性骨质吸收，结合骨穿刺结果排除了甲状腺癌骨转移。从PET/CT表现上看多发性骨髓瘤难以排除。结合实验室检查血清甲状旁腺素1734.00 pg/mL明显升高，诊断甲状旁腺腺瘤并甲状旁腺功能亢进导致的全身骨质吸收及棕色瘤形成依据充分。

病理诊断

右髂骨经皮经骨穿刺活检显示（图9－6A～图9－6C）：镜下见梭形细胞及散在破骨

样巨细胞，伴反应性骨样组织及胶原纤维形成，并见含铁血黄素沉积，结合临床，考虑棕色瘤可能。

右甲状旁腺肿瘤切除，术后病理（图 9－6D）：右下甲状旁腺腺瘤。免疫组化：CK8/18（+），GATA-3（+），CD56（小灶+），Syn（+），CgA（+），TTF-1（－），TG（－），CT（－），CEA（－），Ki-67（Li：1%）。

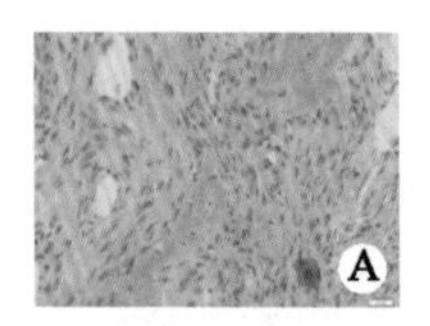
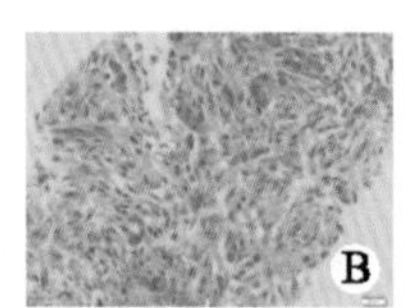
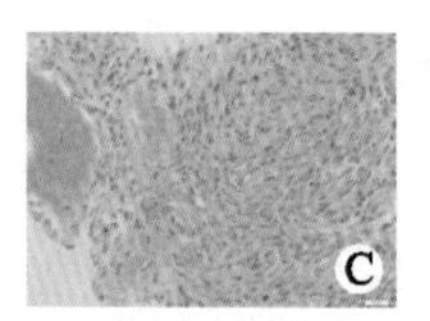
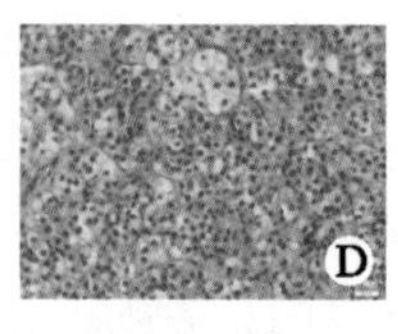

A～C 为右髂骨病变部位穿刺活检（HE 染色，×200）镜下见梭形细胞及散在破骨样巨细胞，伴反应性骨样组织及胶原纤维形成，并见含铁血黄素沉积，结合临床，考虑棕色瘤；D 为甲状旁腺肿瘤切除标本（HE 染色，×400）：甲状旁腺腺瘤。

图 9－6　病理骨穿刺活检

临床随访

患者术前当天清晨甲状旁腺素 1559 pg/mL，术后 10 分钟甲状旁腺激素 223.1 pg/mL，降低 85.7%，该患者通过实验室检查、甲状旁腺手术及右侧髂骨活检确诊为甲状旁腺腺瘤继发多发骨棕色瘤。1 年后电话随访患者，自述一般情况好，无明显不适。

特邀专家点评

这两例的病例诊断思路是正确的。PET/CT 发现“多发溶骨病变”时，首先考虑是否为骨转移或骨髓瘤，但鉴别时，典型的实验室指标、甲状旁腺的低代谢肿物，都指向甲状旁腺病变，骨损伤源于“棕色瘤”。另外，PET/CT 发现相当多的溶骨灶并无异常摄取，双肾结石，患者 A 特别显著，也都提醒诊断分析时应考虑甲状旁腺的异常改变，及时查阅或复查相应实验室指标，以避免误诊。

讨论与文献综述

原发性甲状旁腺功能亢进症（primary hyperparathyroidism，PHPT）是由于多种因素导致甲状旁腺素分泌和释放异常，打乱机体钙稳态，最终以骨、肾等器官损害为主要临床表现的一种内分泌疾病。文献报道一般人群 PHPT 的发病率为 0.86%，男女比例为 1：2，多发于绝经后妇女（50～60 岁）。绝大部分（85%～90%）的 PHPT 由孤立的甲状旁腺腺瘤（parathyroid adenoma，PA）引起（下极常见），约 10% 来源于原发性甲状旁腺增生（primary parathyroid hyperplasia），只有不到 1% PHPT 由甲状旁腺癌（parathyroid carcinoma，PC）引起。功能性腺瘤导致甲状旁腺素过多分泌，引起高血钙、低血磷，以及尿钙、磷增多，造成骨损害、肾结石等表现。甲状旁腺功能亢进性骨病主要表现包括：弥漫性的骨质疏松，局限性骨吸收并囊样变、出血形成“棕色瘤”，以及在此基础上导致病理性骨折与畸形。由原发性甲状旁腺功能亢进所致棕色瘤并不多见，约占 4.5%。棕色瘤组织学特征为破骨

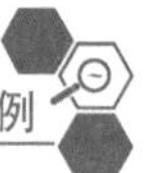

细胞增殖活跃，在骨吸收的同时骨形成也明显增强，同时伴有成纤维细胞增殖，棕色是因为其中有丰富的血管及不同时期的出血导致含铁血黄素沉积。

典型的甲状旁腺腺瘤在超声检查表现为均匀低回声结节，形态规则，边界清晰，与甲状腺组织间有包膜分隔，伴或不伴钙化或囊性变，CDFI 血流信号丰富。典型的甲状旁腺腺瘤在^{99m}Tc-MIBI SPECT/CT 核医学成像表现为双时相显像中早期相在甲状腺区域或异位见放射性浓聚影，延迟相甲状腺区放射性分布减低、消退，局部仍见局限性放射性浓聚影。在 CT 图像上甲状旁腺腺瘤一般表现为甲状腺后方圆形或类圆形软组织肿物影，一般密度较均匀，与周围分界较清晰。在 MRI 上典型的甲状旁腺腺瘤表现为 T_1W1 等信号或稍高信号，T_2W1 表现为高信号，增强后病灶呈不均匀中低强化。本文病例甲状旁腺腺瘤在^{18}F-FDG PET/CT 上表现为稍低密度结节影，放射性摄取不高。对于甲状旁腺腺瘤^{18}F-FDG PET/CT 显像，因为不同的研究其灵敏性差别很大，并不提倡使用^{18}F-FDG PET/CT 显像，但^{18}F-FDG PET/CT 对棕色瘤却有较高的灵敏性。本病例中骨棕色瘤在 CT 上表现为多发溶骨性骨质破坏影，边界较清，周围无硬化，其内及周围无钙化，无软组织肿块形成，PET 于相应部位见放射性摄取不均匀，部分病灶代谢增高，部分病灶代谢不高。国内外大部分个案报道棕色瘤均呈明显异常放射性浓聚影，与患者 A 相似，只有一篇个案中棕色瘤与患者 B 有相似表现，但此篇个案与患者 B 的不同之处在于其甲状旁腺腺瘤放射性摄取明显异常增高。对于本文患者 B 中骨棕色瘤的不同代谢表现，是否与疾病发生的时间长短或破骨细胞的迁移活动有关，有待进一步研究。

棕色瘤又称纤维囊性骨炎，是 PHPT 的特征性表现，但它并不是一类肿瘤，而是由原发或继发甲状旁腺功能亢进导致破骨细胞活性增加，进而高活性巨细胞聚集和骨皮质过度吸收所形成的局灶性骨病变，主要为囊性变，其发病率并不高，仅为 3%。根据目前已发表的个案报道已知，棕色瘤可为单发或多发，可发生于下颌骨、椎体、肩胛骨、肱骨、骨盆等处。棕色瘤^{18}F-FDG PET/CT 表现无明显特异性，需与以下疾病鉴别。①多发性骨髓瘤：老年人多见，主要表现为膨胀样、虫噬样、穿凿样溶骨性破坏，病灶处 SUV_{max}常呈轻中度增高，而棕色瘤 SUV_{max}往往更高，此可作为二者的重要鉴别点。另外，多发性骨髓瘤患者尿中有本－周蛋白。②骨转移瘤：一般少有骨皮质变薄、中心膨大、骨质疏松等影像表现，PET/CT 全身显像多可找到明确的原发肿瘤，并且骨病变多分布于原发灶附近。③骨淋巴瘤：原发性骨淋巴瘤多为单发，多见于椎体，其他部位也可累及，多呈筛孔状、虫噬状溶骨性破坏，可有膨胀样改变，骨质边缘多有硬化，绝大部分伴有软组织肿块，可包绕骨骼生长，SUV_{max}显著增高。④骨巨细胞瘤：年轻人多见，多发于长骨干骺端，且多为单发，亦表现为膨胀样溶骨性破坏，但多呈偏心性，肿瘤中可有骨嵴形成，可伴有“皂泡征”，SUV_{max}常显著增高。⑤骨纤维发育不良：年轻人多见，常发生于四肢长骨，CT 上呈磨玻璃样、膨胀性病变，病灶内可见斑点状高密度软骨钙化或低密度坏死灶，常伴有骨骼畸形或病理性骨折。⑥骨结核：青中年多见，多发于脊柱椎体，椎间盘破坏明显，伴椎旁冷脓肿，骨病变处 SUV_{max}常增高，FDG 分布不均匀。PET/CT 全身显像可发现同时伴有其他部位结核灶，如肺结核、泌尿生殖系统结核等。此外，典型的结核中毒症状也可作为可靠的鉴别要点。⑦动脉瘤样骨囊肿：年轻人多见，常发生于长骨、椎体等，CT 表现为膨胀样偏心性溶骨病变，但不破坏关节面，肿瘤内可见骨嵴形成，腔内可有液平面，骨皮质变薄但完整，SUV_{max}通常降低。⑧巨细胞修复性肉芽肿：青中年多见，多发于颌面部，

CT 表现多为膨胀性溶骨破坏，边缘可有硬化，病变范围可能较棕色瘤更大，病灶内可见斑点状高密度骨碎片，未找到 PET/CT 显像应用的相关文献，但根据该疾病的病理及发生机制，可以推断病灶处 SUV_{max} 可能增高。

^{18}F-FDG PET/CT 显像能提示甲状旁腺腺瘤引起的多系统病变，如甲状旁腺区肿瘤、肾结石、全身骨骼骨质破坏范围及相应的 ^{18}F-FDG 摄取情况等，还能指导临床选择合适的穿刺活检部位（如病例 B 指导代谢增高的髂骨活检得出病理结论），对本病诊断具有重要意义，但 ^{18}F-FDG PET/CT 显像对本病的诊断并不特异，需要密切结合临床病史及实验室指标综合判断，同时需要与多种疾病鉴别。综合本两例病例和相关文献资料，若 ^{18}F-FDG PET/CT 显像有以下表现应高度怀疑 PHPT：①有单发或多发的膨胀样或囊样骨破坏病灶（棕色瘤），并伴有 FDG 分布明显增高；②全身严重骨质疏松；③双肾、输尿管多发结石、肾盂扩张积水，结石形态欠规则、体积较大，可能有肾萎缩；④颈部甲状腺区域、下颌部、胸骨后有单发或多发不明结节或肿块影，密度与软组织相仿或更低，FDG 分布轻度增高；⑤全身未发现明确的恶性肿瘤。该病起病缓慢、隐匿，高钙血症是 PHPT 的主要生化标志，临床上绝大多数患者以长期高血钙引起的全身骨痛、反复发作的泌尿系结石或消化性溃疡就诊，但并不是所有 PHPT 的患者都存在高钙血症，有文献报道有的患者虽无上述症状，但由于长期甲状旁腺素异常，也可能存在一系列非特异的精神系统症状，如易怒、焦虑和抑郁等。

参考文献

1. PRESS D M, SIPERSTEIN A E, BERBER E, et al. The prevalence of undiagnosed and unrecognized primary hyperparathyroidism: A population-based analysis from the electronic medical record [J]. Surgery, 2013, 154 (6): 1232 – 1238.
2. FRASER W D. Hyperparathyroidism [J]. Lancet, 2009, 374(9684): 145 – 158.
3. BILEZIKIAN J P, CUSANO N E, KHAN A A, et al. Primary hyperparathyroidism [J]. Nature Reviews Disease Primers, 2016, 2: 16033.
4. 王慧明, 王仁法. 棕色瘤误诊一例 [J]. 临床放射学杂志, 2015, 34(4): 668.
5. 杨玲, 蔡亮, 丁浩源, 等. ^{18}F-NaF PET/CT 骨显像在甲状旁腺功能亢进性骨病中的应用 [J]. 国际放射医学核医学杂志, 2019, 43(2): 132 – 139.
6. JOUAN A, ZABRANIECKI L, VINCENT V, et al. An unusual presentation of primary hyperparathyroidism: severe hypercalcemia and multiple brown tumors [J]. Joint Bone Spine, 2008, 75(2): 209 – 211.
7. 郑原印, 刘晓斌, 毛瑛玉, 等. 甲状旁腺腺瘤继发纤维囊性骨炎 1 例 [J]. 诊断病理学杂志, 2020, 27 (9): 663 – 664.
8. 赵威, 尹莉, 卢瑞刚, 等. 术前超声在原发性甲状旁腺功能亢进症中的临床应用价值 [J]. 中国超声医学杂志, 2021, 37(7): 745 – 748.
9. 李帝, 张琳, 邓大平. $^{99}Tc^{m}$-MIBI SPECT/CT 显像在原发性甲状旁腺功能亢进症诊断中的价值讨论 [J]. 中国辐射卫生, 2019, 28(2): 194 – 197.
10. 惠姣. 彩色多普勒超声和 MRI 在甲状旁腺腺瘤定性诊断中的价值及影像特点比较 [J]. 中国 CT 和 MRI 杂志, 2020, 18(12): 38 – 41.
11. KLUIJFHOUT W P, PASTERNAK J D, DRAKE F T, et al. Use of PET tracers for parathyroid localization: a systematic review and meta-analysis [J]. Langenbecks Arch Surg, 2016, 401(7): 925 – 935.
12. GAHIER P M, DRUI D, ANSQUER C, et al. Contribution of 18-FDG PET/CT to brown tumor detection in a

patient with primary hyperparathyroidism [J]. Joint Bone Spine, 2017, 84(2): 209-212.

13. 胡娜，肖立志，吴永港，等. 原发性甲状旁腺功能亢进症 PET-CT 表现 1 例 [J]. 中南大学学报(医学版)，2015，40(6)：697-701.

14. HU J, HE S, YANG J, et al. Management of brown tumor of spine with primary hyperparathyroidism: a case report and literature review [J]. Medicine (Baltimore), 2019, 98(14): 15007.

15. GUY M S, JACOB C, MCDONALD S D, et al. 18F-FDG PET/CT metabolic variability in functioning oncocytic parathyroid adenoma with brown tumors [J]. Clin Nucl Med, 2014, 39(4): 393-395.

16. XIE C, TSAKOK M, TAYLOR N, et al. Imaging of brown tumours: a pictorial review [J]. Insights into Imaging, 2019, 10(1): 75.

17. POPOVIK-MONEVSKA D, BOZOVIK-DVOJAKOVSKAS, POPOVSKI V, et al. Brown tumour in the mandible and skull osteosclerosis associated with primary hyperparathyroidism—a case report [J]. Open Access Macedonian Journal of Medical Sciences, 2018, 6(2): 406-409.

18. TOESCU S M, IBRAHIM M, O'DONOVAN D G, et al. Complex spinal fixation of a cervical vertebra Brown tumour: report of an unusual case [J]. British Journal of Neurosurgery, 2019, 33(6): 684-686.

19. BASARAN Y, INCE S, ALAGOZ E, et al. An unusual presentation of primary hyperparathyroidism: multiple brown tumors and coexisting thyroid carcinoma [J]. Revista Espaola De Medicina Nuclear E Imagen Molecular, 2016, 35(5): 321-324.

20. YADAV A K, PAWAR E, HARSOOR A, et al. Primary hyperparathyroidism with extensive brown tumours and distal humerus fracture—A case report—ScienceDirect [J]. International Journal of Surgery Case Reports, 2020, 66: 421-424.

21. 胡娜，肖立志，吴永港，等. 原发性甲状旁腺功能亢进症 PET-CT 表现 1 例 [J]. 中南大学学报(医学版)，2015(6)：697-701.

22. 李丽琴，王争明，李德鹏. 甲状旁腺腺瘤继发甲状旁腺功能亢进症 PET/CT 显像 1 例 [J]. 中国介入影像与治疗学，2010，7(3)：300.

23. GUILMETTE J, SADOW P M. Parathyroid Pathology [J]. Surgical Pathology Clinics, 2019, 12(4): 1007-1019.

(施彦坤 李蕾 整理)

病例 10
颈部血管肉瘤伴肺转移

病历摘要

【基本信息】

患者，女性，25 岁。

主诉：感右肩胛区乏力 1 年余，右颈静脉充盈扩张 3 月余。

现病史：患者 1 余年前无明显原因出现右肩胛区乏力感，活动后未见改善，后逐渐出现深呼吸时右颈部牵拉受限感，无明显疼痛及肿胀，前往医院就诊，颈椎未见明显异常，未行特殊治疗。3 个月前病情加重，出现右肩胛区疼痛伴右上肢肿胀，以及右颈静脉充盈扩张，偶有右上肢轻度麻木感，自诉抬高右上肢，肿胀可减轻。遂再次前往医院就诊，考虑血栓，利伐沙班治疗后未见明显好转。1 个月前患者行超声等检查显示右颈内静脉与锁骨下静脉汇合处占位。入院时患者精神状态良好。

既往史与家族史："左腹部血管瘤"手术史 24 年余，具体不详。患者 1 年前自觉胸闷，1 年前外院 CT 显示双肺微小结节灶，建议随访复查。否认家族性遗传病病史。

查体：右肩胛区按压轻度不适，无明显压痛，右颈部血管充盈扩张，右锁骨上窝可触及皮下肿胀质硬区，边界不清，大小约 4 cm × 3 cm，无明显压痛，未触及明显活动。右上肢轻度肿胀，肱动脉、桡动脉可触及搏动。

【辅助检查】

影像学检查。胸部 CTA：符合上腔静脉栓塞表现。颈部超声：右颈内静脉与锁骨下静脉汇合处低回声团块。颈部 MR 平扫 + 强化：右侧锁骨后占位性病变，考虑为肿瘤性病变，右侧头臂静脉受压变窄，分界不清。颈部 MR 平扫 + 强化提示（会诊）：右侧颈内静脉与锁骨下静脉汇合处占位，考虑肿瘤。锁骨下动脉 CTA：右侧锁骨下见软组织密度灶，大小约 4.2 cm × 3.9 cm × 3.0 cm，右侧锁骨下动脉包绕，管壁毛糙，管腔略变窄，以远管腔显示可；右侧头臂静脉及右侧颈总静脉、右侧锁骨下静脉近段局部受累及，管腔闭塞，以远管腔显示可；右侧颈部及锁骨上见多发小淋巴结；扫描范围内双肺多发结节灶，考虑转移可能性大。

实验室检查。血清肿瘤标志物：NSE、CEA、AFP、CA125、CA19-9、CA15-3、CA242、

CYFRA21-1、SCCA 均在正常范围内。HIV 抗原、抗体测定阴性，乙型肝炎表面抗原、丙型肝炎抗体、梅毒血清特异性抗体阴性。血常规：红细胞、白细胞及血小板计数正常。空腹血糖 4.2 mmol/L。肝肾功能、电解质正常。

【临床初步诊断】

①锁骨上窝肿瘤；②双肺结节，性质待排。

【临床关注点】

患者右锁骨区占位明确，病变来源及性质如何考虑？双肺结节与肿块有无相关性？

PET/CT检查

【操作流程与参数】

患者检查前禁食 6 h 以上，空腹血糖 4.6 mmol/L。^{18}F-FDG 剂量 5.99 mCi，患者体重 63 kg，注射后 1 小时检查。PET/CT 检查采用 GE Discovery STE PET/CT 扫描仪（美国 GE 公司）。采集参数：CT 扫描电压 140 kV，电流 80 mAs，层厚 5 mm。PET 扫描，3 分钟/床位。扫描范围为颅顶至股骨上段。图像采用 CT 扫描数据衰减矫正，图像重建采用有序子集最大期望值迭代法。

【PET/CT 所见】

右侧锁骨区见一高度不均匀摄取 FDG 的形态欠规则肿块影，大小约 37 mm × 28 mm，SUV_{max}为 13.4；双肺纹理增多，内见多发分布较弥漫、不同程度摄取 FDG 的微/小结节影，大者肺窗径线约 0.9 cm，SUV_{max}为 4.8（图 10－1）。

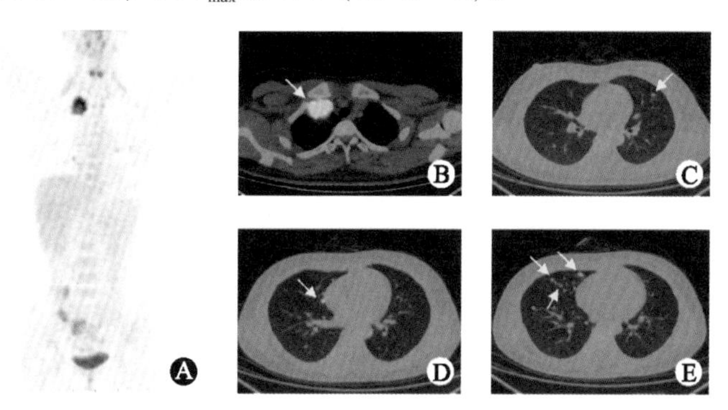

A 为体部 MIP 图；B 显示右侧锁骨区见异常高代谢肿块（箭头）；C～E 显示双肺见多发高代谢小结节（箭头）。

图 10－1 ^{18}F-FDG PET/CT

【PET/CT 诊断意见】

1. 右侧锁骨区高代谢软组织肿块考虑恶性。
2. 双肺多发高代谢结节，考虑双肺转移。

病例讨论

论点 1： 青年女性，右肩胛区乏力 1 年余，右颈静脉充盈扩张 3 月余。入院后体格检查显示右肩胛区按压轻度不适，无明显压痛，右颈部血管充盈扩张，右锁骨上窝可触及皮下肿胀质硬区，边界不清，大小约 4 cm × 3 cm，无明显压痛，未触及明显活动；右上肢轻度肿胀，肱动脉、桡动脉可触及搏动。超声、CT、MRI 等检查提示右侧锁骨上窝占位性病变且包绕血管致管腔狭窄、闭塞，考虑间叶组织来源，血管或神经，^{18}F-FDG PET/CT 提示右侧锁骨区肿块高度不均匀摄取 FDG，提示此肿块为恶性。

论点 2：患者 1 年前自觉胸闷，行胸部 CT 检查显示双肺微小结节灶，肺结节病史较长，遗憾的是该病例做 PET/CT 检查时未能对比 1 年前结节情况。该患者主要以肩胛区不适就诊，同时伴双肺多发高代谢小结节，未见钙化，倾向一元论考虑，结节的形态、分布特征支持转移灶，首先考虑锁骨区恶性肿瘤伴双肺多发转移，与肺上沟癌伴双肺转移鉴别。

【病例讨论小结】

患者为青年女性，因肩胛区不适感就诊，超声提示右侧锁骨区占位，CT 增强扫描及 MRI 增强扫描均提示为肿瘤性病变伴血管受累，且胸部 CT 提示双肺多发微小结节、性质待排。为排查全身情况、了解有无淋巴结转移及远处转移等情况行^{18}F-FDG PET/CT 检查，结果显示右侧锁骨区肿块高度不均质摄取 FDG；双肺见多发分布较弥漫、不同程度摄取 FDG 的微/小结节影。PET/CT 诊断为右侧锁骨区恶性肿瘤伴双肺多发转移，即 PET/CT 可用一元论解释颈部占位及双肺病变，且除此之外全身未见其他恶性征象及转移征象，为临床疾病诊断、分期及治疗方案制订提供了重要且较全面的影像学依据，后期还可用于治疗疗效的评估。若此病例未先取得病理结果，PET/CT 检查还可指导临床选择合适的穿刺活检部位。

病理诊断

右侧胸壁穿刺活检（图 10 - 2）：穿刺组织内见多处小灶性异型细胞巢，并可见病理性核分裂象，部分细胞巢内可见吻合状血管腔样结构，部分细胞巢呈实性、局部细胞上皮样，可见新生毛细血管腔样结构，结合免疫组化，符合恶性间叶源性肿瘤，考虑为血管肉瘤。免疫组化：CD34（血管内皮 +），CD31（血管内皮 +），ERG（ +），Fli-1（ +），CD99（小灶 +），Bcl-2（灶 +），S-100（灶），TTF-1（ - ），CK（ - ），EMA（灶 +），CK7（ - ），CK5/6（ - ），P63（ - ），Napsin-A（ - ），CR（ - ），WT-1（ - ），SMA（ - ），Desmin（ - ），INI-1（ +），Ki-67 局灶阳性率约 40% 。

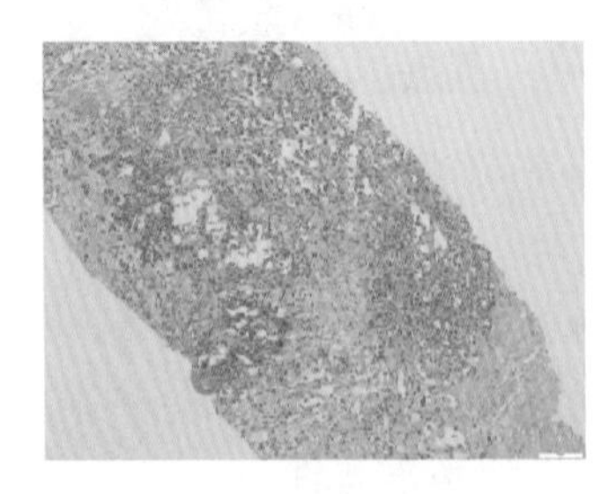

图 10 - 2　血管肉瘤（HE 染色，×100）

临床随访

该患者右侧锁骨区肿物活检诊断为血管肉瘤。肺部结节未进行穿刺，结合肺结节的形

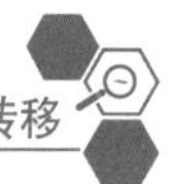

态、分布特征，考虑为血管肉瘤转移。3 个月后电话随访患者家属，患者转院治疗，行 5 周期化疗后（具体化疗方案不详），原锁骨区占位缩小约 1 cm（现约 3.2 cm），双肺结节有所减少/减小，患者化疗可耐受，一般情况可。

特邀专家点评

原发肿瘤位于右上胸腔内胸膜下或右肺上叶胸膜下，伴两肺内多发转移，常规诊断与鉴别诊断思路上应首先考虑肺癌或肺恶性肿瘤伴两侧肺内多发转移。患者年轻、临床不适主诉时间较长，用常见的上皮来源恶性肿瘤如肺癌来解释有矛盾之处，且患者就诊时已失去局部手术的机会，故最佳的临床路径是 CT 引导下右上肺胸膜下肿瘤穿刺活检取得病理诊断，并根据病理和基因检测结果寻找合适的全身治疗方案或靶向治疗方案。

右侧锁骨区高代谢肿块，还需要考虑到颈动脉瘤、神经鞘瘤、软组织肉瘤、淋巴瘤等，前两者属于良性病变，后两者为恶性病变且均可累及双肺。该患者感染指标阴性，临床无明显咳嗽、咳痰，双肺结节散在分布、部分呈高代谢，形态多为类圆形，具有转移性肺结节的影像特点。该患者右侧锁骨区高代谢占位、双肺多发高代谢小结节更倾向于用恶性病变并双肺多发转移的一元论解释。

讨论与文献综述

血管肉瘤（angiosarcoma，AS）是一种罕见的具有高度侵袭性的恶性肿瘤，起源于淋巴管或血管内皮细胞，是软组织肉瘤的一种亚型，临床发病率低，在人类所有软组织肉瘤中所占比例低于 2%，主要发生于成人和老年患者，可以发生于身体各组织器官，以头颈部（约 60%）、肝脏、肺脏、乳腺居多。虽然大多数血管肉瘤病因不明，但一些危险因素可能与血管肉瘤的发生有关，这些因素包括暴露于氯乙烯、二氧化钍、砷、合成代谢类固醇等毒素、放疗史、手术或放射治疗后出现的慢性淋巴水肿（Stewart Treves 综合征），以及若干遗传综合征包括 NF-1 相关神经纤维瘤病、BRCA1/BRCA2 及 IDH1 相关的 Maffucci 综合征和 PIK3CA 相关的 Klippel-Trenaunay 综合征。血管肉瘤是一种恶性程度较高的肿瘤，局部复发和远处转移发生率高，高远红等对 41 例经病理证实的血管肉瘤进行分析后发现局部复发率可高达 38.9%，远处转移率约 44.4%，转移部位依次为淋巴结、肺、肝脏、骨等；Naka 等对 47 例血管肉瘤病例进行了尸检，其中肺转移 80.8%、肝脏转移 44.7%、骨转移 44.7%、区域淋巴结转移 29.8%、肾上腺转移 29.8%、胸膜转移 21.3%、其他 53.2%。血管肉瘤预后差，5 年生存率仅为 10%～35%。临床强调综合治疗，如高远红等认为手术切除辅以放射治疗的疗效最好。

不同组织器官的血管肉瘤临床症状各异，由于血管肉瘤的罕见性和临床表现的非特异性，使其很难与其他软组织肿瘤进行鉴别。如头面部血管肉瘤多见于老年男性，早期临床表现为头面部紫红色/暗红色淤斑、浸润性斑块，随后出现暗红色、紫黑色结节，伴溃疡、出血。发病初期皮损无特异性，容易与其他疾病混淆，如皮炎、血管瘤、头皮血肿、毛囊炎及真菌感染等。颈部软组织血管肉瘤临床表现为局部肿块伴或不伴疼痛、侵犯周围组织，以及由此引起的继发症状如侵犯血管导致局部缺血及回流障碍等。乳腺原发性血管肉瘤比较少见，好发于 20～50 岁的育龄妇女，临床上多表现为乳房深部生长迅速的无痛性肿块，肿瘤累及表面皮肤时可呈紫红色，分化好的血管肉瘤易误诊为良性肿瘤如海绵状血管瘤、乳头状内皮增生及乳腺假血管瘤样间质增生等。心脏的血管肉瘤更为罕见，多起源于右心房，心脏血管肉瘤临床表现为肿物占位、侵犯，以及由此引起的继发症状，如咳嗽、胸痛、呼吸困难、咯血等，此外也可因肿瘤的快速浸润性生长出现严重右心衰竭、心肌破裂和心脏压塞等，需要与心房黏液瘤、原发性心脏淋巴瘤、心脏海绵状血管瘤等疾病进行鉴别。

研究表明，血管肉瘤肿瘤血管内皮细胞标志物如 CD31、CD34、FLi-1 和 ERG 阳性。CD31、CD34 是传统的血管内皮标志物，在血管源性肿瘤中使用较多，敏感性及特异性较好；但两者不能单独用于血管肿瘤的诊断，因为 CD31 在巨噬细胞、浆细胞等血液来源的细胞也可表达阳性，一些其他肉瘤（如上皮样肉瘤等）和胃肠道间质肿瘤中 CD34 也可表达阳性。FLi-1 和 ERG 是相对高度敏感和特异的标记血管肉瘤的新抗体。ERG 是内皮细胞分化的标志，几乎所有的良、恶性血管肿瘤均可表达，尤其是血管肉瘤。文献报道，核转录因子 FLi-1 可标记出 >95% 的血管肿瘤，但非特异性，一些其他疾病如黑色素瘤 FLi-1 也可阳性，所以需要联合其他免疫指标综合判断。综上所述，以上标志物联合应用可提高血管肉瘤诊断的准确性，减少漏诊、误诊。另外，Ki-67 阳性指数均 >30%，最高可达 60%，提示肿瘤为恶性。

^{18}F-FDG PET/CT 可用于评估 AS 病灶局部侵犯程度，并可较早检测出淋巴结或远处脏器的转移灶，对肿瘤分期做出准确的评估，还可用于治疗后的疗效评价。绝大部分恶性肿瘤葡萄糖代谢活跃，^{18}F-FDG PET/CT 显像可检测出体积较小的肿瘤。AS 的 PET/CT 报道多是个案的形式，多篇文献报道的不同部位的 AS 病灶大多^{18}F-FDG 代谢增高。本病例右侧锁骨区肿物呈明显不均质高代谢，SUV_{max}为 13.4，肺结节分布较弥散、部分小结节高代谢，SUV_{max}为 4.8，提示为恶性病变伴双肺多发转移。在鉴别诊断方面，颈部软组织 AS 需要与其他肿瘤进行鉴别，如神经源性肿瘤、颈动脉瘤、淋巴瘤等。淋巴瘤也可表现为局部软组织肿块/结节，FDG 代谢增高，而原发性肺淋巴瘤，病灶常表现为大片实变影；继发性肺淋巴瘤常表现为单发或多发的结节/肿块，周边渗出，PET/CT 病灶高代谢。相较于肺部结节型淋巴瘤，肺部转移性结节弥漫性分布、多呈类圆形，且 FDG 代谢不同程度增高。PET/CT 检查通过观察肺内结节的分布特征、形态、大小、代谢程度及周围肺组织情况等有利于两者鉴别，动态观察患者不同时期胸部 CT 可对比结节数目、分布、形态、大小等变化，也有利于影像学诊断与鉴别诊断。然而影像学检查不能明确组织学诊断，最终需行病理检查确诊。

本文提供的病例为青年女性，右侧锁骨区高代谢肿块伴双肺多发小结节，且部分结节高代谢，符合恶性肿瘤伴双肺多发转移的图像表现。对于临床发现的软组织占位性病变，同时胸部 CT 平扫提示双肺多发结节、性质待定的病例，推荐行^{18}F-FDG PET/CT 检查，不仅可用于早期诊断、全身评估、指导穿刺活检，还可为临床分期及治疗方案制订提供充足的功能影像学依据，也有助于评估治疗疗效。

参考文献

1. YOUNG R J, BROWN N J, REED M W, et al. Angiosarcoma [J]. The Lancet Oncologe, 2010, 11(10): 983-991.
2. FANG M. Angiosarcoma: a review of diagnosis and current treatment [J]. American Journal of Cancer

Research, 2019, 9(11): 2303 - 2313.

3. WILKY B A. Current and future directions for angiosarcoma therapy [J]. Current Treatment Options in Oncology, 2018, 19(3): 14.
4. GABALLAH A H, JENSEN C T, PALMQUIST S, et al. Angiosarcoma: clinical and imaging features from head to toe [J]. Br J Radiol, 2017, 90(1075): 20170039.
5. ZY Z, YJ C, XL G, et al. Characteristics and outcomes of primary angiosarcoma [J]. Zhonghua Zhong Liu Za Zhi, 2019, 41(9): 693 - 697.
6. MAHDI Y, ROUAS L, MALIHY A, et al. Diagnostic difficulties of primary angiosarcoma of the breast: a case report [J]. J Med Case Rep, 2018, 12(1): 228.
7. 高远红, 张玉晶, 钱图南, 等. 血管肉瘤的临床分析 [J]. 中华放射肿瘤学杂志, 2000(4): 32 - 35.
8. NAKA N, OHSAWA M, TOMITA Y, et al. Prognostic factors in angiosarcoma: a multivariate analysis of 55 cases. J Surg Oncol, 1996, 61: 170 - 176.
9. 黄榆秀. 头面部血管肉瘤 7 例报告和文献研究 [D]. 南宁: 广西医科大学, 2019.
10. JAGTAP S V, SHUKLA D, BONDE V S, et al. Primary angiosarcoma of the breast: an uncommon histopathological subtype [J]. J Clin Diagn Res, 2015, 9(12): ED05 - ED06.
11. 马燕红, 李艳青. 乳腺原发性血管肉瘤一例的临床分析并文献复习 [J]. 中华乳腺病杂志(电子版), 2019, 13(6): 381 - 383.
12. PATEL S D, PETERSON A, BARTCZAK A, et al. Primary cardiac angiosarcoma-a review. Med Sci Monit, 2014, 20: 103 - 109.
13. KUIJPER A, VAN DER GROEP P, VAN DER WALL E, et al. Expression of hypoxia-inducible factor—1 alphaand its downstream targets in fibroepithelial tumors of the breast [J]. Breast Cancer Res, 2005, 7(5): 808 - 818.
14. WILLIAMSON S R, EBLE J N, CHENG L, et al. Clear cell papillary renal cell carcinoma: differential diagnosis and extended immunohistochemical profile [J]. Mod Pathol, 2013, 26(5): 697 - 708.
15. PARK J H, LEE C, SUH J H, et al. Clear cell papillary renal cellcarcinoma: a report of 15 cases including three cases of concurrent other-type renal cell carcinomas [J]. Korean J Pathol, 2012, 46(6): 541 - 547.
16. 孙金萍, 李海, 宋国新, 等. 原发性肝血管肉瘤 6 例临床病理分析 [J]. 诊断病理学杂志, 2016, 23(1): 19 - 22, 26.
17. 陈皓田, 王让, 付祎云, 等. 原发脾血管肉瘤伴骨转移^{18}F-FDG PET/CT 表现 1 例 [J]. 中国医学影像学杂志, 2020, 28(3): 229 - 231.
18. 黄文鹏, 韩懿静, 李莉明, 等. 原发性心包血管肉瘤侵及右心房一例 [J]. 影像诊断与介入放射学, 2021, 30(2): 143 - 146.
19. 孙晓琰. 肺血管肉瘤的^{18}F-FDG PET/CT 诊断价值的初步探讨[C]// 中国中西医结合学会医学影像专业委员会第十五次全国学术大会暨上海市中西医结合学会医学影像专业委员会 2017 年学术年会暨《医学影像新技术的临床应用》国家级继续教育学习班资料汇编. [出版者不详], 2017: 557.
20. 王剑杰, 陈燕, 蒲朝煜, 等. 原发性肝血管肉瘤 4 例 PET/CT 诊断分析 [J]. 武警医学, 2016, 27(11): 1133 - 1135.
21. 孙美玲, 程爱萍. 侵及多脏器血管肉瘤^{18}F-FDG PET-CT 显像 1 例 [J]. 军事医学, 2015, 39(11): 890 - 891.
22. 王晓梅, 王靖红, 吴重重, 等. 以肺内病变为首发症状的淋巴瘤多层螺旋 CT 与 PET/CT 表现 [J]. 中国医学影像学杂志, 2015, 23(9): 677 - 681.

（宋萌萌　整理）

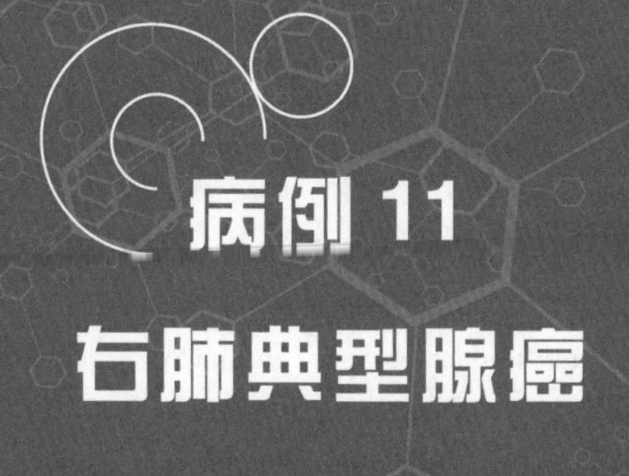

病例 11 右肺典型腺癌

病历摘要

【基本信息】

患者，女性，73 岁。

主诉：咳嗽 3 个月。

现病史：患者 3 个月前无明显诱因出现间断咳嗽，伴少量咳痰，胸前正中不适感，不伴进食呛咳。无声音嘶哑、胸背痛、胸痛及低热盗汗等不适。症状无明显好转，1 周前于当地医院就诊行 CT 显示右肺中叶占位。患者自发病以来，精神可，睡眠正常，大小便正常，体重无明显减轻。

既往史与家族史：平素身体健康，否认家族遗传病病史，青霉素及头孢曲松皮试过敏,无其他特殊病史。

查体：浅表淋巴结未扪及肿大。双肺叩诊呈清音，双肺呼吸音清，双肺未闻及干湿性啰音，未闻及胸膜摩擦音。心前区无隆起，未见异常心尖搏动，心前区未触及震颤，无心包摩擦感及抬举性心尖搏动。心界正常。心率：69 次/分。

【辅助检查】

影像学检查。胸部 CT 平扫：右肺中叶不规则软组织结节，浅分叶，边缘短小毛刺，邻近胸膜牵拉，支气管远端截断，考虑右肺中叶肺癌，右肺门肿大淋巴结考虑转移（图 11－1）。

实验室检查。血常规：血红蛋白 132 g/L，白细胞及血小板计数正常。血清尿酸 528 μmol/L，肌酐 147 μmol/L，血清白蛋白 28.4 g/L。血清肿瘤标志物：鳞癌抗原 CA211 4.8 ng/mL，CEA、AFP、SCCAg、NSE 在正常范围内。

【临床初步诊断】

右肺占位。

【临床关注点】

老年女性，慢性病程，肿瘤标志物 CA211 升高。CT 检查提示右肺占位。病变性质如何考虑？肺癌可能性大，感染、结核能否排除。

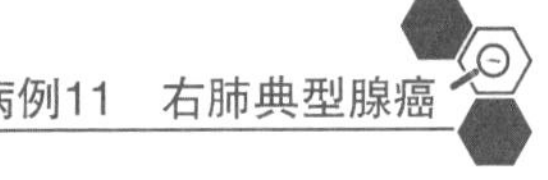

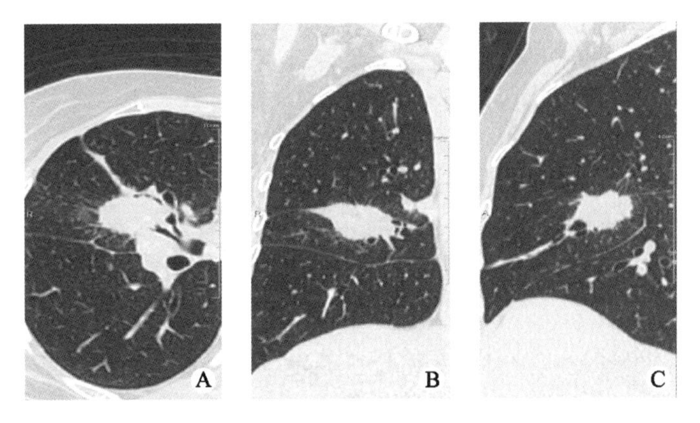

右肺中叶不规则软组织结节，浅分叶，边缘见短小毛刺。

图 11－1　胸部 CT 平扫

PET/CT检查

【操作流程与参数】

患者检查前禁食 6 h 以上，空腹血糖 5.3 mmol/L。^{18}F-FDG 剂量 6.73 mCi，注射后 1 小时检查。PET/CT 检查采用上海联影 UMI 780 PET/CT 扫描仪。采集参数：CT 扫描电压 120 kV，电流采用自动毫安秒，螺距 0.8 m/s，层厚 5 mm。PET 扫描，2.5 分钟/床位。扫描范围为颅顶至大腿上段。图像采用 CT 扫描数据衰减矫正，图像重建采用有序子集最大期望值迭代法。

【PET/CT 所见】

右肺中叶软组织结节，放射性浓聚，SUV_{max} 约 11.0，大小约 2.5 cm×2.9 cm，边缘毛糙，呈浅分叶，邻近肺见斑片条索影，放射性分布未见明显异常；右肺上叶小结节放射性分布未见明显异常；余双侧肺纹理未见明显异常，气管、支气管通畅。纵隔隆突下及右肺门多发肿大淋巴结放射性分布浓聚，SUV_{max} 约 12.9，大者约 1.5 cm×1.8 cm。双侧胸腔见少量液性密度影。左肺门及双侧腋窝未见明显肿大淋巴结及异常放射性分布。食管形态、结构及放射性分布未见明显异常。双侧乳腺结构及放射性分布未见异常。(图 11－2)

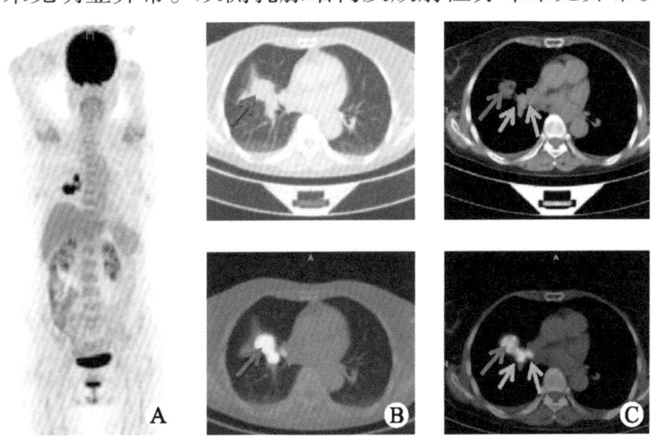

右肺中叶见软组织结节，明显高代谢，SUV_{max} 约 11.0（红箭头）；右肺门见增大淋巴结，明显高代谢（绿箭头）。

图 11－2　^{18}F-FDG PET/CT

【PET/CT 诊断意见】

1. 右肺中叶软组织结节代谢活跃，考虑肺癌伴远端阻塞性肺炎；纵隔及右肺门多发淋巴结代谢活跃，考虑转移。

2. 右肺上叶小结节代谢未见明显异常，疑增殖灶，建议随诊；双侧胸腔少量积液。

3. 余躯干及脑部 PET/CT 检查未见明显异常代谢征象。

病例讨论

论点 1：患者，老年女性，因咳嗽就诊，无发热、伴少量咳痰，肺部 CT 提示右肺占位，病灶位于右肺中叶，密度均匀，边缘毛刺，邻近胸膜牵拉，PET/CT 提示糖代谢活跃，右肺门亦可见明显高代谢淋巴结，具有多种典型恶性征象，初步诊断考虑肺癌，还需要排除特殊感染，如结核。

论点 2：同意肺癌诊断，需鉴别结核球。结核球呈慢性病程，边缘多光滑，呈圆形或椭圆形，内可见钙化，该病例与典型结核球易鉴别，但部分结核球可不规则，边缘可有长毛刺、浅分叶，PET/CT 糖代谢较活跃，有时很难与肺癌鉴别，往往需要穿刺活检或手术病理证实。

论点 3：根据患者年龄、病变影像特征、临床症状，同意肺癌作为第一诊断。患者血常规正常，无明显发热、咳嗽，病变边界相对较清晰、局限，急性肺炎可能性较低。慢性炎性病变以纤维成分为主，伴有淋巴细胞浸润，PET/CT 一般糖代谢不高，基本可以排除慢性炎性病变，除了鉴别肺结核，还需要和真菌感染相鉴别，建议完善结核、真菌相关实验室检查。

【病例讨论小结】

该患者肺内孤立实性结节，具有多个恶性征象，如肺结节大小、密度、形态、边缘、周围组织情况均呈恶性表现，加之患者年龄较大，无发热，CA211 鳞癌相关肿瘤指标轻度增高，综合考虑肺癌为第一诊断。肺结节的诊断主要依赖于 CT，结节根据密度分为实性结节、部分实性结节和纯磨玻璃结节，部分实性结节恶性率最高，小实性结节多为良性，“分叶、毛刺、胸膜凹陷征”是恶性病变的特点。CT 为主的影像学诊断肺内孤立性结节主要依赖于形态学、灌注成像参数等资料，PET/CT 可以提供关于肿瘤糖代谢方面的信息，有利于肺肿瘤的良、恶性鉴别。一些急性炎症在 PET/CT 上也可以表现为高代谢，但是形态上往往呈片状，边缘模糊，支气管较通畅。总之，多种影像学相互补充，可以更好地诊断肺结节。

病理诊断

右肺中叶周围型浸润性腺癌（低分化）（图 11－3），以微乳头型生长方式为主（50%）伴乳头状成分（20%）及腺泡状成分（30%），肿物大小 3 cm×2.5 cm×2.5 cm。累及脏层胸膜，见脉管内癌栓，神经侵犯（－）。支气管切缘见癌。

胸膜结节纤维组织中见腺癌浸润。淋巴结内见转移癌（15/24），第 2 组1/3、第 4 组1/2、第 7 组 2/4、第 8 组 0/1、第 10 组 5/7、第 11 组 6/7。

免疫组化：TTF-1（+）、NapsinA（+）、CK5/6（-）、Ki-67（+，40%）、ALK-D5F3（-）、ALK-Negative（-）、P40（-）。

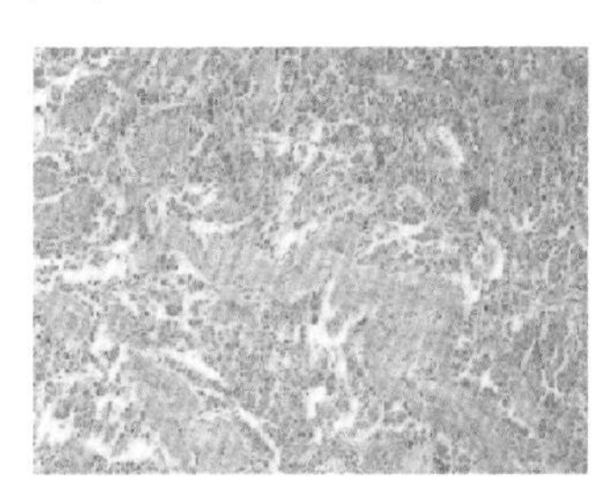

图11-3　肺腺癌（HE，×100）

临床随访

该患者通过手术病理，证实为右肺中叶肺腺癌，伴纵隔、右肺门淋巴结转移，术后随访两年，无复发转移。

特邀专家点评

在绝大多数地区，肺部占位病变是临床申请PET/CT检查的主要原因，一般占PET/CT工作量的一半以上。对有明确影像特征的病例，CT通常是最有效而便捷的诊断手段，而PET/CT在肺部病变的主要作用：①协助病变定性，特别是良、恶性病灶的鉴别；②协助明确病变波及范围，如寻找转移灶、原发灶等；③根据影像学特点，协助对患者进行风险分层或预后估测；④协助治疗方案选择、治疗响应监测；⑤对治疗后复发或病情改变进行监测。本例的临床、CT和PET/CT表现都比较典型，鉴别诊断的考虑也比较周到，这里应该注意，在分析影像结果时，除了充分了解和考虑临床、实验室和其他影像的相关信息外，根据手中的证据，遵循诊断常规，以常见病和一元论为主要指导，不宜“剑走偏锋”，把少见病、特殊病当作首先考虑的诊断，以免以偏概全、挂一漏万。

讨论与文献综述

肺癌是导致全世界肿瘤相关死亡最重要的原因，且其死亡率还在逐年上升。在年龄分布中肺腺癌患者发病年龄主要为40~69岁，占总人数的85.5%，其他年龄段病例相对较少。当前，肺癌的治疗手段主要包括手术、化疗、放疗及靶向治疗等，手术是主要治疗方法。很多早期肺癌患者通过手术治疗，其5年生存率能够达到54%~73%；对于晚期肺癌患者，只有15%拥有手术机会，手术后5年生存率只有2%。因此，早诊断、早治疗、治疗后规范疗效评估及后期随访是决定肺癌患者生存质量及预后评估的重要手段。

肺癌分类包括非小细胞肺癌及小细胞肺癌。非小细胞肺癌占肺癌总数的80%~85%，其中肺腺癌占非小细胞肺癌40%、肺鳞癌占20%~30%、大细胞肺癌占10%。在肺癌中，最常见的病理分型为腺癌，它占所有原发肺部恶性肿瘤的30%~35%，而且近10年腺癌的发生率还在逐年增长。相当一部分早期肺腺癌仅表现为孤立的磨玻璃样结节，因此，在肺癌的诊断中孤立性肺结节的早期诊断和监测显得尤为重要。其中肺腺癌一般好发于女性和不吸烟者。男性略多于女性，男女比例相似，这也可能与不吸烟的男性居多相关。CA211 由细胞角质蛋白 19 两个单克隆抗体组成，是正常及恶性的上皮细胞支架蛋白，存在于单、复层上皮肿瘤细胞的胞质内，在上皮细胞来源的肿瘤组织，如腺癌、鳞癌中含量增加，当细胞死亡时溶解的片段释放入血，使血清 CA211 含量升高。

肺癌的影像学征象表现多样，可以表现为实性结节，也可以呈磨玻璃样表现。在实性结节中，CT 恶性征象包括分叶征、毛刺征、胸膜牵拉、支气管截断、内伴支气管穿行、支气管纠集、内伴细小钙化、内伴空洞或空泡及结节周围伴阻塞性肺炎等。分叶征为恶性结节的一项典型征象，是由于肿瘤生长速度不均、分化不一而形成；而在良性结节中分叶征比较少见。毛刺征亦是肺结节的主要鉴别诊断指标之一，对肺癌的检出率约 90%。结节内及其周边增生的纤维组织形成提示肿瘤具有浸润性生长的能力，可以沿肺泡壁、淋巴管、血管浸润生长，这是形成毛刺征的主要原因。胸膜牵拉的原因包括瘤体内的纤维性收缩，伴或不伴胸膜增厚和粘连。肿瘤直接侵犯胸膜边缘，胸膜牵拉的方向与肿块所在肺叶的支气管血管束方向一致。肿瘤对支气管的影响包括肿瘤阻断支气管，表现为支气管截断；支气管被肿瘤包绕在内，肿块内可见支气管穿行；肿块压迫支气管使支气管受压和移位；侵及光滑的黏膜层使支气管壁增厚等。

对于恶性肿瘤的评价，^{18}F-FDG PET/CT 检查是一项非常有价值的诊断手段。PET/CT 检查结合了 PET 的代谢显像和 CT 扫描的形态及解剖定位优势，其主要用于恶性肿瘤的诊断、分期、疗效评价及预后评估等方面。CT 检查具有较好的空间分辨率，可以弥补 PET 空间分辨率的不足，两者相互结合，使得 PET/CT 检查的诊断灵敏度、特异度及精确度均较高。在 PET/CT 诊断中，原发肿瘤 SUV_{max}越大，提示病灶为恶性肿瘤的可能性越大，但是 SUV_{max}不能作为病灶诊断恶性的绝对依据，即便 SUV_{max}无升高，也不能完全排除恶性。尤其在肺腺癌磨玻璃小结节中，部分病灶代谢几乎呈不摄取状态，但病理证实病灶为恶性。有研究表明，当界限 $SUV_{max} \geq 2.5$ 时可以检测恶性淋巴结特异性为 19%，而 $SUV_{max} \geq 5.5$ 时特异性为 100%。该患者 PET/CT 纵隔内仅见纵隔隆突下淋巴结增大伴代谢增高，而病理有多组纵隔淋巴结转移，这也说明仅凭 FDG 摄取 SUV_{max}，无法完全检出转移淋巴结，这可能与转移淋巴结中肿瘤成分较少有关。另外，有较多案例报道淋巴结结核、炎性增生淋巴结也可呈现出高葡萄糖代谢的 PET/CT 表现。因为当淋巴结发生炎症时，单核细胞、巨噬细胞、淋巴细胞、上皮细胞和其他慢性炎症细胞会积累，激活炎症细胞可能会显著增加糖酵解，由于糖代谢的增加，也会导致 FDG 摄取增高。

大多数患者行 PET/CT 检查前，因 X 线片、CT 发现肺部占位来就诊，其临床表现各异。患者就诊前典型的临床表现可以较好诊断，但当临床表现不典型时，更应该结合患者影像学征象及实验室相关辅助检查等综合做出判断。鉴别诊断需考虑：①肺曲霉菌病，是真菌繁殖过程中，菌丝、纤维素和细胞黏液形成混合曲霉菌球，表现为圆形和类圆形，大小多在 3 ~ 4 cm，曲菌球可有钙化，且可随体位变化，总是处于近地位，典型征象为空气半月征。②肺结核，好发于肺尖、锁骨下区及下叶背段，结核球表现为圆形、类圆形阴影，周边密度稍高，中心有时可见低密度影，为小空洞表现，部分病灶边缘呈浅分叶，少数可见长毛刺，可见周围卫星病灶，FDG 显像可呈高代谢，有时很难与肺腺癌鉴别。③肺错构瘤，不是真性肿瘤，而是肿瘤样病变，是内胚层与间胚层发育异常而形成，瘤体内有爆米花样钙化为其典型征象，病变边缘光滑清楚，含脂肪密度具有重要诊断意义，肺错构瘤 FDG 代谢往往不高。④肺淋巴瘤，淋巴瘤如发生在淋巴结外，称为结外型淋巴瘤，结外型淋巴瘤以非霍奇金淋巴瘤为主，有文献报道淋巴瘤肺侵犯的影像学表现，CT 及 PET/CT 可分为肿块结节型、血行播散型、肺内淋巴组织受侵犯型及胸膜病变型。淋巴瘤 PET/CT 表现为全身或局部多发淋巴结肿大，淋巴结多显示融合征象，大部分病例合并脾大或者脾脏病变、脾脏 FDG 摄取增高，以及骨质改变、全身骨骼 FDG 摄取增高。淋巴瘤的 FDG 摄取一般较良性病变摄取高。⑤结节病，是一种累及多器官、多系统非干酪样坏死性上皮细胞肉芽肿性疾病。其发病原因及机制尚不明确，常累及呼吸或淋巴系统，中青年多见，女性多于男性。该病发病率低，无特异性临床表现，临床上多以咳嗽、咳痰为主要状，或因体检发现就诊。胸部 X 线片及 CT 表现多不典型，容易漏诊或误诊。患者容易出现双肺门淋巴结肿大、肺内病灶及肺外淋巴结肿大，肺内病灶表现为双肺多发粟粒样结节，FDG 相对摄取较高，具有较典型的征象。

综上所述，肺腺癌的发病高峰主要在 40～69 岁，男女性别差异不大，肺腺癌表现多种多样，由于可有同病异影、异病同影，所以病理仍是诊断肺腺癌的金标准，PET/CT 不能取代病理学诊断而做出肺部肿瘤的分类及分型的诊断。我们应结合糖代谢特征、结节及周围淋巴结影像表现、临床特征等进行全面分析，寻找蛛丝马迹，必要时建议患者进行穿刺活检，以提高诊断正确率，避免延误或过度治疗。

参考文献

1. 曹立武，谢召勇，朱志磊，等. 磨玻璃结节肺腺癌组织学与 CT 表现特点对比研究［J］. 中国 CT 和 MRI 杂志，2022，20(7)：4.
2. 马进林，马晓艳，王海强. 肺癌孤立性肺结节患者 64 排螺旋 CT 扫描影像特点分析［J］. 中华肺部疾病杂志(电子版)，2021，14(1)：48－52.
3. 虞梁，王俊，李洪，等. 肺磨玻璃结节 CT 影像征象鉴别诊断肺浸润性腺癌与微浸润腺癌［J］. 南京医科大学学报(自然科学版)，2020，40(2)：248－251.
4. 顾康琛，田楷，姚文君，等. 表现为磨玻璃结节的肺腺癌薄层 CT 征象分析及病理分型对照［J］. 安徽医科大学学报，2021(056)010.
5. 刘垚，华晨辰，范国华. 肺磨玻璃结节 HRCT 影像特征与肺腺癌病理分型的相关性研究［J］. 医学影像学杂志，2020，30(4)：5.
6. 王淑侠，徐卫平，李东江，等. 从标准摄取值预测肿瘤的侵袭性：206 例肺癌 PET 分析［J］. 中国医学影像技术，2006，22(5)：3.
7. 周欣，张慧媛，王淑静，等. 非小细胞肺癌靶向 PET 显像的临床研究进展［J］. 中华临床医师杂志：电子版，2021，15(2)：6.
8. ITOK，MOROOKA M，KUBOTA K. Kikuchi disease：^{18}F-FDG positron emission tomography/computed tomography of lymph node uptake［J］. Jpn J Radiol，2010，28(1)：15－19.
9. PAYABVASH S，MERIC K，CAYCI Z. Differentiation of benign from malignant cervical lymph nodes in patients with head and neck cancer using PET/CT imaging［J］. Clin Imaging，2016，40(1)：101－105.
10. HOU S，SHEN J，TAN J. Case report：multiple systemic disseminated tuberculosis mimicking lymphoma on ^{18}F-FDG PET/CT［J］. Medicine (Baltimore)，2017，96(29)：7248.

（王海洋　整理）

病例 12 肺结核伴多发骨质破坏

病历摘要

【基本信息】

患者，男性，51 岁。

主诉：咳嗽、咳痰，痰中带血丝 3 个月。

现病史：患者 3 个月前出现右侧胸部不适，当地医院胸部 X 线片未见明显异常。后出现咳嗽、咳痰，痰中带血丝，胸部 CT 显示右肺上叶部分不张，右肺上叶占位，右侧第 7 肋骨骨质破坏。行支气管镜检查未见肿瘤细胞，口服莫西沙星治疗后咳嗽、咳痰减轻，治疗 1 个月后复查胸部 CT 显示右肺上叶病灶较前无明显变化，右侧第 7 肋骨骨质破坏。入院时患者精神状态良好。

既往史与家族史：17 年前诊断乙型肝炎。否认结核病史，家庭成员无结核病史。否认高血压、冠心病等病史，否认外伤、手术、输血史。否认药物过敏史。

查体：未触及浅表肿大淋巴结。右前胸壁可触及一核桃样大小包块，无压痛，位置固定，边界不清。右上肺呼吸音低，双肺未闻及干湿性啰音。心率 70 次/分，律齐。腹软，肝脾未触及，双下肢无水肿。

【辅助检查】

影像学检查：外院胸部 CT 提示右肺上叶部分不张，右肺上叶占位，右侧第 7 肋骨骨质破坏。

实验室检查：超敏 C 反应蛋白 37.4 mg/L↑，红细胞沉降率（简称血沉）36 mm/h↑，血红蛋白、白细胞及血小板计数正常；血清肿瘤标志物：CEA、AFP、PSA、CA125、CA19-9、CA15-3、CA7-24、CYFRA21-1、NSE 在正常范围内；磷 0.75 mmol/L↓，IgG 抗体 19.18 g/L↑，AST、ALT、胆红素测定、葡萄糖测定、降钙素原、过敏原均未见异常。乙型肝炎表面抗原阳性；结明试验弱阳性。

【临床初步诊断】

①肺部阴影，肺癌可能性大；②乙型肝炎。

【临床关注点】

中老年男性，肿瘤标志物无异常。右肺上叶占位，同时 CT 提示右侧局部肋骨破坏，二者是否有关联，可否用一元论解释？病变的性质如何考虑？

PET/CT检查

【操作流程与参数】

患者检查前禁食 6 h 以上，空腹血糖 6.08 mmol/L。^{18}F-FDG 剂量 6.7 mCi，注射后 1 小时检查。PET/CT 检查采用 Discovery VCT PET/CT 扫描仪（美国 GE 公司）。采集参数：CT 扫描电压 120 kV，电流采用自动毫安秒，重建层厚 3.75 mm。PET 扫描，3 分钟/床位。扫描范围为颅顶至足底。图像采用 CT 扫描数据衰减矫正，图像重建采用有序子集最大期望值迭代法。

【PET/CT 所见】

右肺上叶前段纵隔旁见楔形团块影，大小约 65 mm × 30 mm × 59 mm，边界尚清楚，FDG 摄取不均匀增高，SUV_{max}为 15.0；纵隔 4R、6 区及右肺门见多个肿大淋巴结影，FDG 摄取异常增高，SUV_{max}为 10.0；右侧第 7 前肋见溶骨性骨质破坏，伴软组织肿胀，范围约 33 mm × 44 mm，FDG 摄取明显增高，SUV_{max}为 18.7；胸 12 椎体及左侧骶髂关节髂骨面见骨质破坏，FDG 摄取明显增高，SUV_{max}分别为 13.2 和 7.0（图 12－1）。

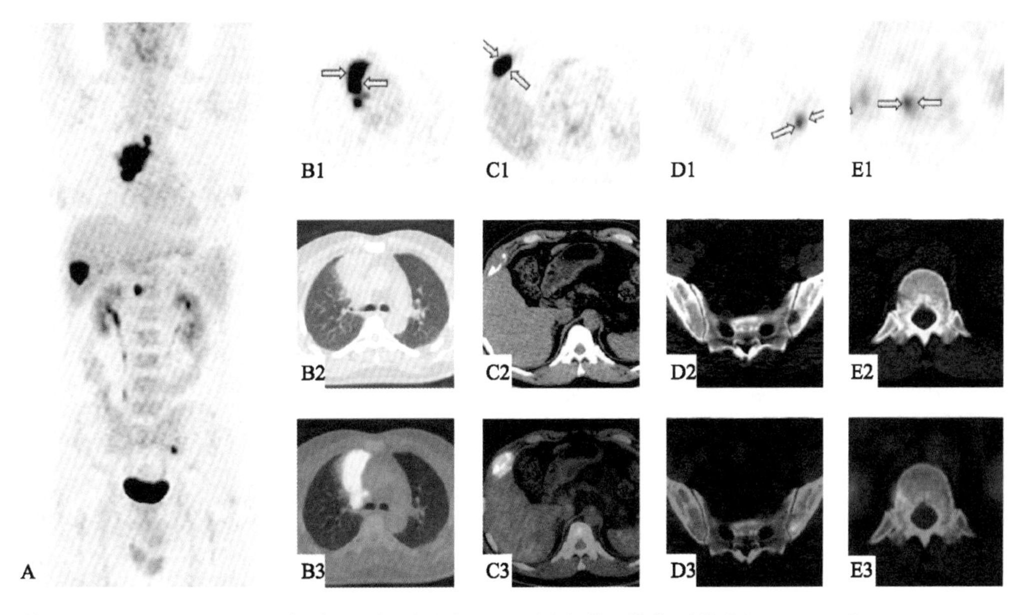

A 为体部 MIP 图；B1～B3 显示右肺上叶楔形团块，FDG 摄取明显增高（箭头），SUV_{max}为 15.0；C1～C3 显示右侧第 7 前肋骨质破坏，周围软组织肿胀（箭头），FDG 摄取明显增高，SUV_{max}为 18.7；D1～D3 显示左侧骶髂关节髂骨面溶骨性骨质破坏，FDG 摄取明显增高（箭头），SUV_{max}为 7.0；E1～E3 显示胸 12 椎体溶骨性骨质破坏，FDG 摄取明显增高，SUV_{max}为 13.2。

图 12－1 ^{18}F-FDG PET/CT

【PET/CT 诊断意见】

1. 右肺上叶改变，考虑肺癌。

2. 纵隔多组、右肺门淋巴结转移；多发骨转移。

病例讨论

论点 1：中年男性，慢性起病，有咳嗽、咳痰，痰中带血病史，无低热、盗汗，CT 提示右肺上叶纵隔旁占位，密度均匀，肋骨骨质破坏伴软组织肿块，抗感染治疗 1 个月无吸收，PET/CT 影像提示右肺上叶占位伴 FDG 摄取明显增高 + 多处骨质破坏伴 FDG 摄取增高 + 同侧肺门及纵隔淋巴结肿大伴 FDG 摄取增高，首先考虑肺癌伴纵隔及肺门淋巴结转移、全身多发骨转移。

论点 2：该患者超敏 C 反应蛋白、红细胞沉降率升高，血清肿瘤标志物阴性，结明试验弱阳性，右肺上叶楔形团块，骨质破坏均为溶骨性骨质破坏，支持结核病变；综上所述，首先考虑结核累及肺、淋巴结、骨骼，其次考虑肺癌多发淋巴结转移、骨转移。

【病例讨论小结】

本例讨论主要围绕两个方向：一个是考虑肺癌伴纵隔、肺门淋巴结转移，以及多发骨转移；另一个是考虑结核累及肺、淋巴结、骨骼。该患者为中年男性，有咳嗽、咳痰，痰中带血病史，PET/CT 影像提示右肺上叶占位伴 FDG 摄取明显增高，肺部病灶存在恶性的可能，但需要注意某些良性病变如结核等也可以表现为 FDG 摄取增高、骨质破坏等征象，不能单以最大 SUV 值来判定病变的良、恶性，同时该患者肿瘤标志物阴性，红细胞沉降率及 C 反应蛋白升高，结核的诊断也需要考虑。该患者肺部病灶经抗感染治疗 1 个月无吸收，骨质破坏均为溶骨性骨质破坏，结明试验弱阳性，从一元论的角度，应当考虑结核累及肺、淋巴结、骨骼，或者是考虑肺癌多发淋巴结转移、骨转移。当遇到这种病例时，鉴别诊断往往比较困难，还是要通过组织病理学检查来明确诊断。

病理诊断

右前胸壁穿刺组织呈上皮样梭形细胞，见少量肉芽肿形成及坏死，多次切片行抗酸染色找到阳性杆菌，符合结核改变，诊断为结核（图 12 - 2）。

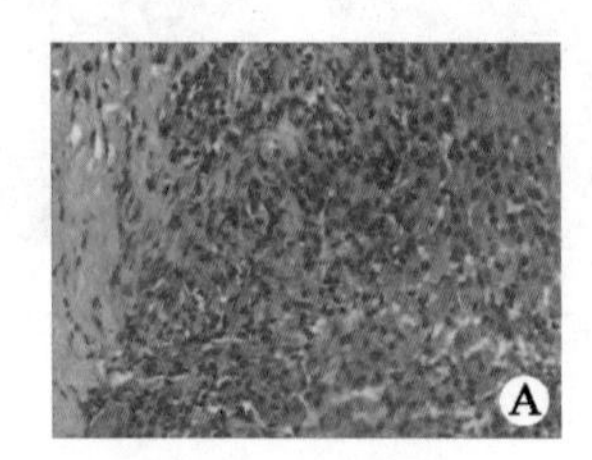
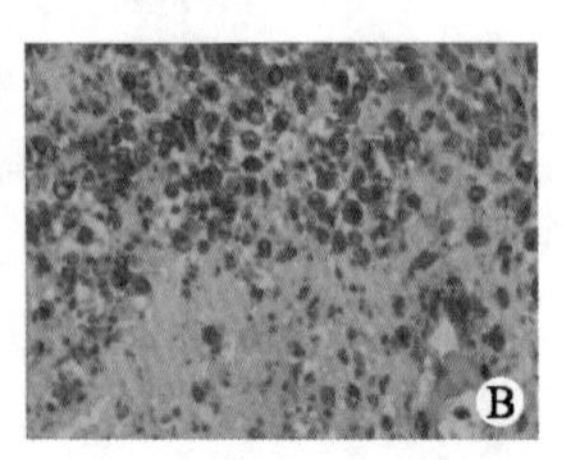

A 为 HE 染色（×200）；B 为 CD68 免疫组化染色（×200）。

图 12 - 2　结核

临床随访

该患者通过抗结核治疗，临床症状消失，半年后复查 CT，全身骨质病变有明显好转，肺部病变明显减小。

特邀专家点评

患者为中年男性，全身 PET/CT 检查呈现多发 FDG 高摄取病灶，确实应该首先考虑为“肿瘤伴多发转移”。但是本例也有不能忽略的非肿瘤临床特点，包括红细胞沉降率快、C 反应蛋白高、结明试验弱阳性，肺内病灶与骨病灶的 SUV 值过高，也并不完全符合恶性肿瘤特点。肺内恶性肿瘤在无并发症前提下，其 SUV 值一般不会很高，最后病理和临床转归证实为系统性结核。这提示我们，单纯发现 FDG 摄取，包括全身多发病灶摄取，并不是诊断恶性肿瘤的可靠证据，临床上发现类似情况，必须要注意与肺和系统性非肿瘤病变的鉴别，如结核、结节病、IgG4 疾病等，同样可以表现为多发 FDG 阳性病灶。一般来讲，由于非肿瘤病灶多与炎性组织相关，多数不具有细胞增殖的生物学行为，利用反映 DNA 和蛋白代谢的显像剂，可以提供更多的鉴别诊断信息。总之，临床疾病的表现千变万化，本例提醒我们，单纯依靠某些辅助征象，特别是传统的诊断“指标”，包括 SUV 值、结核中毒症状、肿瘤标志物和炎性指标等，甚至是经典的“一元论”原则，均不足以保证 PET/CT 诊断的准确性，还需要对患者个人情况、职业、居住与工作环境，以及病史和临床指标进行全面分析，做到综合考虑、立体思维，最后还要结合病理学和临床证实，不断提高诊断与鉴别诊断的能力，避免误诊和漏诊。

讨论与文献综述

结核病是严重危害人民群众健康的呼吸道传染病。世界卫生组织《2020 年全球结核病报告》发布，2020 年，估计在世界范围内有 990 万例结核病新发病例，约有 128 万人死于结核病，中国已为全球第 2 个结核病高负担国家。其结核病防治工作仍存在诸多薄弱环节，形势依然严峻。延迟诊治会导致大量具有传染性的肺结核患者成为新的传染源，从而使其发病率又进一步提高，形成恶性循环，早期精准诊断和及时治疗可明显减少肺结核的传播并降低患者发病率和病死率。影像作为结核诊断的重要组成部分，是临床上诊断、鉴别诊断、疗效评价及肺结核筛查的主要和常用手段。

结核病是全身性疾病，以肺结核多见，典型肺结核患者临床上有结核菌素试验阳性，红细胞沉降率在病变活动期明显增快，大多有结核菌中毒的症状，好发于上叶尖后段及下叶背段，表现为结节、斑片、斑块、空洞、钙化等多种病变并存，抗结核治疗有效。不典型肺结核在临床表现、病灶部位、影像表现等方面与典型的肺结核存在不同的特点，其不典型影像表现为以肺叶和段性实变为主、不规则孤立结节或肿块型肺结核、肺内多发性结节型肺结核、以间质改变为主的继发性肺结核、以纵隔肺门淋巴结增大为主的肺结核。肺部的结核杆菌可经过血液与淋巴管向其他组织扩散形成新的感染灶。肺外结核最多见是骨结核，骨结核最常见的是脊柱结核，可通过局部蔓延、淋巴管、血行扩散引起。典型脊柱结核表现为邻近椎体和椎间盘的破坏，椎体塌陷，后凸畸形，并出现椎旁脓肿等，诊断一般不困难。但随着人群抵抗力增强，患者的结核中毒症状并不明显，影像学的表现也不典型，不典型脊柱结核影像表现包括单一脊柱结核（中心性椎体塌陷、椎体增生或硬化、椎弓结核、全椎骨结核）和多发性脊柱结核（连续性、跳跃性）。本例表现为多发骨不同部位结核、单发椎体结核，可能与患者免疫力较强、结核杆菌毒力较低及椎体结核多处于病变早期有关。不典型结核诊断困难，易与肿瘤性疾病混淆，PET/CT 越来越多地应用于不典型结核的诊疗中。

结核具有渗出、增殖和坏死 3 种基本病理改变，实际上多数病例表现为两种或两种以上病理改变混合存在，渗出型、增殖型及混合型病灶内含有大量的类上皮细胞、朗格汉斯细胞和淋巴细胞等，葡萄糖代谢旺盛，是结核病^{18}F-FDG PET 显像阳性的主要原因，而干酪样坏死则根据坏死是否彻底表现为无或仅有轻度^{18}F-FDG 摄取，所以^{18}F-FDG PET/CT 可以在一定程度上反映病变的病理特点，本病例表现为团块样 FDG 摄取明显增高，内可见小片样放射性摄取减低区，说明本例肺部病变以增生为主，伴少量干酪样坏死，与病理诊断相符。

由于结核性病灶 FDG 浓集程度与病程、炎症反应的剧烈程度及临床干预等有关，使得^{18}F-FDG PET 同时成为评价结核性病变的活性程度及抗结核药物治疗后监测药物治疗效果的有力手段，文献表明，活动期有症状的患者病灶 SUV 值明显高于非活动期无症状者，SUV 值与病变的活动度显示了较好的相关性，本例患者最大 SUV 值最高达 18.7，与实验室检查 C 反应蛋白、红细胞沉降率增高一致，反映了病灶的活动性。PET/CT 也可以指导活检部位的选择，本例患者选择右侧第 7 肋骨骨质破坏处，病灶最大 SUV 值最高部位活检，易操作，阳性率高。

结核病有多种影像表现，需要与不同疾病进行鉴别，就本例而言，不典型肺结核合并不典型骨结核，鉴别诊断首先考虑肺癌骨转移，本例影像表现为右肺上叶团块影，要和中央型肺癌鉴别，中央型肺癌大多是鳞癌和小细胞肺癌，鳞癌巨大团块，大部分伴坏死，鳞状细胞癌抗原增高；小细胞肺癌坏死较少见，常与周围转移淋巴结分界不清，支气管闭塞，远端阻塞性炎症，代谢不高或无异常代谢，肿瘤标志物神经元特异性烯醇化酶、胃泌素释放肽前体增高。结核可以累及全身多个部位，最常见的就是骨结核和淋巴结结核。有研究表明肺结核病灶与肺癌病灶在 SUV_{max}、代谢是否明显高于纵隔血池、患者年龄、病灶大小、是否存在空洞，以及 CT 纵隔/肺窗比值等方面差异无统计学意义，但在性别、有无放射性缺损、空泡征、边缘是否光滑和分叶征等方面差异有统计学意义。全身多部位结核，还需要与淋巴瘤鉴别，单纯肺部原发淋巴瘤，最多见的是黏膜相关淋巴瘤，肺的黏膜相关淋巴瘤，常表现为实变影，内可见支气管通气征，表现为支气管僵硬、狭窄，呈枯树枝样改变。全身多发淋巴瘤，如弥漫大 B 细胞淋巴瘤，继发肺淋巴瘤，一般有多发深部淋巴结肿大、脾肿大，还需注意与全身多发淋巴瘤、肺部合并感染鉴别，一般此类患者肺部多表现为斑点、斑片影，而此例患者表现肺部团块影。一些少见病如肺的大细胞神经内分泌肿瘤也需要鉴别，肺的大细胞神经内分泌肿瘤一般为周围型，病灶表现为较大的肿块，经常发生坏死。另外，真菌也可以表现为肺部病变及多发骨质破坏，肺部真菌性病变多表现为肺部多发结节，结节内可见空洞及空气新月征。

虽然^{18}F-FDG PET/CT 对肺部疾病的诊断有诸多优势，但由于 FDG 是一种非特异性显像剂，虽然灵敏度较高但特异度稍低，最大 SUV 值范围较广，结核和肿瘤性疾病如肺癌、淋巴瘤最大 SUV 值有一定的重叠，因此容易出现假阳性诊断。

参考文献

1. 中华医学会放射学分会传染病放射学组. 肺结核影像诊断标准 [J/CD]. 新发传染病电子杂志, 2021, 6(1): 1-6.
2. NACHIAPPAN A C, RAHBAR K, SHI X, et al. Pulmonary tuberculosis: role of radiology in diagnosis and management [J]. Radiographics, 2017, 37(1): 52-72.
3. 中华医学会放射学分会传染病放射学专业委员会. 肺结核影像学及分级诊断专家共识 [J/CD]. 新发传染病电子杂志, 2018, 3(2): 118-127.
4. 中华人民共和国国家卫生和计划生育委员会. 肺结核诊断标准 [J/CD]. 新发传染病电子杂志, 2018, 3(1): 59-61.
5. 陆普选. 中国最新肺结核诊断标准要点解读 [J/CD]. 新发传染病电子杂志, 2018, 3(1): 57-58.
6. PANDE K C, BABULKAR S S. Atypical spinal tuberculosis [J]. Clin Orthop Relat Res, 2002(398): 67-74.
7. 瞿东滨, 金大地. 非典型性脊柱结核 [J]. 中国脊柱脊髓杂志, 2003, 13(11): 695-697.
8. 中华医学会结核病学分会. 肺结核诊断和治疗指南 [J]. 中华结核和呼吸杂志, 2001, 24(2): 70-74.
9. 赵军, 林祥通, 管一晖, 等. 结核病^{18}F-FDG PET 图像表现的多样性 [J]. 中华核医学杂志, 2003, 23(增刊): 37-39.
10. LEE J W, KIM B S, LEE D S, et al. 18F-FDG PET/CT in mediastinal lymph node staging of non-small-cell lung cancer in a tuberculosis-endemic country: consideration of lymph node calcification and distribution pattern to improve specificity [J]. Eur J Nucl Med Mol Imaging, 2009, 36(11): 1794-1802.
11. COO J M, IM J G, DO K H, et al. Pulmonary tuberculoma evaluated by means of FDG PET: findings in 10 cases [J]. Radiology, 2000, 2(16): 117-121.
12. 古嘉媚, 任云燕, 陈小慧, 等. 肿块型活动性肺结核的^{18}F-FDG PET/CT 影像表现及其与肺癌的鉴别 [J]. South Med Univ, 2020, 40(1): 49-55.
13. 万欢, 蒋力明, 吴宁, 等. PET/CT 在肺神经内分泌肿瘤中的应用 [J]. 癌症进展, 2017, 15(6): 623-626.
14. 丁其勇, 李天女, 徐绪党, 等. 骨结核患者^{18}F-FDG PET/CT 显像特征 [J]. 江苏医药, 2015, 41(23): 2829-2831.

（周晓红　整理）

病例 13
恶性胸膜间皮瘤

病历摘要

【基本信息】

患者，男性，72 岁。

主诉：间断腹痛 1 年，发现全身多发异常占位 1 周。

现病史：患者于 1 年前起无明显诱因间断出现右腹痛，后逐渐消瘦，于当地医院行胃肠镜检查未见明显异常。为明确诊断，在我院门诊行腹部 CT 检查，提示右侧横膈及邻近腹壁软组织密度影，考虑恶性肿瘤性病变、转移待排。

既往史与家族史：20 年前因直肠癌行“直肠癌手术”，术后行 1 周期化疗，后未继续治疗，未定期复查。否认肝炎、结核、疟疾等传染病病史，否认高血压、心脏病病史，否认糖尿病、脑血管疾病、精神疾病病史，否认外伤史，否认输血史，否认药物、食物过敏史。无家族遗传病病史。

查体：身高 162 cm，体重 41.5 kg，全身浅表淋巴结无肿大及压痛，腹平坦，无腹壁静脉曲张，腹部柔软，无压痛、反跳痛，腹部无包块。肝脏未触及，脾脏未触及，肾脏无叩击痛，无移动性浊音。

【辅助检查】

影像学检查。胸部 CT：①右肺上叶前段磨玻璃结节，建议随访；②右侧胸腔少量积液，右肺中叶、下叶局部膨胀不全；③食管下段管壁增厚，建议进一步检查；④肝包膜局部结节样增厚。腹部 CT：①右侧横膈及邻近腹壁软组织密度影，考虑恶性肿瘤性病变，转移待排；②食管管壁增厚，建议内镜检查；③右心膈角稍大淋巴结，建议密切观察。胃肠镜：胃镜提示胃体溃疡，慢性胃炎，食管黏膜光滑；肠镜提示直肠术后改变，未见新生物及溃疡。

实验室检查。血常规、肝功能、肾功能、离子六项无明显异常。血浆 D-二聚体测定 994 ng/mL；肿瘤标志物：CA15-3 33.52 μ/mL，CYFRA21-1 18.75 ng/mL，CEA、AFP、PSA、CA125、CA19-9、CA72-4、NSE、SCC、胃泌素释放肽前体均在正常范围。

【临床初步诊断】

①右侧横膈及邻近腹壁软组织肿块，性质待定；②直肠癌术后。

【临床关注点】

患者为老年男性，右侧横膈及邻近腹壁见异常软组织肿块，CA15-3 及 CYFRA21-1 升高，病变性质如何考虑，原发？继发？与直肠癌病史有无相关性？

PET/CT检查

【操作流程与参数】

患者检查前需禁食 6 h 以上，测得空腹血糖 5.8 mmol/L。注射^{18}F-FDG 剂量 7.25 mCi，注射后 1 小时检查。PET/CT 检查采用 Biograph mCT PET/CT 扫描仪（德国 Siemens 公司）。采集参数：CT 扫描电压 120 kV，电流采用自动毫安秒，螺距 0.6，层厚 5 mm。PET 扫描，2 分钟/床位。扫描范围为颅顶至大腿中段。图像采用 CT 扫描数据衰减矫正，图像重建采用有序子集最大期望值迭代法。

【PET/CT 所见】

颈椎右侧旁及右侧第 1 前肋旁肌肉肿胀伴放射性摄取增高，SUV_{max}为 5.8。右侧下胸壁内侧见异常软组织密度影，部分累及肝右叶可能，最大截面约 5.2 cm × 1.9 cm，放射性摄取异常增高，SUV_{max}为 7.4。右侧胸膜结节状增厚伴异常放射性摄取。右侧锁骨上窝、纵隔、胸骨右旁、右侧心膈角、T_{12}椎体右旁、右侧髂血管旁、右侧腹股沟区见多发增大淋巴结，最大约 2.9 cm × 1.5 cm，伴异常放射性摄取，SUV_{max}为 5.9。右肺中叶局部肺不张，双肺多个微小结节，未见异常放射性摄取。右侧胸腔液性密度，未见异常放射性摄取。食管下段管腔狭窄。（图 13 - 1）

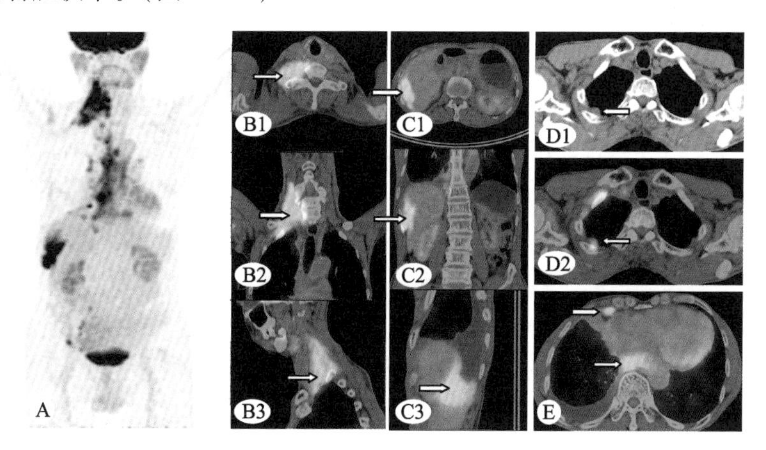

A 为 MIP 图；B1 ~ B3 显示颈椎右侧旁及右侧第 1 肋旁肌肉肿胀伴高代谢，C1 ~ C3 显示右侧下胸壁内侧异常软组织肿块伴高代谢；D1 ~ D2 显示右侧胸膜结节状增厚伴高代谢；E 显示右侧心膈角、纵隔肿大淋巴结伴高代谢。

图 13 - 1 ^{18}F-FDG PET/CT

【PET/CT 诊断意见】

1. 右侧下胸壁内侧高代谢肿物，考虑胸壁来源恶性肿瘤，不除外累及部分肝右叶、颈椎右侧旁及右侧第 1 前肋旁肌肉组织，建议穿刺活检。

2. 全身多组淋巴结增大，右侧胸膜结节伴代谢增高，考虑转移灶；食管下段狭窄，首先考虑受压所致，建议随诊。

3. 直肠癌术后，直肠区域未见明显恶性肿瘤征象。

4. 右肺中叶局限性肺不张，建议随诊；双肺无代谢小结节，考虑陈旧炎性病变；右侧胸腔积液。

病例讨论

论点 1：老年男性，既往有直肠癌病史，MIP 图提示全身多处 FDG 高代谢病灶，主要位于右颈部、纵隔、右侧上腹壁区，颈部病灶以肌组织受累为主，右侧上腹壁区肿物考虑肝包膜来源，纵隔高代谢软组织与典型转移淋巴结不相符，右侧胸腔见积液，综上所述倾向于恶性肿瘤，考虑来源于胸、腹膜恶性间皮瘤可能性大。鉴于患者腹腔内病灶相对少，未见明显肿块，因此直肠癌相关远处转移可能性低。

论点 2：患者 CYFRA21-1 在正常值 4 倍以上，CA15-3 稍增高，余 CEA 等各项肿瘤指标在正常范围。全身 PET/CT 图像显示右上腹肝包膜外侧团片高代谢肿块，病灶似乎与右下肺胸膜相连，肝实质局部受压明显。纵隔、右侧髂血管旁及右侧腹股沟多发高代谢淋巴结，颈部软组织受累伴 FDG 高代谢，倾向一元化考虑，来源胸膜恶性肿瘤可能性大，全身多组高代谢淋巴结考虑转移。需与直肠癌复发伴多处转移、淋巴瘤伴多处软组织受累鉴别。

论点 3：该患者全身 PET/CT 图像显示病灶主要位于躯体右侧，右侧颈部肌组织、右侧下胸壁见异常软组织肿块，右侧锁骨上、纵隔、右侧腹股沟及右侧髂血管旁见多发高代谢淋巴结，右侧胸腔见积液，首先考虑右侧胸膜来源恶性间皮瘤伴多发转移。建议与胸膜来源肺外结核及淋巴瘤鉴别，结核性胸膜炎好发于青壮年，一般有胸痛、潮热、盗汗、消瘦，结核生化检查指标异常。淋巴瘤可同时出现多发高代谢肿大淋巴结，伴肌肉、浆膜同时受累，但淋巴瘤出现多组淋巴结受累时大多是躯体两侧对称出现，与本例不相符。

【病例讨论小结】

患者为老年男性，以右上腹疼痛就诊，伴明显消瘦。PET/CT 显示全身多处异常软组织密度伴高代谢病灶。虽然患者具有直肠癌病史，但手术已经 20 年，肠镜检查直肠癌原发部位未见明显异常，所以直肠癌复发转移可能性较低，考虑原发第 2 肿瘤可能性大，胸膜来源恶性间皮瘤可能性大。胸壁恶性肿瘤需与软骨肉瘤、横纹肌肉瘤相鉴别。良性病变需与结核性胸膜炎鉴别，结核性胸膜炎疼痛特点与恶性间皮瘤不同，积液少时疼痛较明显，出现积液量大时，疼痛反而减轻，间皮瘤则是积液增大，疼痛不断加重。另外，结核性胸膜炎胸膜粘连严重，易造成纵隔牵拉，胸廓塌陷，该患者不存在此征象，是不支持结核又一证据。结核相关实验室检查也有利于二者鉴别。该患者壁层、脏层胸膜应该均有受累，沿胸膜蔓延，侵犯纵隔、颈部，侵犯软组织，骨骼暂未见破坏，多处淋巴结见转移。恶性间皮瘤预后差，以高度消耗性改变、疼痛，大量胸腔积液为特点，生存期较短。此恶性间皮瘤病例，诊断意见比较一致，鉴别诊断考虑充分。采取颈部病灶穿刺活检，可进一步明确诊断。

病理诊断

右颈部组织穿刺显示横纹肌组织及脂肪组织中见肿瘤细胞浸润，结合免疫组化结果，该肿瘤免疫表型符合恶性间皮瘤（Calretinin-D2-40-WT-1-CK5/6 阳性）（图 13 -2）；建议临床结合影像学（胸、腹膜情况）等各项检查综合考虑。免疫组化结果：CK（+），p63（-），TTF-1（-），CK7（+），Ki-67（+，约 40%），Syn（-），CD56（-），CK5/6（+），CD68（-，组织细胞 +），CK20（-），Villin（-），CD20（-，淋巴细胞 +），CD3（-，淋巴细胞 +），CD30（-），Calretinin（+），D2-40（+），WT-1（+），GATA-3（散在 +），p504S（-），PSA（-）（图 13 -2）。

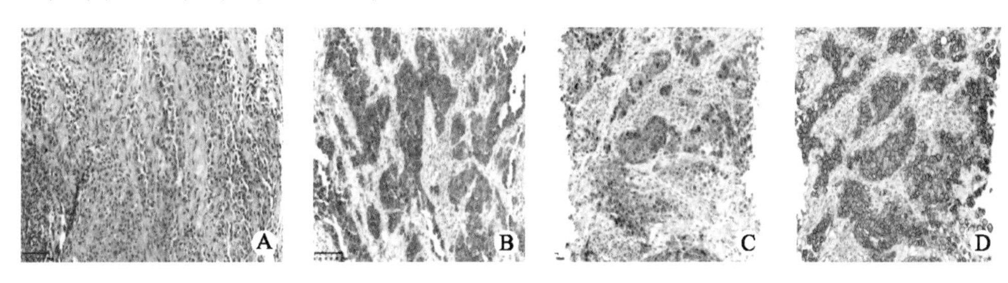

A 为 HE 染色；B 提示 CK5 阳性；C 提示 Calretinin 阳性；D 提示 D2-40 阳性，放大倍数均为 100 倍。

图 13 -2　恶性间皮瘤

临床随访

患者确诊恶性胸膜间皮瘤后，行多期化疗，终因疾病进展死亡，生存期近 2 年。

特邀专家点评

这一例的情况比较特殊，右侧颈部局部穿刺活检病理初步诊断为恶性胸膜间皮瘤，但从 FDG-PET/CT 显像特点分析恶性胸膜间皮瘤影像表现并不典型，特别是从瘤灶向上侵犯肌肉等软组织的特点分析，需与侵袭性淋巴瘤、软组织肉瘤等鉴别。恶性胸膜间皮瘤患者病情发展较快，临床预后不好。另外，常规鉴别诊断思路上应结合临床表现排除结核感染的可能性。最终病理诊断是金标准，穿刺活检可以明确诊断，更有利于提高对这一病例临床及影像学的充分认识。

讨论与文献综述

恶性胸膜间皮瘤（malignant pleural mesothelioma，MPM）是一种少见的恶性程度很高的肿瘤，起源于胸膜的间皮细胞，男性多见，男女比率为 2∶1，占所有恶性间皮瘤的 80%。MPM 发病平均年龄约 65 岁，常见于石棉接触的职业工人，从石棉接触到发病潜伏期为 10 ~ 40 年，其他致病因素还有辐射照射、家族遗传、免疫障碍等，本例患者无石棉接触史。MPM 临床表现为胸疼、呼吸困难、近期体重明显下降，本例患者临床症状表现不典型，以无诱因出现右下腹疼为首发。实验室检查血清间皮素相关蛋白、糖类抗原 CA125、CA15-3 和透明质酸等对于诊断 MPM 有一定的作用，本例 CA15-3 提示升高。MPM 根据肿瘤生长方式分为局限型和弥漫型，弥漫型在临床上多见；根据胸膜组织学分为上皮样型、肉瘤样型和双相型。组织学形态是 MPM 病理诊断的基础，免疫组化是重要的辅助手段，Calretinin、CK5/6、D2-40、WT-1、CKAE1/AE3、Vim、CK7 等有较高的表达率，本例符合文献报道。

影像学对 MPM 诊断有很大的作用，MPM 在胸部 CT 表现为以病灶平扫见等密度为主，其内密度不均，边界不清，可见胸膜增厚、单发肿块样，增强扫描呈轻－中度强化，可见肝脏转移，不等量胸腔积液，以中等量积液为主，本病例符合文献报道。^{18}F-FDG PET/CT 除了得到上述 CT 图像信息外，病灶 SUV_{max}越大，病变组织的葡萄糖代谢水平越高，大致可判断病变的良、恶性，通常情况下，SUV_{max}越高，病变为恶性的可能性越大，本例患者 SUV_{max}为 7.4，^{18}F-FDG PET/CT 检查考虑为胸部来源恶性肿瘤，经穿刺病理结果证实；此外，^{18}F-FDG PET/CT 检查可评价全身是否有肿瘤转移征象而进行临床分期，本例患者，全身 PET/CT 检查发现多处淋巴结增大伴代谢增高，病灶累及颈椎右侧旁、右侧第 1 前肋旁肌肉组织、肝包膜，可疑累及肝右叶，患者临床分期为恶性胸膜间皮瘤Ⅳ期。肿瘤已进展至晚期，已不宜行手术治疗。MPM 大多预后不良，多数患者确诊后 2 年左右死亡。恶性胸膜间皮瘤对放射治疗有一定敏感性，术后辅助放疗可以减少局部复发，对于晚期可考虑姑息性放疗止痛及防止肿瘤种植转移，本病例病灶范围较广，无局部放疗指征。化疗是综合治疗的重要部分，也是晚期患者常用手段，培美曲塞加铂类为无法手术切除恶性胸膜间皮瘤患者常用一线化疗方案。本例治疗方式以全身化疗为主，经对症治疗及化疗后，患者病情得到短暂缓解，随访得知生存期不足 2 年。在鉴别诊断方面，MPM 需要与结核性胸膜炎相鉴别，结核性胸膜炎患者病程一般进展缓慢，临床表现低热、夜间盗汗、胸痛，胸膜活检可见结核性肉芽肿和干酪性坏死，在胸腔积液生化检测中腺苷脱氨酶 >45 U/L，影像学检查具有辅助诊断作用，CT 显示胸膜增厚，胸腔积液，可见胸膜广泛粘连和钙化。MPM 还需与淋巴瘤鉴别，淋巴瘤常表现为无痛性淋巴结肿大，可侵犯器官，伴有发热、消瘦，PET/CT 显示淋巴结肿大，病灶异常 FDG 高代谢，SUV_{max}越高，可评估淋巴瘤的侵袭性。

MPM 是一种难以确诊的恶性肿瘤，往往需要结合临床、影像和病理综合考虑，才能明确诊断。^{18}F-FDG PET/CT 检查在恶性胸膜间皮瘤的鉴别诊断、术前分期及治疗后的评估方面具有独特的优势。

参考文献

1. CARBONE M, LY B H, DODSON R F, et al. Malignant mesothelioma: facts, myths and hypotheses [J]. J Cell Physiol, 2012, 227(1): 44－58.
2. 陈杨，黄洁珉，杨晨曦，等. 恶性间皮瘤诊断相关循环生物标志物的研究进展 [J]. 肿瘤学杂志，2022，28(3): 9.
3. 刘通，许凝. 以胸壁肿物起病的恶性胸膜间皮瘤报告 1 例 [J]. 临床肺科杂志，2019，24(6): 2.
4. 许春伟，张 博，林冬梅. WHO(2015)胸膜肿瘤组织学分类 [J]. 诊断病理学杂志，2015，22(12): 814.

5. 宝鲁日，施琳，贾永峰，等. 30 例弥漫型恶性胸膜间皮瘤的临床病理特征［J］. 内蒙古医科大学学报，2021，43(3)：4.
6. 辜进成，钱伟军. 多层螺旋 CT 检查在恶性胸膜间皮瘤中的临床价值［J］. 罕少疾病杂志，2021，28(6)：31 -32 +42.
7. 董萍，苏鸣岗，龚静，等. 原发性心包恶性间皮瘤 PET/CT 显像 1 例报告［J］. 四川大学学报(医学版)，2016，47(6)：978.
8. 安云霞，韦立新. 恶性间皮瘤 100 例临床病理分析［J］. 诊断病理学杂志，2015(3)：156 -158.
9. 丁有泉. 结核性胸膜炎 CT 诊断的临床分析［J］. 医学影像学杂志，2011，21(3)：450 -451.
10. 梁颖，吴宁，方艳，等. 淋巴瘤 PET/CT 最大标准摄取值与临床分期、病理分型及 Ki-67 表达相关性［J］. 中国介入影像与治疗学，2014，11(9)：599 -602.

（黄江山　刘有　整理）

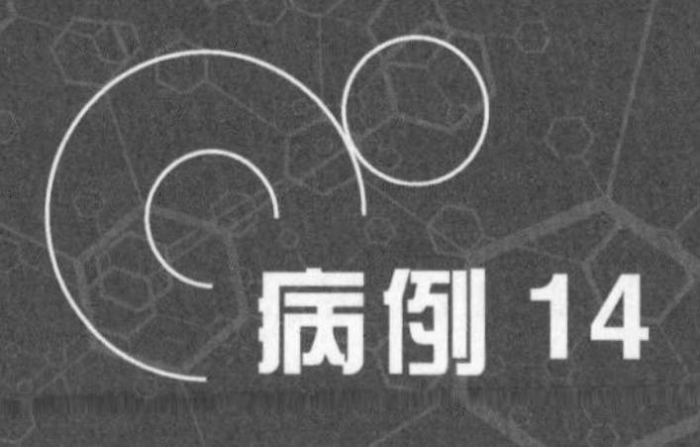

病例 14 纵隔旁炎性肌纤维母细胞瘤并绒毛膜癌转移

病历摘要

【基本信息】

患者，女性，31 岁。

主诉：咳嗽、咳痰伴痰中带血 5 年。

现病史：患者 5 年余前开始出现咳嗽、咳痰，为白色黏痰，偶有痰中带血，为鲜红色血丝，无发热，无胸闷、憋气，无胸痛等症状。半个月前于当地医院行胸部 CT 发现左肺上叶占位，进一步行支气管镜显示左肺上叶气管开口处可见新生物，表面血运丰富，管腔堵塞，活检钳接触病灶表面后出血明显，未进一步行活检。现要求明确病变性质。入院时患者精神状态良好。

既往史与家族史：既往体健，无乙型肝炎、结核等传染病病史。月经初潮 14 岁 6/30 天。26 岁结婚，育有 2 女。

查体：左上胸部叩诊呈浊音，左肺可闻及啰音，右肺呼吸音清。四肢肌力、肌张力正常，躯干皮肤无明显丘疹、结节。

【辅助检查】

影像学检查。胸部 CT：左肺上叶占位。彩超：肝脏、胆囊、脾脏、胰腺未见明显异常；超声心动图大致正常；双侧颈动脉、颈内静脉、椎动脉结构及血流未见明显异常。

实验室检查。血常规：单核细胞计数 $0.7\times10^{9}/L\uparrow$，白细胞、血红蛋白、血小板计数未见异常。肿瘤标志物：NSE 16. 32 ng/mL；ProGRP 17. 69 pg/mL，CEA 0. 67 ng/mL；CYFRA21-1、SCC 未见异常。

【临床初步诊断】

左肺上叶纵隔旁占位，性质及来源待查。

【临床关注点】

青年女性，慢性病程，感染指标无明显异常。CT 提示左肺上叶纵隔旁占位性病变，病变的性质及来源如何考虑?

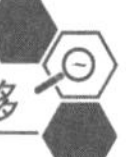

PET/CT检查

【操作流程与参数】

患者检查前禁食 6 h 以上，空腹血糖 5.3 mmol/L。^{18}F-FDG 剂量 7.49 mCi，注射后 1 小时检查。PET/CT 检查采用 Discovery™ PET/CT 710 Clarity 扫描仪（美国 GE 公司）。采集参数：CT 扫描电压 120 kV，电流采用自动毫安秒，螺距 0.6，层厚 5 mm。PET 扫描，2 分钟/床位。扫描范围为颅顶至大腿上段。图像采用 CT 扫描数据衰减矫正，图像重建采用有序子集最大期望值迭代法。

【PET/CT 所见】

左肺上叶纵隔旁见软组织密度肿块影，形态不规则，截面大小约 52 mm × 53 mm，CT 值约 33 HU，病灶内见点片状钙质密度影，邻近支气管狭窄、闭塞，病灶远端部分肺组织不张，见条片状密度增高影，显像剂摄取明显增高，SUV_{max}为 17.9；左肺上叶舌段呈团片状实性密度，CT 值约 23 HU，显像剂摄取呈环形增高，SUV_{max}为 4.1，相应支气管见截断征象（图 14－1）。

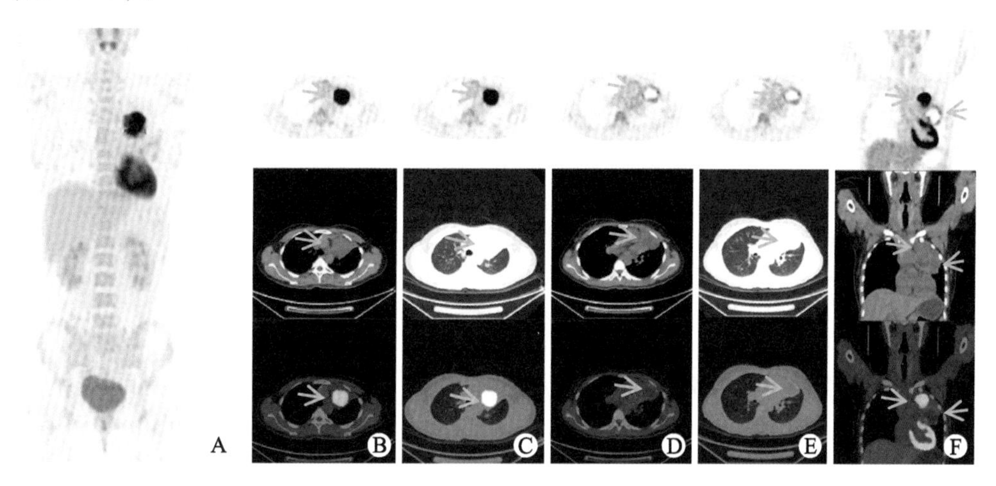

A 为全身 MIP 图，左肺上叶纵隔旁高代谢病灶；B、C 显示左肺上叶纵隔旁占位，伴 FDG 明显高代谢；D、E 显示左肺上叶团片状低密度影，伴环形 FDG 高代谢；F 为病灶冠状位图像。

图 14－1 ^{18}F-FDG PET/CT

【PET/CT 诊断意见】

左肺上叶纵隔旁占位伴 FDG 明显高代谢，上叶舌段占位伴环形高代谢，考虑恶性肿瘤性病变并阻塞性肺不张可能，建议获取病理学诊断。

病例讨论

论点 1：患者为青年女性，慢性病程，左肺上叶纵隔旁见软组织密度肿块影，邻近支气管狭窄、闭塞，病灶远端部分肺组织不张，舌段见团片状低密度，提示病变具有侵袭性及占位效应，且伴有坏死区，考虑恶性病变可能，因病变位于纵隔旁左肺上叶，可能来源于肺或纵隔的肿瘤，还需排除可以形成占位的炎性病变，包括感染性及非感染性肉芽肿、化脓性炎、机化性肺炎等。

论点2：该患者左肺上叶纵隔旁软组织密度肿块，舌叶有坏死区，有咳痰、咯血，无发热，邻近支气管狭窄、闭塞，伴有FDG高代谢，支气管镜可见新生物，其临床表现、实验室检查、影像学征象支持恶性病变，首先考虑肺来源恶性肿瘤；第二诊断为肉芽肿性炎，如结核、真菌等。

论点3：该患者左肺上叶纵隔旁软组织密度肿块内有小点片状钙化，肿瘤标志物轻度增高，患者无结核病史，无发热，结核等相关实验室检查不全，且病灶周围无卫星灶，余肺内、淋巴结内未见明显占位性病变，但近年来结核发病率提高，且病变多态、多样，也可伴有FDG高代谢、坏死，因此不能完全除外肺结核，以及其他感染性及非感染性肉芽肿性炎。另外，化脓性炎、机化性肺炎也可形成占位，其周围可见平直征、长毛刺及索条、渗出等。建议完善结核菌素试验，以及T-SPOT、霉菌、ANCA、ANA谱、IgG4等相关实验室检查。

论点4：该病变位于左肺上叶纵隔旁，病变邻近纵隔，且病变巨大，虽主要位于左肺上叶，有支气管狭窄、闭塞，且支气管镜可见新生物，也需考虑纵隔来源的肿瘤。纵隔来源的肿瘤也可向外生长，侵犯支气管，当肿块较大向外生长浸润时，影像学定位有时较为困难。

论点5：该患者纵隔旁软组织肿块部分呈软组织密度，伴有FDG高代谢，舌叶部分呈低密度，为环形轻－中度高代谢，两者相邻、分界不清，但密度、FDG代谢不同，因此也存在两种不同病理类型的病变可能。结合其高代谢、环形坏死、支气管闭塞等特点，仍考虑为恶性肿瘤可能大。

【病例讨论小结】

大家对于此病例的讨论，主要考虑肺来源肿瘤、感染性及非感染性肉芽肿性炎、自身免疫性疾病、纵隔来源肿瘤等，也有考虑为两种不同病理类型的病变。结合其支气管镜、实验室检查及影像学表现，把肺来源恶性肿瘤排在首位是合理的。该患者无结核、真菌等接触感染病史，无发热症状，病程较长，后期出现咯血，且双肺其他区域未见炎性病变征象，病灶巨大且孤立，实验室检查血常规等未见异常，因此将感染性肉芽肿放在第2位考虑，仍建议临床排查。患者自身免疫性疾病的证据也不足，ANCA相关血管炎可以累及肺部，为血管炎性病变，IgG4相关疾病常累及多系统，常见胰腺等部位的肿块，自身免疫系统疾病虽然多态、多样，部分疾病也可形成肉芽肿性炎、机化性肺炎，其常累及多个系统，常伴有肺间质纤维化，PET上可显示多发、多系统病变，此病变较为孤立、巨大，且后期随访相关实验室检查不支持，因此基本可以排除。常见的前中纵隔来源的肿瘤包括胸腺瘤、畸胎瘤等，发病率较肺来源肿瘤低，此病例病变位于左肺上叶纵隔旁，且有支气管截断，综合考虑，纵隔来源肿瘤概率偏低，但不能完全排除。

病理诊断

手术探查：肿物位于左肺上叶近肺门处，大小约5 cm×6 cm，表面胸膜皱缩，累及部分左肺下叶、部分心包前脂肪，肺门固定，部分肺实变，叶裂发育可。行胸腔镜辅助下左

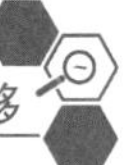

肺上叶切除术 + 左肺下叶楔形切除术 + 部分心包切除术 + 纵隔淋巴结清扫术。

冰冻病理：左肺上叶肿物可见瘤组织两处，其中一处组织大部分区域退变坏死，残余瘤组织呈上皮样，异型性明显，符合恶性瘤；另一处瘤组织呈梭形，弥漫分布，异型性不明显，具体结果待石蜡切片及免疫组化定。气管切缘未见肿瘤累及。

石蜡制片结果：肿瘤大者直径 5 cm，小者直径 4.5 cm。组织学类型：大者符合炎性肌纤维母细胞肿瘤；小者结合临床病史和免疫组化结果，符合绒毛膜癌转移。大者免疫组化结果：Ki-67（3% +），p53（无义突变），CK（-），Vimentin（+），p63（-），CK5/6（-），CD99（+），Desmin（+），CR（-），MC（-），ALK（-），SMA（+），STAT6（-），CD117（-），CD21（-），CD23（-），β-catenin（+）。小者免疫组化结果：Ki-67（80% +），p53（无义突变），CK（+），Vimentin（-），p63（+），CK5/6（-），CD99（-），Desmin（-），CR（-），MC（-），p40（部分 +），CK7（弥漫 +），CK20（-），TTF-1（-），NapsinA（-），CD56（-），Syn（散在 +），CD10（弥漫 +），β-HCG（弥漫 +），PLAP（-）。胸膜侵犯：有。特殊染色结果：弹力纤维染色提示肿瘤累及胸膜（图 14-2）。

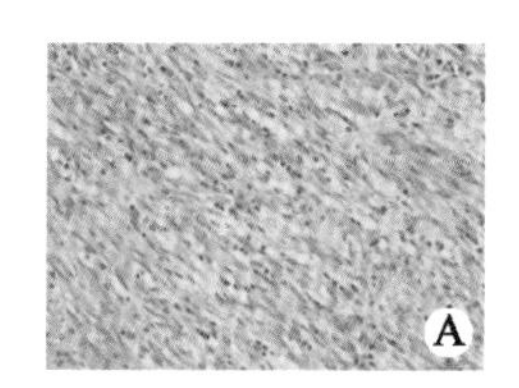

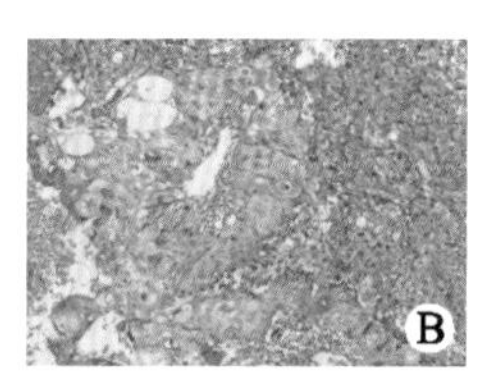

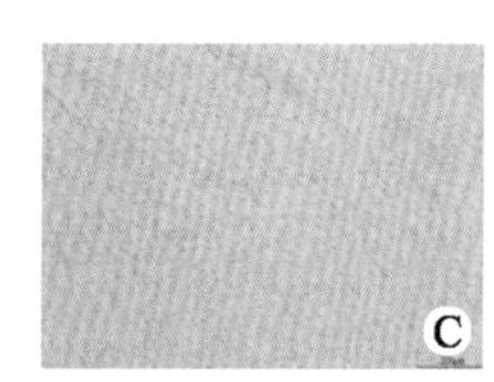

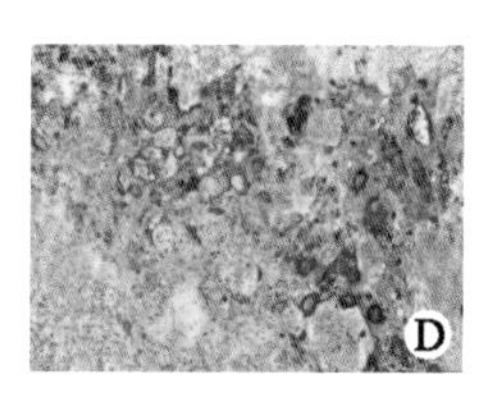

A、C 为纵隔旁占位病理图，炎性肌纤维母细胞瘤，A 为 HE 染色（×100），C 显示 SMA 阳性表达（×100）；B、D 为舌段病灶病理图，绒毛膜癌转移，B 为 HE 染色（×100），D 显示 β-HCG 阳性表达（×100）。

图 14-2　弹力纤维染色

临床随访

该患者通过胸腔镜手术，最终病理诊断：大病灶符合炎性肌纤维母细胞肿瘤；小者符合绒毛膜癌转移。后期电话随访，患者针对绒毛膜癌术后辅以化疗，定期复查，病情稳定。

特邀专家点评

患者为青年女性，咳嗽、咳痰伴痰中带血 5 年，CT 显示左肺上叶纵隔旁巨大占位病变，在 PET/CT 上表现为高代谢，应该考虑的诊断可能较多，需要细致地逐一排除。仔细观察 PET/CT 影像，病灶似为两部分融合而成，分界不清，两部分密度、FDG 代谢不同，因此可能无法用一元论解释。最后的病理结果证实了 PET/CT 影像学发现。本病例手术病理与临床随访证实，左肺纵隔旁占位分为两部分，绒毛膜癌部分位于左肺舌叶，未紧邻纵隔，无纵隔淋巴结转移，无其他肺内转移，术后随访病情稳定。虽然 PET/CT 并未发现生殖系统原发灶，但仍考虑为绒毛膜癌肺转移。其旁边的炎性肌纤维母细胞瘤，可能为绒毛膜癌转移刺激所致。本病例病灶为两种不同来源组织学类型，PET/CT 难以精确诊断其病理类型，但根据其两部分不同代谢程度，结合其密度、形态、与周围支气管血管束毗邻关系，提示恶性病变可能大，也提示了两种不同组织学类型的可能，且排除了其他转移灶，有利于临床手术及后期治疗方案的制订。本例病例提示认真观察 PET/CT 影像的特征极为重要，也提示疾病生物学行为的复杂性，因此通过病理学诊断是必要的，也有助于我们提高诊断与鉴别诊断能力。

讨论与文献综述

炎性肌纤维母细胞瘤（inflammatory myofibroblastic tumor，IMT）是一种少见独特的间叶性肿瘤，由于其内可有大量炎性细胞浸润，过去被误认为是一种炎症后的反应性增生，称炎性假瘤。随着研究的深入，人们发现病变中梭形细胞才是主要成分，而且该病有复发和转移的潜能，肿瘤细胞遗传学研究发现其有染色体的异常。支持这一病变为真性肿瘤，而并非炎性假瘤。世界卫生组织将其定义为“由分化的肌纤维母细胞性梭形细胞组成，常伴大量浆细胞和（或）淋巴细胞的一种间叶性肿瘤”。IMT 的发病原因与机制尚不清楚。有研究认为，可能是因为炎症或创伤后人体对炎症的一种异常或过度反应，最终激活具有增殖潜能的肌纤维母细胞显著增殖或失控生长形成肿瘤学病变。细胞遗传学及分子生物学研究证实部分 IMT 中显示间变性淋巴瘤激酶的表达和基因重排。肿瘤还显示 *ALK* 基因和 Rb-2 蛋白基因融合。网络蛋白重链和半胱氨酰-tRNA 合成酶基因是融合的伙伴。这些基因异常的表现进一步证实了 IMT 的本质是一种克隆性、肿瘤性增生。

IMT 可以发生在任何年龄的任何部位，但多位于肺部，其次是肠系膜、网膜或腹膜后。IMT 临床表现多种多样，缺乏特异性，临床易误诊。目前，关于 IMT 的 ^{18}F-FDG PET 代谢方面的文献报道少见，多见于个案报道。^{18}F-FDG PET/CT 显像易将 IMT 误诊为恶性肿瘤，究其原因多为 IMT 病灶 ^{18}F-FDG 摄取较高。有研究对 6 例 IMT 患者共 10 个病灶的 ^{18}F-FDG 摄取与病理的关系进行回顾性分析，SUV_{max} 范围为 3.3～20.8，中位 SUV_{max} 为 10.5，结果表明 IMT 的 ^{18}F-FDG 摄取程度与肿瘤细胞核分裂象、炎性细胞浸润程度、Ki-67 的表达呈正相关，Ki-67 表达越高则病灶的 SUV_{max} 越大。不同发病部位的 IMT 需要与相应疾病进行鉴别。肺 IMT 主要需与肺癌、肺结核鉴别。肺癌常可见分叶及毛刺，且累及邻近胸膜；而肺 IMT 病灶边缘多光滑，与胸膜间脂肪间隙常较清晰；两者 ^{18}F-FDG 摄取均可增高，因此，两者鉴别诊断主要依靠 CT 形态学表现。肺结核好发于双肺上叶尖后段及下叶背段，病灶内可见干酪样坏死，周围可见卫星灶，且肺结核临床多表现为午后低热、夜间盗汗，与肺 IMT 较易鉴别。另外，非感染性肉芽肿如韦格纳肉芽肿常表现为多发、多样、多变，常见坏死及空洞，ANCA 呈阳性；肺化脓性炎、机化性肺炎也可见分叶、毛刺，但仍具有炎性病变的一些特征，如平直征、呈楔形、边缘见长毛刺、渗出等。由于 IMT 影像学表现多态、多样，且 ^{18}F-FDG 摄取较高，肺外周型 IMT 多见，中央型 IMT 少见，此病例位于纵隔旁，且为两种不同组织来源的肿瘤，并伴有肺不张，病变显示欠清，术前通过影像学诊断较为困难。

绒毛膜癌是我国常见的滋养性细胞肿瘤，具有恶性程度高、发展快、转移早且广泛的特点，β-HCG 水平的测定是滋养细胞肿瘤的主要诊断依据。绒毛膜癌多发于育龄期妇女，分为原发性绒毛膜癌和继发性绒毛膜癌两种。继发性绒毛膜癌常继发于葡萄胎、流产或足月分娩后，主要经血行播散，最常见的转移部位是肺脏，其次是阴道、盆腔、肝脏和脑。

原发性绒毛膜癌又称非妊娠性绒癌，是一种极为罕见的恶性肿瘤，常继发于正常或异常妊娠后，男女均可发病，多见于青少年或儿童。原发性绒毛膜癌原发灶多位于生殖系统，以睾丸和卵巢居多，也见于身体其他部位，有沿身体中轴线分布的倾向。原发性纵隔绒毛膜癌常发生于 15～35 岁的男性。

有关绒癌存在许多问题使人迷惑不解，最明显的是起源问题，既可发生于正常妊娠后，又更常发生于水泡状胎块后，在先前妊娠与其后发生绒癌之间的关系方面现所知不多。但有些患者开始出现的是转移的症状和体征。常发生血源性转移。90% 以上有肺转移。病理生物学特性可有生理性转移、恶性转移、转移灶自行消失等现象。

该病例为青年女性，左肺上叶纵隔旁占位有两种组织学类型，近纵隔者为炎性肌纤维母细胞瘤，左肺舌叶者病理为绒毛膜癌转移。但本病例 PET/CT 全身显像子宫及双侧附件未见明显异常 FDG 高代谢，未见原发灶显示。有文献报道^{18}F-FDG PET/CT 呈现假阴性的绒毛膜癌。导致这一结果的原因可能包括：癌灶体积较小，PET 存在部分容积效应，PET 分辨率有限，众所周知，对小病灶定量测定葡萄糖摄取主要是受部分容积效应的影响。也有研究报道，直径小于 0.5 cm 的微小病变尚不能被 PET 检测出。另外可能的因素：盆腔属于体内 FDG 代谢高本底区，病灶位于子宫前壁，与膀胱毗邻，易受膀胱内反射性干扰；肠道非特异性摄取的干扰等。

原发性生殖系统外绒毛膜癌最常发生于腹膜后、纵隔或颅内，多见于男性。虽然肺转移性绒毛膜癌多见，但肺原发性绒毛膜癌却极其罕见，而且预后极差。肺原发性绒毛膜癌恶性程度大，早期即发生转移，往往在就诊时已经失去了治疗时机，肺原发性绒毛膜癌的诊断必须非常谨慎，要求仔细全面的全身检查，以排除其他部位隐性原发病灶。腺外绒毛膜癌的发生机制不清楚。目前有如下几种假说来解释肺原发性绒毛膜癌的发生：①肿瘤起源于胚胎发育过程中异常迁移所残留的原始生殖细胞。②肿瘤来源于性腺绒毛膜癌的转移，而性腺原发肿瘤已自发性退变；或发生于长期潜伏的与水泡状胎块妊娠有关的滋养层细胞栓子。③肿瘤是肺原发性非滋养层细胞肿瘤，因肿瘤发生转化或化生为绒毛膜癌。肺原发性绒毛膜癌应与肺巨细胞癌进行鉴别。后者是肺非小细胞癌的一个类型，亦属高度恶性肿瘤。在病理形态上可伴有明显多核巨细胞并表达 HCG，甚至在血清学检测时可发现 β-HCG 水平升高。但在巨细胞癌中多核巨细胞的数量和体积通常比原发性绒毛膜癌少而小，且免疫组化显示 HCG 的表达在原发性绒毛膜癌中比巨细胞癌更强。

参考文献

1. ARAFAH M A, GINTER P S, D'ALFONSO T M, et al. Epithelioid mammary myofibroblastoma mimicking invasive lobular carcinoma [J]. International Journal of Surgical Pathology, 2015, 23(4): 284-288.
2. OZERDEM U, WELLS J, HODA S A, et al. Hyaline globules in mammary myofibroblastoma: a case report [J]. International journal of surgical pathology, 2015, 23(1): 89-91.
3. 李宝重, 何明, 陈新, 等. 肺炎性肌纤维母细胞瘤临床病理特点与预后分析 [J]. 中华肿瘤防治杂志, 2014, 21(16): 1266-1269.
4. 李利锋, 任欢欢, 鲁宏. 肺炎性肌纤维母细胞瘤的 CT 表现 [J]. 实用放射学杂志, 2017, 33(1): 144-146.
5. DHOUIB A, BARRAZZONE C, REVERDIN A, et al. Inflammatory myofibroblastic tumor of the lung: a rare

cause of atelectasis in children [J]. Pediatric Radiology, 2013, 43(3): 381 - 384.
6. DONG A, WANG Y, HUI D, et al. Inflammatory myofibroblastic tumor: FDG PET/CT findings with pathologic correlation [J]. Clinical Nuclear Medicine, 2014, 39(2): 113 - 121.
7. 吴小辉. 肺炎性肌纤维母细胞瘤的CT影像表现及病理对照分析 [J]. 现代医用影像学, 2019, 28(5): 998 - 999.
8. 郭宏琳. 纵隔原发性绒毛膜癌肺转移1例报告并文献复习 [D]. 济南: 山东大学, 2012.
9. MAHAJAN P, CASANOVA M, FERRARI A, et al. Inflammatory myofibroblastic tumor: molecular landscape, targeted therapeutics, and remaining challenges [J]. Current Problems in Cancer, 2021, 45(4): 100768.
10. 赵一平, 刘白鹭, 赵德利. 纵隔原发性绒毛膜癌伴肺转移一例 [J]. 中国癌症杂志, 2006, 16(2): 160 - 160.
11. 陈德强, 张艳春, 张丽静, 等. 绒毛膜癌肺转移继发肺动静脉瘘1例 [J]. 实用放射学杂志, 2021, 37(7): 1218 - 1219.
12. 梁锐烘, 曾庆思, 刘琴, 等. 原发性纵隔绒毛膜癌的CT和PET/CT表现 [J]. 中华放射学杂志, 2021, 55(7): 764 - 766.
13. 张渝红, 史春燕. 肺大细胞未分化癌一例误诊为绒毛膜癌肺转移 [J]. 临床误诊误治, 2010, 23(4): 361 - 362.
14. 李芳芳, 王磊, 常静侠, 等. 妊娠合并绒毛膜癌肺转移误诊为肺结核报告1例 [J]. 中华肺部疾病杂志(电子版), 2014, 7(2): 98 - 99.
15. 李晨希, 华媛媛. 绒毛膜癌阴道转移并肺转移1例 [J]. 重庆医科大学学报, 2021, 46(6): 722 - 724.

（王善容　郑飞波　整理）

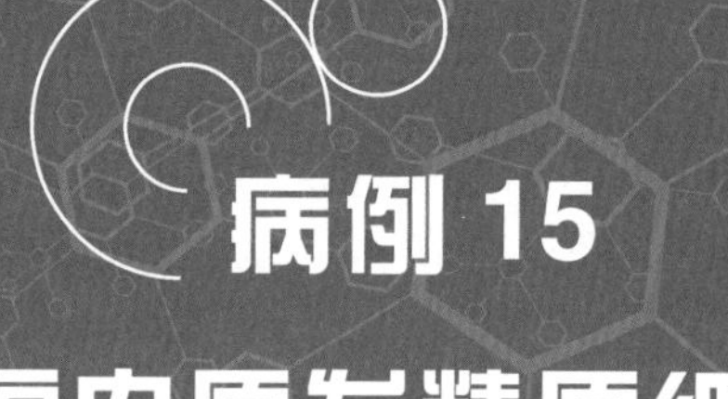

病例 15 纵隔内原发精原细胞瘤

病历摘要

【基本信息】

患者，男性，31 岁。

主诉： 反复发热 1 月余。

现病史： 患者 1 个月前无明显诱因出现发热，体温最高 39.2 ℃，伴咳嗽，伴胸闷、憋喘，夜间平躺时加重，无咳痰、胸痛，无头晕、头痛，无恶心、呕吐，无腹痛、腹泻，于当地医院行抗感染治疗（具体不详），未明确发热原因，遂因“发热原因待查”收入我院。

既往史与家族史： 否认肝炎、结核等传染病病史及密切接触史。否认手术史和重大外伤史，否认输血史，对青霉素、头孢类药物过敏，否认食物过敏史。

查体： 胸廓对称无畸形，胸骨无压痛。双肺呼吸动度均等，双肺呼吸音粗，未闻及明显干湿性啰音。心前区无隆起，心率 112 次/分，律齐，心音正常，各瓣膜听诊区未闻及病理性杂音。

【辅助检查】

影像学检查： 胸部 CT 显示纵隔占位性病变并累及心包。

实验室检查： 肿瘤标志物显示铁蛋白 1192.0 ng/mL，余肿瘤标志物（甲胎蛋白、癌胚抗原、绒毛膜促性腺激素、非小细胞相关抗原、鳞状细胞癌相关抗原、胃泌素释放肽前体、糖类抗原 19-9、糖类抗原 125、糖类抗原 72-4、神经元特异性烯醇化酶、前列腺特异性抗原）均在正常范围。血常规、血培养、大便常规和隐血、凝血系列、肝肾功能、血脂、心肌酶、PCT、支原体抗体、EB 病毒、G 试验、GM 试验、HIV 检测、梅毒检测、抗“O”+类风湿因子、抗核抗体谱、血管炎抗体谱、结核 T-SPOT 检测、免疫球蛋白检测、淋巴细胞亚群检测、肝抗原抗体谱、病毒筛查、肥达反应、外斐反应、布鲁杆菌凝集试验均正常。

【临床初步诊断】

①发热原因待查；②纵隔占位，性质待查。

【临床关注点】

青年男性，既往体健，感染指标及自身抗体未见明显异常，铁蛋白升高，同时 CT 提示纵隔内占位累及心包。患者发热是否与纵隔占位有关？病变性质如何考虑？

PET/CT检查

【操作流程与参数】

患者检查前禁食 6 h 以上，空腹血糖 5.4 mmol/L，静脉注射显像剂 ^{18}F-FDG，剂量为 6.8 mCi（0.1 mCi/kg），平静休息 50 min 后行 PET 及 CT 断层显像。PET/CT 检查采用 GE Discovery STE PET/CT 扫描仪（美国 GE 公司）。采集参数：CT 扫描电压 140 kV，电流 80 mAs，层厚 5 mm。PET 扫描，3 分钟/床位。PET 图像行衰减校正及 VuePoint 法重建，PET、CT 图像行多层面、多幅显示。

【PET/CT 所见】

前上纵隔见一高度摄取 FDG 的软组织结节影，大小约 31 mm × 19 mm，SUV_{max} 为 8.2；与下方心包分界不清。心包轻度增厚并中高度摄取 FDG，SUV_{max} 为 4.6（图 15 – 1）。

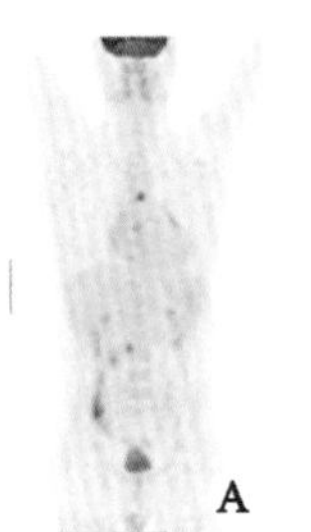

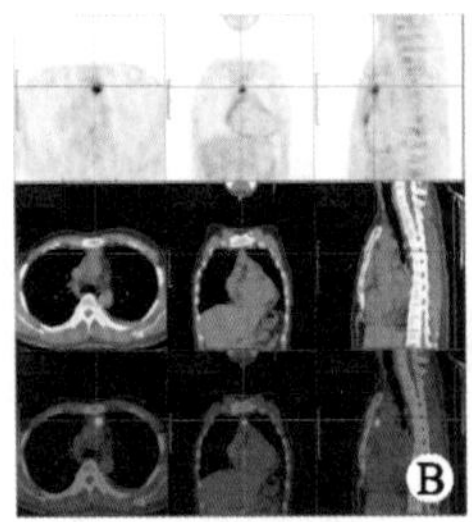

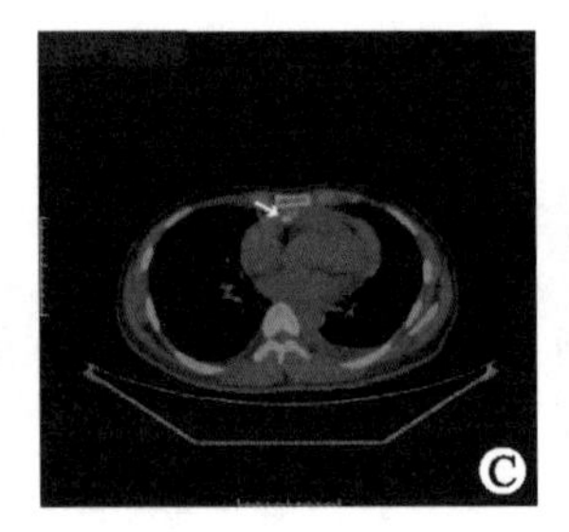

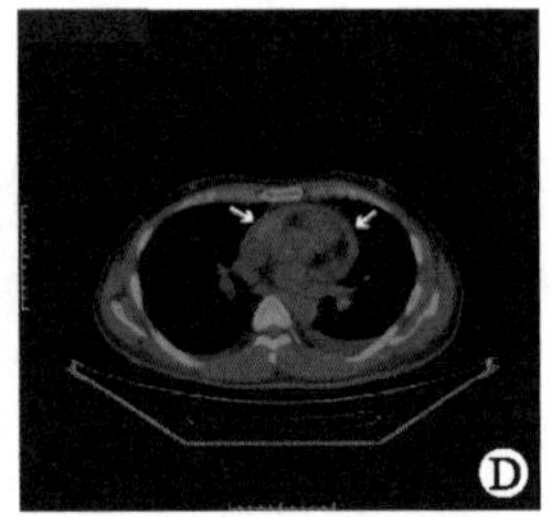

A 为体部 MIP 图；B 显示前上纵隔见一高度摄取 FDG 的软组织结节影；C 显示病灶与下方心包分界不清（箭头）；D 显示心包轻度增厚并中高度摄取 FDG（箭头）。

图 15 – 1　^{18}F-FDG PET/CT

【PET/CT 诊断意见】

前纵隔软组织灶及心包病灶 FDG 代谢增高，恶性病变不能排除，建议穿刺活检明确诊断。

病例讨论

论点 1：患者为青年男性，既往体健，以发热起病，胸部 CT 显示纵隔占位，纵隔占位常见疾病如淋巴瘤、胸腺瘤等均不能排除。建议可进一步行骨髓穿刺诊断，必要行纵隔镜活检或直接选择手术治疗。

论点 2：患者以发热起病，除发热外无明显其他症状，经验性抗感染治疗效果不佳。目前发热可考虑：淋巴瘤？特殊病原体感染？虽然患者存在发热，但患者目前影像学资料并未发现其他异常肿大的淋巴结病灶，淋巴瘤诊断并不明确，同时，也不排除纵隔单发淋巴瘤病变可能。

论点3：患者发病年龄较轻，且存在发热、胸闷等症状，其发热、胸闷等是否和潜在感染相关？青年男性伴胸闷症状，影像学检查又提示纵隔占位，纵隔生殖细胞肿瘤也不能排除。

【病例讨论小结】

患者为青年男性，既往体健，结合各项实验室检查，目前考虑纵隔占位引起发热可能性较大，对于该患者纵隔占位性质，目前可考虑：①纵隔淋巴瘤；②纵隔胸腺瘤。对于此病例，联系外科进行纵隔占位穿刺或进行手术治疗可明确诊断。

病理诊断

纵隔：精原细胞瘤（图15-2），切面积4.5 cm×4 cm，周围组织内可见少量胸腺组织。免疫组化：Oct-4（+），SALL4（+），p63（-），CK19（-），CD20（淋巴细胞+），CD3（淋巴细胞+），CD1a（-），TDT（-），CD5（散在+），CK5/6（-），CD68（-），Ki-67阳性率30%。

图15-2　精原细胞瘤（HE染色，×100）

临床随访

患者在全身麻醉下行前上纵隔肿物切除+胸腺、周围脂肪清扫术。术后恢复良好，现已出院3月余，未诉明显不适。

特邀专家点评

该患者为青年男性，^{18}F-FDG PET/CT发现前纵隔软组织灶FDG代谢增高，提示为恶性病变可能性大，且患者病变累及心包，更加提示恶性病变可能。患者前纵隔高代谢病灶，鉴别的主要疾病包括淋巴瘤、胸腺起源肿瘤等，但从PET/CT的影像表现上看，并未发现淋巴瘤和胸腺瘤的典型征象，且该患者发病年龄较年轻，临床症状以胸闷、胸痛等发病，加之纵隔占位，考虑纵隔生殖细胞肿瘤可能是正确的。患者存在发热，发热为纵隔占位引起，还是其他感染性疾病等引起，仍需临床鉴别。^{18}F-FDG PET/CT检查更有助于发现全身病情，对良性肿瘤或淋巴瘤的鉴别可提供帮助。对于该患者的最终诊断，应进一步穿刺活检进行病理学检查。

讨论与文献综述

生殖细胞肿瘤（germ cell tumors，GCT）是起源于原始生殖细胞的肿瘤，通常发生于性腺（睾丸和卵巢）。生殖腺外的生殖细胞瘤（extragonadal germ cell tumors，EGGCTs）较为罕见，男性生殖腺外 GCT 好发部位为纵隔、腹膜后及大脑，而女性则为纵隔和胎盘，以往也报道过发生于十二指肠、肾、鼻窦等部位的生殖细胞肿瘤。目前，关于 EGGTCs 的发病机制仍存在争议，普遍认为可能与胚胎发育过程中生殖细胞沿中线下移时滞留或移位有关。但近年来学者也提出了很多新的假说，例如，EGGTCs 为性腺起源，但原发肿瘤消退或前体干细胞原位起源等。

EGGTCs 是一种较为罕见的肿瘤，其发病率在 15～24 岁达高峰，也许与激素相关的肿瘤细胞促进有关。纵隔是 EGGCTs 最常见的好发部位，且主要是前纵隔。纵隔 EGGCTs 仅占生殖细胞肿瘤的 1～3%，占纵隔肿瘤的 16%。它表现出不同的组织学特性，其中 60%～70% 为成熟或非成熟畸胎瘤，而精原细胞瘤和非精原细胞生殖细胞肿瘤较少见。其中，未成熟畸胎瘤和非精原细胞瘤恶性程度较高，精原细胞瘤预后相对较好。

纵隔精原细胞瘤多见于青年男性，一般生长缓慢，诊断时通常体积较大，且有局部其他组织器官的浸润，患者往往以胸痛、咳嗽、呼吸困难等临床症状起病，甚至有 20%～30% 的患者偶然发现，可有血清标志物水平升高。纵隔精原细胞瘤的确诊依靠病理诊断。但治疗方案也根据病理类型及全身受累情况不同而选择手术治疗、放疗或化疗。纵隔精原细胞瘤需要与多种疾病相鉴别，例如，纵隔其他生殖细胞肿瘤、邻近纵隔的肺内肿瘤、胸腺瘤、胸腺癌及淋巴瘤等。纵隔内各种疾病有着不同的影像学表现，可为疾病的诊断提供依据。纵隔内畸胎瘤通常为多囊性，常包含脂肪和（或）钙化，前纵隔囊性肿物内有液体、软组织、钙化、脂肪等多种密度影为畸胎瘤的典型表现。邻近纵隔的肺内肿瘤将纵隔胸膜挤压至纵隔内，因此纵隔边缘多为规则，或有分叶或毛刺征象，其与纵隔呈锐角，肿块中心在肺内。而纵隔内肿块凸入肺野，因此肿块的肺野侧多光滑呈钝角，肿块的中心在纵隔内。良性胸腺瘤好发于一叶，肿块常偏向一侧，形态较规则，呈椭圆形，CT 密度较均匀，增强扫描病变可均匀强化或结节样强化。而恶性淋巴瘤常全身受累，也可单发于纵隔内，可见多结节融合，病变多包绕血管，^{18}F-FDG PET/CT 扫描常可发现全身其他淋巴结或器官受累。胸腺癌可以呈侵入性生长方式，与淋巴瘤较难鉴别，因此如果强化 CT 或 ^{18}F-FDG PET/CT 显像提示恶性征象，多建议临床穿刺活检明确诊断。

本文提供病例为青年男性，以发热伴胸闷为首发表现，符合纵隔 EGGTCs 的发病年龄及典型临床症状，但其发热原因未能解释。临床上对此种病例，首先应完善胸部影像学检查并排除感染性疾病的可能。对于发现纵隔占位的患者，建议行 ^{18}F-FDG PET/CT 检查，不仅可对纵隔占位的葡萄糖代谢水平进行评估，还可在一定程度上反映肿瘤组织成分的多样性及肿瘤细胞分化程度的异质性。同时，^{18}F-FDG PET/CT 还可以发现纵隔之外的异常代谢增高影，可帮助临床判断病变性质及全身转移情况，为临床分期及治疗方案的选择提供依据。除此之外，也可通过 ^{18}F-FDG PET/CT 进行疗效的监测与随访。

参考文献

1. OOSTERHUIS J W, LOOIJENGA L. Human germ cell tumours from adevelopmental perspective [J]. Nature Reviews Cancer, 2019, 19(9): 522－537.
2. WINTER C, ZENGERLING F, BUSCH J, et al. How to classify, diagnose, treat and follow-up extragonadal germ cell tumors? A systematic review of available evidence [J]. World journal of urology, 2022, 40(12):

2863 - 2878.

3. CHAMAA B, TERRO J, MNEIMNEH M, et al. Duodenal teratoma: rare case of extragonadal germ cell tumors and review of literature [J]. International journal of surgery case reports, 2021, 86: 106377.
4. TRAMA A, MALLONE S, NICOLAI N, et al. Burden of testicular, paratesticular and extragonadal germ cell tumours in Europe [J]. European Journal of Cancer, 2012, 48(2): 159 - 169.
5. CHUANG H, KANG C, LEE L. Sinonasal pure yolk sac tumor: a case report and literature review [J]. Fetal and pediatric pathology, 2014, 33(3): 127 - 134.
6. OOSTERHUIS J W, STOOP H, HONECKER F, et al. Why human extragonadal germ cell tumours occur in the midline of the body: old concepts, new perspectives [J]. International Journal of Andrology, 2010, 30(4): 256 - 264.
7. RONCHI A, COZZOLINO I, MONTELLA M, et al. Extragonadal germ cell tumors: not just a matter of location. A review about clinical, molecular and pathological features [J]. Cancer medicine, 2019, 8(16): 6832 - 6840.
8. RAMANATHAN S, PRASAD M, VORA T, et al. Outcomes and prognostic variables of extracranial germ cell tumors in children and adolescents treated over a decade: a developing world perspective [J]. Pediatric blood & cancer, 2022, 69(7): e29765.
9. PARADIES G, ZULLINO F, OROFINO A, et al. Unusual presentation of sacrococcygeal teratomas and associated malformations in children: clinical experience and review of the literature [J]. Annali italiani di chirurgia, 2013, 84(3): 333 - 346.
10. MARCHEVSKY A M, WICK M R. Pathology of the mediastinum [M]. Cambridge University Press, 2015.
11. DEVA, PETROVA, SLAVICA, et al. Primary seminoma localized in mediastinum: case report [J]. Open Access Macedonian Journal of Medical Sciences, 2019, 7(3): 384 - 387.
12. KLIESCH S, SCHMIDT S, WILBORN D, et al. Management of germ cell tumours of the testes in adult patients: German clinical practice guideline, PART II—Recommendations for the treatment of advanced, recurrent, and refractory disease and extragonadal and sex cord/stromal tumours and for the management of follow-Up, toxicity, quality of life, palliative care, and supportive therapy [J]. Urologia internationalis, 2021, 105: 181 - 191.
13. 梁辰, 王颖奕, 熊廷伟. 纵隔原发性精原细胞瘤的临床表现及 CT 征象分析 [J]. 中华肺部疾病杂志: 电子版, 2021, 14(5): 3.
14. 丁重阳, 李天女. 前纵隔肿瘤^{18}F-FDG PET/CT 显像特征 [J]. 中国医学影像技术, 2014, 30(4): 4.
15. BUCHLER T, DUSEK P, BRISUDA A, et al. Positron emission tomography and clinical predictors of survival in primary extragonadal germ cell tumors [J]. Klinicka onkologie: casopis Ceske a Slovenske onkologicke spolecnosti, 2012, 25(3): 178 - 183.

（周雨菁　李昕　整理）

病例 16
纤维性纵隔炎

病历摘要

【基本信息】

患者，男性，41 岁。

主诉：下腹疼痛 2 个月，右侧腰痛半个月。

现病史：患者于 2 个月前无明显诱因出现下腹部疼痛，伴右侧腰痛，为阵发性疼痛，可耐受，伴尿频，无尿痛、尿急，无发热、消瘦等不适，曾就诊于广西某医院，考虑“坐骨神经痛、腰椎间盘突出”，给予甲钴胺营养神经等对症治疗（具体不详），效果不佳。半个月前自觉右侧腰痛，伴腰骶部疼痛不适，疼痛时伴恶心、尿频，无发热、盗汗、消瘦。外院腹部增强 CT 提示腹膜后软组织密度影，考虑淋巴瘤可能性大。为求进一步诊治，要求做 PET/CT 检查。

既往史与家族史：平素健康状况良好，无外伤、手术史，无肝炎、肺结核、疟疾、菌痢等传染病病史。无烟、酒嗜好，职业为海员，无工业毒物、粉尘、放射性物质接触史。无家族遗传病、传染病及肿瘤病史。

查体：全腹轻压痛，脐周有反跳痛，肝区及双肾无叩击痛，余无异常。

【辅助检查】

影像学检查。胸部增强 CT（2021 年 12 月 15 日）提示：①右后纵隔占位，淋巴瘤可能性大，建议穿刺活检；②左侧颈总动脉周围、主动脉弓旁、后纵隔、腹主动脉周围见软组织密度影并管腔略狭窄，建议穿刺活检（图 16－1）。

实验室检查。肾功能：肌酐 122.98 μmol/L、胱抑素 1.07 mg/L、β-微球蛋白 2.44 mg/L、尿酸 490.73/L，均升高。免疫球蛋白及类风湿因子：免疫球蛋白 A 5.39 g/L、补体 C4 0.401 g/L、类风湿因子 20.90 U/mL，均轻度升高。血常规＋CRP：红细胞 3.71×10^{12}/L，血红蛋白 114.00 g/L，C 反应蛋白 30.99 mg/L。红细胞沉降率：77.00 mm/h。尿常规：尿潜血（＋）。凝血常规：纤维蛋白（原）降解产物 21.39 μg/mL，D-二聚体定量 7.34 μg/mL，

纤维蛋白原 6.20 g/L，均升高。热休克蛋白 90α：220.25 ng/mL，升高。IgG4、ANCA、ANA 谱、抗磷脂抗体、RA 两项、其他肿瘤标志物、甲状腺功能、本周蛋白、免疫固定电泳、骨髓常规、白细胞免疫分型未见异常。

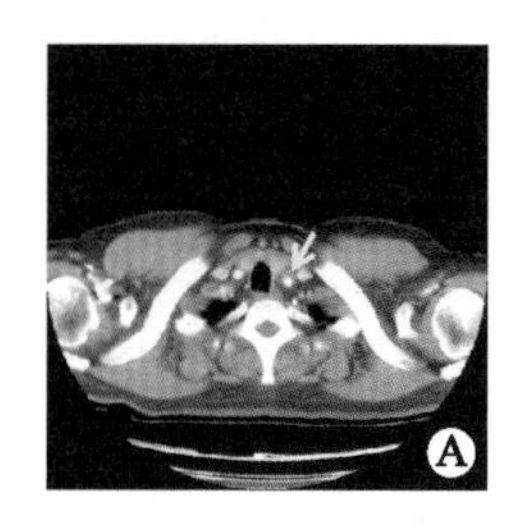

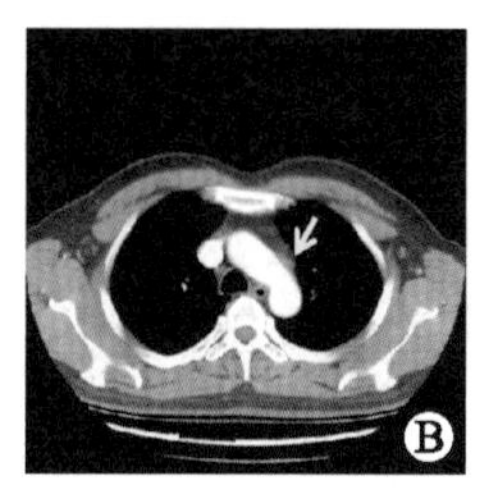

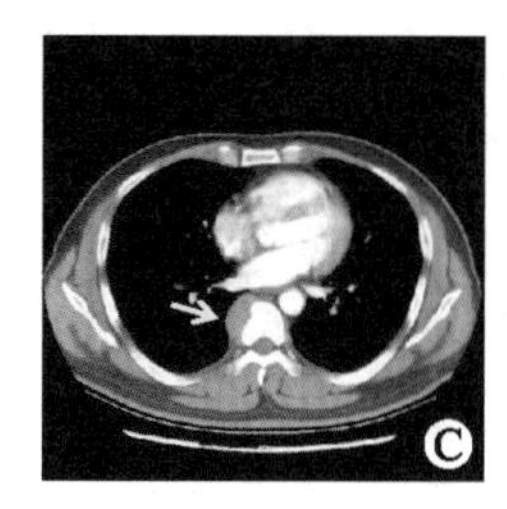

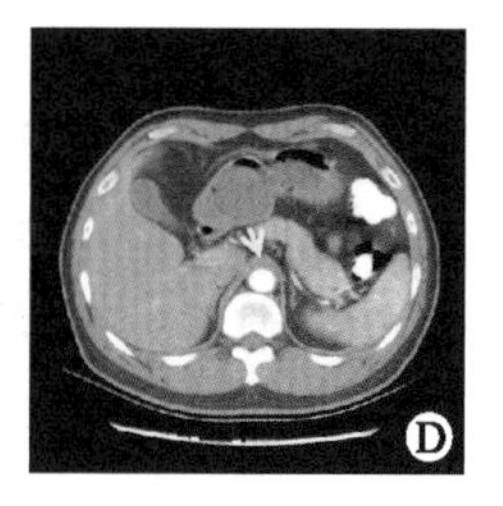

A～D 为左侧颈总动脉周围、主动脉弓旁、后纵隔、腹主动脉周围见软组织密度影，未见明显强化（箭头）；C 为后纵隔病变邻近椎体边缘受压呈“虫噬样”改变（箭头）。

图 16－1　胸部增强 CT

【临床初步诊断】

淋巴瘤。

【临床关注点】

中年男性，慢性起病，既往体健，多发病灶，是否可以诊断为淋巴瘤？若为淋巴瘤，则明确淋巴瘤浸润范围，明确活检部位。

PET/CT检查

【操作流程与参数】

患者检查前禁食 6 h 以上，空腹血糖 5.3 mmol/L。^{18}F-FDG 剂量 8.79 mCi，注射后 1 小时检查。PET/CT 检查采用 DiscoveryTM PET/CT 710 Clarity（美国 GE 公司）。采集参数：CT 扫描电压 120 kV，电流采用自动毫安秒，螺距 0.984，层厚 3.75 mm。PET 扫描，90 秒/床位。扫描范围为颅顶至大腿根部。图像采用 CT 扫描数据衰减矫正，图像重建采用有序子集最大期望值迭代法。

【PET/CT 所见】

左侧颈总动脉周围、主动脉弓旁软组织密度影，显像剂摄取增高，SUV_{max} 为 4.5；第 7～8 胸椎水平右后纵隔软组织密度影，邻近第 7 胸椎边缘骨质破坏，显像剂摄取增高，SUV_{max} 为 14.9；腹膜后腹主动脉、双侧髂血管周围软组织密度影，显像剂摄取增高，SUV_{max} 为 13.7（图 16－2）。

【PET/CT 诊断意见】

左侧颈总动脉周围、主动脉弓旁、右后纵隔、腹膜后（腹主动脉、双侧髂血管周围）多发软组织密度影，代谢异常增高，考虑淋巴瘤可能，建议获取病理学诊断。

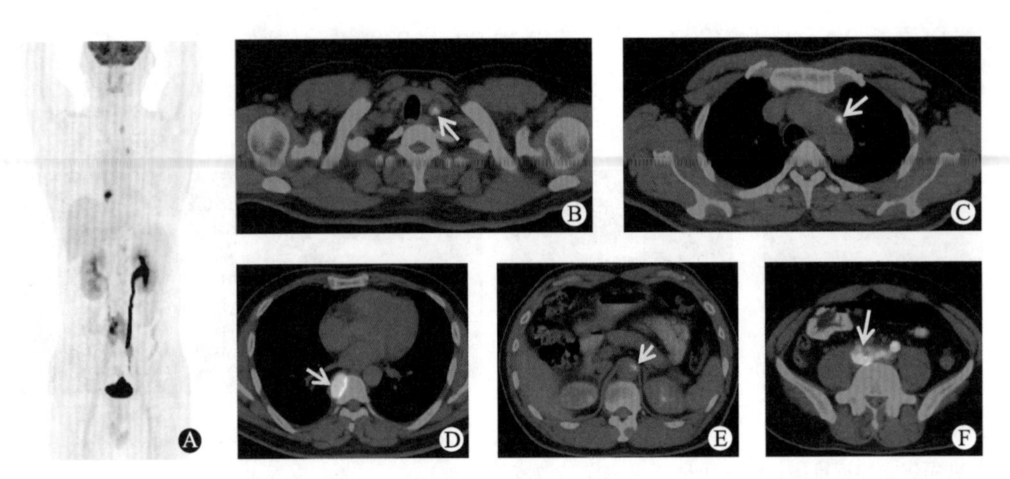

A 为 MIP 图提示胸部、腹部多发团片状不均匀 FDG 高摄取灶；B ~ F 为左侧颈总动脉周围、主动脉弓旁、后纵隔脊柱旁、腹主动脉周围、双侧髂血管周围多发软组织密度影并 FDG 摄取异常增高，T_7 椎体边缘见骨质受压、侵蚀（箭头）。

图 16 – 2　^{18}F-FDG PET/CT

病例讨论

论点 1：中年男性，既往体健，临床表现为腹痛、腰痛、尿频、恶心，增强 CT 提示左侧颈总动脉、主动脉弓旁及腹主动脉周围软组织密度影，后纵隔脊柱旁软组织密度影，密度均匀，邻近椎体骨质受侵。PET/CT 图像显示病变累及范围较广泛，病灶密度较均匀，代谢增高，腹膜后病变分布于腹主动脉、双侧髂血管走行区，双侧髂血管旁病灶相互融合，包绕血管，呈“血管漂浮征”，考虑淋巴瘤可能性大，患者临床症状被认为是淋巴瘤引起的尿路梗阻所致。实验室检查提示 IgG4 无明显异常，所以暂不考虑 IgG4 相关疾病。但仍需要与腹膜后纤维化、恶性肿瘤并转移、炎性肉芽肿性病变鉴别。

论点 2：患者临床表现符合腹膜后纤维化导致的输尿管受压表现，典型的腹膜后纤维化常位于腰 4、腰 5 椎体前方腹主动脉、髂血管周围的腹膜后间隙，多沿血管走行，呈弥漫浸润生长或呈边界清晰的软组织密度影，可以包绕腹主动脉，PET/CT 显像也可表现为 FDG 高摄取，因此该患者腹膜后病变，应当考虑腹膜后纤维化的可能，但是腹膜后纤维化较少超过肾门水平，而该病例在膈肌以上水平有多发病变，不除外腹膜后纤维化合并其他疾病的可能，同时也应当与淋巴瘤、转移瘤相鉴别。

论点 3：患者热休克蛋白 90α 升高，该指标为肺肿瘤、肝肿瘤等多种肿瘤的肿瘤标志物，后纵隔脊柱旁占位侵蚀邻近椎体骨质，不能除外恶性病变并远处转移。

论点 4：患者，中年男性，从事海员工作，工作压力较大，生活质量较低，免疫功能较低，可能曾存在患者未予在意的感染（如结核等），导致肉芽肿性病变并血管炎，患者实验室检查 CRP 及 ESR 增高，可支持诊断。活动期炎性病变 PET/CT 亦可表现为病灶高代谢，肉芽肿性病变亦可侵蚀骨质。

【病例讨论小结】

一些罕见病例，在缺乏其他影像学检查支持的情况下，仅依靠 PET/CT 鉴别诊断有一定的困难。本例患者以尿路梗阻症状为主诉就诊。外院增强 CT 提示腹膜后占位，实验室检查结果提示肾功能异常，可以明确的是腹膜后病变引起输尿管狭窄，继而导致肾功能不全。其他的实验室检查提示贫血、ESR 及 CRP 升高，免疫球蛋白 A、补体 C4 轻度升高，提示患者可能存在免疫性疾病可能，患者热休克蛋白 90α 升高，因此不能完全排除恶性肿瘤的可能。PET/CT 检查提示病灶分布较为广泛，并伴有高代谢，其中后纵隔病变伴有邻近骨质受侵，以上讨论的淋巴瘤、恶性肿瘤并转移、腹膜后纤维化合并其他病变、炎性肉芽肿性病变都有可能，对于此病例，行胸腔镜下取组织活检可明确诊断。

病理诊断

全身麻醉胸腔镜下纵隔活组织检查，术后病理显示（后纵隔肿物）送检组织呈重度慢性炎，纤维组织增多并胶原化，内见较多淋巴细胞、浆细胞及散在嗜中性粒细胞、嗜酸性粒细胞浸润，结合临床病史及影像学结果，考虑为纤维性纵隔炎。特殊染色结果：六胺银染色(－)，DPAS(－)。免疫组化结果：Kappa(部分＋)，Lambda(部分＋)，IgG(个别＋)，IgG4(个别＋)，Ki-67(约5%＋)（图 16－3）。

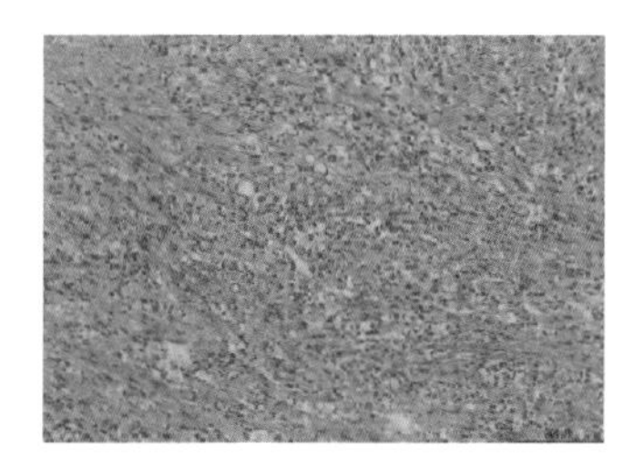

图 16－3　纤维性纵隔炎（HE 染色，×100）

临床随访

患者完善结核菌感染 T 细胞检测（化学发光法），结核杆菌 γ-干扰素释放试验阳性，PPD 试验(＋＋)，给予甲泼尼龙琥珀酸钠 20 mg 静脉滴注 qd 治疗 7 天后，复查实验室检查较前好转，自觉症状好转出院，后复查胸部及腹部增强 CT 提示病灶减小（图 16－4），目前继续行甲泼尼龙片 10 mg 口服 qd 治疗，现患者病情缓解，无明显不适。

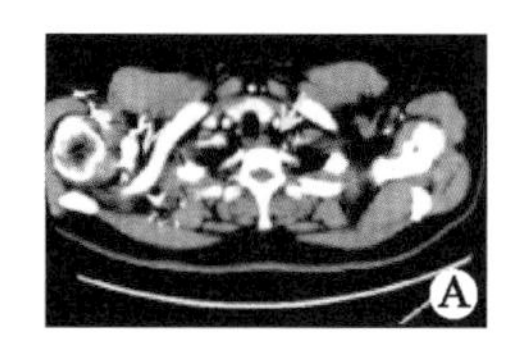

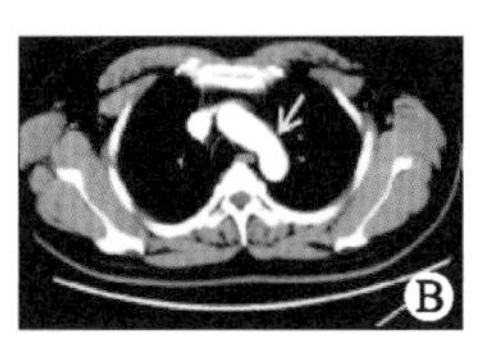

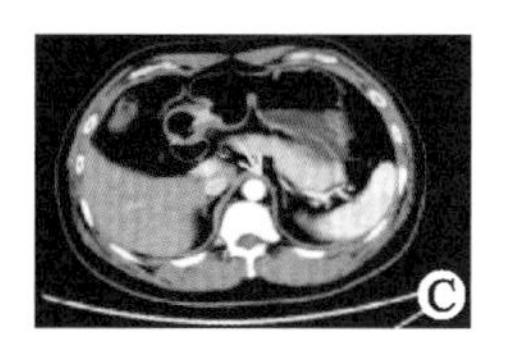

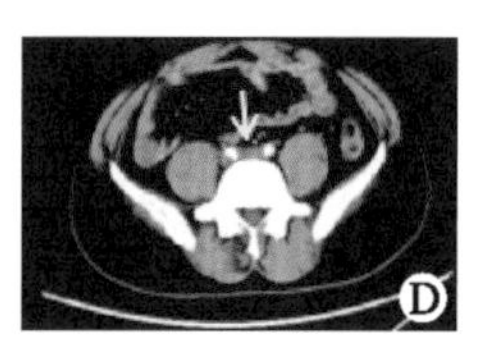

原左侧颈总动脉周围、主动脉弓旁、腹主动脉旁、双侧髂血管旁软组织密度影明显减小，部分病变消失。

图 16－4　胸腹部增强 CT

特邀专家点评

医学与生物学大数据关联分析揭示了许多人类疾病之间存在的复杂但有意义的相互关

系，如炎症，特别是慢性炎症，与肿瘤之间就有不可分割的关联。人类生活环境和生活方式及自然和社会环境的变化也无疑会影响到人类机体和人类疾病。我们在临床实践中已经注意到，本例确诊的纤维性纵隔炎，还有其他类型的自身免疫相关疾病，已经逐渐从罕见个例进入了更广泛的视野。FDG PET/CT 的高代谢改变，也因此从既往恶性肿瘤的特征，逐渐向更多的非肿瘤，特别是免疫相关疾病的表现转变。PET/CT 可能在相当长的时间内，不能像病理学一样提供患者疾病的特异诊断，但当代的核医学医生需要根据疾病谱的演变，自己调整分析诊断与鉴别的策略。本例的讨论思路是正确的，虽然未能得到病理组织学诊断，但综合各种病史、临床表现、影像与实验室检查结果发现，提出了腹膜后纤维化、免疫功能较低的感染导致肉芽肿性病变、存在免疫性疾病可能等，最后还发现结核感染与本疾病的可能关系，相信这些对临床的整体判断都会产生有益的帮助。排除恶性肿瘤与诊断恶性肿瘤，对临床的价值是同样重要的，核医学医生应该相信自己的实力。

讨论与文献综述

纤维性纵隔炎（Fibroid mediastinitis，FM）又称硬化性纵隔炎或纵隔纤维化，是一种罕见的良性纤维炎症疾病，主要是由于纵隔浸润性生长的致密纤维组织进行性增生，最终取代正常的纵隔脂肪组织，并包围纵隔和肺门结构，严重时可引起纵隔和肺门结构的梗阻，可能危及生命。该病大样本量的研究主要来自美国，目前的分型主要包括局灶型（肉芽肿型）、弥漫型（非肉芽肿型或特发性）。既往的研究表明局灶型主要与荚膜组织胞浆菌抗原暴露的异常免疫反应相关，少数与其他感染或炎症相关。弥漫型可能是特发性的，或与自身免疫性疾病、药物暴露或既往放疗暴露剂量有关。局灶型 FM 是美国更常见的亚型，占所有 FM 病例的 80%～90%，年龄范围广，平均年龄 35～46 岁，无性别差异，其病因是对抗原刺激的异常免疫反应，导致纵隔纤维炎性组织增生，多由于暴露于荚膜组织胞浆菌（美国密西西比河、俄亥俄河流域、温带气候区特有的真菌）所致，其他感染，如结核、其他真菌感染（如芽孢菌病、毛霉病或隐球菌病）、炎症条件（如结节病）也可能与 FM 的发生有关。弥漫型 FM 约占所有 FM 的 10%～20%，可延伸到颈部、后纵隔、肺，常见于中老年人，男性发病率高于女性，该类型 FM 是对自身免疫性疾病（如系统性红斑狼疮、类风湿关节炎和白塞病）的异常免疫反应，或放疗、既往使用二甲麦角新碱治疗头痛的并发症，可以并发腹膜后纤维化、硬化性胆管炎、自身免疫性胰腺炎和 Riedel 甲状腺炎。我国的一项 20 例样本量的研究显示，FM 的平均年龄为 69.5 岁，其中 60% 为女性，40% 病例既往有结核病病史，20% 的病例结核杆菌 γ-干扰素释放试验分析技术诊断为潜伏性结核病感染。本病例在后续补充的结核杆菌 γ-干扰素释放试验为阳性，PPD 试验（++），提示该病例的发病原因与结核感染相关。

纤维性纵隔炎的临床表现主要与纤维组织浸润、包绕和压迫周围脏器和组织（如血管、气管、食管、心包、心脏、神经和胸膜）有关，包括肺动、静脉狭窄，上腔静脉阻塞相关症状，以及咳嗽、呼吸困难、反复肺部感染、咯血、胸痛等，临床表现缺乏特异性，对协助诊断的价值有限。影像学检查以 CT 为首选，局灶型 FM 可以表现为局灶性或浸润性生长的软组织密度影，通常伴有点状钙化灶，最常累及的区域是气管右侧、隆突下区和肺门区，增强扫描病灶不强化或轻度强化；弥漫型 FM 常表现为浸润性生长的软组织密度影，常累及纵隔内多个区域和肺门区，钙化罕见，出现的胸外影像学表现，如腹膜后纤维化、硬化性胆管炎和自身免疫胰腺炎可提示诊断。关于纤维性纵隔炎的^{18}F-FDG PET/CT影像表现，目前只在少数的个案报道中有所描述，多表现为 FDG 高摄取，也可表现为 FDG 摄取阴性。PET/CT 对于纤维性纵隔炎在明确活检部位和寻找隐匿病灶方面具有重要作用，FM 的活检组织宜从 FDG 摄取最高的区域获取。本病例为罕见的弥漫型 FM，增强 CT 病灶表现为软组织密度影，密度均匀，无钙化，未见明显强化；^{18}F-FDG PET/CT 表现为 FDG 高摄取，FDG 摄取最高的病灶位于纵隔后脊柱旁，SUV_{max}为 14.9，伴有邻近椎体边缘的“虫噬样”改变，在既往的报道中，骨质受累的 FM 病例更为罕见，在余燕武等人的病例报道中描述过有 1 例患者的胸骨与病灶分界欠清，最终病理证实胸骨骨膜受累。在鉴别诊断方面，弥漫型 FM 需要与淋巴瘤、转移瘤相鉴别。淋巴瘤 PET/CT 主要表现为肿大淋巴结伴有 FDG 高代谢，增强扫描无强化或轻度强化，可有淋巴结融合，包绕血管，呈现“血管漂浮征”，少数情况下，位于输尿管走行区的淋巴瘤可以导致尿路梗阻的症状出现。本例患者在外院行腹部增强 CT 后提示淋巴瘤可能性大，至我院就诊后首先选择行 PET/CT 检查，在缺少增强 CT 的情况下，不能了解血管周围的病变分布方式及确切形态，因此不能排除淋巴瘤的可能性，进一步结合增强 CT 影像，发现该患者血管周围的病灶表现为围绕血管生长的软组织密度影，不存在淋巴结的形态，部分血管管腔受压变窄，与淋巴瘤影像表现不相符。转移瘤通常有原发肿瘤病史，PET/CT 表现为 FDG 高摄取，虽然本病例既往体健，但实验室检查提示热休克蛋白 90α 升高，因此不能完全除外恶性肿瘤并多发转移的可能。对于 FM 的治疗尚无统一的治疗方案，目前的治疗目标是阻止疾病进展，并且进行受压阻塞部位地再通。目前部分研究表明糖皮质激素及利妥昔单抗对于 FM 有效，对于结核相关 FM 患者，可以同时进行抗结核治疗。对于药物治疗效果不佳的患者可以考虑侵入性治疗以缓解症状，包括手术和支架植入术。

本病例为中年男性，既往体健，主要临床表现为尿路梗阻症状，^{18}F-FDG PET/CT 检查提示腹膜后、后纵隔、主动脉弓旁及左侧颈总动脉周围多发软组织密度影伴 FDG 高摄取，在缺乏其他影像学检查支持的情况下诊断弥漫型纤维性纵隔炎有一定的困难，建议完善增强 CT 以后再行 PET/CT 检查，为鉴别诊断提供更多的依据。同时，PET/CT 对于指导 FM 活检部位及明确病变范围有着其他影像检查不可替代的作用。

参考文献

1. LOYD J E, TILLMAN B F, ATKINSON J B, et al. Mediastinal fibrosis complicating histoplasmosis [J]. Medicine, 1988, 67(5): 295 -310.

2. PARISH J M, ROSENOW iII E C. Mediastinal granuloma and mediastinal fibrosis [J]. Seminars in Respiratory & Critical Care Medicine, 2002, 23(2): 135 -144.

3. ROSSI S E, MCADAMS H P, ROSADO-DE-CHRISTENSON M L, et al. Fibrosing Mediastinitis1 [J]. Radiographics, 2001, 21(3): 737 -757.

4. KHALID M, KHAN I, RAHMAN Z, et al. Fibrosing Mediastinitis: Uncommon Life-threatening Complication of Histoplasmosis [J]. Cureus, 2018, 10(4): e2532.

5. MANYERUKE F D, PERUMAL R, SYMONS G, et al. Idiopathic fibrosing mediastinitis [J]. Afr J Thorac Crit Care Med, 2021, 27(2): 61 -63.

6. GARRANA S H, BUCKLEY J R, ROSADO-DE-CHRISTENSON M L, et al. Multimodality Imaging of Focal

and Diffuse Fibrosing Mediastinitis [J]. Radiographics, 2019, 39(3): 651 -667.

7. HU Y, QIU J X, LIAO J P, et al. Clinical manifestations of fibrosing mediastinitis in chinese patients [J]. Chin Med J, 2016, 129(022): 2697 -2702.
8. INGRAHAM B S, PACKER D L, HOLMES D R, et al. The hemodynamic spectrum of pulmonary vein stenosis from fibrosing mediastinitis [J]. Catheter Cardiovasc Interv, 2022, 99(1): 198 -200.
9. LINDHOLM K E, DE GROOT P, MORAN C A. Fibrosing/sclerosing lesions of the mediastinum: a review [J]. Adv Anat Pathol, 2019, 26(4): 235 -240.
10. SINHA D, KUNDARAGI N G, KALE S K, et al. Fibrosing mediastinitis mimicking as chronic pulmonary thromboembolism [J]. BJR Case Rep, 2020, 6(1): 20190049.
11. LEE K, YI J J, KIM Y, et al. Fibrosing mediastinitis manifesting as thoracic prevertebral thin band-like mass on MRI and PET-CT [J]. British Journal of Radiology, 2007, 80(955): 141 -144.
12. AHMED S, HAMEED M, THOMAS M M, et al. Ptosis and miosis associated with fibrosing mediastinitis [J]. Am J Case Rep, 2021, 22: 927556.
13. CHONG S, KIM T S, KIM B T, et al. Fibrosing mediastinitis mimicking malignancy at CT: negative FDG uptake in integrated FDG PET/CT imaging [J]. European Radiology, 2007, 17(6): 1644 -1646.
14. 余燕武, 唐永华, 魏鼎泰, 等. 特发性纵隔纤维化影像学诊断 [J]. 中国中西医结合影像学杂志, 2011, 9(6): 510 -512.
15. KOBAYASHI Y, ISHIGURO T, TAKAKU Y, et al. Clinical features of fibrosing mediastinitis in Japanese patients: two case reports and a literature review [J]. Intern Med, 2021, 60(23): 3765 -3772.
16. SINGHAL K K, MATHEW J L, VAIDYA P C, et al. Fibrosing mediastinitis associated with tuberculosis in children [J]. Pediatr Infect Dis J, 2021, 40(4): 166 -169.
17. JENNINGS P, SESTI J, TURNER A L, et al. Fibrosing mediastinitis requiring multimodality treatment to maintain pulmonary vein patency [J]. Semin Thorac Cardiovasc Surg, 2020, 32(4): 1140 -1141.
18. LIU T, GAO L, XIE S, et al. Clinical and imaging spectrum of tuberculosis-associated fibrosing mediastinitis [J]. Clin Respir J, 2018, 12(5): 1974 -1980.
19. FENDER E A, WIDMER R J, KNAVEL K E, et al. Catheter based treatments for fibrosing mediastinitis [J]. Catheter Cardiovasc Interv, 2019, 94(6): 878 -885.

（董元菲　整理）

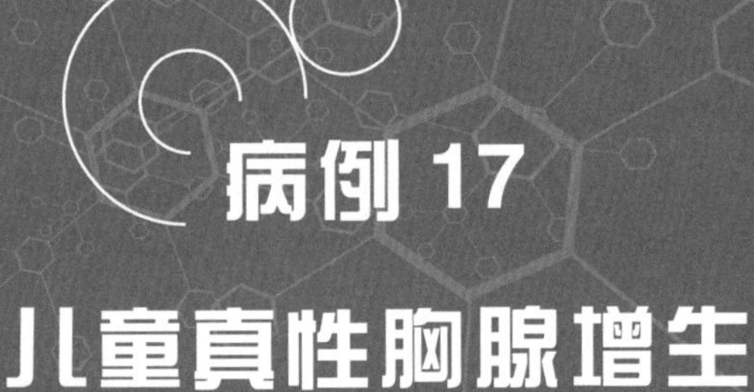

病例 17
儿童真性胸腺增生

病历摘要

【基本信息】

患者，女性，3 岁 11 个月。

主诉：咳嗽、咳痰 20 天余，发现纵隔占位 2 天。

现病史：患者 20 天前无明显诱因出现咳嗽、咳痰，易疲劳，自服抑痰净、头孢等药物，症状稍缓解，于当地卫生院行胸部 X 线片检查，结果显示心包积液？建议进一步检查。患者自发病以来，进食可，小便正常，体重较前无明显异常。

既往史与家族史：既往身体健康状况良好，否认肝炎病史，否认结核、疟疾病史，否认手术史，否认重大外伤史，否认输血史，否认食物、药物过敏史，预防接种史不详。患者父母身体健康，无相关疾病史。

查体：前胸部隆起，大小约 6 cm × 5 cm，质韧，活动度差，胸廓正常，胸骨无压痛，无胸部摩擦感，右肺上叶未闻及明显呼吸音，左肺未闻及明显异常。

【辅助检查】

影像学检查。胸部增强 CT 检查：①右前纵隔占位，考虑脂肪肉瘤可能性大，建议穿刺定性；②右肺少许炎症；右侧胸腔少量积液（图 17－1）。

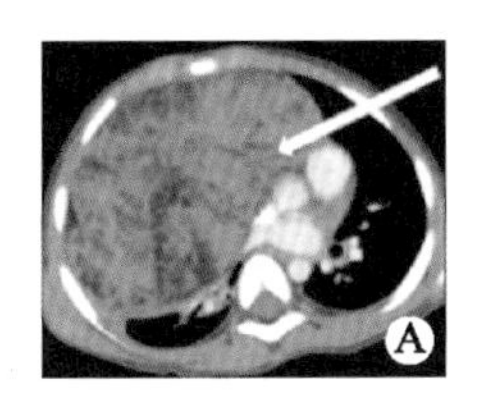

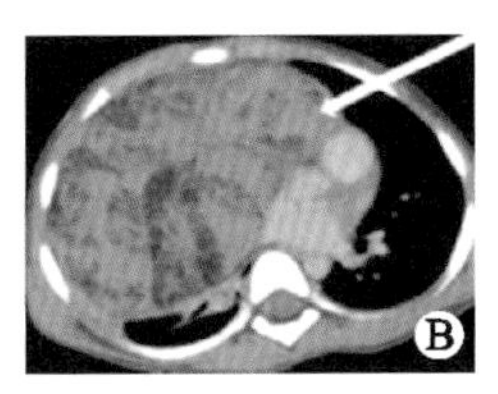

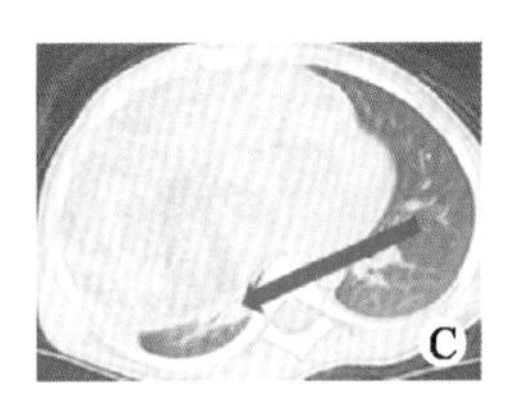

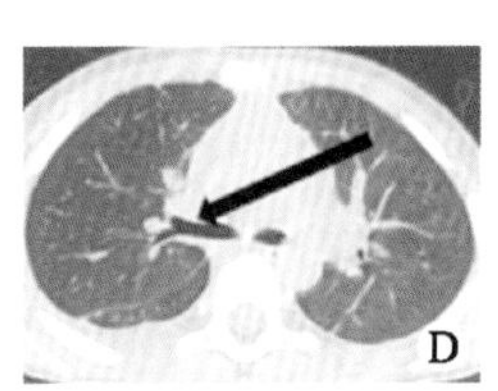

A 为术前动脉期，B 为术前静脉期，C 为术前肺窗图像，D 为纵隔肿瘤切除术后的肺窗图像。A、B 显示纵隔－右侧胸腔软组织密度影，其内见不规则软组织影，其内见条片状脂肪密度影，呈不均匀强化，脂肪组织不强化，邻近心脏受压（箭头）；C 显示瘤肺边界清晰，邻近右肺组织受压（箭头）；D 显示右前纵隔肿瘤切除术后右肺组织恢复正常（箭头）。

图 17－1　胸部双相增强 CT

实验室检查。血常规：白细胞计数 $13.76 \times 10^9/L$，淋巴细胞计数 $10.44 \times 10^9/L$，红细胞计数 $5.09 \times 10^{12}/L$，血红蛋白 139 g/L。丙氨酸氨基转移酶、天门冬氨酸氨基转酶正常。血清肿瘤标志物：HCG、AFP、NSE 均在正常范围内。

【临床初步诊断】

纵隔肿物。

【临床关注点】

①学龄前患者，主诉咳嗽、咳痰 20 天余，发现纵隔占位 2 天；②查体：前胸部隆起，大小约 6 cm × 5 cm，质韧，活动度差，胸廓正常，胸骨无压痛，无胸部摩擦感，右肺上叶未闻及明显呼吸音，左肺未闻及明显异常。纵隔肿物的性质如何考虑?

PET/CT检查

【操作流程与参数】

患者检查前禁食 6 h 以上，空腹血糖 5.3 mmol/L。^{18}F-FDG 剂量 3.73 mCi，注射后 1 小时检查。PET/CT 检查采用 Biograph mCT PET/CT 扫描仪（德国 Siemens 公司）。采集参数：CT 扫描电压 120 kV，电流采用自动毫安秒，螺距 0.6，层厚 5 mm。PET 扫描，2 分钟/床位。扫描范围为颅顶至足底。图像采用 CT 扫描数据衰减矫正，图像重建采用有序子集最大期望值迭代法。

【PET/CT 所见】

纵隔 - 右侧胸腔见不规则软组织密度影，最大截面约 84 mm × 129 mm，其内密度不均，CT 值约 42 ~ 65 HU，显像剂摄取不均匀增高，SUV_{max} 为 3.3，病变邻近组织受压。纵隔及两侧肺门未见异常肿大淋巴结或淋巴结浓聚。胸膜无增厚，胸腔积液征阴性（图 17 - 2）。

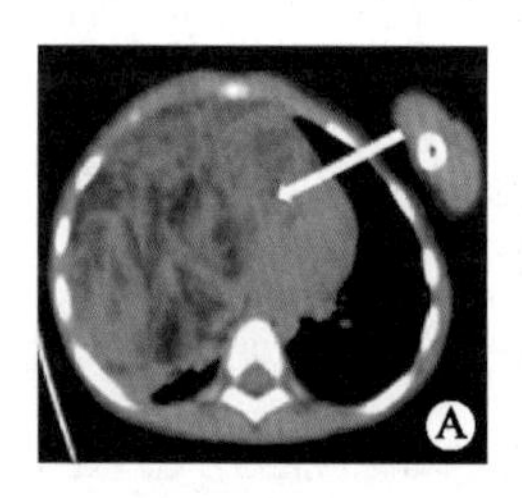

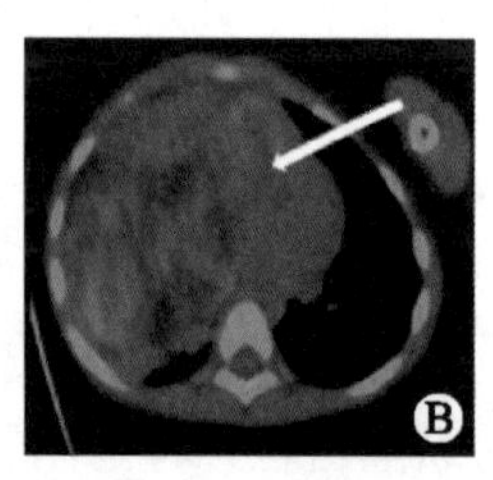

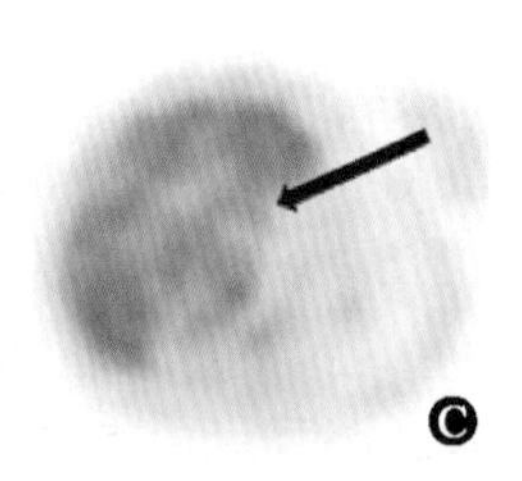

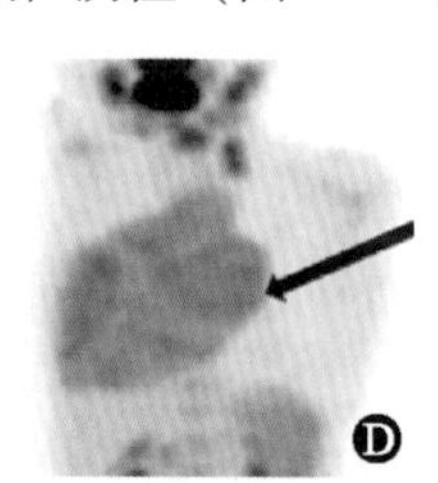

A 为 CT 软组织窗图像，B 为融合图像，C 为 PET 图像，D 为患者胸部 MIP 图像。A 为右前上纵隔病变内见不规则软组织影，其内见条片状脂肪密度影（箭头）；B - D 为右前上纵隔病变不均匀略高代谢，SUV_{max} 为 3.3（箭头）。

图 17 - 2　^{18}F-FDG PET/CT

【PET/CT 诊断意见】

1. 右前上纵隔 - 胸腔占位，考虑脂肪肉瘤可能，畸胎瘤待排。
2. 右肺少许炎症。

病例讨论

论点 1：患者为 3 岁女性儿童，因咳嗽、咳痰 20 天余，发现右胸腔占位入院。CT 显示右侧纵隔－胸腔占位病变，病灶形态较规则，其内密度不均，可见软组织及脂肪成分，增强扫描呈轻度不均匀强化，周围血管间隙消失，边界欠清晰。PET/CT 显示病变不均匀显像剂摄取增高，SUV_{max}为 3.3。患者血清肿瘤标志物：HCG、AFP、NSE 均在正常范围内。病变定位前纵隔，考虑前纵隔巨大含脂良性病变，即前纵隔畸胎瘤。畸胎瘤以成熟畸胎瘤最为常见，病变内常含脂肪、钙化，具有诊断价值，但部分病变内可不出现钙化。该患者病变内多发脂肪，即使未见钙化，也不能完全排除畸胎瘤。

论点2：CT 显示右侧胸腔－前纵隔肿块，但病变与肺交界面清晰，可明确定位前纵隔。病变形态不规则，病灶内部实性软组织成分呈条索状、斑片状分布，其内夹杂多发脂肪密度影，总体表现为软组织成分和脂肪组织犬牙交错。增强扫描呈不均匀轻中度强化。PET/CT 显示软组织成分略高代谢，脂肪组织未见高代谢，双肺门及纵隔内未见增大及浓聚淋巴结。右前纵隔巨大软组织肿块，邻近组织受压，但无明显外侵征象，PET/CT 显示不均匀略高代谢，考虑良性病变可能性大，胸腺脂肪瘤或纵隔脂肪瘤待排。胸腺脂肪瘤是一种较少见的胸腺原发性良性肿瘤，组织学上是由成熟的脂肪组织和不明显的胸腺组织混合组成，影像学上表现为巨大的脂肪影，与胸腺以蒂相连，病变内少量条片状软组织影，因脂肪成分较多，病变常质软。纵隔脂肪瘤多位于前下纵隔、心膈角区，病变内多为均匀的脂肪组织，无软组织密度影，邻近组织受压移位不明显。本例患者软组织成分较多，且与脂肪组织交叉分布，不典型的胸腺脂肪瘤或纵隔脂肪瘤待排，仍需病理学检查。

论点3：病灶体积巨大，密度不均，倾向恶性肿瘤，考虑脂肪肉瘤，需与脂肪母细胞瘤相鉴别。脂肪肉瘤多发成年人，儿童少见，发生于纵隔者罕见，且以后纵隔多见，其主要成分为未成熟和成熟的脂肪细胞，以及纤维组织和黏液性组织。影像多表现为密度不均，边界不清，周围结构受压或侵蚀性改变。这与本病不相符，可排除。脂肪母细胞瘤多位于皮下表浅部位，发生于纵隔内较罕见，是由不成熟脂肪细胞异常增生的少见软组织良性肿瘤，仅见于婴儿和年幼儿童，其中有成熟程度不同的脂肪组织、纤维间隔、黏液基质等间质成分，以脂肪组织和黏液样组织为主，常表现为脂肪组织密度为主的肿块，密度或信号不均匀，可见粗细不一的分隔影，且有结节、片状影，可呈轻中度强化。根据脂肪母细胞瘤生长方式可分为两型：局限型多位于皮下表浅部位，境界清楚，类似脂肪瘤；弥漫型多起源于深部软组织，呈浸润性生长，界限不清，复发倾向大，也称脂肪母细胞瘤。发生于纵隔的脂肪母细胞瘤多与胸腺无明显相关，可与本病例鉴别。未成熟畸胎瘤即恶性畸胎瘤，可有血 AFP 的升高，同时该病变通常较成熟畸胎瘤实性成分更多，内常出现坏死、出血，肿瘤常侵犯邻近组织，增强扫描常呈明显强化，内可见强化血管影。与本病例不符，可以排除。

论点4：前纵隔病变边缘清晰，软组织密度为主，内可见脂肪密度，增强扫描呈不均匀强化，PET/CT 显示病变代谢不高，需除外胸腺瘤。儿童胸腺体积常较大，边缘光滑、平整，随着年龄增大，胸腺逐渐退化，成人大多萎缩，被脂肪组织替代。胸腺瘤是纵隔最常见的原发肿瘤，但以成年人好发，病变多表现为不规则软组织肿块，密度多均匀，少数可有钙化、囊变；具有侵袭性的肿瘤常有邻近组织的受累，如胸膜、心包和肺的累及。本患者为学龄前儿童，前纵隔显示巨大含脂肪病变，可排除胸腺瘤。

论点5：右前纵隔巨大含脂肪软组织肿块，邻近肺组织受压，增强扫描呈不均匀强化，PET/CT 显示代谢不高，确定为前纵隔含脂病变，考虑胸腺增生，鉴别其他含脂肪肿瘤等。胸腺增生表现为胸腺组织的多发增生，病变多压迫邻近组织，但不侵犯，本病例考虑胸腺增生。胸腺增生如此表现少见，仍需要病理学检查。

【病例讨论小结】

患者为3岁女性儿童，主要症状为咳嗽、咳痰。血清肿瘤标志物：HCG、AFP、NSE均在正常范围。CT显示肿块与肺交界面清晰，可明确定位前纵隔。病变形态不规则，病灶内部实性软组织成分呈条索状、斑片状分布，其内混杂多发脂肪密度影。增强扫描软组织呈不均匀轻中度强化。PET/CT显示病变代谢不均，实性成分略高代谢，邻近肺组织受压，肺内未见异常高代谢，双侧胸膜未见高代谢，双侧胸腔未见积液，纵隔、双肺门、双侧内乳区、双侧腋窝内未见增大及浓聚淋巴结。纵隔畸胎瘤是最常见的含脂纵隔肿瘤，多数成熟畸胎瘤含有脂肪、钙化和软组织成分，但不是所有畸胎瘤都存在以上3种成分。钙化通常是局灶性的和线性的，通常是牙齿的骨性成分。厚壁囊性肿块伴脂肪和（或）钙化可以对成熟畸胎瘤作定性诊断。未成熟畸胎瘤（恶性畸胎瘤）较成熟畸胎瘤实性成分更多，增强扫描常呈明显强化，内可见强化血管影，病变多累及邻近组织。本例患者虽见脂肪密度和软组织，但未见钙化，病变周围组织仅表现出受压征象，但未表现出明显受侵犯征象，可以除外典型畸胎瘤。胸腺脂肪瘤是一种罕见的纵隔良性肿瘤，常以均匀的脂肪密度为主，其内见少许条絮状软组织密度影，病变常较大、松软，可向下纵隔生长，而且肿瘤位置可随患者位置变化而改变。纵隔脂肪沉积症也较罕见，是指纵隔脂肪组织过多，表现为脂肪过度增加，但组织学正常，无包膜的脂肪堆积。沉积的脂肪组织密度均匀，边界清晰，一般不会造成气管、食管的移位。胸腺脂肪瘤与纵隔脂肪沉积症影像上不易鉴别，但两者实性成分较少，本病例实性成分较多，可以与上述两种病变鉴别。脂肪肉瘤可见脂肪密度与软组织密度混杂，可伴钙化及液化坏死，增强后软组织呈轻中度不均匀强化，多发生于成人。另一罕见的巨大胸腺增生，可表现出相似影像学特点，常发生于15岁以下儿童，原因不明，表现为实性成分与脂肪成分交叉分布的“虎纹征”。综上，考虑巨大胸腺增生，但临床较罕见，须进行病理确诊。关于此病变^{18}F-FDG PET/CT的报道更为罕见。

病理诊断

术后病理：病变为正常的胸腺组织，由小叶组成，皮质、髓质和Hassall小体界限清晰。免疫组化结果：CKpan（+）、CK19（+）、LCA（+）、CK20（-）、CD3（+）、TDT（+）、CD1a（部分+）、MDM2（+）、CDK4（脂肪细胞核+）、p16（散在+）。

结合免疫组化结果，符合胸腺增生性病变，倾向真性胸腺增生（图17-3）。右肺门淋巴结：1枚呈慢性炎症。

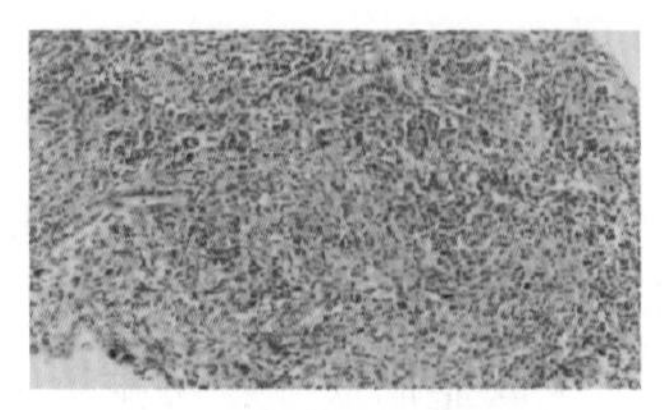

图17-3　真性胸腺增生（HE染色，×100）

临床随访

患者开胸行纵隔肿瘤切除术，术后恢复顺利，体温正常，血氧饱和度可，无其他特殊治疗。电话随访，患者在当地医院复查胸部 CT，未见复发。

特邀专家点评

巨大胸腺增生为临床上非常罕见的一种疾病，以前纵隔或胸腔巨大增生胸腺占位为特点，表现为胸腺组织与脂肪组织交叉分布。本例给我们的启示包括：①儿童的 PET/CT 检查技术有别于成人，除了 FDG 注射剂量、CT 采集条件应该相应调整之外，对配合不佳的小儿还考虑给予镇静或其他制动措施；②儿童的疾病谱与成人也有较大差别，面对儿童患者的图像，宜充分考虑儿童疾病的特点；③儿童处在机体快速发育时期，因此，PET/CT 的图像也有异于成人之处，但本例巨大“病灶”的代谢并不活跃，所以恶性病变的证据是不充分的，良性病变的可能性更大。

讨论与文献综述

胸腺起源于第 3、第 4 对咽囊的内胚层及对应鳃沟的外胚层，由皮髓质小体及血管周围间隙组成。胸腺的体积和质量随年龄增长而增长，幼儿期一般为 10 ~ 15 g，青春期发育至最大，质量可达 30 ~ 40 g，之后胸腺组织开始缓慢退化萎缩，老年期不超过 5 ~ 15 g，表现为胸腺细胞减少，间质细胞增多，逐渐被脂肪组织所替代。

胸腺增生分为真性胸腺增生（true thymic hyperplasia，TTH）和淋巴滤泡增生（lymphoid follicular hyperplasia，LFH）。TTH 的特征是胸腺弥漫性增厚和增大，其大小或质量超出正常年龄相应的上限，但保持正常的胸腺结构和免疫组化特点，一般见于肿瘤放化疗、热烧伤或术后等反弹性胸腺增生患者。LFH 的特征是胸腺内淋巴滤泡和生发中心数量增多，胸腺体积可正常或稍增大。LFH 与一些内分泌疾病或自身免疫性疾病相关，如 Graves 病、重症肌无力、系统性红斑狼疮等。

儿童 TTH 临床十分罕见，病因不明，常不伴随其他疾病。TTH 其形态和微观结构与患者年龄段正常胸腺形态及微观结构一致，但体积和重量却明显大于正常胸腺，也常称为巨大胸腺增生（Massive thymic hyperplasia，MTH）。巨大胸腺增生好发于 15 岁以下儿童，可能与小儿胸腺功能活跃相关，也可能部分患者为先天性胸腺增生。MTH 诊断特点有：①胸部 X 线片显示腺体投影超过心影；②胸腺体质量是相应年龄正常胸腺的数倍；③胸腺体质量超过人体质量的 2%；④病理显示胸腺正常结构。本例患者符合上述诊断标准。部分患者症状不明显，查体发现或因长时间咳嗽发现。本例患者就因咳嗽、咳痰入院检查发现前纵隔病变。

本例患者在我院进行胸部双时相增强 CT 检查和 ^{18}F-FDG PET/CT 检查。胸部增强 CT 检查显示右肺 - 前纵隔巨大软组织肿块，但病变与肺交界面清晰，邻近的心脏、肺受压，病变未见有外侵征象，提示病变来源于纵隔；病变形态不规则，病灶内部实性软组织成分呈条索状、斑片状分布，其内夹杂多发脂肪密度影，有人称此为“虎纹征”；增强扫描实性成分呈不均匀轻中度强化，脂肪组织不强化。PET/CT 显示病变代谢不均，实性成分略高代谢，邻近肺组织受压，纵隔、双肺门、双侧内乳区、双侧腋窝内未见增大及浓聚淋巴结。患者甲状腺未见异常。患者在我院进行手术后，结合免疫组化结果证实为真性胸腺增生。^{18}F-FDG PET/CT 未发现患者有其他部位的病变，且患者无肿瘤和手术病史，可以排除其他原因导致的胸腺增生，即本例患者胸腺真性增生的病因不明。

有文献报道，儿童真性胸腺增生患者曾尝试过接受类固醇治疗，但无效。TTH 患者多选择肿瘤全切除术，因为它易与周围组织区分且不浸润，易于切除，无并发症。本患者通过手术完整切除纵隔肿瘤，术后恢复良好出院，通过随访，患者未有其他不适。

综上所述，TTH 常病因不明，表现为纵隔巨大软组织含脂肪病变，^{18}F-FDG PET/CT 代谢不高，病变没有外侵征象，可通过手术完整切除，且预后良好。

参考文献

1. 代学杨，胡晓丽，赵滨. 儿童巨大胸腺增生误诊畸胎瘤 1 例 [J]. 中国临床医学影像杂志，2021，32(5)：373 – 374.
2. TADIOTTO E, CLEMENTE M, PECORARO L, et al. Massive thymic hyperplasia in a 15-month-old boy: Case report and literature review [J]. Clin Case Rep, 2018, 7(1): 27 – 31.
3. 王圣中，刘晨熙，胡玉川，等. 胸腺增生的影像学研究进展 [J]. 国际医学放射学杂志，2021，44(4)：438 – 441.
4. TAN Z, YING L Y, ZHANG Z W, et al. True thymic hyperplasia in an infant [J]. J Pediatr Surg, 2010, 45(8): 1711 – 1713.
5. LINEGAR A G , ODELL J A, FENNELL W M, et al. Massive thymic hyperplasia [J]. Ann Thorac Surg, 1993, 55(5): 1197 – 201.
6. ELISA T, MARIA C, LUCA P, et al. Massive thymic hyperplasia in a 15-month-old boy: Case report and literature review [J]. Clin Case Rep, 2018, 7(1): 27 – 31.
7. YANG M, ZENG L, JI Y, et al. Massive true thymic hyperplasia in a 3-month-old infant: case report and literature review [J]. Turk J Pediatr, 2021, 63(4): 721 – 726.
8. KIWAKI T, TANAKA H, AKIYAMA Y, et al. A rare association between true thymic hyperplasia and thyroid follicular tumor: a case report [J]. J Med Case Rep, 2020, 14(1): 9.
9. GILBERTO S, THAIS C M A, RENATO O, et al. Massive thymic hyperplasia presenting with respiratory insufficiency in a 2 year old child [J]. Thorax, 2010, 65(6): 555 – 556.

（任佳忠　付正　整理）

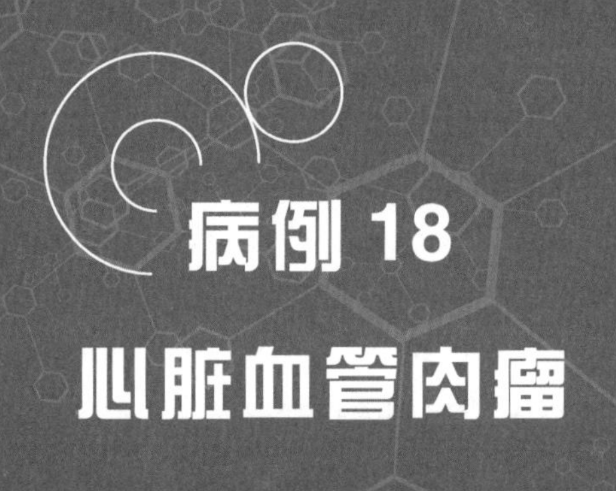

病例 18 心脏血管肉瘤

病历摘要

【基本信息】

患者，女性，32 岁。

主诉：间断胸痛、发作性晕厥 3 个月，再发 2 天。

现病史：患者于 3 个月前无明显诱因出现胸痛，以颈胸部为主，伴后背部疼痛，呈阵发性隐痛，持续时间约 10 分钟，伴胸闷，休息后可缓解，未经治疗。患者于 2 天前无明显诱因再次出现胸痛、胸闷、恶心、呕吐、一过性晕厥，持续时间约 30 分钟，经治疗（具体不详）后好转，心脏超声提示：心包积液（大量）。

既往史与家族史：10 年前曾行剖宫产术。配偶及子女健康状况良好。母亲既往结核病史。无吸烟史，无饮酒史。无家族遗传病病史及传染病病史。

查体：心前区无隆起，心尖搏动正常，心浊音界正常，心率 77 次/分，律齐，心音遥远，各瓣膜听诊区未闻及杂音，无心包摩擦音。

【辅助检查】

影像学检查。心脏超声：中量心包积液。左室收缩功能为射血分数 72%，缩短分数 41%。心脏 MRI：心脏左右心房、心室均未见扩大，房间隔完整。心包见大量液体信号，呈短 T_1 短 T_2 信号。心包前缘及右侧缘可见附壁生长不均匀长 T_2 信号肿块，内见短 T_1 信号，最大者位于前缘，大小约 39 mm × 28 mm，增强扫描可见不均匀渐进性强化，邻近心包可见明显增厚、强化，右心房受压（图 18－1）。胸部 CT：心包见液性密度影，心包前缘见大小约 38 mm × 26 mm 软组织肿块，边界欠清，增强扫描呈不均匀强化。增强扫描心包右侧缘见不均匀斑片状强化影。双侧少量胸腔积液。

实验室检查。血常规：血红蛋白 112 g/L，余无异常。红细胞沉降率 52 mm/h、超敏 C 反应蛋白 2.67 mg/dL。IgG 2460.0 mg/dL、IgE 150 IU/mL，ANA 三项、ANCA 等自身免疫指标未见异常。肿瘤标志物（静脉血）：CA125 37.80 U/mL。CEA、AFP、PSA、CA19-9、CA15-3、CA72-4、CYFRA21-1、NSE、SCC、胃泌素释放肽前体均在正常范围内。心包积

液：红色、混浊。胸腔积液常规：红色、混浊，比重 1.032，Rivalta 试验(+)，白细胞 4450×10^6/L。肿瘤标志物（心包积液）：CA125 351 U/mL，CYFRA21-1 62.10 ng/mL，SCC 14.90 ng/mL。胸腔积液生化：蛋白 53.5 g/L，糖 7.16 mmol/L，氯化物 105.10 mmol/L，乳酸脱氢酶 602.00 U/L，腺苷脱氨酶 10.00 U/L。肿瘤标志物（胸腔积液）：CA125 1357.00 U/mL，CYFRA21-1 38.90 ng/mL，SCC 34.40 ng/mL，NSE 28.20 ng/mL。

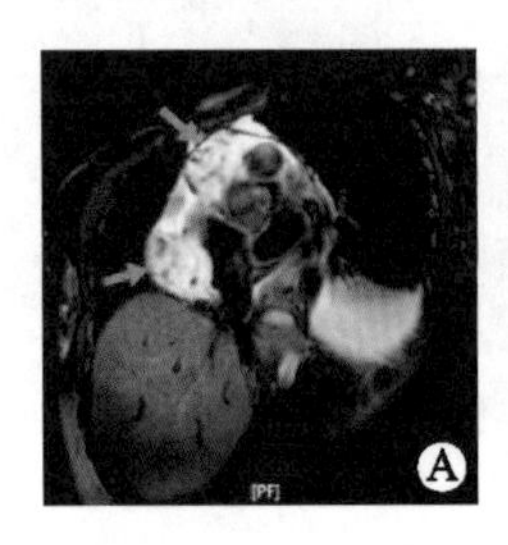

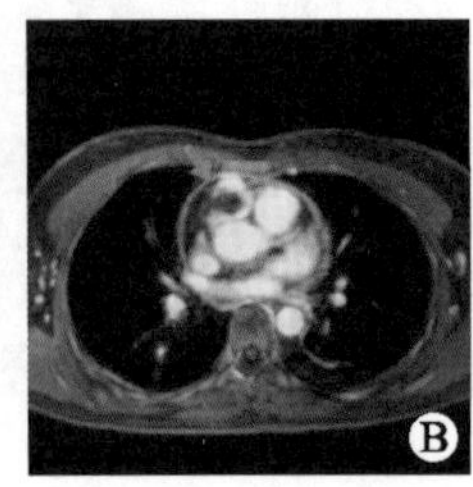

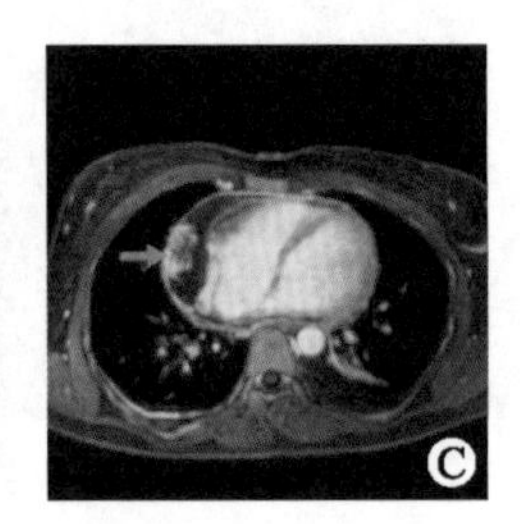

A 为 T_2WI 序列，见心包积液，心包前缘及右侧缘可见附壁生长肿块（箭头）；B、C 为增强扫描，见不均匀强化（箭头）。

图 18-1 心脏 MRI

【临床初步诊断】

①心包前缘、右侧缘肿物性质待查；②心包积液；③胸腔积液。

【临床关注点】

青年女性，急性起病，渐重，血性心包积液，IgG、IgE 增高，静脉血、胸腔积液、心包积液 CA125 均增高。心脏 MRI 提示心脏前缘、右侧缘附壁生长的长 T_2 信号肿块，该肿块的良恶性如何鉴别，原发肿瘤或转移瘤？心包结核？

PET/CT检查

【操作流程与参数】

患者检查前禁食 6 h 以上，空腹血糖 5.6 mmol/L。^{18}F-FDG 剂量 6.73 mCi，注射后 1 小时检查。PET/CT 检查采用 Biograph mCT PET/CT 扫描仪（德国 Siemens 公司）。采集参数：CT 扫描电压 120 kV，电流采用自动毫安秒，螺距 0.6，层厚 5 mm。PET 扫描，2 分钟/床位。扫描范围为颅顶至大腿中段。图像采用 CT 扫描数据衰减矫正，图像重建采用有序子集最大期望值迭代法。

【PET/CT 所见】

心包右侧缘及前缘见多发异常软组织密度影。右侧缘（右心房水平）肿块大小约 33 mm×28 mm，SUV_{max} 为 3.9；上述肿块前下缘另见约 13 mm×18 mm 结节，FDG 明显浓聚，SUV_{max} 为 13.4。心脏前缘肿块，约 38 mm×26 mm，SUV_{max} 为 3.5。右心房外壁局部受压内陷。心包积液，最厚处约 34 mm，SUV_{max} 为 1.5（图 18-2）。

【PET/CT 诊断意见】

心包见多个软组织密度肿块，代谢不均匀增高，局部高代谢结节，首先不除外间皮来源恶性肿瘤，伴心包炎可能性大；心包大量积液；右心房局部受压。

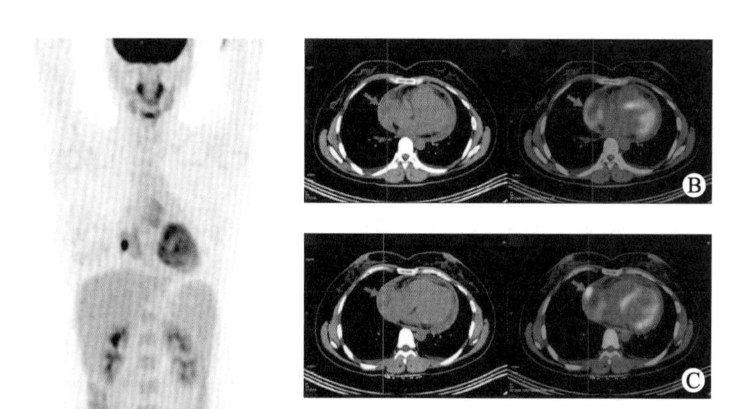

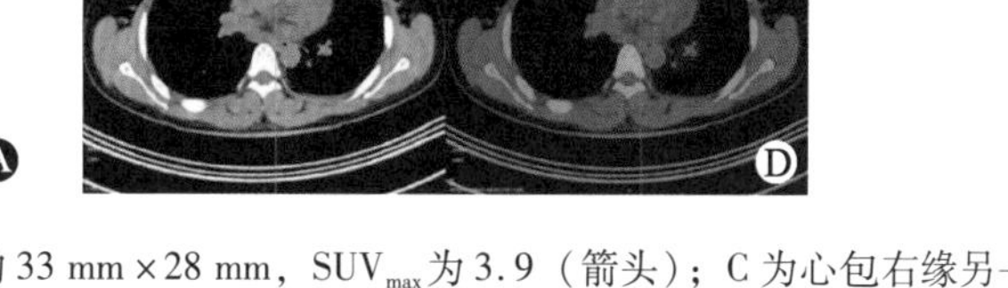

A 为体部 MIP 图；B 为心包右侧缘肿块，约 33 mm × 28 mm，SUV_{max} 为 3.9（箭头）；C 为心包右缘另一结节，约 13 mm × 18 mm 结节，CT 值约 39 HU，SUV_{max} 为 13.4（箭头）；D 为心脏前缘肿块，约 38 mm × 26 mm，SUV_{max} 为 3.5（箭头）。

图 18－2　^{18}F-FDG PET/CT

病例讨论

论点 1：患者，青年女性，急性起病，临床症状主要为胸痛、晕厥等，可缓解。心脏 MRI 提示心包前缘、右侧缘附壁生长的长 T_2 信号肿块，增强扫描见不均匀增厚强化；^{18}F-FDG PET/CT 提示心包前缘、右侧壁软组织密度肿块，代谢不均匀增高，局部高代谢结节。仅从影像学表现分析，倾向心包来源恶性肿瘤，需与结核鉴别。

论点 2：心脏肿瘤比较罕见，首先，应鉴别原发性肿瘤和继发性肿瘤，^{18}F-FDG PET/CT 全身显像提示除心脏区域外未见其他部位异常高代谢病灶，暂时排除继发肿瘤。其次，该患者实验室检查提示血清、胸腔积液、心包积液 CA125 均增高，胸腔积液、心包积液均为血性，常规、生化等检查均倾向恶性肿瘤。另外，根据文献报道，心脏良性肿瘤如黏液瘤等，放射性摄取多呈轻中度增高或无增高，本例患者 SUV_{max} 值显著增高，不符合良性肿瘤诊断。但是，该患者 IgG、IgE 增高，虽然 ANA 三项、ANCA 等自身免疫指标未见异常，免疫性或感染性病变亦不能完全除外，心包结核应作为主要鉴别诊断，建议行进一步相关检查。

论点 3：原发心脏肿瘤大部分为良性，仅有约 1/10 为恶性肿瘤，其中血管肉瘤、平滑肌肉瘤、滑膜肉瘤、淋巴瘤等比较常见。仅从影像学表现很难鉴别，需要行进一步病理诊断。

【病例讨论小结】

病史不再赘述，影像学资料主要表现为 ^{18}F-FDG PET/CT 提示心包前缘、右侧壁软组织密度肿块，代谢不均匀增高，局部高代谢结节。心脏 MRI 提示心包前缘、右侧缘附壁生长的长 T_2 信号肿块，增强扫描见不均匀增厚强化。首先考虑原发性心脏恶性肿瘤，血管肉瘤、间皮来源的恶性肿瘤不能排除，但病理类型难明确，由于该患者未行结核相关实验室检查，心包结核亦为主要鉴别诊断。患者病情进展迅速，建议行穿刺活检或手术探查。

病理诊断

心脏肿物，梭形细胞恶性肿瘤伴局灶坏死，结合形态学及免疫组化标记，考虑为血管肉瘤。免疫组化结果：CD31（+），CD34（+），SAM（+），ERG（+），FLI-1（+），Vimentin（+），WT-1（部分+），D2-40（部分+），CK（-），S-100（-），CEA（-），EMA（-），Calretinin（-），CK5/6（-），Mesothelial Cell（-），Bcl（-），STAT6（-），CA125（-），CK8/18（-），EGFR（-），TFE3（-），IMP3（-），GLUT-1（-），Ki-67（+80%）。

心包，血管增生合并间皮细胞增生，局部出血坏死。免疫组化结果：血管内皮 CD31（+），CD34（+）；间皮细胞 CK5/6（+），WT-1（+），Calretinin（+），GLUT-1（-），IMP3（-），Ki-67（+,10%）（图 18-3）。

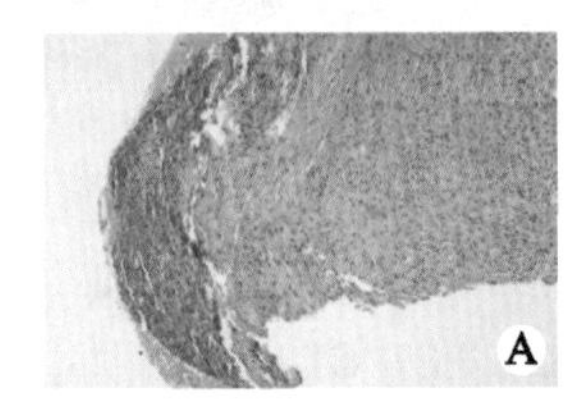

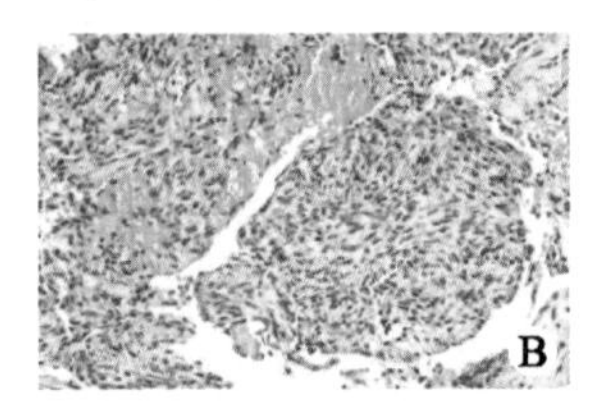

A 为放大 100 倍，B 为放大 200 倍，镜下可见梭形细胞恶性肿瘤伴局灶坏死。

图 18-3 心脏肿物组织病理学检查（HE 染色）

临床随访

患者行“心脏肿瘤活检、心包纵隔引流术”，病理明确诊断后，转外院行辅助治疗。

特邀专家点评

本例患者的临床表现、各种影像学检查的发现均比较典型，困难在于对病灶性质及起源的判断。FDG PET/CT 发现病灶为高代谢表现，提示病灶为恶性可能，最后经术后病理证实。PET/CT 还提示临床，本例患者无心影外其他组织转移，这对临床决定治疗方案有帮助。本例因为明确诊断后转外院治疗，临床转归不详，比较遗憾。

讨论与文献综述

原发性心脏肿瘤非常罕见，并且绝大多数是良性的，一项荟萃分析显示只有约 10.83% 的原发性心脏肿瘤为恶性，其中最常见的病理类型是原发性心脏血管肉瘤（Primary Cardiac Angiosarcoma，PCAS)，其次是平滑肌肉瘤、未分化多形性肉瘤和滑膜肉瘤等。PCAS 好发于壮年男性，男性发病率为女性的 2～3 倍。PCAS 多发生于右心房，其次是左心房、心包和肺动脉。PCAS 转移发生率为 56%～76%，临床上最常见的转移部位是肺，骨骼、肝脏等亦可发生转移。有文献报道 PCAS 脑转移发生率高于其他部位软组织肉瘤，尤其是原发于左心房的 PCAS，可能与大脑位于左心室流出道下游有关。PCAS 疾病早期临床症状不特异，就诊时常已发生远处转移，右心房 PCAS 伴肺转移者常出现的症状是气短、咳嗽、咯血等，右心衰、室上性心律失常引起的心悸。左心房 PCAS 则比较容易出现心力衰竭等血流动力学损害症状，而发生于心包的 PCAS 患者最早出现血性心包积液、心包填塞和缩窄性心包炎。与左心房 PCAS 相比，右侧 PCAS 更倾向于外向生长，且浸润性更强。

PCAS 确诊当然以病理诊断为金标准。影像诊断方面，超声心动图通常为首选方式，但无法显示肿瘤浸润侵犯程度，临床上常与心脏 CT 和 MRI 联合诊断，但仍有一定局限性。^{18}F-FDG PET/CT 检查更有助于发现肿瘤并且可以明确肿瘤与周围组织、血管的关系，以及肿瘤的代谢程度和全身其他部位的转移情况。PCAS 在 PET/CT 上的影像表现多是个案报道的形式，多篇文献报道的 PCAS 病灶高摄取^{18}F-FDG，SUV_{max} ≥4.0 为诊断恶性肿瘤的最佳阈值。本例患者心脏右侧、前缘肿瘤^{18}F-FDG 均呈高摄取，SUV_{max}为 13.4，与文献报道相符。在鉴别诊断方面，PCAS 需与以下心脏肿瘤相鉴别。①心脏血栓是常见的心脏肿块，与心律失常有关，如心肌梗死伴运动减退、房颤和二尖瓣疾病，前者易发生在梗死心肌处，后者易发生在左心房。肿块只发生在心房或心室腔内，不浸润房壁或室壁。根据文献报道，心脏血栓的^{18}F-FDG 摄取程度远远低于 PCAS。②心脏黏液瘤是最常见的原发性心脏良性肿瘤，青中年常见。该肿瘤起源于卵圆窝，多有蒂，常单发于左心房，很少浸润心肌、心脏瓣膜、心包。CT 表现常为边缘光滑的低密度肿块影，或伴有钙化，^{18}F-FDG 摄取程度低于 PCAS，鉴别不难。③脂肪瘤常见于中老年人，起源于心内膜下或心外膜脂肪，通常无明显临床症状，但肿瘤体积较大时可能导致瓣膜功能障碍或心律失常。PET/CT 表现为脂肪密度肿块影，密度均匀，不伴钙化，^{18}F-FDG 分布缺损，少数放射性摄取增高，考虑与棕色脂肪有关。④心脏副神经节瘤是一种罕见的内分泌肿瘤，常发生于左心房。部分肿瘤可分泌儿茶酚胺，故临床症状较明显。PET/CT 表现为不均匀密度肿块，放射性分布明显增高。结合临床症状可与 PCAS 鉴别。⑤原发性心脏淋巴瘤（primary cardiac lymphoma，PCL）为主要累及右心房、右心室，PET/CT 影像表现与 PCAS 极为相似，鉴别比较困难。PCL 体积通常更大、不侵犯瓣膜，且肿瘤多沿血管壁生长并包绕血管，不会引起血管狭窄，而 PCAS 浸润性更强，更容易侵犯大血管引起血管堵塞。此外，PCAS 更容易发生中心坏死。⑥心包间皮瘤常发生于中老年男性，常有石棉暴露史。肿瘤起源于心包，很少侵犯心肌，常伴有大量血性心包积液和心包填塞，PET/CT 表现为心包腔内弥漫性生长的不规则肿块影，心包壁波浪状或锯齿状增厚，放射性摄取中度增高，根据影像表现与 PCAS 鉴别不难。⑦平滑肌肉瘤是较为罕见的高侵袭性心脏肉瘤，常发生于左心房，中老年常见，早期临床症状不明显，晚期常有心力衰竭、呼吸困难等症状，浸润心肌可伴心律失常。CT 表现为多发有分叶的黏液样肿块影，PET/CT 显示放射性摄取增加。治疗预后方面，PCAS 首选手术切除，但由于肿瘤生长迅速，浸润性强，确诊时往往已经出现远处转移或心功能不全，完全切除肿瘤非常困难。所以临床上推荐切除前联合化疗和局部放疗，常用药物为紫杉醇、环磷酰胺等，但是并无统一的全身治疗指南。PCAS 预后非常差，完全切除的中位生存期为 17 个月，而不完全切除的中位生存期为 6 个月。

本例患者为青年女性，急性起病，主因胸痛就诊，病理诊断明确为 PCAS。临床上如果发现患者出现不明原因心包积液，伴有胸痛、咳嗽、咯血等症状，建议行全身^{18}F-FDG

PET/CT 检查，不仅可以明确病变位置，初步判断良恶性，还可以发现远处转移，早诊断并及时选择合适的方案治疗，延长患者生存期。

参考文献

1. RAHOUMA M, ARISHA M J, ELMOUSLY A, et al. Cardiac tumors prevalence and mortality: a systematic review and meta-analysis [J]. International Journal of Surgery, 2020, 76: 178 – 189.
2. SIONTIS B L, LEJA M, CHUGH R. Current clinical management of primary cardiac sarcoma [J]. Expert Rev Anticancer Ther, 2020, 20(1): 45 – 51.
3. 朱园园, 郭立琳, 田庄, 等. 原发性心脏血管肉瘤临床及影像学特征分析 [J]. 中华心血管病杂志, 2021, 49(4): 374 – 379.
4. 张智旸, 高鑫, 白春梅, 等. 心脏原发性血管肉瘤 16 例的临床影像特征及预后分析 [J]. 中华心血管病杂志, 2019, 47(9): 731 – 736.
5. SIONTIS B L, ZHAO L, LEJA M, et al. Primary cardiac sarcoma: a rare, aggressive malignancy with a high propensity for brain metastases [J]. Sarcoma, 2019, 2019: 1 – 6.
6. RANDHAWA J S, BUDD G T, RANDHAWA M, et al. Primary cardiac sarcoma: 25-Year cleveland clinic experience. [J]. American Journal of Clinical Oncology, 2016,39(6): 593 – 599.
7. 卢霞, 孟晶晶, 焦建, 等. PET/CT 诊断右心房血管肉瘤合并心包压塞 1 例 [J]. 中国医学影像技术, 2017, 33(3): 484.
8. 黄文鹏, 韩懿静, 李莉明, 等. 原发性心包血管肉瘤侵及右心房一例 [J]. 影像诊断与介入放射学, 2021, 30(2): 143 – 146.
9. MIKAIL N, MALES L, HYAFIL F, et al. Diagnosis and staging of cardiac masses: additional value of CMR with 18F-FDG-PET compared to CMR with CECT [J]. Eur J Nucl Med Mol Imaging, 2022, 49(7): 2232 – 2241.
10. LI X, CHEN Y, LIU J, et al. Cardiac magnetic resonance imaging of primary cardiac tumors [J]. Quant Imaging Med Surg, 2020, 10(1): 294 – 313.
11. 洪英, 刘胜中, 罗蓉, 等. 心脏黏液瘤的遗传学研究进展 [J]. 中国分子心脏病学杂志, 2020, 20(2): 3345 – 3348.
12. 孟晶晶, 赵宏磊, 卢霞, 等. 18F-FDG PET/CT 对心脏占位性病变的诊断价值 [J]. 中华核医学与分子影像杂志, 2020, 40(6): 351 – 356.
13. 范舒雅, 郭宏伟. 心脏脂肪瘤的影像学特征 [J]. 中国胸心血管外科临床杂志, 2019, 26(6): 606 – 610.
14. WANG J G, HAN J, JIANG T, et al. Cardiac paragangliomas [J]. J Card Surg, 2015, 30(1): 55 – 60.
15. ASADIAN S, REZAEIAN N, HOSSEINI L, et al. The role of cardiac CT and MRI in the diagnosis and management of primary cardiac lymphoma: a comprehensive review [J]. Trends in Cardiovascular Medicine, 2022, 32(7): 408 – 420.
16. 华铮, 杨春山, 洪骥, 等. 18F-FDG PET/CT 诊断原发性心包间皮瘤三例 [J]. 中华核医学与分子影像杂志, 2012, 32(1): 67 – 68.
17. TYEBALLY S, CHEN D, BHATTACHARYYA S, et al. Cardiac tumors:JACC cardioOncology State-of-the-Art Review [J]. JACC Cardio Oncol, 2020, 2(2): 293 – 311.
18. VAITIEKIENE A, VAITIEKUS D, URBONAITE L, et al. Multidisciplinary approach to rare primary cardiac sarcoma: a case report and review [J]. BMC Cancer, 2019, 19(1): 529.

（施彦坤　整理）

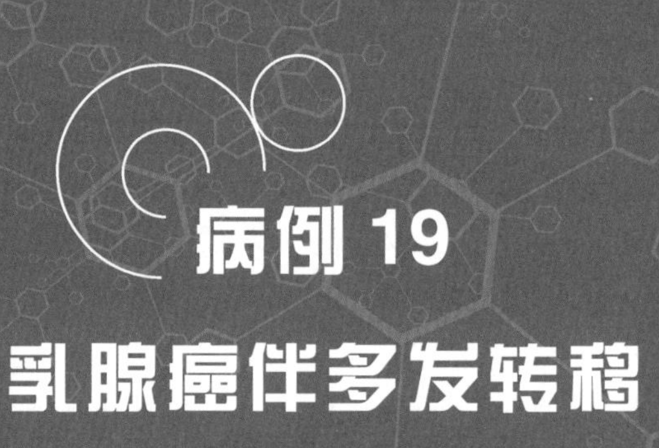

病例 19

乳腺癌伴多发转移

病历摘要

【基本信息】

患者，女性，50 岁。

主诉： 发现右侧乳腺肿物 4 个月。

现病史： 患者 4 个月前无意中发现右侧乳腺内肿物，触之质硬，无活动，无明显压痛，无乳头溢液及皮肤红肿。肿物逐渐增大，遂来我院就诊。

既往史与家族史： 既往体健。否认糖尿病、高血压等慢性病病史。否认有明确家族性遗传病及传染病遗传病病史。

查体： 右侧乳腺外上象限区触及不规则肿物，质硬，表面粗糙，活动度欠佳，无明显压痛，右侧乳腺区皮肤可见“酒窝征”。右侧腋窝可触及多发肿物，质硬，表面欠光滑，活动度一般，无明显压痛。左侧乳腺表面无明显皮肤水肿及“橘皮样”变，乳头无溢液及糜烂样改变，未触及肿物。左侧腋窝未触及肿物。余查体未见明显异常。

【辅助检查】

影像学检查： 彩超显示右侧乳腺实性肿物 BI-RADS 5 类，右侧腋窝多发肿大异常淋巴结。

实验室检查： 血清肿瘤标志物检查显示癌胚抗原、糖类抗原 15-3 及糖类抗原 125 均在正常范围内。其他实验室检查无异常。

【初步诊断和临床关注点】

临床初步诊断： ①右侧乳腺占位；②右侧腋窝多发异常淋巴结。

临床关注点： 中年女性，根据临床体征及超声检查，可初步判断为右侧乳腺癌伴右侧腋窝淋巴结转移，为辅助诊断及治疗方案制订，需进一步结合全身检查明确分期。

PET/CT检查

【操作流程与参数】

患者检查前禁食 6 h 以上，空腹血糖 6.2 mmol/L，身高 165 cm、体重 67 kg。^{18}F-FDG 剂

量6.54 mCi，注射后50 min检查。PET/CT检查采用UMI780 PET/CT扫描仪（上海联影医疗科技股份有限公司）。采集参数：CT扫描电压120 kV，电流采用自动毫安秒技术，螺距0.625，层厚5 mm。PET扫描，2.5分钟/床位。体部扫描范围为颅底至大腿上段。图像采用CT扫描数据衰减矫正，图像重建采用有序子集最大期望值迭代法。

【PET/CT所见】

右侧乳腺区皮肤表面欠光滑，局部皮肤增厚，右侧乳腺可见多发软组织结节及肿块，放射性分布浓聚，SUV_{max}为16.7，边界欠清，部分相融，较大者位于外上象限区，最大横截面约3.0 cm×2.5 cm。双肺见多发类圆形实性小结节，放射性分布稍浓聚，SUV_{max}为2.8，较大者约0.8 cm×0.6 cm。右侧腋窝及纵隔见多发淋巴结，放射性分布浓聚，SUV_{max}为17.3，部分边界模糊，较大者位于右侧腋窝，最大横截面约2.3 cm×1.5 cm（图19－1）。

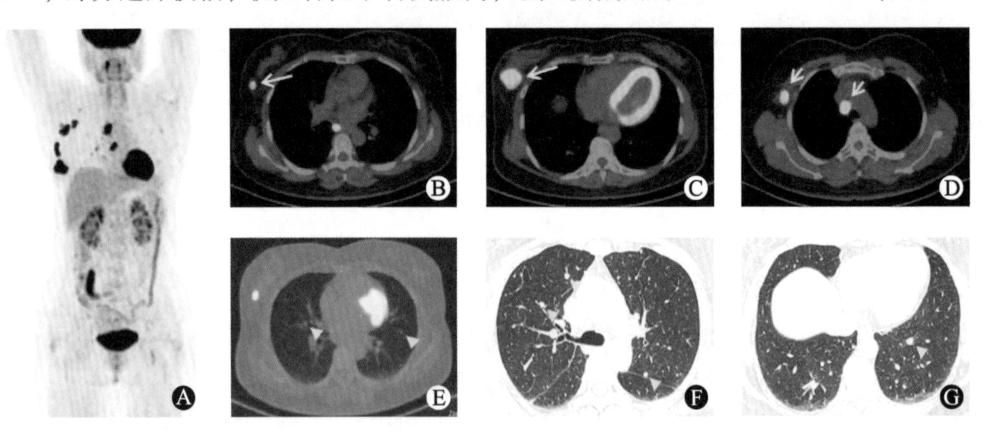

A为体部MIP图，右侧乳腺、右侧腋窝、纵隔及双肺区见多发高代谢灶；B、C见右侧乳腺软组织结节、肿块，代谢增高（长箭头）；D见纵隔及右侧腋窝淋巴结，形态饱满，代谢增高（短箭头）；E见双肺多发实性小结节，代谢稍高（三角）；F、G见双肺多发类圆形实性小结节（三角）。

图19－1　^{18}F-FDG PET/CT

【PET/CT诊断意见】

1. 右侧乳腺多发结节、肿块，代谢增高，考虑恶性，乳腺癌可能性大。
2. 双肺多发结节，代谢稍增高，考虑转移。
3. 右侧腋窝及纵隔多发淋巴结，代谢增高，考虑转移。
4. 余躯干PET/CT检查未见明显异常代谢征象。

病例讨论

论点1：中年女性，因发现右侧乳腺肿物就诊，查体可见右侧乳腺区皮肤呈“橘皮样”改变，触及右侧乳腺及右侧腋窝肿物。超声检查提示右侧乳腺恶性病变可能性大，右侧腋窝异常淋巴结。PET/CT检查提示右侧乳腺代谢增高结节、肿块，右侧腋窝及纵隔代谢增高淋巴结，双肺多发结节并代谢增高。据以上所见，倾向一元论考虑，考虑为右侧乳腺癌伴右侧腋窝及纵隔淋巴结转移，双肺转移。

论点2：该患者右侧乳腺、右侧腋窝、纵隔及双肺多发病变并代谢增高，需与淋巴瘤、结核鉴别。无论淋巴瘤浸润乳腺或是乳腺原发淋巴瘤，一般不会出现皮肤“橘皮样”改变，且淋巴瘤多伴有肝脾大及全身多处异常淋巴结，肿大淋巴结多见融合，故可排除。另外，结核原发灶及肿大淋巴结，一般密度不均，可伴有坏死，查结核抗体阳性，此患者未查，但依据影像学征象可排除结核。

论点3：患者右侧乳腺见代谢异常增高肿块，恶性征象较典型，需鉴别乳腺癌与乳腺肉瘤。右侧乳腺区皮肤见“酒窝征”，皮肤改变较符合乳腺癌，而乳腺肉瘤皮肤一般呈局限性斑点状或边界不清的紫蓝色或紫红色改变，另外肉瘤体积较大，大多数肿瘤直径大于4 cm，影像学上边界多较清楚，内部可伴粗大钙化，且肉瘤淋巴结转移少见，所以不太支持该诊断。

论点4：患者右侧乳腺病变还需鉴别乳腺纤维腺瘤，纤维腺瘤出现在致密型腺体时，可与周围组织分界不清，部分腺瘤代谢可增高，与乳腺癌鉴别较困难，但乳腺纤维腺瘤多发生于40岁以下中青年女性，多表现为圆形或卵圆形肿块，代谢增高程度一般低于乳腺癌，且不伴腋窝淋巴结肿大，本例患者发现同侧腋窝多发异常淋巴结，故基本可排除纤维腺瘤。

【病例讨论小结】

此病例的临床表现与影像表现较典型，中年女性患者，因发现右侧乳腺肿物就诊，根据临床体征及影像学检查可基本定性。在鉴别诊断中，大家提及淋巴瘤、结核、肉瘤，根据患者临床体征、PET/CT显像中病变的形态及代谢，可首先排除良性肿瘤；全身多发病灶时需鉴别淋巴瘤、转移瘤及结核等常见病，患者右乳皮肤“橘皮样”征象，首先考虑右乳癌伴同侧腋窝淋巴结转移；双肺多发类圆形小结节，较符合转移瘤表现，纵隔肿大淋巴结，观察其密度、形态、代谢程度同腋窝淋巴结特征相近，倾向一元化考虑，考虑为转移。

病理诊断

1. 右乳肿物穿刺活检：浸润性癌，非特殊型。免疫组化标记肿瘤细胞（图19－2）显示：ER（弱＋，5%）、PR（弱＋，10%）、C-erbB-2（＋＋＋，阳性）、Ki-67（＋，40%）、AR（中＋＋，70%）、p53（无义突变）、CK5/6（－）、p63（－）、p120（膜＋）、E-cadherin（膜＋）。

2. 右侧腋窝及纵隔淋巴结细针穿刺病理提示：涂片见恶性细胞。

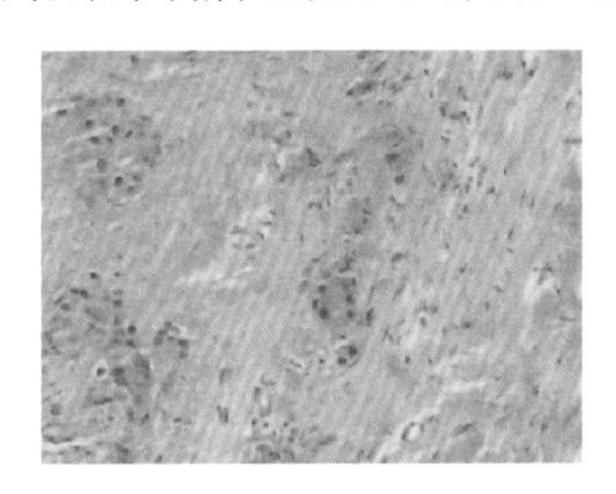

图19－2 右侧乳腺癌（HE染色，×100）

临床随访

该患者最终诊断：①右侧乳腺浸润性癌；②右侧腋窝、纵隔淋巴结及双肺转移

（$cT_2N_2M_1$）HER2 阳性型。一线治疗方案为给予曲妥珠单抗联合多西他赛治疗 6 周期，曲妥珠单抗维持治疗 4 周期。复查胸部 CT 提示右侧乳腺病变及右肺部分结节较前增大，遂改用二线治疗方案，曲妥珠单抗联合紫杉醇 + 卡培他滨片已治疗 2 周期，再次复查胸部 CT 提示原多发病变较前缩小，未发现新发转移，继续治疗并随访。

特邀专家点评

近年来，乳腺癌发病率及死亡率逐年增高，该患者就诊时已处于疾病晚期阶段，可见乳腺癌早期筛查与诊断的重要性，目前指南推荐的首选筛查措施包括乳腺 X 线片检查和超声检查，对于 *BRCA1* 和 *BRCA2* 基因突变携带者，可考虑使用乳腺 MRI 筛查。乳腺癌的诊断依据包括临床体征、实验室检查和影像学检查，典型征象不难鉴别，不典型征象最终需结合病理结果，如炎性乳腺癌，其与肉芽肿性乳腺炎鉴别较困难，随着乳腺癌年轻化趋势，两者在年龄上无明显区别，病变较大时均可累及整个乳房及邻近皮肤，且增强强化程度也有重叠，最终需依靠病理学检查。

影像学检查主要包括乳腺 X 线片、超声及 MRI 检查，检查目的包括初筛及辅助确诊。2022 版乳腺癌诊疗指南中提及 PET/CT 检查的适应证：①临床局部晚期、分子分型预后差、有症状可疑存在远处转移的患者治疗前分期（尤其是常规影像检查对是否存在远处转移难以判断或存在争议时）；②术后患者随访过程中可疑出现局部复发或转移，包括查体或常规影像检查出现异常、肿瘤标志物升高等（对于鉴别复发和放射性纤维化更具有优势）。虽有临床研究提及 PET/CT 在乳腺癌骨转移方面优于骨显像，但目前尚未获得各个指南的常规推荐。

讨论与文献综述

乳腺癌是女性中最常见且肿瘤相关死亡率最高的恶性肿瘤，全新《2020 全球癌症报告》中公布乳腺癌新发病例数为 226 万，已超越肺癌成为全球第一大癌。乳腺癌多起源于导管上皮，少数来自乳腺小叶终末导管上皮，其发病机制有多种，包括遗传因素、基因突变、机体免疫功能下降、神经功能异常等，其中最主要的是基因突变。研究显示，易感基因 *BRCA1* 和 *BRCA2* 突变广泛存在于多数遗传性乳腺癌患者中，散发性乳腺癌患者常见的突变基因为 *BRCA1*。乳腺癌的组织学分型包括：①非浸润性癌：导管内原位癌、小叶原位癌；②浸润性癌：浸润性癌非特殊型、浸润性小叶癌、小管癌、黏液癌等。根据不同免疫组织化学标记物的表达分为 4 种分子分型，即管腔 A 型（Luminal A 型）、管腔 B 型（Luminal B 型）、基底细胞样型或三阴型（basal-like 型）和 HER2 阳性型。国内外大量研究显示，Luminal A 与 Luminal B 型比 HER2 阳性型及三阴型发生远处转移的风险低，而 HER2 阳性型跟三阴型之间未发现明显差异。

乳腺癌多发生于绝经期前后的妇女，以 45 ~ 55 岁为高发年龄段。与西方国家相比，我国乳腺癌的高发年龄更年轻。研究发现月经初潮状态、肥胖和母乳状态等因素均可在一定程度上影响乳腺癌的发生、发展。早期乳腺癌表现为患者乳房出现无痛、单发的小肿块，肿块质硬，表面不光滑，不易推动。肿块增大累及 Cooper 韧带时，可形成“酒窝征”。癌细胞堵塞皮下淋巴管时可引起淋巴回流障碍，出现真皮水肿，呈“橘皮样”改变。乳腺癌淋巴结转移初见于同侧腋窝，晚期可出现肺、骨及肝等远处转移，并出现相应症状。乳腺癌的诊断依靠临床查体及影像学检查，常用的影像学检查包括乳腺超声、钼靶X线片检查、MRI检查，乳腺超声和钼靶X线片检查常用于初筛检查，而MRI检出率高于两者。乳腺癌的钼靶X线片检查表现常为密度增高的肿块影，多呈分叶状或不规则形，边缘可有毛刺，其内可伴或不伴多发细小钙化。超声表现有很多特殊性，一般表现为肿瘤边界不整，没有包膜，边缘可呈蟹足样改变，内部多为低回声，分布不均匀，可见沙粒样钙化点，肿瘤纵径大于横径；多普勒超声探测时，肿块周边及内部可有高速低阻的动脉血流。部分患者可在同侧腋窝探查到肿大淋巴结。乳腺癌在平扫 T_1WI 上表现为低信号，在 T_2WI 上信号通常不均匀，信号强度取决于肿瘤内部成分，动态增强时乳腺癌信号强度趋向快速明显增高且快速廓清，肿块型乳腺癌强化多不均匀或呈边缘强化。

《中国CSCO乳腺癌诊疗指南2022版》中对于远处病灶的评估，推荐的核医学检查包括骨放射性核素扫描（ECT）和PET/CT。ECT检查灵敏度高，但特异性较低，推荐用于乳腺癌出现骨痛、发生病理性骨折、碱性磷酸酶升高或高钙血症等可疑骨转移的常规初筛，也可用于局部晚期、病情发展迅速、三阴型、HER2阳性型乳腺癌的常规检查。PET/CT检查有较高的敏感性和特异性，能有效协助诊断，特别是在局部晚期或转移性患者中，应常规推荐。《NCCN 2022年乳腺癌诊断指南》中针对Ⅳ期浸润性乳腺癌，FDG PET/CT除了用于标准分期研究外，还可能有助于识别未知的区域淋巴结和（或）远处转移。^{18}F-FDG PET/CT可以发现腋窝、内乳区、纵隔及锁骨上区淋巴结转移，但无法检出前哨淋巴结转移，检出区域淋巴结转移的敏感性及准确性高于超声和CT检查。在检测远处转移时，尤其在溶骨性骨转移方面比核素骨扫描有更好的准确性。此外在判断乳腺病变良、恶性方面，PET/CT也有一定的诊断价值，研究显示在BI-RADS 3～5类病变中，^{18}F-FDG PET/CT诊断效能高于超声BI-RADS分类，尤其在超声BI-RADS 4类病变中，SUV_{max}有助于补充判别部分超声亚分类的结果。^{18}F-FDG PET/CT代谢参数与乳腺癌的临床分期、分化程度及淋巴结的转移情况有关。研究发现，与未发生转移的乳腺癌相比，发生远处转移的乳腺癌的FDG摄取量更高，表明原发性肿瘤糖酵解活性与转移风险之间存在联系。目前针对术前前哨淋巴结核素显像检查，相关研究学者的意见不一，有学者认为术前SPECT显像对前哨淋巴结的检出率及准确率无明显的帮助，而近年来新型的SPECT/CT技术可提高前哨淋巴结的定位性及准确性，能够发现内乳区及锁骨上区的淋巴结。

鉴别诊断上，乳腺纤维腺瘤生长迅速、体积较大时，可压迫邻近组织，导致局部皮肤"橘皮样"改变，伴乳头回缩等恶性征象，且FDG代谢也可增高，与乳腺癌难以鉴别，但乳腺纤维腺瘤多发生于40岁以下中青年女性，且无淋巴结及其他脏器转移。乳腺癌伴多发转移时需与乳腺原发性血管肉瘤鉴别，乳腺原发性血管肉瘤在乳腺恶性肿瘤中所占比例＜1%，多发生于30～40岁的年轻女性，临床常表现为短期内迅速增大并伴有疼痛的乳腺肿块，肿块离皮肤较近时，瘤体表面皮肤呈紫蓝色，具有特征性；乳腺血管肉瘤早期即可经血道广泛转移，常见转移部位为肺、骨、肝脏、皮肤、脑、卵巢等，即便晚期也很少累及淋巴结。乳腺原发淋巴瘤多表现为单侧卵圆形肿块，密度均匀，边界清，一般不伴有钙化或毛刺，与皮肤无粘连，累及淋巴结时可融合呈团状，还可侵犯其他脏器，以肝脾肿大为著，较易鉴别。弥漫浸润性乳腺癌与弥漫浸润性乳腺淋巴瘤鉴别较困难，需结合病理学检查。乳腺转移性肿瘤罕见，仅占乳腺恶性肿瘤的0.4%～6.6%，常见的有肺癌、白血病、淋巴瘤、黑色素瘤、横纹肌肉瘤等。乳腺转移性肿瘤通常位于乳腺外上象限，乳头回缩较少，与皮肤粘连、累及双侧乳腺现象少见，表现为圆形或椭圆形肿块，单发或多发，质地软，边缘清楚或不清楚，无毛刺，也可表现为类似炎性乳腺病变而无明确肿块，并可伴腋下及锁骨区淋巴结转移，多数可查到原发灶。乳腺癌的治疗包括药物治疗、手术治疗及放射治疗。针对晚期乳腺癌的治疗以药物治疗为主，不同分子分型的晚期乳腺癌治疗方案略有差异。HER2 阳性型晚期乳腺癌患者的全身治疗是以抗 HER2 靶向药物为基石的综合治疗，抗 HER2 靶向治疗贯穿治疗全程是使患者获得生存获益的关键。

本文提供的病例为中年女性，因右侧乳腺肿物就诊，查体可见右侧乳腺区皮肤呈“橘皮样”改变，触及右侧乳腺及右侧腋窝肿物。超声检查提示右侧乳腺恶性病变，右侧腋窝异常淋巴结。据临床体征及超声检查，初步诊断为乳腺癌伴腋窝淋巴结转移，全身 ^{18}F-FDG PET/CT 检查有助于进一步明确诊断与术前分期，并协助制订治疗方案，用于全身评估及预后的判断和随诊。

参考文献

1. 刘宗超. 2020 全球癌症统计报告解读 [J]. 肿瘤综合治疗电子杂志, 2021, 7(2): 1-14.
2. 张士福, 张彬. 乳腺癌发病机制的相关因素分析 [J]. 中国妇幼保健, 2010, 25(18): 2605-2607.
3. 倪姗姗, 陈益定. 乳腺癌易感基因突变相关研究进展 [J]. 实用肿瘤杂志, 2016, 31(5): 405-409.
4. 中国抗癌协会乳腺癌诊治指南与规范(2019 年版) [J]. 中国癌症杂志, 2019, 29(8): 609-680.
5. LI Q, JIN W, CAI Y, et al. Regulator of G protein signaling 20 correlates with clinicopathological features and prognosis in triple-negative breast cancer [J]. Biochem Biophys Res Commun, 2017, 485(3): 693-697.
6. 潘锋. 新版《中国临床肿瘤学会乳腺癌诊疗指南》发布 [J]. 中国当代医药, 2022, 29(15): 1-4.
7. GRADISHAR W J, MORAN M S, ABRAHAM J, et al. Breast cancer, version 3, 2022, NCCN clinical practice guidelines in oncology [J]. J Natl Compr Canc Netw, 2022, 20(6): 691-722.
8. LEE J, PARK H Y, KIM W W, et al. Value of accurate diagnosis for metastatic supraclavicular lymph nodes in breast cancer: assessment with neck US, CT, and 18F-FDG PET/CT [J]. Diagn Interv Radiol, 2021, 27(3): 323-328.
9. PAYDARY K, SERAJ S M, ZADEH M Z, et al. The Evolving Role of FDG-PET/CT in the Diagnosis, Staging, and Treatment of Breast Cancer [J]. Mol Imaging Biol, 2019, 21(1): 1-10.
10. 何婷婷, 施彦坤, 苑克慧, 等. ^{18}F-氟代脱氧葡萄糖正电子发射计算机体层显像在超声乳腺影像报告和数据系统 3~5 类病变中的诊断价值 [J]. 中华乳腺病杂志(电子版), 2021, 15(1): 4-10.
11. OZEN A, ALTINAY S, EKMEKCIOGLU O, et al. Dual-Time ^{18}F-FDG PET/CT Imaging in Initial Locoregional Staging of Breast Carcinoma: Comparison with Conventional Imaging and Pathological Prognostic Factors [J]. Indian J Surg, 2016, 78(5): 382-389.
12. BASU S, MAVI A, CERMIK T, et al. Implications of standardized uptake value measurements of the primary lesions in proven cases of breast carcinoma with different degree of disease burden at diagnosis: does 2-deoxy-2-^{18}F fluoro-D-glucose-positron emission tomography predict tumor biology [J]? Mol Imaging Biol, 2008, 10(1): 62-66.
13. 刘娟娟, 孙晓, 王春英, 等. 乳腺癌前哨淋巴结活检术前淋巴显像的临床意义 [J]. 山东医药, 2012, 52(5): 78-79.
14. GIZEWSKA A, WITKOWSKA-PATENA E, OSIECKI S, et al. Utility of single-photon emission tomography/computed tomography for sentinel lymph node localization in breast cancer patients [J]. Nuclear Medicine

Communications, 2017, 38(6): 493 -499.
15. 卢承慧, 王叙馥, 王国明, 等. 单光子发射计算机断层显像/CT 在乳腺癌前哨淋巴结探测中的应用 [J]. 中华乳腺病杂志: 电子版, 2018, 12(1): 27 -31.
16. 易婧薇, 陈萍. 乳腺巨大纤维瘤[18]F-FDC PET/CT 假阳性摄取1例 [J]. 中国医学影像学杂志, 2012(1): 55 -57.
17. ALVARADO-MIRANDA A, BACON-FONSECA L, LARA-MEDINA F U, et al. Thalidomide combined with neoadjuvant chemotherapy in angiosarcoma of the breast with complete pathologic response: case report and review of literature [J]. Breast Care, 2013, 8(1): 74 -76.
18. 任庆余, 杨星, 侯兰芬. PET/CT 诊断乳腺淋巴瘤1例并文献复习 [J]. 临床血液学杂志, 2015, 28(9): 803 -805.
19. 陈腊梅, 廖明俊, 张代伦, 等. 乳腺转移性肿瘤的影像表现(附5例报告及文献复习) [J]. 中国临床医学影像杂志, 2011, 22(8): 570 -572.
20. GELMON K A, BOYLE F M, KAUFMAN B, et al. Lapatinib or trastuzumab plus taxane therapy for human epidermal growth factor receptor 2-Positive advanced breast cancer: final results of NCIC CTG MA. 31. [J]. Journal of Clinical Oncology Official Journal of the American Society of Clinical Oncology, 2015, 33(14): 1574 -1583.

(冯艳敏 整理)

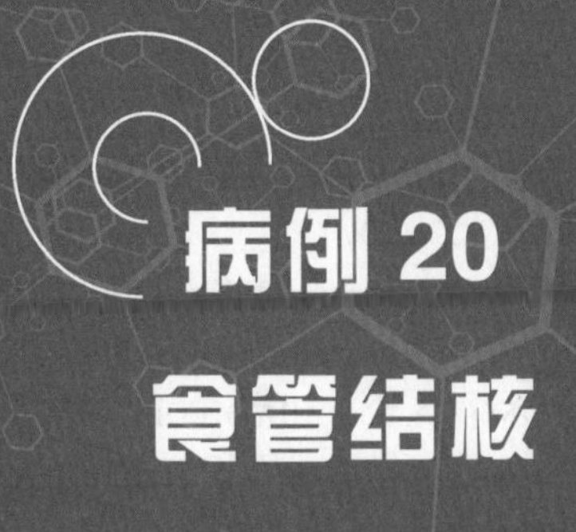

病例 20

食管结核

病历摘要

【基本信息】

患者，男性，20 岁。

主诉： 食管溃疡 5 个月。

现病史： 患者 5 个月前无明显诱因出现进食哽噎，以进食固体食物时明显，伴恶心、呕吐、纳差，发病初期曾有发热、咳嗽、咳痰，体温最高至 39 ℃，在当地医院给予“头孢他啶”抗感染治疗后无发热，当地医院行胃镜检查显示食管两处溃疡，疑有穿孔及窦道形成，给予三腔空肠营养管置入，后一直行鼻饲营养。目前无发热、咳嗽，无胸痛、盗汗，无声音嘶哑等不适。

既往史与家族史： 否认高血压等病史，否认肝炎、结核、疟疾等传染病病史，否认手术史，否认外伤史，否认输血史，否认药物、食物过敏史。

查体： 全身浅表淋巴结无肿大及压痛。双肺未闻及干湿性啰音。心率 75 次/分，律齐。腹软，剑突下轻度压痛、无反跳痛和肌紧张，肝、脾肋下未触及。无液波震颤。全腹未触及包块。

【辅助检查】

外院胃镜检查： 食管距门齿 22 cm 处可见一纵行溃疡，大小约 6 mm × 8 mm，覆白苔，周围黏膜充血，取病理。距门齿 28 ~ 30 cm 处可见一溃疡型病变，溃疡底部可见窦道形成，可见脓液，溃疡底部覆白苔，周围黏膜充血。病理显示符合慢性炎，鳞状上皮增生，局灶轻度非典型增生。

实验室检查： 超敏 C 反应蛋白 39.7 mg/L↑，红细胞沉降率 29 mm/h↑，血小板计数 $324 \times 10^9/L$↑，血红蛋白、白细胞计数正常；结核分枝杆菌抗体测定阳性；血清肿瘤标志物：CEA、AFP、CA125、CA19-9、CA15-3 未见异常；AST、ALT、胆红素测定、葡萄糖测定、降钙素原、自身抗体谱均未见异常。

【临床初步诊断】

食管溃疡性质待查：肿瘤？结核？克罗恩病？白塞病？

【临床关注点】

青年男性，肿瘤标志物无异常。胃镜检查提示食管多发溃疡，发病初期曾有发热、咳嗽、咳痰，二者是否有关联，可否用一元论解释？病变的性质如何考虑？

PET/CT检查

【操作流程与参数】

患者检查前禁食 6 h 以上，空腹血糖 4.66 mmol/L。^{18}F-FDG 剂量 5.7 mCi，注射后 1 小时检查。PET/CT 检查采用 Discovery VCT PET/CT 扫描仪（美国 GE 公司）。采集参数：CT 扫描电压 120 kV，电流采用自动毫安秒，重建层厚 3.75 mm。PET 扫描，3 分钟/床位。扫描范围为颅顶至大腿根部。采用 CT 扫描数据图像衰减矫正，图像重建采用有序子集最大期望值迭代法。

【PET/CT 所见】

食管中段局部管壁增厚，长约 39 mm，FDG 摄取增高，SUV_{max} 为 6.4；右肺多发斑点、斑片、斑块影，FDG 摄取增高，SUV_{max} 为 5.4；纵隔及两肺门多发肿大淋巴结，大者位于纵隔 4R 区，大小约 29 mm × 22 mm × 22 mm，FDG 摄取增高，SUV_{max} 为 4.6；左侧肾上腺增粗，FDG 摄取增高，SUV_{max} 为 2.4；腹部可见条索状肠影，回肠末端、横结肠见多发节段性肠壁增厚，FDG 摄取增高，SUV_{max} 为 3.7，肠系膜多发肿大淋巴结，大者直径约 17 mm，FDG 摄取增高，SUV_{max} 为 4.2（图 20－1）。

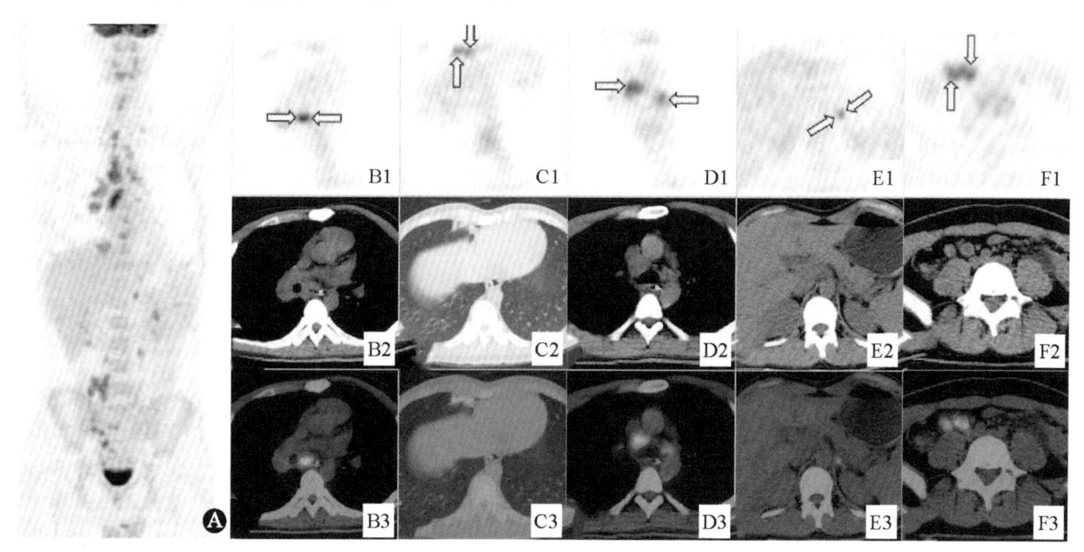

A 为体部 MIP 图；B1～B3 显示食管中段局部管壁增厚，FDG 摄取增高，SUV_{max} 为 6.4（箭头）；C1～C3 显示右肺斑片影，FDG 摄取增高，SUV_{max} 为 5.4（箭头）；D1～D3 显示纵隔多发肿大淋巴结，FDG 摄取增高，SUV_{max} 为 4.6（箭头）；E1～E3 显示左侧肾上腺增粗，FDG 摄取增高，SUV_{max} 为 2.4（箭头）；F1～F3 显示回肠末端肠壁增厚，肠系膜多发肿大淋巴结，FDG 摄取增高，SUV_{max} 为 4.2（箭头）。

图 20－1 ^{18}F-FDG PET/CT

【PET/CT 诊断意见】

食管中段管壁增厚，回肠末端、横结肠局部肠壁增厚，双侧锁骨上区、纵隔及两肺门、肠系膜多发肿大淋巴结，右肺多发病灶，左侧肾上腺增粗，FDG 摄取增高，综上考虑结核可能性大，建议治疗后复查。

病例讨论

论点 1：该患者为青年男性且有发热病史，为淋巴瘤好发人群，PET/CT 影像提示纵隔多发肿大淋巴结伴 FDG 摄取增高 + 食管管壁增厚伴 FDG 摄取增高 + 回肠末端 FDG 摄取增高 + 肠系膜多发肿大淋巴结伴 FDG 摄取增高。综上所述，考虑淋巴瘤可能，建议活检，右肺病变考虑感染所致。

论点 2：该患者慢性起病，食管溃疡持续时间较长且经抗感染治疗后食管病灶无明显好转，PET/CT 影像提示食管管壁增厚伴 FDG 摄取增高 + 纵隔多发肿大淋巴结伴 FDG 摄取增高 + 右肺斑块伴 FDG 摄取增高 + 左侧肾上腺增粗伴 FDG 摄取增高 + 腹膜后多发肿大淋巴结伴 FDG 摄取增高。综上所述，考虑食管癌伴纵隔淋巴结、腹膜后淋巴结、肺、左侧肾上腺转移可能。

论点 3：青年男性，有发热病史，且超敏 C 反应蛋白、红细胞沉降率升高，结核分枝杆菌抗体测定阳性，PET/CT 提示右肺多发斑片、斑块，胃镜提示食管溃疡型病变，溃疡底部可见窦道，纵隔多发肿大淋巴结，食管管壁增厚，左侧肾上腺增粗，回肠末端肠壁增厚，肠系膜多发肿大淋巴结，FDG 摄取增高，综上均考虑结核所致。

【病例讨论小结】

关于此特殊病例的讨论，从一元论方面，有考虑淋巴瘤、食管癌等恶性病变，也有考虑良性感染性病变。该患者为青年男性，有发热病史，超敏 C 反应蛋白、红细胞沉降率升高，结核分枝杆菌抗体测定阳性，提示结核可能，且胃镜提示溃疡型病变，溃疡底部可见窦道，PET/CT 提示回肠末端肠壁增厚，肠系膜多发肿大淋巴结，可以是克罗恩病，也可以是结核，但食管结核相对少见。患者纵隔及回肠末端肠系膜淋巴结肿大伴 FDG 摄取增高，但未见明显坏死淋巴结，不能完全除外淋巴瘤的可能。青年不是食管癌好发人群，且肿瘤标志物阴性，内镜检查不支持食管癌，所以食管癌基本可以排除。虽然食管结核发病率不高，临床上如果发现年轻患者吞咽疼痛或吞咽不畅，全身症状表现为发热、体重减轻、贫血等，应考虑是否为食管结核。结合本例患者临床检查结果：食管中段管壁增厚，回肠末端、横结肠局部肠壁增厚，双侧锁骨上区、纵隔及两肺门、肠系膜多发肿大淋巴结，右肺多发病灶，左侧肾上腺增粗，应考虑继发性食管结核，即结核累及肺、食管、肾上腺、回肠末端、纵隔及肠系膜淋巴结。当然二元论不完全排除，所以需要借助多部位病理结果，或试验性抗结核治疗明确诊断。

病理诊断

食管镜取组织活检（食管 28 cm）提示鳞状上皮黏膜慢性炎，上皮增生，可见少量型肉芽肿病变，诊断为结核（图 20－2）。

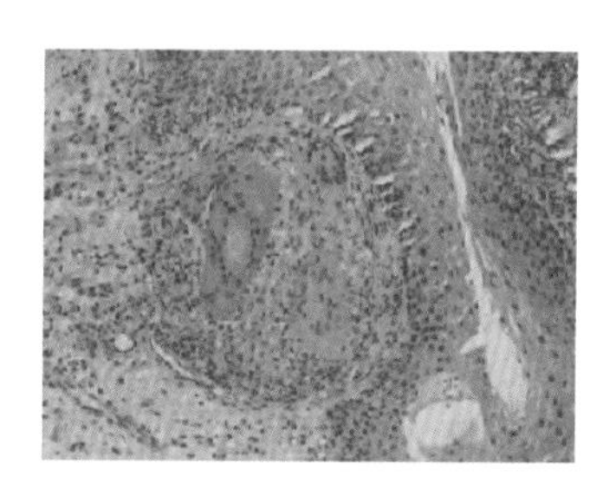

图 20－2 结核（HE 染色，×100）

临床随访

该患者通过抗结核治疗 2 个月后，临床症状明显好转，本院胃肠镜复查为胃肠道结核恢复期，继续抗结核治疗。

特邀专家点评

本例为青年患者，进食哽噎、胃镜见食管溃疡，FDG PET/CT 发现多处 FDG 高摄取病灶，累及多个部位，回盲部肠壁厚，最后通过活检诊断为消化道结核，抗结核治疗有效。本病例临床讨论的思路是清晰的，青年患者，发热，全身多系统、多部位 FDG 阳性病灶，从流行病学角度，考虑淋巴瘤是有道理的；虽然有食管溃疡、食管壁增厚，伴局部摄取，但不符合食管癌的年龄分布特征；结肠肠壁增厚、异常摄取，伴实验室检查多项炎性相关因子异常，克罗恩病的考虑也是有依据的；虽然如此，仔细观察本例的 PET/CT 图像，阳性病灶的分布并不符合典型淋巴瘤、消化道肿瘤的特点，最后证实是系统性结核。这一病例提示我们，虽然食管结核并不多见，但到医院，特别是专科医院，就诊的人群与社会人群是不同的，少见病在医院里未必“少见”，在综合各方面信息的基础上，诊断与鉴别诊断的思维和视角应该拓宽一些，不宜拘泥于多发病、常见表现的束缚。

讨论与文献综述

消化系统结核最常见的发生部位是回盲部，其他依次是回肠、空肠、乙状结肠、胃、食管。食管结核较罕见，占所有胃肠道结核的 2.8%，常规内镜、活检及 CT 诊断困难，极易误诊、误治。食管结核是结核分枝杆菌感染所致的一种食管壁炎性肉芽肿性病变，法国 Denonvilliers 于 1837 年首次报道一例经尸检证实为食管结核的病例。在死于结核病患者的尸检中食管结核仅占 0.04%～0.2%。食管结核好发于食管中、上段，且在气管分叉水平以上，病变范围多在距切牙 2～13 cm 处，好发于下段者仅占 12%，这可能与气管分叉处淋巴结密集且同食管相邻有关。

食管结核分为原发性和继发性。原发性结核病只影响食管，结核病灶以食管为主，身体其他部位无明显结核病灶，原发性结核病是相当罕见的。临床上以继发性结核感染多见，食管周围及纵隔淋巴结结核直接或间接侵犯食管壁，许多文献报道的病例表明，由结核病引起的支气管－食管瘘通常与广泛的肺部或播散性结核病有关。在结核引起的支气管－食管瘘中，纵隔淋巴结首先累及，这些肿大的淋巴结及其周围的炎症，扩散到邻近的结构或器官，特别是食管，导致周围食管炎。如果不经治疗，淋巴结可发生坏死和干酪化，导致局部脓肿形成，随后破裂到食管、气管或主干支气管，导致瘘管形成（食管－胸膜、食管－支气管、支气管－气管），还可能会引起其他有害的并发症，如出血、穿孔、吸入性肺炎、吐血、牵引憩室和食管狭窄。食管结核的内镜表现以溃疡、黏膜下隆起及外源性压迫最为常见，也可表现为狭窄、窦道、憩室及类似肿瘤形成的聚集性病变。胸部X线片可表现为非特异性表现，但胸部CT可显示明显的结核性淋巴结炎。食管结核一般很少做^{18}F-FDG PET/CT，仅是在怀疑肿瘤或有严重并发症时进行。临床实践中，使用^{18}F-FDG PET/CT可以同时评估肺和肺外结核受累情况，节省时间和成本，本病例因为食管病变行^{18}F-FDG PET/CT以除外食管癌，结果发现肺部、纵隔、回盲部、横结肠、肾上腺多处其他病变。

食管结核可发生于各年龄组人群，但以中青年较为多见。有资料结果显示，食管结核发病年龄为17～71岁，平均44.1岁，45岁以下者居多，女性略多于男性，男女之比为1.0∶1.3。临床上可表现为上腹部痛、吞咽困难、吞咽痛、胸骨后疼痛、胃灼热、咽部异物感、呕血，食欲不振、消瘦、贫血，后期可出现食管穿孔、出血等，但无特异性。大多数易误诊为食管癌，误诊率高达65.7%。内镜检查能清楚观察食管腔内情况，并能通过活检得到病理诊断，是目前诊断食管病变的金标准。有时，由于受影响的器官组织中结核性肉芽肿的密度较低，可能需要多次活检来识别结核性肉芽肿。此外，由于结核性肉芽肿位于黏膜下层，在内镜下黏膜组织活检中可能不能得到令人满意的结果。因此，在怀疑有食管结核的情况下，获得多个深层组织样本是至关重要的。食管结核主要需要与以下几种疾病相鉴别。①克罗恩病：食管克罗恩病单发非常罕见，常继发于小肠回肠末端或结肠克罗恩病，而本例患者经^{18}F-FDG PET/CT检查发现回盲部、横结肠均有病变，诊断更加困难。食管结核一般合并肺结核、纵隔淋巴结结核更多见，^{18}F-FDG PET/CT可以发现全部病变，确诊要靠病理检查。②淋巴瘤：可同时累及纵隔淋巴结与食管，以及回盲部、小肠等部位，临床上可表现为发热、贫血，影像学上可表现为纵隔淋巴结肿大和食管黏膜下病变，可形成食管溃疡或食管黏膜下肿块，与食管结核表现相似。但淋巴瘤临床上可发现患者全身深部淋巴结肿大，脾大，一般表现为颈部、纵隔内、腹膜后淋巴结肿大，密度均匀，无钙化，少见液化坏死，增强扫描一般均匀强化，强化程度较低，与淋巴结结核显著的环形强化不同。^{18}F-FDG PET/CT可以一站式发现全身多发病变，淋巴瘤代谢上较均匀，SUV_{max}值较结核高，结核病变代谢不均匀，部分可见放射性缺损，呈环形摄取。临床与影像学表现不典型时可在^{18}F-FDG PET/CT指导下在代谢最高处进行穿刺检查，有助于鉴别。③食管癌：是食管的常见病，可形成溃疡与肿块，并可出现纵隔淋巴结转移。食管癌的溃疡一般较大，形态不规则，轮廓不光滑，邻近黏膜中断、破坏，管壁僵硬蠕动消失，与食管结核不同。食管癌一般年龄较大，结核一般年轻，如本例患者。鉴别诊断困难时，行食管镜检查并取活检容易得到准确的诊断。

食管结核的治疗首选正规抗结核药物治疗，其治疗效果良好，一般不需手术治疗。多数学者认为对非手术治疗难以缓解食管梗阻症状的患者及食管结核并发穿孔、纵隔食管瘘或食管－气管瘘道形成时，应考虑外科手术治疗。总的来说，食管结核如能早期发现、早期诊断和早期治疗，其预后良好。因此，在临床上为提高早期确诊率，以减少误诊和漏诊率，应注意以下四点。①内镜医生如发现食管呈憩室样改变或黏膜下肿物时，应仔细询问病史，对年龄偏大，既往有肺结核病史，出现胸骨后疼痛、胸闷等症状，在常规排除食管癌或心脏病变的基础上，应高度怀疑食管结核的可能；②内镜下常规取黏膜组织行病理检查时，尽可能从病灶边缘隆起处取多块活检，并在深层组织取活检，可提高黏膜下肿物诊断的阳性率，同时活检处有可能形成溃疡、穿孔、瘘管等并发症；③临床上对食管黏膜下肿物，在未确定其性质前应慎用内镜下射频、微波或手术治疗。因食管结核（增殖型）可类似于黏膜下肿物，一旦进行以上处理极可能导致穿孔、瘘管等并发症发生；④食管结核并发瘘管形成时，首选内镜下带膜支架置入术，并在常规抗结核治疗 1 个月后取出带膜支架，可减少患者手术痛苦，降低医疗费用，有利于提高患者生活质量。

本文提供的病例为青年男性，在诊断食管结核时要谨慎，建议首选食管镜检查，并结合组织病理学检查，以及 PET/CT 检查，早期明确诊断并及时发现全身多处病灶，及早进行规律治疗，降低相关并发症的发生率和死亡率。

参考文献

1. PATEL N, AMARAPURKER D, AGAL S, et al. Gastrointestinal luminal tuberculosis: establishing the diagnosis [J]. J Gastroenterol Hepatol, 2004, 19(11): 1240 - 1246.
2. 吴志诚，张鸿晖，肖海. 食管结核的诊断与外科治疗 [J]. 中国现代医学杂志，2007，17(21)：2681 - 2682.
3. PARK J H, KIM S U, SOHN J W, et al. Endoscopic findings and clinical features of esophageal tuberculosis [J]. Scand Gastrocnterol, 2010, 45(1): 1269 - 1272.
4. SASAKI M, MOCHIZUKI H, TAKHASHI H. A bronchoesophageal fistula that developed shortly after the initiation of antituberculous chemotherapy [J]. Intern Med, 2013, 52(7): 795 - 799.
5. COOPERMAN R, PARAGI P R, SHAH S. Adult congenital bronchoesophageal fistula [J]. Thorac Cardiovasc Surg, 2007, 55(5): 334 - 336.
6. NARAYANAN S, P V S, MAJEED K A A, et al. Tuberculosis presenting as bronchoesophageal fistula [J]. IDCases, 2017, 8(1): 19 - 21.
7. 杨格日乐，李艳梅，赵丽萍. 消化道结核临床及内镜特征研究进展 [J]. 中国防痨杂志，2022，44(5)：517 - 521.
8. NAGI B, LAL A, KOCHHAR R, et al. Imaging of esophageal tuberculosis: a review of 23 cases [J]. Acta Radiol, 2003, 44(1): 329 - 333.
9. 王丽姣，冷明芳，周国华，等. 食道结核临床诊治 2 例报告 [J]. 华南国防医学杂志，2010，24(1)：44 - 45.
10. BAIJAL R, AGAL S, AMARAPURKAR D N, et al. Esophageal tuberculosis: an analysis of fourteen cases [J]. J Dig Endosc, 2010, 1(1): 14 - 18.
11. KHAN R, ABID S, JAFRI W, et al. Diagnostic dilemma of abdominal tuberculosis in non-HIV patients: an ongoing challenge for physicians [J]. World J Gastroenterol, 2006, 12(1): 6371 - 6375.
12. SKOURA E, ZUMLA A, BOMANJI. Imaging in tuberculosis [J]. Int J Infect Dis, 2015, 32(3): 87 - 93.
13. 东艳蕊，董玉荣，杨淑芹，等. 食管结核误诊为食管癌临床分析 [J]. 临床误诊误治，2020，33(3)：1 - 4.
14. 崔法，何云飞. 食道结核的临床与影像表现(附 1 例报告并文献复习) [J]. 影像诊断与介入放射学，2006，15(5)：243 - 244.
15. BALEGULI V, RIZVI S, VARGHESE M, et al. A rare cause of esophageal dysphagia—secondary esophageal tuberculosis [J]. Cureus, 2022, 14(1): e21019.

（周晓红 整理）

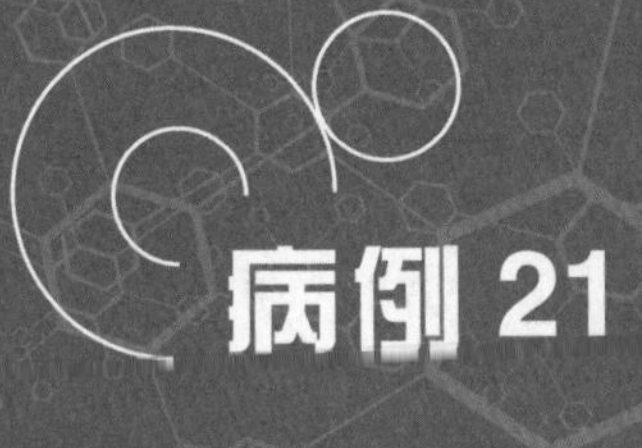

病例 21 双探针 PET 显像诊断肝细胞癌

病历摘要

【基本信息】

患者，男性，83 岁。

主诉：超声发现肝占位 19 天，腹胀 1 天。

现病史：患者 19 天前常规体检，腹部超声检查提示肝脏右叶见一个大小 24 mm × 19 mm 等回声占位，上腹部 CT 平扫检查提示肝脏包膜完整，大小形态正常，内可见类圆形低密度影。患者 1 天前出现腹胀，无腹痛、食欲减退、恶心、发热等不适症状，现为行进一步诊疗，急诊以“腹胀、肝脏占位”收入院。患者目前精神状态良好，体力正常，食欲正常，睡眠正常，近 3 个月体重无明显变化，大便干结，排尿正常。

既往史与家族史：高血压病史 20 余年，糖尿病病史 10 余年，高尿酸血症病史 10 余年。右肺上叶结节、双侧甲状腺结节病史 5 年。前列腺增生伴钙化病史 10 年。1992 年因上腭黑色素瘤行手术治疗，术前行局部冷冻、IL-2 免疫治疗及 PVF 方案化疗，术中有输血。否认肝炎、结核、疟疾等传染病病史。饮酒史 65 年，每日饮白酒 500 mL。

查体：腹部平坦，无腹壁静脉曲张，腹部柔软，无压痛、反跳痛，腹部无包块。肝脏未触及，脾脏未触及，Murphy 征阴性，肾脏无叩击痛，无移动性浊音。

【辅助检查】

影像学检查：上腹部增强 MRI 检查显示肝脏右前叶上段膈顶面见类圆形异常信号，大小约 23 mm × 27 mm，考虑血管平滑肌脂肪瘤可能性大，高分化肝癌不除外。

实验室检查：肿瘤标志物提示 CEA，甲胎蛋白，CYFRA21-1，CA19-9、SCC、PSA、NSE 未见明显异常。肝功能正常。

【临床初步诊断】

①腹胀原因待查；②肝脏占位性质待查；③上腭恶性黑色素瘤术后。

【临床关注点】

老年男性患者，肝脏占位，性质待定，结合增强 MRI 考虑恶性可能性大，PET/CT 检查协助明确性质与分期。

PET/CT检查

【操作流程与参数】

先行^{18}F-FDG PET/CT检查，后行^{11}C-乙酸盐PET/CT。^{18}F-FDG和^{11}C-乙酸盐均为中国人民解放军总医院第一医学中心核医学科合成，放化纯度大于95%，按中国药典标准规定行24 h细菌培养及凝胶法细菌内毒素检测（次日检测），结果均为阴性。患者空腹4～6 h，在安静环境中休息10～15 min，经静脉注射2.96 MBq～4.44 MBq/kg ^{18}F-FDG后安静休息45～60 min，使用德国西门子Biograph 64型PET/CT行5床位躯干采集。CT的管电流为100 mAs，管电压为120 kV，旋转时间为0.5 s，螺距为0.9，层厚为5 mm。CT图像用于随后PET衰减校正。PET采用三维发射采集，2分钟/床位。PET重建为点扩散技术的迭代法（TureX），使用3次迭代和21个子集，图像矩阵为172×172，4 mm半高宽的高斯滤波，加散射校正。^{18}F-FDG检查后1周内行^{11}C-乙酸盐PET/CT检查。患者空腹4～6 h，经静脉注射2.96 MBq～4.44 MBq/kg ^{11}C-乙酸盐，5 min后使用上述相同设备和方法行躯干采集。

【PET/CT所见】

^{18}F-FDG PET/CT提示肝脏形态可，肝叶比例可，肝右叶顶部见一直径约25 mm×25 mm类圆形稍低密度影，放射性摄取同周围肝实质相仿，SUV_{max}为2.5；^{11}C-乙酸盐PET/CT提示肝脏形态可，肝叶比例可，肝右叶顶部见一直径约25 mm×25 mm类圆形稍低密度影，放射性摄取显著增高，SUV_{max}为8.9（图21－1）。

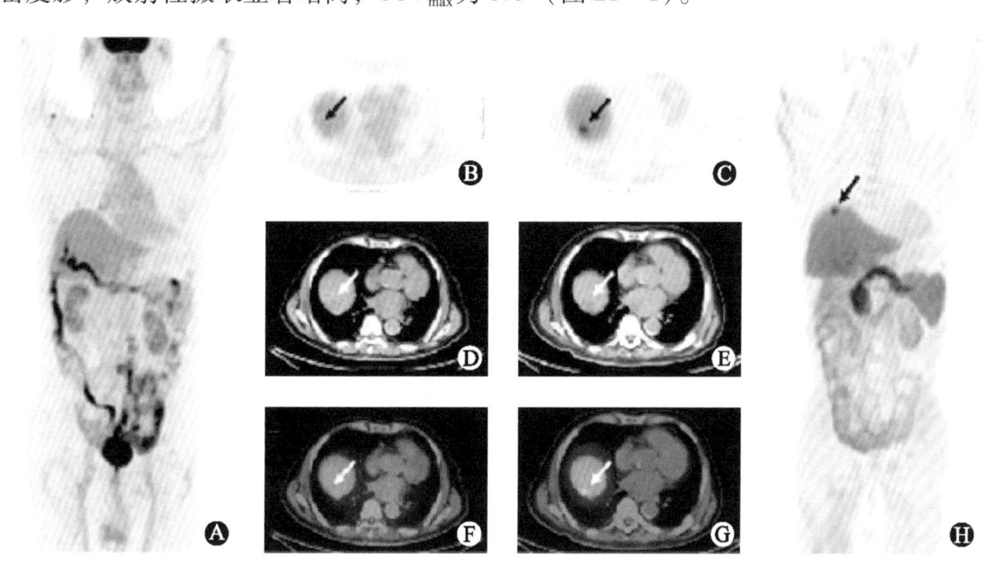

A、B、D、F显示肝脏病灶^{18}F-FDG摄取同周围肝实质相仿，C、E、G、H显示^{11}C-乙酸盐摄取异常浓聚（箭头）。

图21－1 ^{18}F-FDG PET/CT及^{11}C-乙酸盐PET/CT

【PET/CT 诊断意见】

肝右叶顶部低密度灶，乙酸盐代谢增高，未见异常 FDG 高代谢，中高分化肝细胞癌可能性大。

病例讨论

论点 1： 该患者为老年男性，体检发现肝脏单发稍低密度灶，虽然无肝炎病史、肿瘤标志物不高，但患者有长期大量饮酒史，肝脏恶性肿瘤不能除外。病灶 FDG 摄取不高，仅依靠 FDG 显像难以判断病变性质，良性或低度恶性病变均有可能，但该患者乙酸盐显像明显高摄取，而肝内其他病变通常乙酸盐摄取并不高，因此首先考虑肝脏分化较好的肿瘤可能性大。

论点 2： 肝内孤立密度稍低结节，首先应考虑良性或低度恶性病变，良性血管瘤较常见，低度恶性病变应考虑中高分化肝细胞癌可能。据研究报道，乙酸盐显像在恶性程度较低或分化类型好的病变摄取较明显，如中高分化的肝癌、肾透明细胞癌、前列腺癌，乙酸盐显像可以补充 FDG 摄取不明显的劣势，因此该患者 FDG 显像阴性结合乙酸盐显像阳性首先考虑中高分化肝细胞癌可能。错构瘤在肝脏比较少见，并且常可以看到脂肪密度，边界更清楚，该患者病变为稍低密度，边界欠清，因此不考虑。

论点 3： 其他需要鉴别的疾病如下。周围肿块型胆管细胞癌，强化方式为范围扩大、程度减弱的持续环形强化，中心伴有瘢痕，FDG 常为高摄取，与该病例不相符。肝淋巴瘤特点是坏死少见，轻度强化，包绕血管，但不侵犯血管，FDG 呈中度摄取，高于肝实质。肝脓肿有高热等感染征象，增强扫描动脉期病灶表现为周围高灌注，FDG 为高摄取。肝海绵状血管瘤边界清楚，增强表现为持续强化，“早出晚归”征象，FDG 摄取与肝脏实质相仿或稍减低，乙酸盐显像不会出现高摄取，因此可以排除。

【病例讨论小结】

患者为老年男性，查体发现肝脏占位，无肝炎、肝硬化病史，肿瘤标志物阴性，有长期饮酒史（饮酒史 65 年，每日饮白酒 500 mL）。典型肝细胞癌在磁共振 T_1 加权像为低信号，T_2 高信号，动态增强扫描表现为“快进快退”特点。该患者增强 MR 提示血管平滑肌脂肪瘤可能性大，高分化肝癌不除外。^{18}F-FDG 显像提示病变代谢与肝实质相仿，考虑为良性或低度恶性病变，其中良性病变可以是血管瘤、局灶型结节增生、腺瘤、血管平滑肌脂肪瘤等；低度恶性病变可以是中高分化肝细胞癌、神经内分泌肿瘤（G1 或 G2）等。^{11}C-乙酸盐显像提示病变为高摄取，考虑中高分化肝细胞癌可能性大，因为肝脏血管瘤、血管肉瘤、神经内分泌肿瘤、血管平滑肌脂肪瘤及局灶型结节增生通常 ^{11}C-乙酸盐摄取不高，而腺瘤好发于年轻女性，有服用避孕药史等，故可排除。

病理诊断

肝 S_8 段，中高分化肝细胞癌，Edmondson-Steiner 分级 Ⅰ ~ Ⅱ 级，部分为细梁型（比例约 60%），部分为透明细胞型（比例约 30%），部分为假腺型（比例约 10%），肿瘤大小 2.5 cm × 2 cm × 2 cm，呈多结节状。未见明确脉管内癌栓，可见卫星结节（数量少于 5 个）。

肿瘤未侵及肝被膜，肝实质断端未见癌。周围肝组织部分肝细胞浊肿及脂肪变性，汇管区小胆管增生伴慢性炎细胞浸润、纤维组织增生及假小叶形成趋势。免疫组化结果：肝细胞癌区域 CD3（T 细胞 +），CK19（-），Ki-67（+，15%），CD34（血管 +），GPC3（+），VEGF（+），PD-L1（SP263）（CPS：5），PD-1（淋巴细胞 +，15%），HER1（EGFR）（+）。

临床随访

患者于全身麻醉下行机器人肝脏 S_8 段肿瘤切除术，术后病理回报：中高分化肝细胞癌。术后半年电话随访患者家属，术后患者未进行其他治疗，随诊患者健在。

特邀专家点评

患者为老年男性，体检发现肝脏异常密度结节，无肝炎、肝硬化病史，肝炎病毒所致肝细胞癌基本排除；患者长期大量饮酒，不除外反复肝损伤肝修复过程中的癌变，在西方国家酒精性肝硬化肝癌常见。该患者行双分子探针显像，FDG 摄取低于肝实质，乙酸盐显像摄取增高，提示高分化的肝脏肿瘤；如果显像表现相反（FDG 阳性，乙酸盐阴性），则提示低分化病灶。如果没有条件进行双显像剂检查，要结合临床与多种影像手段，良、恶性肿瘤诊断的鉴别要考虑全面。肝内局灶性肿瘤与肿瘤样变，包括肝血管瘤、局灶性结节样增生（focal nodular hyperplasia，FNH）、肝腺瘤、血管平滑肌脂肪瘤、血管内皮瘤、炎性假瘤等，其中血管瘤、FNH、血管内皮瘤一般 FDG 代谢也比较低，可通过增强方式协助鉴别，血管瘤“慢进慢出”，FNH 星状瘢痕延迟性强化，血管内皮瘤与血管瘤相似，强化呈持续增强。肝脏血管平滑肌脂肪瘤比较少见，一般伴有明显的脂肪成分，密度更低、代谢也更低或代谢缺失。腺瘤多见于青年女性，富含血供，增强方式与分化好的肝细胞癌有重叠，但与服用孕激素有关。局灶性恶性肿瘤，包括肝细胞癌、肝内肿块型胆管癌、单发转移瘤、淋巴瘤等，典型的增强影像特征有助于鉴别，PET/CT 常表现为 FDG 代谢及 SUV 值较高。另外，无肝炎情况下还需和纤维板层肝癌鉴别，后者更多见于 40 岁以下年轻患者，中央瘢痕 MRI T_1WI、T_2WI 为低信号，延迟期不强化或弱强化。最终诊断需依赖组织学诊断，病理诊断为金标准。

讨论与文献综述

原发性肝癌是常见的恶性肿瘤，在世界范围内，肝癌是导致癌症相关死亡的第四大常见原因，严重威胁着人们的生命健康和生活质量。原发性肝癌包括肝细胞癌（hepatocellular carcinoma，HCC）、肝内胆管细胞癌（Intrahepatic cholangiocarcinoma，ICC）及混合细胞癌，其中绝大多数为肝细胞癌，占 85%～90%。HCC 发病与乙型肝炎、丙型肝炎及肝硬化密切相关，任何原因的肝硬化都会增加患肝细胞癌的风险，其他发病危险因素包括大量饮酒、糖尿病、黄曲霉素等。

HCC 起病隐匿，早期症状不典型容易漏诊，导致早期诊断率低，治疗和预后相对较差，因此早期准确诊断十分关键。CT 和 MRI 是诊断肝癌常用的影像学检查方式，在肝癌的早期诊断中发挥重要作用。在动态对比增强 CT 及 MRI 中，对比剂“快进快出”的增强模式是 HCC 的重要特征，即动脉期病灶明显强化，门静脉期和（或）延迟期肝内病灶强化程度低于肝实质，延迟扫描可出现假包膜样强化，易侵犯门静脉，形成门静脉癌栓。但对比剂增强“快进快出”表现仅是HCC在进展期阶段性的表现，早期和晚期该表现并不典型，并且肝脏富血管的良恶性肿瘤、部分早期乏血管肿瘤、炎性肉芽肿和肝脏一过性异常强化均可出现类似表现，需仔细鉴别。此外，CT和MRI单一检查对早期肝癌的诊断均存在一定缺陷，颜廷伟研究表明CT和MRI联合检查诊断肝癌的灵敏度及准确度明显提高，不仅可以明确肝癌类型，还可以提高小病灶的检出率，对于早期治疗有重要意义，是提高治愈率、生存率的关键。以上传统影像学方法仅能提供形态学信息，不能提供相关生物学信息。

PET利用发射正电子的放射性核素（如^{18}F、^{11}C等）在分子水平对肿瘤代谢及微环境进行探测，与CT技术相结合，可同时反映病灶的生物学和形态学信息。PET/CT是安全无创的全身性检查，在多种肿瘤的早期诊断、分期与再分期、疗效评估、判断预后等方面应用广泛。^{18}F-FDG是目前临床上最常用的PET显像剂。肿瘤细胞的葡萄糖代谢旺盛，^{18}F-FDG与天然葡萄糖结构相似，因此，可以被葡萄糖转运体转入细胞，在己糖激酶的作用下生成6-磷酸^{18}F-FDG，其无法继续参与肿瘤糖代谢。在正常的肝实质内，葡萄糖-6-磷酸酶高表达，能够从肝脏中迅速清除^{18}F-FDG，在许多癌细胞中葡萄糖-6-磷酸酶表达降低，只有少部分的6-磷酸葡萄糖或6-磷酸^{18}F-FDG能够去磷酸化，大部分仍留在细胞内成为极性代谢物，影像学上表现为异常显像剂浓聚。分化良好的肝细胞癌细胞在组织学上更接近正常的肝细胞，丰富的葡萄糖-6-磷酸酶可能使这些肿瘤无法被检测到。乙酸盐主要参与三羧酸循环，反映细胞内有氧代谢，恶性度高的肿瘤以乏氧酵解（葡萄糖代谢）为主，而低度恶性、生长缓慢的肿瘤细胞以有氧代谢为主，故^{11}C-乙酸盐可成为其代谢途径中的重要一环。Ho等研究表明，在PET检测单个HCC病变时，^{11}C-乙酸盐（^{11}C-Acetate）明显优于^{18}F-FDG，^{11}C-Acetate检测灵敏度为87.3%，而^{18}F-FDG检测灵敏度为47.3%，且显像剂浓聚程度与癌细胞分化程度有关，^{18}F-FDG在分化较差的HCC中摄取较高，而^{11}C-Acetate在分化较好的HCC中摄取较高，因此这两种显像剂在HCC的检测中可能是互补的。研究还发现，^{11}C-Acetate对HCC的具有较高的特异性，肝内多种非HCC病灶均表现为阴性。

鉴别诊断方面，HCC需要与ICC进行鉴别，ICC最常见的类型为肿块型。ICC易浸润和压迫胆管，临床上黄疸症状发生较早，而HCC患者容易发生门静脉高压及腹水。增强CT及MRI上ICC主要表现为特征性、渐进性强化或延迟强化，增强扫描早期病灶呈边缘环形强化，门静脉期及平衡期病灶进一步强化，肿瘤纤维成分较多者MRIT_2WI和DWI图像上肿块中央可出现特征性星芒状或瘢痕样低信号，平衡期中央瘢痕可见不同程度强化。ICC与HCC都可表现为^{18}F-FDG摄取增高，但陈萍等研究发现HCC患者SUV_{max}(5.12±2.03)，显著低于ICC患者(7.64±2.12)，表明二者对^{18}F-FDG摄取存在差异。由于慢性肝炎和肝损伤也是ICC的诱发因素，CEA、CA19-9、CA50、CA242等肿瘤标志物对ICC与HCC也具有一定的鉴别意义。原发性肝脏淋巴瘤（primary hepatic lymphoma，PHL）非常少见，约占肝脏原发恶性肿瘤的0.1%，多见于中老年男性患者，多表现为右上腹不适伴有LDH的升高，而AFP、CEA值一般在正常范围。PHL坏死少见，呈轻度强化，肿瘤包绕血管生长却不侵犯血管，可见“血管漂浮征”，而原发性肝癌坏死多见。此外，原发性肝癌^{18}F-FDG PET-CT显像多表现为FDG轻中度摄取，摄取程度低于PHL。FNH是一种临床上比较少见的肝脏良性病变，其发病率仅次于肝血管瘤。CT上FNH呈等密度或低密度，中心伴更低密度，动脉期均匀强化，边界不光滑，中央瘢痕区呈放射状低密度，门静脉期及延迟期病灶强化明显减退，但中央瘢痕组织可见延迟强化，该强化特点可与肝细胞癌进行鉴别。肝脏腺瘤是一种较少见的肝脏良性肿瘤，常见于青年女性，与长期应用口服避孕药密切相关。肝脏腺瘤多单发，常见于肝右叶，CT 平扫为等密度，因腺瘤富含血供，故在 CT 增强动脉期较早出现瘤体周围强化并向中心弥散，最后呈均匀强化。肝脏结核多为继发，原发性肝脏结核相对少见，常常被误诊为肝脏恶性肿瘤。肝脏结核也可表现为 FDG 摄取增高，CT 增强扫描可表现出不同程度的强化：①肉芽肿型 CT 增强扫描动脉期病灶呈无或轻度强化、静脉期病灶呈轻度强化；②干酪样坏死型 CT 增强通常表现为无强化或环形强化，中心为凝固性坏死区；③钙化型典型的 CT 表现为低密度的类圆形病灶中存在点状或“中心粉末状”钙化；④混合型可同时表现为以上 3 种病理类型的影像学征象；⑤结核性胆管炎表现为胆管不规则扩张或肝内胆管弥漫性钙化。肝血管肉瘤（hepatic angiosarcoma，HAS）是肝脏最常见的间质性恶性肿瘤，在所有原发性肝肿瘤中发生率 $<1\%$ ，其恶性程度高，易复发和远处转移，预后较差，HAS 多表现为肝脏巨大占位或肝内多发病灶，FDG 表现为高摄取，通常无肝炎、肝硬化病史，甲胎蛋白阴性，常伴多发囊变、坏死及出血，CT、MRI 增强扫描具有重要诊断价值，中心型强化为其特征，典型表现为动脉期病灶中心片状或边缘结节状、中心斑片状同时强化，门静脉期及延迟期持续填充式强化，但多不能完全填充。肝原发性神经内分泌肿瘤（primary hepatic neuroendocrine neoplasm，PHNEN）临床上非常罕见，因其富含血供，动脉期呈显著强化，需与肝细胞癌鉴别。PHNEN 患者 NSE 可显著升高，但通常无肝病病史，AFP 及 CA19-9 多正常。PHNEN 可单发也可多发，可合并液化坏死，可出现钙化灶，多发病灶可以表现为簇状分布或大灶周围伴子灶。

HCC 的治疗，早期以手术切除和射频消融等根治性治疗为主。中期以局部治疗为核心（如手术或介入治疗），联合其他局部或系统性治疗（靶向治疗及免疫治疗）方式来控制肿瘤进展，并力求达到根治。晚期则以系统性治疗为主，适当辅以必要的局部治疗延缓肿瘤进展，降低肿瘤负荷，同时重视护肝及对症支持治疗以改善生活质量，延长患者生存。

总之，肝癌早期症状不典型，容易漏诊，尽管 PET 在 HCC 诊断方面有重要的临床价值，但 ^{18}F-FDG 诊断 HCC 的敏感性并不理想，若联合 ^{11}C-Acetate 显像可显著提高诊断的准确性，同时其他相关影像学检查及化验结果在诊断和鉴别方面也至关重要。

参考文献

1. VILLANUEVA A. Hepatocellular Carcinoma [J]. N Engl J Med, 2019, 380(15): 1450 - 1462.
2. 许莎莎，韩星敏. ^{18}F-FDG PET/CT 在肝细胞肝癌临床诊疗中的应用进展 [J]. 肿瘤防治研究，2022，49(5)：384 - 389.
3. KULIK L, EL-SERAG H B. Epidemiology and management of hepatocellular carcinoma [J]. Gastroenterology, 2019, 156(2): 477 - 491.
4. 左立平，范金蕾，石硕，等. 肝脏病变对比剂增强“快进快出”表现的价值与陷阱 [J]. 中国中西医结合影像学杂志，2022，20(1)：96 - 101.
5. 颜廷伟. CT 联合 MRI 在早期肝癌诊断临床价值分析 [J]. 影像研究与医学应用，2022，6(11)：116 - 118.
6. FARWELL M D, PRYMA D A, MANKOFF D A. PET/CT imaging in cancer: current applications and future directions [J]. Cancer, 2014, 120(22): 3433 - 3445.

7. 李天然. 肝细胞癌 PET/CT 研究进展［J］. 胃肠病学和肝病学杂志, 2017, 26(11): 1201 - 1205.
8. HO C L, YU S C, YEUNG D W. ^{11}C-acetate PET imaging in hepatocellular carcinoma and other liver masses［J］. J Nucl Med, 2003, 44(2): 213 - 221.
9. 包惠桢, 宋普姣, 谢晓菲. [11]C-乙酸盐 PET/CT 显像对肝细胞癌的辅助诊断价值［J］. 中国医学影像学杂志, 2022, 30(8): 803 - 808.
10. 衡海艳, 丁雪, 陈光强, 等. 肿块型肝内胆管细胞癌 CT 和 MRI 影像学特征分析［J］. 重庆医学, 2020, 49(8): 1316 - 1319.
11. 陈萍, 周和平, 朱亚男. ^{18}F-FDG PET/CT 诊断肝细胞癌及胆管细胞癌的准确性比较［J］. 肝脏, 2022, 27(4): 470 - 471, 477.
12. 汤泊, 李天女, 丁重阳. 原发性肝脏淋巴瘤的[18]F-FDG PET-CT 表现及临床分析［J］. 中国实验血液学杂志, 2018, 26(4): 1062 - 1066.
13. 周波, 韩少良, 陈宗静, 等. 肝脏局灶性结节增生的诊断和治疗［J］. 肝胆胰外科杂志, 2020, 32(7): 419 - 422.
14. 於雷, 周俭. 肝脏腺瘤规范化诊治［J］. 中国实用外科杂志, 2013, 33(9): 745 - 749.
15. 何占平, 陈晶, 徐海霞, 等. 肝脏结核的 CT 诊断及其鉴别诊断［J］. 新发传染病电子杂志, 2019, 4(4): 212 - 216.
16. YI L L, ZHANG J X, ZHOU S G, et al. CT and MRI studies of hepatic angiosarcoma［J］. Clin Radiol, 2019, 74(5): 406. e1 - 406. e8.
17. 李梅, 黄菊, 胡苗苗. 原发性肝血管肉瘤的影像学表现及病理对照［J］. 全科医学临床与教育, 2022, 20(3): 270 - 271.
18. 史东立, 马良, 李宏军. 原发肝脏神经内分泌肿瘤的临床及影像特征［J］. 磁共振成像, 2020, 11(8): 655 - 658.
19. 傅毅振, 徐立. 肝细胞癌综合治疗进展［J］. 临床肝胆病杂志, 2020, 36(10): 2179 - 2183.

（麻广宇　朱东凯　整理）

病例 22
肝内胆管细胞癌

病历摘要

【基本信息】

患者，女性，52 岁。

主诉：腹胀 2 周，明显消瘦 3 个月。

现病史：患者于 2021 年 6 月 24 日开始出现腹胀，腹部进行性膨大，偶伴下腹部牵拉性疼痛，未给予相应检查和治疗。患者 7 月 5 日胸腹部 CT 平扫提示恶性肿瘤多发转移、右侧胸腔积液、腹水。患者精神、体力差，食欲不振，近期明显消瘦，未称重，大便正常，排尿次数增多、每次量少。

既往史与家族史：20 年前患乙型肝炎，自诉已痊愈。否认结核等传染病病史。否认明确家族性遗传病及传染病病史。

查体：腹膨隆，下腹部可触及一巨大类圆形包块，伴压痛，肝脾肋下未触及，移动性浊音阴性，肠鸣音低。

【辅助检查】

影像学检查。肝内肿物超声造影：肝脏大小形态未见异常，实质回声分布欠均匀，内可见多个等回声肿块，最大约 63 mm × 97 mm，形态不规则，周边可见低回声晕，彩色多普勒超声显示其内血流信号丰富；经肘正中静脉团注 2.4 mL SonoVue 造影剂，较大处等回声 8 s 开始增强，整体范围较常规超声范围无明显变化，约 15 s 达峰，内部呈不均匀增强，之后造影剂快速退出，门静脉期及延迟期呈低增强，内部可见近无增强区。上腹部增强 MRI：肝左叶体积缩小，肝内多发大小不等长 T_1 长 T_2 信号结节、肿块影，最大者位于肝门区，范围约 116 mm × 84 mm × 82 mm，肿块包绕肝门区血管、胆管，增强扫描病灶呈渐进性不均匀强化；肝门区多发淋巴结，大者约 20 mm × 13 mm（图 22－1）。胆囊体积大，壁略厚。腹膜增厚、多发结节并网膜饼形成；腹腔积液。腹膜后多发淋巴结，最大者约 9 mm × 11 mm。右侧胸腔积液。所扫层面多发椎体骨质破坏，腰 1 椎体变扁。

实验室检查。血常规：白细胞计数 $10.09 \times 10^9/L$↑、中性粒细胞百分比 73.6%、血红蛋白 125 g/L、血小板计数 221×10^9/L。快速 C 反应蛋白 42 mg/L↑。乙肝五项：乙型肝炎表面抗原阴性、乙型肝炎表面抗体阴性、乙型肝炎 e 抗体 0.27 S/CO（阳性）、乙型肝炎核心总抗体 5.65 S/CO（阳性）。梅毒血清特异性抗体 5.25 S/CO（阳性）。生化全套：钾离子 3.0 mmol/L↓、钠离子 136 mmol/L↓、总钙 2.35 mmol/L、肌酐 40 μmol/L↓、尿素氮 3.2 mmol/L、丙氨酸氨基转移酶 13 U/L、门冬氨酸氨基转移酶 45 U/L↑、总蛋白 67.0 g/L、白蛋白 38.3 g/L↓、γ-谷氨酰转肽酶 48 U/L↑、乳酸脱氢酶 690 U/L↑、α-羟丁酸脱氢酶 494 U/L↑。便常规：颜色正常、双法便潜血阴性。肿瘤标志物：CA19-9 1488 U/mL↑、CA125 356 U/mL↑，甲胎蛋白及癌胚抗原在正常范围。

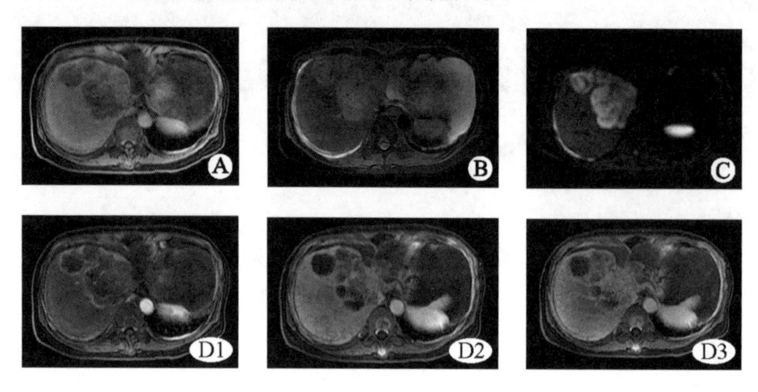

A～C 分别为 T_1WI、T_2WI、DWI 图像，D1～D3 分别为增强动脉期、门脉期、延迟期图像。肝内多发大小不等长 T_1 长 T_2 信号结节、肿块影，DWI 呈高信号，增强扫描病灶呈渐进性不均匀强化。

图 22－1　腹部增强 MRI

【临床初步诊断】

①恶性肿瘤伴全身多发转移；②腹水原因待查。

【临床关注点】

患者女性以腹胀为首发症状，短期内出现大量腹水，伴消瘦。目前腹水原因待查，肝、骨等病灶是否可以一元论解释？病变性质如何考虑？如果由恶性肿瘤所致，原发病灶来源哪里？

PET/CT检查

【操作流程与参数】

患者检查前禁食 6 h 以上，空腹血糖 5.0 mmol/L。^{18}F-FDG 剂量 6.5 mCi，注射后 1 小时检查。^{18}F-FDG 由中国原子能科学研究院同位素研究所提供，放化纯度 >95%。PET/CT 检查采用 Siemens Biograph Sensation 16HR PET/CT 扫描仪。采集参数：CT 扫描电压 120 kV，电流采用自动毫安秒，螺距 0.6，层厚 5 mm。PET 扫描，2 分钟/床位。扫描范围为颅顶至大腿中段。图像采用 CT 扫描数据衰减矫正，图像重建采用有序子集最大期望值迭代法。

【PET/CT 所见】

肝脏内见多处团块状低密度病变，最大者位于左内叶，约 60 mm × 50 mm × 90 mm，边界欠清，放射性分布不均匀，病变边缘部位 FDG 代谢明显升高，SUV_{max} 为 8.0（肝脏 SUV_{max} 为 1.2），延迟显像示 FDG 代谢进一步升高，SUV_{max} 约为 12.1，肝右叶病灶累及肝包膜；心膈角、肝胃间隙、脾门、腹主动脉左旁见多发肿大淋巴结，最大者位于脾门处，直径约 12 mm，FDG 代谢轻度升高，SUV_{max} 约为 3.1，延迟显像显示 FDG 代谢无明显变化；大网膜、小网膜囊、腹腔及盆腔内肠系膜多处弥漫性分布 FDG 代谢异常增高病变；肝周、腹腔、盆腔见大量积液（图 22－2）。

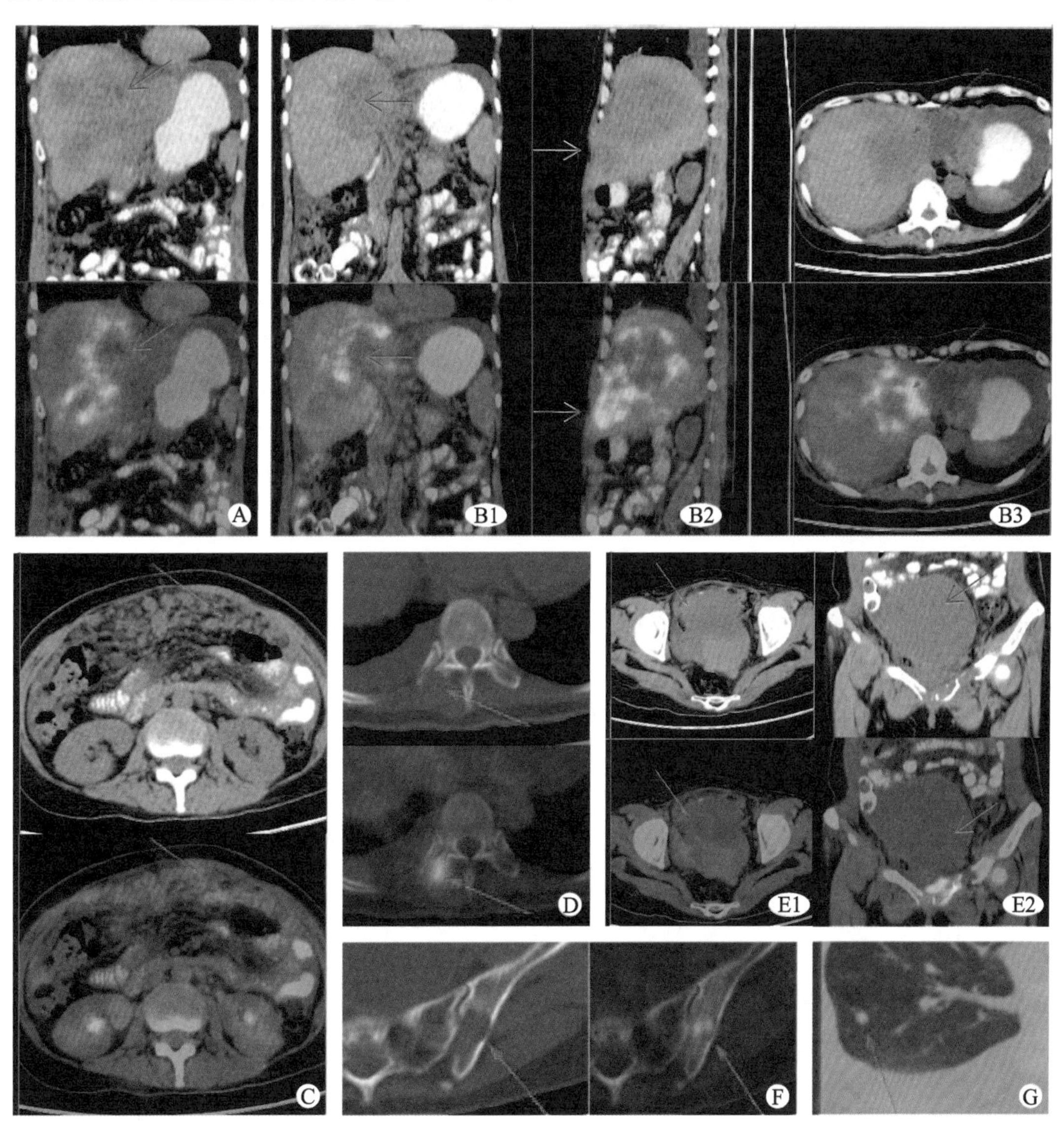

A、B 见肝脏多发团块影，形态不规则，FDG 代谢增高；C 见网膜不均匀增厚伴 FDG 代谢增高；D、F 见多发溶骨性骨质破坏伴 FDG 代谢增高；E 见盆腔不规则巨块状囊实性病变，病变边缘 FDG 代谢轻度增高；G 见右肺小结节影，边缘光滑，代谢未见增高（箭头）。

图 22－2 ^{18}F-FDG PET/CT

两肺多处小结节，FDG 代谢无增高；右侧胸腔中等量积液，FDG 代谢未见明显升高。右侧肩胛骨上缘见骨质破坏并软组织肿块形成，伴 FDG 代谢升高，SUV_{max} 约为 3.9，直径约 11 mm；胸椎及附件、右侧第二前肋、双侧髂骨、耻骨和坐骨、骶骨见多发溶骨性病灶伴 FDG 代谢升高，SUV_{max} 约为 3.8。

盆腔内见不规则巨大囊实性（以囊性为主）病变，大小约 90 mm×100 mm，向上达腰 4 椎体下缘水平，内可见分隔及后壁钙化，病变右后下缘 FDG 代谢呈不均匀升高，SUV_{max} 约为 4.8，延迟显像显示实性成分 FDG 代谢呈减低趋势。盆腔内右侧附件区亦呈团片状低密度改变，其左前缘代谢轻度异常增高。膀胱受压，左侧附件显示不清，子宫密度欠均匀，直肠子宫陷凹内见少量积液。

【PET/CT 诊断意见】

1. 肝脏多发团块状低密度病变伴 FDG 代谢不均匀异常增高，以肝左叶病变为著，考虑为恶性，肝脏胆管细胞癌可能性大，伴肝内及两肺多发转移，全身多发骨转移，腹腔及盆腔多发转移，合并腹水，右侧胸腔积液。

2. 盆腔巨大囊实性肿块（囊性为主），考虑来源于左侧卵巢的偏良性病变可能性大，囊腺瘤？巧克力肿囊？

3. 盆腔内右侧附件区团片状低密度改变伴左前缘代谢轻度异常增高，考虑良性，随诊。

病例讨论

论点 1：该患者症状为非特异性，平扫 CT 提示多处恶性病变（卵巢？肝、肺、骨）伴右侧胸腔及腹腔积液，首先考虑转移性病变。PET/CT 显示肝脏多发 FDG 代谢增高的低密度灶，同时双肺可见多发结节，多发骨质破坏，腹腔及盆腔多发转移，全身显像未见明确的其他部位的原发病灶，提示肝原发恶性肿瘤伴肝内多发转移的可能。肝原发肿瘤中最常见的是肝细胞癌，其次为胆管细胞癌，以及比较少见的间叶组织来源恶性肿瘤。患者肝脏病变的 FDG 摄取程度，更符合胆管细胞癌或恶性程度高的低分化肝细胞癌的摄取程度。结合患者临床资料，肿瘤标志物 CA19-9、CA125 升高，增强 MRI 肝脏病灶的增强方式更符合胆管细胞癌“渐进性不均匀强化”的强化特征，综上考虑为肝脏胆管细胞癌来源。

论点 2：本病例患者腹胀、腹痛伴消瘦，无发热、腹泻、盗汗等伴随症状，胸腹部 CT 平扫发现肝、肺、骨、卵巢等多处病变，PET/CT 进一步发现腹腔多发高代谢肿大淋巴结，首先考虑肝脏来源恶性肿瘤伴多发转移可能性大，但该患者乳酸脱氢酶升高，多系统病变，仍须鉴别诊断淋巴瘤，建议活检病理除外不典型淋巴瘤可能。

论点 3：该患者乙型肝炎 e 抗体阳性、乙型肝炎核心抗体阳性，均提示既往肝炎病史，不能完全除外低分化 HCC 可能。但肿瘤标志物 AFP 在正常范围并未升高，无肝硬化背景，亦不太支持 HCC 的诊断。

论点 4：中年女性，PET/CT 发现盆腔巨大囊实性肿块（囊性为主），并腹盆腔多发腹膜高代谢病变，需鉴别卵巢来源恶性肿瘤伴多发转移可能。

【病例讨论小结】

该患者为中年女性，以腹部症状起病，在临床工作中属于常见病例，以上鉴别诊断分析全面。PET/CT 提示肝内多发病灶且伴腹膜、淋巴结、双肺、骨多发转移，血清多项肿瘤标志物异常升高，应首先考虑恶性病变。虽患者盆腔见以巨大囊性为主的包块，但病灶实性部分少且代谢较低，腹膜病变、肿大淋巴结主要位于中上腹部，盆底区未见明确腹膜转移征象，综上该盆腔包块为原发恶性可能性较小。当 PET/CT 排除其他部位的原发病灶时，则提示肝内原发恶性肿瘤可能性大，肝脏恶性肿瘤以 HCC 及 ICC 最为多见。值得注意的是，分化较好的 HCC 在 PET/CT 显像的 FDG 摄取不高，容易与 ICC 鉴别，但分化差的 HCC FDG 摄取亦可明显增高，与 ICC 在 PET/CT 显像的高摄取的鉴别有一定困难。既往乙型肝炎病史对二者鉴别也有一定干扰性。肝细胞癌大多存在 AFP 升高和“快进快出”强化方式，该患者肿瘤标志物 AFP 在正常范围、CA19-9 升高、增强 MRI 肝脏病灶的强化方式为延迟渐进性强化，以上证据更支持 ICC。

病理诊断

肝肿物穿刺，穿刺组织显示异型腺体浸润，伴灶状坏死，结合形态学及免疫组化，考虑肝内胆管细胞癌，请结合临床及影像学；免疫组化（图 22－3）：CD10（个别＋）、CK7（＋）、CK20（－）、AFP（－）、Arg-1（－）、Hepatocyte（－）、Ki-67（热点区域 40% ＋）、P53（野生型）。

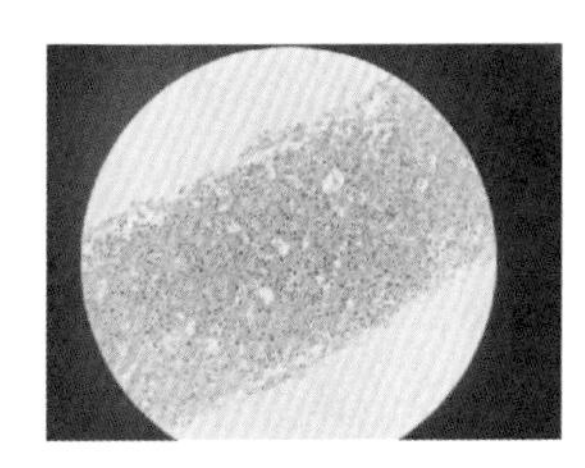
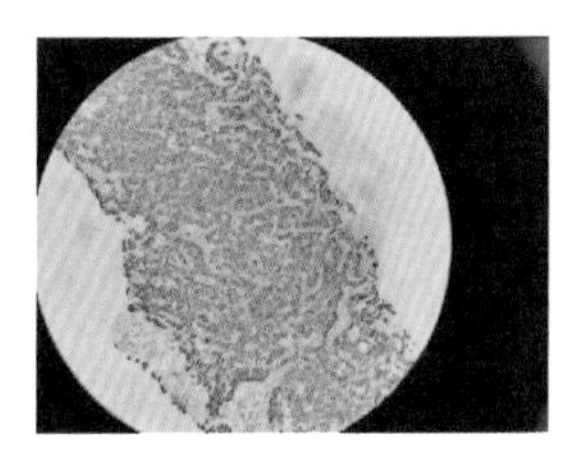

图 22－3　肝内胆管细胞癌（HE 染色，×200），免疫组化 CK7（＋）

临床随访

患者于 2021 年 7 月行肝脏穿刺活检确诊肝内胆管细胞癌，行“阿帕替尼＋卡瑞丽珠单抗＋卡倍他滨”化疗 1 周期，“阿帕替尼＋卡瑞丽珠单抗”治疗 3 周期，于 2022 年 3 月死亡。

特邀专家点评

此病例的诊断思路是准确的。该病例接受 PET/CT 检查的目的有 2 个：①明确原发灶的来源，重点是鉴别肝部病灶是卵巢或其他部位肿瘤转移所致还是肝脏原发肿瘤肝内转移；②明确分期情况，以决定治疗策略并留下基线数据以对比后续治疗效果。原发灶来源方面，盆腔病灶规则的囊性形态和实性部分基本正常的糖代谢提示良性病变，结合肿瘤标志物和肝脏病变的 MRI 增强特点，支持肝内原发（胆管细胞癌可能性大）的诊断，如能进一步结合 HE4 和 PIVKA-II 水平则能更好地对卵巢癌和肝细胞癌进行鉴别。在分期方面体现了 PET/CT 的优势，多脏器和腹腔内的转移显示明确，为治疗方案的选择奠定了基础。

讨论与文献综述

胆管细胞癌是起源于胆道上皮的恶性肿瘤，按解剖部位可分为肝内型和肝外型，前者起源于肝内远端叶间胆管上皮的腺癌，又称周围型肝内胆管细胞癌；后者又可分为肝门型和胆总管型。肝内胆管细胞癌（intrahepatic cholangiocarcinoma，ICC）是发病率仅次于HCC的肝脏原发性恶性肿瘤，较HCC更易发生肝门及腹腔淋巴结转移。

胆管细胞癌的病理特点是具有在丰富间质结缔组织背景中分散或集群分布的腺癌癌巢，门静脉期逐渐增强及延迟期强化区为大量纤维结缔组织，少量散在的癌组织。当肿瘤有较多囊变、坏死或黏液变时，延迟期表现为不均匀强化或分隔样强化。本病常伴有局部肝萎缩和肿瘤病灶邻近肝包膜凹陷。病变远端见肝内胆管扩张及胆管壁的局部增厚，是由于ICC癌细胞可呈乳头状生长突出腔内所致。ICC根据肿瘤大体外观可分为肿块型、管周浸润型、管内生长型，这种分类方法以肿瘤的形态特征为依据，符合影像学成像结果，可以描述和预测肿瘤自然生长过程。

由于ICC缺乏特异性临床表现，所以影像学在其诊断和治疗中发挥重要的作用。肝脏胆管细胞癌好发于肝左叶，CT或MRI平扫可见圆形、类圆形或不规则低密度肿块，与周围肝实质分界不清。动态增强检查的动脉期表现为边缘强化或轻度强化，随时间推移，强化程度逐渐明显并向病灶中心扩展。无论ICC动脉期强化程度如何，都以“延迟强化、伴有相应肝内胆管扩张、好发于左叶”为其特点。

低分化HCC的代谢特点类似于ICC，表现为PET/CT显像的FDG高摄取。影像鉴别点为ICC多为呈浸润性生长的肝内低密度灶，边缘模糊，易累及门静脉分支和邻近组织形成分叶状肿块，多有卫星灶、肝内胆管扩张、肝包膜内陷及肝叶萎缩等征象，易转移至肝门和腹膜后淋巴结，增强影像上ICC相对乏血供，动脉期呈薄环状强化表现，门静脉期、延迟期则呈渐进性向心性强化；而HCC则易形成纤维包膜，膨胀性生长，少见分叶，少见肝内胆管扩张征象，更易形成门脉癌栓，动脉期显著增强及“快进快出”为典型影像学特点，但其强化程度受病变分化程度的影响，一般分化程度越高者，强化越明显。低分化HCC恶性程度高，可表现为膨胀、侵袭相结合的生长方式，可有分叶状，增强扫描强化程度低于高中分化HCC。少数胆管细胞癌亦类似于肝血管瘤强化方式，MRI检查，尤其T_2WI序列有利于二者鉴别，可从肿瘤病灶高信号程度和均匀度等角度进行鉴别。临床鉴别点为HCC与慢性乙型肝炎、肝硬化关系极为密切，大多合并肝硬化，AFP呈阳性；而ICC的发生很少合并肝炎和肝硬化，AFP呈阴性。

典型的ICC ^{18}F-FDG PET/CT显像多呈花环状或结节、团块状FDG代谢增高。ICC FDG高摄取灶的平均SUV值要高于HCC，二者SUV_{max}差别的本质原因与胞膜葡萄糖转运蛋白-1和己糖激酶的表达有关。胞膜葡萄糖转运蛋白-1在ICC高度表达，己糖激酶几乎不表达，而HCC则相反。PET/CT作为目前最有效的诊断手段之一，它不仅能反映ICC的形态特征和组织学特点，如肿瘤对胆管、血管、周围组织的浸润程度和范围，而且能诊断肝内及淋巴结转移，对肿瘤进行全身分期。ICC的FDG浓聚程度主要取决于病变细胞的磷酸化和去磷酸化水平的高低，可据此进行ICC生物学行为判定及预后评估。Kim研究报道，PET/CT诊断ICC的敏感度、特异度、准确度分别为84.0%、79.3%、82.9%。诊断ICC的灵敏度较高可能与肿瘤大小有关，ICC 经常体积比较大。直径小于 1 cm 的较小 ICC 易产生 PET/CT 诊断的假阴性；硬化性胆管炎、肝脓肿、肝炎性肉芽肿等会引起高摄取，产生假阳性。

研究表明肝癌患者血清 AFP 及 CA19-9 水平均明显高于肝良性疾病患者，AFP 在肝细胞癌中表达明显高于肝内胆管细胞癌，相反 CA19-9 在肝内胆管细胞癌中表达明显高于肝细胞癌患者，这两种肿瘤标志物的病理倾向性对于鉴别不同组织类型的肝癌有着重要意义。

手术治疗是目前肝内胆管细胞癌最重要的治疗方式，目标是完整切除肿瘤（镜下切缘阴性，即 R0 切除）并最大程度保留肝脏以维持患者的生存。但超过 60% 的新诊断患者分期较晚，失去常规手术治疗机会，主要依靠化疗、放疗、肿瘤消融等辅助手段，总体治疗效果不理想。

总之，典型的 ICC 与 HCC 在临床、病理及影像学表现上均有明显的区别，但是低分化 HCC 与 ICC 在影像表现方面仍存在鉴别困难，需结合临床资料和影像学变化予以注意。该患者肝门区软组织呈渐进性不均匀强化，一元论考虑为胆管细胞癌肝外转移，不足之处是腹膜结节、右侧盆腔附件区软组织、盆腔囊性包块没有组织学或细胞学诊断。

参考文献

1. SALEH M, VIRARKAR M, BURA V, et al. Intrahepatic cholangiocarcinoma: pathogenesis, current staging, and radiological findings [J]. Abdom Radiol (NY), 2020, 45(11): 3662 - 3680.
2. 肖运平，肖恩华，梁斌，等. 周围型肝内胆管细胞癌的影像学表现与病理对照分析 [J]. 实用放射学杂志，2006，22(8)：952 - 955.
3. FáBREGA-FOSTER K, GHASABEH M A, PAWLIK T M, et al. Multimodality imaging of intrahepatic cholangiocarcinoma [J]. Hepatobiliary Surg Nutr, 2017, 6(2): 67 - 78.
4. ZHANG Y, LI B, HE Y, et al. Correlation among maximum standardized 18F-FDG uptake and pathological differentiation, tumor size, and Ki67 in patients with moderately and poorly differentiated intrahepatic cholangiocarcinoma [J]. Hell J Nucl Med, 2022, 25(1): 38 - 42.
5. YOH T, SEO S, MORINO K, et al. Reappraisal of prognostic impact of tumor SUV_{max} by 18F-FDG-PET/CT in intrahepatic cholangiocarcinoma [J]. World J Surg, 2019, 43(5): 1323 - 1331.
6. 熊星，漆万银. MRI 动脉期强化模式对肝内胆管细胞癌术后早期复发预测价值 [J]. 放射学实践，2021，36(10)：1243 - 1247.
7. JIANG C, ZHAO L, XIN B, et al. 18F-FDG PET/CT radiomic analysis for classifying and predicting microvascular invasion in hepatocellular carcinoma and intrahepatic cholangiocarcinoma [J]. Quant Imaging Med Surg, 2022, 12(8): 4135 - 4150.
8. JIANG L, TAN H, PANJE C M, et al. Role of 18F-FDG PET/CT imaging in intrahepatic cholangiocarcinoma. Clin Nucl Med [J], 2016, 41(1): 1 - 7.
9. KIM K, KIM S J. Diagnostic test accuracies of F-18 FDG PET/CT for prediction of microvascular invasion of hepatocellular carcinoma: A meta-analysis [J]. Clin Imaging, 2021, 79: 251 - 258.
10. 李鹏，齐瑞兆，余灵祥，等. 肝内胆管细胞癌切除术后复发与生存时间的影响因素分析 [J]. 中华肝胆外科杂志，2022，28(4)：270 - 274.

（李斌　毕永民　整理）

病例 23

肝脏滤泡树突状细胞肉瘤

病历摘要

【基本信息】

患者，男性，51 岁。

主诉： 查体发现上腹部包块 3 天，1 周前每日下午出现低热。

现病史： 患者 3 天前体检发现上腹部包块，1 周前每日下午出现低热，当地医院 CT 检查提示肝右叶占位。患者精神状态良好，食欲、睡眠正常，无纳差及体重减轻，无呕血、黑便，无头晕、乏力。

既往史与家族史： 糖尿病病史 18 年，否认肝炎、结核、疟疾等传染病病史，否认高血压、精神疾病病史，否认手术史、外伤史、输血史，无药物过敏史。家族中无遗传病及传染病病史。

查体： 腹部平坦，无腹壁静脉曲张，腹部柔软，无压痛、反跳痛，腹部无包块。肝脏未触及，脾脏未触及，Murphy 征阴性，肾脏无叩击痛，无移动性浊音。肠鸣音正常，4 次/分。

【辅助检查】

影像学检查： 腹部 CT 提示肝右叶见巨大略低密度肿块影，边界欠清晰，内部密度不均，大小约 122 mm × 161 mm × 192 mm。彩超提示肝右叶不均质回声肿块。

实验室检查： 白细胞计数 19.95×10^9/L↑，中性粒细胞计数 0.764×10^9/L↑，红细胞及血红蛋白明显降低，EB 病毒相关检测为阴性，癌胚抗原、AFP、CA19-9、CA72-4、CA125 均在正常范围之内。

【临床初步诊断】

肝癌待查。

【临床关注点】

中年男性，病程较短，查体发现上腹部包块 3 天，1 周前每日下午出现低热，当地 CT 检查发现肝右叶略低密度占位。该患者无肝炎、寄生虫病史及饮酒史，病变的性质如何考虑？特殊感染？肝癌？

PET/CT检查

【操作流程与参数】

患者检查前禁食 6 h 以上，空腹血糖 5.3 mmol/L。患者体重 61 kg，^{18}F-FDG 总剂量 7.83 mCi，注射后 1 小时检查。PET/CT 检查采用美国 GE 公司 Discovery VCT PET/CT。采集参数：CT 扫描电压 120 kV，电流采用自动毫安秒，螺距 0.6，层厚 5 mm。PET 扫描，2 分钟/床位。扫描范围为颅顶至大腿上段。图像采用 CT 扫描数据衰减矫正，图像重建采用有序子集最大期望值迭代法。

【PET/CT 所见】

肝右叶可见巨大类圆形低密度肿块影，密度欠均匀，边界清晰，大小约 111 mm × 122 mm × 145 mm，CT 值为 35.2 ~ 37.5 HU，不均匀放射性摄取增高，SUV_{max} 为 9.4（正常部位肝组织 SUV_{max} 为 2.4）；全身骨髓弥漫性放射性摄取增高，SUV_{max} 为 5.1，同机 CT 扫描全身骨密度无异常征象（图 23 - 1）。

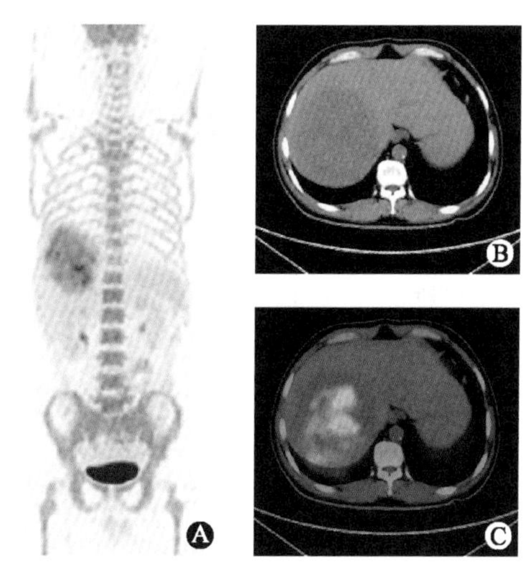

A 为 MIP 图显示肝右叶可见放射性摄取增高区；B 为同机 CT 扫描显示肝右叶可见巨大类圆形低密度肿块；C 为 PET/CT 融合图显示肝右叶不均质软组织肿块伴 FDG 代谢增高。

图 23 - 1 ^{18}F-FDG PET/CT

【PET/CT 诊断意见】

1. 肝右叶巨大高代谢病变，考虑恶性可能性大，建议穿刺活组织检查（简称活检）。
2. 全身骨髓弥漫性代谢增高，考虑反应性改变。

病例讨论

论点 1：该患者体检发现上腹部包块，既往无肝炎、寄生虫病史及饮酒史。实验室检查癌胚抗原、AFP、CA19-9、CA72-4、CA125 均在正常范围之内。本病需要与原发性肝细胞癌进行鉴别。原发性肝细胞癌一般起病隐匿，早期缺乏典型症状，常在应用 AFP 及超声检查时偶然发现，到中晚期常有肝区疼痛、食欲减退、乏力、消瘦和肝肿大等表现。超声和 CT 检查可有特征性表现，典型的表现为 CT 平扫可见低密度影，增强扫描可有“快进快出”的特征。葡萄糖代谢与肿瘤分化程度有关，中高分化肝细胞癌代谢程度可与本底相仿，而本病葡萄糖代谢明显增高，且 AFP、CA19-9 正常，肝癌可能性低，考虑为其他特殊类型恶性肿瘤，如淋巴瘤。

论点 2：该患者需要与肝血管瘤进行鉴别，肝血管瘤一般无症状，血管瘤较大，压迫邻近脏器时才出现相应症状，甲胎蛋白阴性。超声检查为较强回声肿块，界限清楚，CT 增强显示向心性强化，MRI 有明显的“灯泡征”，葡萄糖代谢显像为阴性，可供鉴别。

论点 3：该患者肝脏巨大包块，一周前每日下午出现低热，血常规可见白细胞及中性粒细胞升高，需要与肝脏炎性包块进行鉴别。肝脏炎性包块患者有长期腹痛史、低热，身体其他部位常可发现原发病灶，该患者不除外肝脏炎性包块。

论点 4：该患者体检发现上腹部包块，当地医院 CT 检查提示肝右叶占位，既往无肝炎、寄生虫病史及饮酒史。肝腺瘤一般也常无肝炎背景，若无瘤内出血，其密度与正常肝实质接近或略低，边界清晰，光滑呈球形。若有陈旧出血，出血区可呈低密度影，如为新鲜出血则呈高密度，由此病灶可呈混合高低密度影。增强 CT 显示腺瘤动脉期强化，门静脉期持续强化且范围扩大，延迟期强化程度减低呈低密度。MRI T_1 加权相呈低信号，有边界清晰的包膜，T_2 加权相呈不均质高信号，葡萄糖代谢大部分呈等或低代谢。本病未见明显出血征象，葡萄糖代谢增高，两者可以相鉴别。

【病例讨论小结】

肝脏是体内最大的实质性器官，在细胞类型、组织结构、血液供应、组织代谢与功能方面有与众不同的特点，因此发现肝脏内肿块，需要考虑多方面因素进行鉴别诊断。单灶型巨大肝内肿块的鉴别应考虑原发性肝癌、肝内胆管癌、肉瘤、转移瘤、肝血管瘤、肝腺瘤、肝再生结节，以及寄生虫病、炎性假瘤等良、恶性病变。前述疾病的临床症状、体征，肝脏、周围器官组织、肝内病灶的形态、质地、CT 增强表现及 FDG 摄取程度、分布模式都有一定的典型特征，本病例的临床症状、实验室检查和影像表现很难归结为上述疾病，因此特殊病例很难通过单纯 FDG PET/CT 明确诊断，必须依靠病理结果，PET/CT 仅作为全身性检查方法，有助于了解全身情况，协助临床综合判断患者的整体状况。

病理诊断

肝（穿刺组织）中见梭形及短梭形肿瘤细胞浸润，局部见少许坏死及多量纤维化，免疫组化：CD21（+）、CD35（+）、CD68（+）、Ki-67（+，10%）、Vimentin（+）、SMA（-）、CD38（部分+）、S-100（-），结果支持滤泡树突状细胞肉瘤（图 23-2）。骨髓穿刺活检病理：骨髓增生明显活跃，以粒系增生为主。

临床随访

该患者 1 周后于外院行肝肿瘤手术切除，术后 1 年后电话随访患者家属，现一般状况良好，无白细胞升高及发热症状，肝脏未见新发病灶，全身其他部位未见转移病灶。

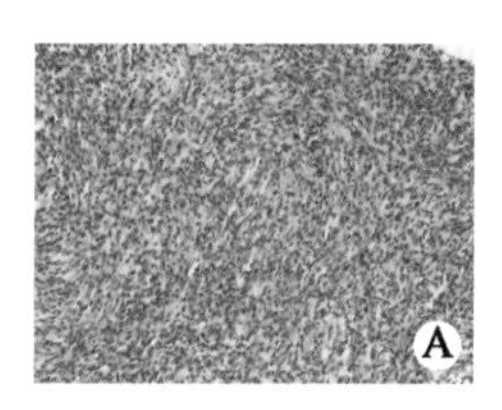
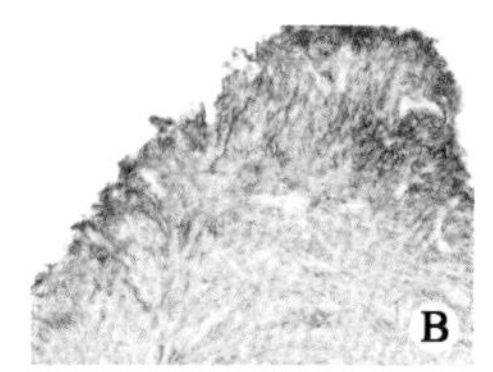
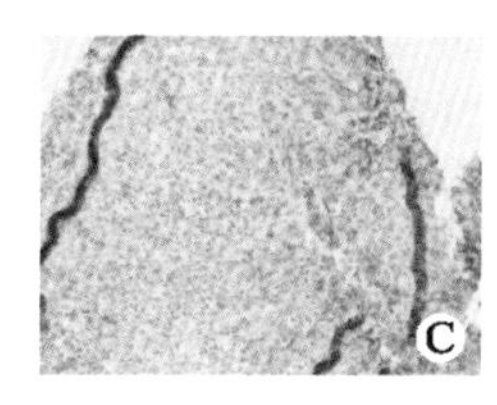
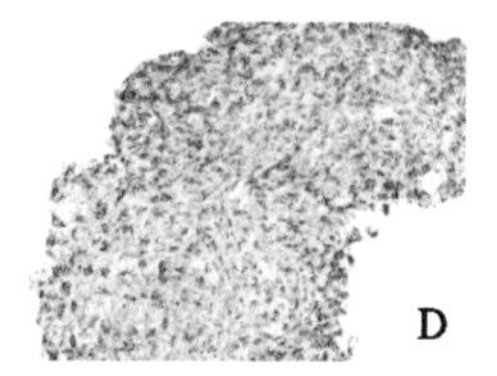

A 显示光学显微镜下可见梭形及短梭形肿瘤细胞浸润，局部见少许坏死及多量纤维化（HE，×400）；B 为免疫组织化学染色显示 CD21 阳性（×400）；C 为免疫组织化学染色显示 CD35 阳性（×400）；D 为免疫组织化学染色显示 CD68 阳性（×400）。

图 23-2 肝脏病变穿刺病理

特邀专家点评

中国是肝脏疾病高发地区，肝脏的生物特殊性及病变的多样性使肝内占位病变的准确诊断成为重要的临床挑战。本例的特别之处在于，其是一种罕见的疾病，诊断起来比较困难。发生于肝脏的滤泡树突状细胞肉瘤相当罕见。常见临床表现为腹痛、腹胀、体重下降、贫血、发热等，部分患者无症状。本例患者 PET/CT 的表现没有特异性诊断价值，但正是因为影像表现不符合常见肝脏疾病的特点，加上患者自身的特点（中年男性，查体发现肝脏占位，伴有低热及贫血，无肝炎影像表现及病史，有全身骨髓动员及髓外造血等），才提示不能按“常规”思路考虑。另外，本例也提示我们 FDG PET/CT 并没有特异性，对其影像的分析，特别是没有“特点”的影像，必须打破传统思维的桎梏，平时需要多积累不同疾病的相关知识。

讨论与文献综述

滤泡树突状细胞肉瘤（follicular dendritic cell sarcoma，FDCS）是一种罕见的具有滤泡树突状细胞形态和免疫表型的肿瘤，生物学特性常表现为惰性，好发于颈部和腋窝淋巴结，约 1/3 为淋巴结外病变，可发生于甲状腺、肺、乳腺、肝脏及胰腺等部位。1986 年 Monda 等首次命名并报道头颈部淋巴结内的滤泡树突状细胞肉瘤。而发生于肝脏的滤泡树突状细胞肉瘤（hepatic follicular dendritic cell sarcoma，HFDCS），到目前为止，仅检索到 15 例报道。HFDCS 好发生于女性，年龄为 23～80 岁，临床表现为腹痛、腹胀、体重下降、贫血、发热等，部分患者无症状。本例患者为中年男性，查体发现肝脏占位，伴有低热及贫血，无肝炎及家族史，符合一般发病情况。

滤泡树突状细胞（follicular dendritic cell，FDC）主要存在于外周骨髓多能干细胞，具有抗原呈递细胞作用，参与细胞在生发过程中的迁移、增殖及分化。刺激 FDC 增生，FDC 异常增生逐步转化为恶性增殖，最终导致 FDCS。同时，EB 病毒感染也可导致 FDCS 的发生，Perez-Ordonez 等和 Chan 等对 23 例肝外 FDCS 行 EB 病毒相关检测，EB 病毒检测阳性率较低，而 HFDCS 患者 EB 病毒检测阳性率为 63%，远远高于肝外 FDCS，EB 病毒感染可以引起 HFDCS。但本例患者，EB 病毒相关检测为阴性，与文献报道不一致。

HFDCS 常规影像学表现：肿瘤多为单发巨块型，生长较局限；超声检查表现为肝内实性或囊实性肿块；CT 扫描多为肝内单发巨大肿块，密度不均，边界清楚且可有假包膜形成，增强扫描肿瘤有明显不规则强化或环形强化，中心部位常发生坏死或囊变，PET 显示病变 FDG 摄取增高且不均匀，病变内可见坏死区。本例患者同机 CT 检查病变位于肝右叶，边界清晰，呈低密度，密度欠均匀，其常规影像学特征与既往相关文献报道大致相仿。而关于 HFDCS 在 ^{18}F-FDG PET/CT 显像中影像表现的文献报道很少，全部以个案形式出现，Patel J A 等报道 1 例原发肝脏 FDCS 表现为异常 ^{18}F-FDG 摄取增高，其中病变 SUV_{max} 为 16.2。本例患者 PET/CT 检查显示肝右叶高 FDG 摄取病变，病变 FDG 摄取不均匀，结合本例穿刺常规病理，我们发现肿瘤局部见少许坏死组织及大量纤维化，而坏死组织及纤维成分不摄取 FDG，这可以解释病变 FDG 摄取不均匀。文献报道部分 FDCS 患者由血管滤泡性淋巴组织增生（Castleman 病）进展而来，FDCS 的发生可能与 Castleman 病有一定的相关性，且有学者推测透明血管型 Castleman 病可能是 FDCS 的癌前病变。而且，增生的 FDC 及透明血管型 Castleman 病均可分泌白介素-6（IL-6），IL-6 滴度增加可刺激肝细胞合成 C 反应蛋白，引起发热、贫血、高球蛋白血症及急性期蛋白增加等，这可以解释本例患者发热及贫血。本例患者白细胞异常升高，回顾既往文献未见相关报道，可能与肿瘤本身炎性介质有关，而白细胞异常升高能够促进粒细胞生成增加，进而致使骨髓弥漫性的代谢活跃。其次，骨髓穿刺活检病理提示骨髓增生明显活跃，以粒系增生为主，排除了白血病等血液病。这些也解释了患者 PET/CT 检查呈现全身骨髓弥漫性 FDG 摄取增高，是一种反应性改变。

HFDCS 还需与其他肝脏病变进行鉴别。①肝细胞癌：常有肝炎及肝硬化病史，并伴 AFP 升高，强化呈“快进快出”的特点，而 HFDCS 一般无肝炎病史，强化呈轻中度强化，无“快进快出”表现。②肝内胆管细胞癌：易侵犯门静脉及胆道系统，伴周围胆管扩张，CT 平扫可见低密度不规则结节或肿块，强化呈缓慢渐进性强化，病变 FDG 摄取异常增高，病变较大时，内可见坏死区，而 HFDCS 无肝内胆管扩张，病变 FDG 摄取没有胆管细胞癌摄取高。③肝脏转移癌：一般有原发恶性肿瘤病史，常为多发、散在分布，多呈环形强化，典型表现为“牛眼征”，PET 显示病灶环形 FDG 摄取增高，与 HFDCS 较易鉴别。④淋巴瘤：CT 或 MR 扫描多数呈密度/信号均匀，强化呈轻度强化，血管于肿瘤内穿行而无受侵，可见均匀异常 FDG 摄取增高，病变内很少见坏死区，而 HFDCS 内无血管穿行及受侵，FDG 摄取不均匀增高，内见坏死区。⑤肝血管肉瘤：影像学特征像海绵状血管瘤，CT 上呈低密度，强化呈边缘强化，延迟扫描病灶缩小，可有钙化或肿瘤破裂出血，而 HFDCS 呈不规则强化，肿瘤无钙化及出血。

HFDCS 的诊断主要依靠病理学及免疫组织化学检查进行确诊。Zhang X Z 等研究发现 HFDCS 对 CD21 和 CD35 的表达阳性率分别是 100%（12/12）和 83.3%（10/12）。本例患者免疫组织化学提示 CD21、CD35 和 CD68 均为阳性，为确诊 HFDCS 提供了有力证据，与前述文献报道相符。

综上所述，肝 FDCS 是一种极为罕见的病例。PET/CT 作为全身性检查方法，有助于了解全身情况，能够早期明确病变范围及代谢情况、发现转移及有无外周骨髓异常，具有重要的临床意义。

参考文献

1. LEE B E, KORST R J, TASKIN M. Right pneumonectomy for resection of a posterior mediastinal follicular

dendritic cell sarcoma arising from Castleman's disease [J]. Ann Thorac Surg, 2014, 97(4): e101 – e103.
2. MCCLELLAND E, BASHYAM A, DERBYSHIRE S, et al. Follicular dendritic cell sarcoma presenting as a painless lump in the parotid [J]. BMJ Case Rep, 2018, 2018: bcr2018224301.
3. YUAN T, YANG Q, ZHANG H, et al. A 46-year-old Chinese woman presenting with retroperitoneal follicular dendritic cell sarcoma: a case report [J]. J Med Case Rep, 2014, 8(1): 113.
4. NGUYEN B D, ROARKE M C, YANG M, et al. Synchronous hepatic and splenic inflammatory pseudotumour-like follicular dendritic cell sarcomas [J]. Liver Int, 2015, 35(7): 1917.
5. 张先舟, 聂常富, 韩风, 等. 肝滤泡树突状细胞肉瘤一例并文献复习 [J]. 中华肝脏外科手术学电子杂志, 2015, 4(2): 109 – 112.
6. PATEL J A, PIPER J B, WANG B G, et al. Follicular dendritic cell sarcoma of the porta hepatic [J]. BMJ Case Rep, 2018, 2018: bcr2017223232.
7. JIN K, LIM N, LI S, et al. Hepatic inflammatory pseudotumor-like follicular dendritic cell sarcoma [J]. Zhonghua Gan Zang Bing Za Zhi, 2020, 28(2): 172 – 174.
8. ZHANG X Z, NIE C F, HAN F, et al. Hepatic follicular dentritic cell sarcoma: a case report and literature review [J]. Chin J Hepat Surg (Electronic Edition), 2015, 4(2): 109 – 112.

(沈智辉　整理)

病例 24

肝脏血管周上皮样细胞瘤

病历摘要

【基本信息】

患者，男性，48 岁。

主诉：发现肝占位 3 月余。

现病史：患者 3 个月前查体，行腹部 B 超显示脂肪肝，肝左叶异常回声（不除外血管瘤），未行特殊诊治。患者无发热，无皮肤黏膜黄染、乏力、双下肢水肿，无厌食、纳差、消瘦，无腹痛。患者自发病以来，患者神志清、精神好，饮食、睡眠可，大小便正常，无体重减轻。

既往史与家族史：高血压病史 5 年余，最高血压 150/100 mmHg，口服硝苯地平控制血压 1 年余，血压控制好。无家族遗传病病史。

查体：腹平软，未见腹壁静脉曲张，未见肠型，全腹无压痛及反跳痛，Murphy 征阴性，肝脾肋下扪及，叩诊肝上界在右锁骨中线第 5 肋间，肝浊音界正常，肝区及双肾无叩击痛，移动性浊音阴性，肠鸣音 3 次/分。

【辅助检查】

影像学检查。上腹部 CT 平扫 + 增强：肝左叶占位，动脉期、静脉期明显强化，延迟扫描呈等密度，考虑肿瘤性病变，建议进一步检查以确诊；肝内钙化灶。超声造影：肝左叶病灶动脉期环状强化，实质期快速廓清至低增强，考虑恶性可能性大。上腹部 MRI 平扫 + 钆塞酸二钠强化：肝左外叶上段见类圆形长 T_1 长 T_2 信号灶，直径约 27 mm，边界清晰，DWI 呈高信号，增强扫描动脉期病变及周围肝实质明显强化，静脉期、延迟期病变呈低信号，周围肝实质呈等信号，考虑肝左外叶占位性病变，肝癌可能，请结合临床（图 24 – 1）。

实验室检查。凝血四项、乙肝五项、血常规、胆红素、肝功能、丙型肝炎抗体、异常凝血酶原、甲胎蛋白、甲胎蛋白异质体（AFP-L3）、高尔基蛋白 73、癌胚抗原、糖类抗原 19-9 均无异常。

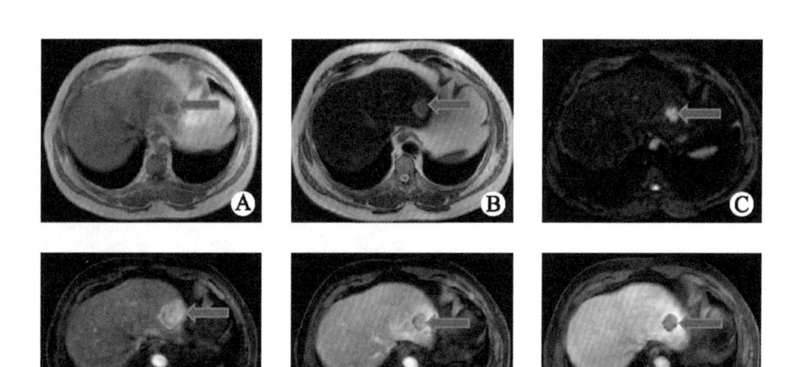

A～F 分别为 T_1WI、T_2WI、DWI、动脉期、静脉期及延迟期图像；图像显示病灶为长 T_1 长 T_2 信号，DWI 呈高信号，钆塞酸二钠增强扫描动脉期病变及周围肝实质明显强化，静脉期、延迟期病变呈低信号，周围肝实质呈等信号。

图 24－1　上腹部 MRI 平扫＋钆塞酸二钠强化

【临床初步诊断】

肝左叶占位。

【临床关注点】

中年男性，既往体健，无肝炎病史，查体发现肝占位，无明显不适，实验室检查未见明显异常；超声、CT 及 MRI 显示肝占位，病灶性质如何考虑？

PET/CT检查

【操作流程与参数】

患者检查前禁食 6 h 以上，空腹血糖 6.2 mmol/L，静脉注射显像剂 ^{18}F-FDG（7.5 mCi），平静休息 60 min 后行 PET 及 CT 断层显像，检查采用 Discovery STE16 PET/CT 扫描仪（美国 GE 公司）。采集参数：CT 扫描电压 120 kV，电流 80 mAs，层厚 3.75 mm。PET 扫描，180 秒/床位，扫描范围为颅顶至股骨中段。PET 图像行衰减校正及 VuePoint 法重建，PET、CT 图像行多层面、多幅显示。

【PET/CT 所见】

肝左叶见一中度摄取 FDG 的混杂密度结节影，边缘见脂肪密度影，摄取程度与周围肝组织大致相当，大小约 31 mm × 30 mm，SUV_{max} 为 3.3（图 24－2），延迟 SUV_{max} 为 3.1。

【PET/CT 诊断意见】

肝左叶病灶 FDG 代谢中度增高，边缘见脂肪影，考虑良性或交界性肿瘤，建议活检明确诊断。

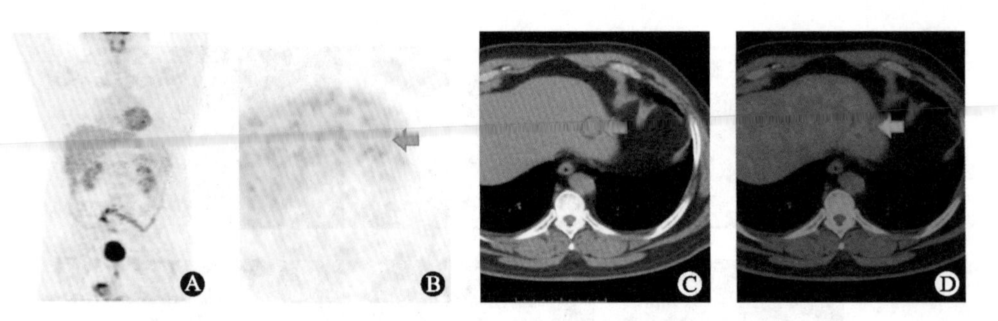

A 为 MIP 图；B ~ D 为 PET、CT 及 PET/CT 融合图像横断面，显示病灶实质 FDG 摄取与正常肝实质相仿，边缘脂肪密度 FDG 分布稀疏（箭头）。

图 24 -2 ^{18}F-FDG PET/CT

病例讨论

论点 1：患者，中年男性，查体发现肝占位，无明显不适，且已随访 3 个月，病灶变化不明显；肿瘤标志物未见明显异常；强化 CT 考虑肿瘤性病变，超声造影及 MRI 检查均考虑恶性可能；^{18}F-FDG PET/CT 显示病灶代谢中等升高，但延迟时 SUV 值有所下降，病灶边缘见明显脂肪密度影，中心区域密度与肝组织大致相当，提示病变组成成分复杂，综合考虑良性肿瘤或交界性肿瘤可能。

论点 2：肝占位诊断明确，超声造影、强化 CT 及钆塞酸二钠 MRI 显像均有恶性病变特征，强化特点为快进快出，^{18}F-FDG PET/CT 显像显示 FDG 摄取程度与周围肝组织大致相当，虽肿瘤标志物指标不支持，但原发性肝癌不能排除。

论点 3：其他影像资料提示肝癌的可能，但^{18}F-FDG PET/CT 肝脏病灶部分影像学特征不明显，虽呈等代谢，符合肝癌表现，但同机 CT 显示病灶边界清晰，脂肪影明显，需警惕少见的肝脏病变如寄生虫病等。

论点 4：CT、MRI 及 PET 显像图像表现复杂，存在脂肪密度影，畸胎瘤、错构瘤不能排除。

【病例讨论小结】

本例患者以发现肝占位 3 个月为主诉，无明显不适症状，未行诊治，实验室检查无明显异常，但超声造影、CT 及 MRI 提示恶性可能；对于部分肝脏恶性病变如肝细胞肝癌的诊断^{18}F-FDG 显像优势欠缺，但本例患者 PET 图像表现仍有一定的特征，边缘见脂肪密度影，代谢不高，考虑平滑肌脂肪瘤或畸胎瘤可能，建议手术治疗明确诊断。

病理诊断

大体描述：切面见一灰黄灰红、质韧肿物，肿物切面积约 3.5 cm×3.3 cm。

病理诊断（图 24 -3）：肝左外叶，血管周围上皮样细胞瘤，肿物切面积约 3.5 cm×3.3 cm，未侵及肝被膜，切缘未查见肿瘤。周围肝细胞轻度水肿及脂肪变性，汇管区轻度慢性炎。免疫组化：HMB45（+），Melan-A（+），S-100（-），CK7（-），AFP（-），

HepPar-1（-），GPC-3（-），GS（-），Hsp70（±），Arg-1（-），CD10（-），CK19（-），EMA（-），CD34（+），Ki-67 阳性率约 2%。

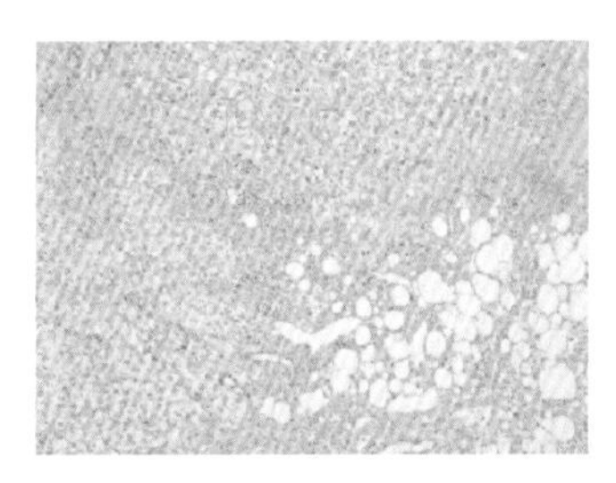

图 24-3 血管周上皮样细胞瘤（HE 染色，×100）

临床随访

患者行全身麻醉下肝左叶肿瘤切除术，术后恢复良好，复查 MRI 未见明显异常，未诉明显不适。

特邀专家点评

血管周上皮样细胞瘤是相对罕见的肿瘤类型，通常见于女性，生物学行为变异大，可以从惰性表现到高度恶性表现。本例患者为男性，48 岁，既往无慢性肝炎病史或其他肿瘤病史；健康查体发现肝占位，已行超声造影、CT 及 MRI 检查，提示肿瘤性病变、恶性可能，但是临床表现及实验室检查不支持。^{18}F-FDG PET/CT 检查发现肝左叶占位中度摄取 FDG，与周围肝实质大致相当，延迟时 SUV 值有所下降，CT 见病灶边缘脂肪密度影。这种影像表现，提示病灶的组织侵袭性不大，组织成分比较特殊，因此并不符合高度恶性肿瘤的 PET/CT 表现。病例讨论中的总体思路是正确的，随后的手术病理也证实了术前讨论的综合意见。本例提示临床工作中需要高度注意 PET/CT 的影像征象，面对临床疾病的多样性和复杂性，鉴别诊断需要更多的生物学知识。正是通过不断发现“新”疾病，以及“新影像特征”，结合病理和临床转归，才能不断提高 PET/CT 诊断水平。

讨论与文献综述

血管周上皮样细胞瘤（perivascular epithelioid cell tumor，PEComa）是一种少见的间叶性肿瘤，起源于血管周上皮样细胞。1991 年意大利病理学家 Pea 等在肺透明细胞“糖”瘤和肾血管平滑肌脂肪瘤中同时观察到一种胞质透亮至淡嗜伊红染色的上皮样细胞；1992 年意大利病理学家 Bonetti 等首次提出了血管周上皮样细胞（perivascular epithelioid cell，PEC）这一概念，描述 PEC 的特征是细胞分布于血管周围，呈上皮样，表达黑色素细胞标记 HMB45。2020 年版 WHO 软组织肿瘤分类中，PEComa 包含非特殊类型 PEComa、血管平滑肌脂肪瘤及淋巴管平滑肌瘤病。PEComa 好发于实质脏器和腹腔，发生部位以结肠、子宫、肾脏等器官较为常见，原发于肝脏者较为罕见，国内外文献报道少见。

肝脏 PEComa 多因查体发现，一般无特殊临床症状，以女性多见，好发年龄为 40～50 岁，右肝多见，多为单发。肝脏 PEComa 的临床表现无特异性，实验室检查结果多处于正常范围内，不易与肝脏其他肿瘤病变相鉴别。本例患者为中年男性，发生于肝左叶，与上述描述不一致，说明肝脏 PEComa 临床表现复杂多样，极易误诊。

肝脏 PEComa 内脂肪含量不一，为 5%～90%，其影像学表现多样。肝脏 PEComa 的常规超声表现为肝脏实性肿物，可见丰富的血流信号，肿物体积较小时回声比较均匀，如病灶脂肪含量高，可表现为高回声。肝脏 PEComa 为富血供肿瘤，超声造影动脉相多呈高增强。CT 平扫通常为肝内圆形或类圆形稍低密度影，边界清楚，脂肪含量较多的病灶，其内可见脂肪密度影；增强扫描动脉期病灶周边明显强化，门静脉期病灶呈向心性不均匀持续强化，较大病灶内可见分隔，延迟期病灶强化明显减退呈等或稍低密度影。MRI 平扫显示病灶 T_1WI 呈中等信号或稍低信号，T_2WI 呈稍高信号，DWI 病灶呈高信号，增强扫描病灶强化特征与 CT 相似，钆塞酸二钠增强 MRI 肝胆特异期可呈低信号；如若病灶增强后表现为快进快出，与肝癌鉴别存在一定困难。PET/CT 检查 FDG 摄取程度与病灶大小有一定关系，较大病灶可见显像剂摄取增高；较小病灶多表现为显像剂摄取轻度增高或与正常肝组织摄取程度相当；部分病灶可表现为 FDG 低代谢。

术前可误诊为肝细胞癌、肝局灶性结节样增生和肝血管瘤等。①肝细胞癌：多数肿瘤血供丰富，增强 CT 强化方式多呈“快进快出”，与部分肝脏 PEComa 强化方式相同，在 PET/CT 显像中，^{18}F-FDG 代谢程度与肿瘤分化程度有关，FDG 代谢活性可表现为低－高水平，但肝细胞癌常有乙型或丙型肝炎、肝硬化病史等，实验室检查中可有甲胎蛋白升高等表现，对鉴别诊断有一定意义；纤维板层型肝癌是一种罕见的特殊类型的原发性肝细胞癌，多见于儿童和青少年，一般认为与 HBV 感染无关，AFP 升高者仅为 10%～15%，但其 CT 与 MRI 表现具有一定特异性，一般为直径 $>$10 cm 的分叶状或类圆形肿瘤，边界清晰，肿瘤 CT 平扫主要表现为不均质性低密度影并可见瘢痕或瘢痕内钙化，肿瘤实质成分动脉期以混杂强化为主、门静脉期及延迟期强化趋于均匀，肿瘤内部见星状低密度影，增强可能呈延迟强化。②肝局灶性结节样增生：典型病变内可见中心瘢痕且呈延迟强化，MRI 呈等或稍长 T_1、等或稍长 T_2 信号，动脉期明显强化，中心瘢痕强化及病变内小血管样强化在延迟期明显，具有鉴别诊断价值。③肝血管瘤：肝血管瘤 CT 平扫呈类圆形低密度灶，增强 CT 延迟期，肿瘤均匀强化，虽强化程度下降，但仍高于周围组织，典型病灶呈快进慢出表现；MR 图像上 T_1WI 病灶多呈均匀低信号，T_2WI 一般呈均匀高信号，并随回波时间的延长病灶信号强度随之增高，表现为特征性的“灯泡征”样高信号；^{18}F-FDG PET/CT 多呈等低代谢；而肝 PEComa 增强 CT 强化方式可呈“快进快出”，MRI 平扫显示病灶 T_1WI 呈中等信号或稍低信号，T_2WI 呈稍高信号，DWI 病灶呈高信号，^{18}F-FDG PET/CT 多呈等高代谢，与肝血管瘤存在一定差异。

随着医学技术不断提高和影像设备的更新，临床发现肝脏 PEComa 有增多的趋势，常规影像学检查对肝脏 PEComa 诊断有一定帮助，但定性诊断仍然十分困难，因此多于术后病理结果中得以确诊，免疫组化中 HMB45 阳性在肝脏 PEComa 病例中最具意义。常规影像检查设备可以充分显示肝脏病灶的大小、形态、内部结构、与周围正常肝组织的关系，以及血流动力学变化等，PET/CT 则可为临床提供病灶的功能代谢信息，尤其延迟显像时病灶 SUV 值有所下降，对于病灶的定性诊断有一定的意义。因此，PET/CT 显像与常规影像设备超声、CT、MRI 检查相结合，可以为肝脏 PEComa 诊断及鉴别诊断提供可靠依据。

参考文献

1. PEA M, BONETTI F, ZAMBONI G, et al. Clear cell tumor and angiomyolipoma [J]. Am J Surg Pathol, 1991, 15(2): 199 – 202.
2. BONETTI F, PEA M, MARTIGNONI G, et al. PEC and sugar [J]. Am J Surg Pathol, 1992, 16(3): 307 – 308.
3. BONETTI F, PEA M, MARTIGNONI G, et al. Clear cell ("sugar") tumor of the lung is a lesion strictly related to angiomyolipomathe concept of a family of lesions characterized by the presence of the perivascular epithelioid cells (PEC) [J]. Pathology, 1994, 26(3): 230 – 236.
4. WANG S Q, XIA H W, LIU X X, et al. Hepatic epithelioid angiomyolipoma mimicking hepatocellular carcinoma on MR and ^{18}F-FDG PET/CT imaging: a case report and literature review [J]. Hellenic journal of nuclear medicine, 2022, 25(2): 205 – 209.
5. 刘奔，肖玉婷，成昱昊，等. 腹腔镜治疗肝血管周上皮样细胞瘤的疗效与安全性分析 [J]. 中华医学杂志，2022，102(22)：1648 – 1652.
6. KLOMPENHOUWER A J, VERVER D, JANKI S, et al. Management of hepatic angiomyolipoma: A systematic review [J]. Liver Int, 2017, 37(9): 1272 – 1280.
7. 李保启，胡恩庆，王佳佳，等. 肝血管周上皮样细胞肿瘤超声表现 1 例 [J]. 中国介入影像与治疗学，2022，19(2)：128.
8. 董天娇，唐少珊. 肝血管周上皮样细胞瘤 1 例 [J]. 中国医学影像术，2017，33(4)：522.
9. 严玺德，王振兴，李发斌. 超声造影及增强 CT 诊断肝脏血管周上皮样肿瘤 1 例及分析 [J]. 中国超声医学杂志，2018，34(2)：190.
10. 钱海珍，孔杰，王唯伟，等. 肝脏血管周上皮样细胞肿瘤的临床及影像学特征 [J]. 中华肝胆外科杂志，2021，27(2)：144 – 146.
11. 贺亚琼，姚景江，刘建滨，等. 肝脏血管周上皮样细胞肿瘤的病理与 MSCT 表现 [J]. 临床放射学杂志，2019，38(1)：105 – 109.
12. 梁旭，颜佳欣，邓和平，等. 肝脏上皮样血管平滑肌脂肪瘤 CT 及 MRI 影像学与病理特征探讨 [J]. 中国临床新医学，2021，14(4)：356 – 359.
13. KWON B S, SUH D S, LEE N K, et al. Two cases of Perivascular Epithelioid Cell Tumor of theuterus: clinical, radiological and pathological diagnostic challenge [J]. Eur J Med Res, 2017, 22(1): 86 – 93.
14. 何璐，覃玲艳，周梦琦，等. 肝脏血管周上皮样细胞肿瘤的多模态影像学表现与病理对照分析 [J]. 临床放射学杂志，2021，40(5)：913 – 917.
15. WANG X Z, WANG J N, CHENG X, et al. Hepatic Angiomyolipoma Having FDG Uptake at the Similar Level of the Normal Liver Parenchyma [J]. Clinical nuclear medicine, 2019, 44(7): 599 – 601.

（曲莉莉　整理）

病例 25
肝原发神经内分泌肿瘤

病历摘要

【基本信息】

患者，男性，38 岁。

主诉： 查体发现肝占位 5 天。

现病史： 患者 5 天前至当地医院健康查体，行腹部 CT 检查：①肝占位性病变，肝癌可能，请结合临床，建议行 MRI 检查；②肝囊肿。患者无腹胀、腹痛，无恶心、呕吐，无胸闷、憋喘等不适，未行特殊治疗。为进一步治疗，以“肝占位性病变”收入院，患者神志清楚，精神正常，饮食睡眠可，大小便正常，体重较前无明显变化。

既往史与家族史： 无肝炎病史及家族史，父母体健，育有一子一女，配偶及子女身体健康。无其他特殊病史。

查体： 全身皮肤及巩膜无黄染，腹软平坦，无压痛，无反跳痛，腹部无包块。肝脏未触及。脾脏未触及。Murphy 征阴性。肾区无叩击痛，无移动性浊音。肠鸣音存在。

【辅助检查】

影像学检查。 上腹部增强 CT（图 25－1A～图 25－1D）：①肝占位，考虑低度恶性肿瘤（间叶来源肿瘤？纤维板层性肝癌？）；②肝囊肿。上腹部增强 MRI（图 25－1E～图 25－1H）：肝占位，性质待定，建议活检定性。

实验室检查。 血常规：血红蛋白 153 g/L，白细胞及血小板计数正常。丙氨酸氨基转移酶 12.9 U/L，天冬氨酸氨基转移酶 13.1 U/L，血清白蛋白 53.3 g/L，总胆红素、直接胆红素及间接胆红素均在正常范围内。血清肿瘤标志物：AFP、CA19-9、CEA 在正常范围内。未检测到 HBV-DNA。

【临床初步诊断】

①肝占位性病变；②肝囊肿。

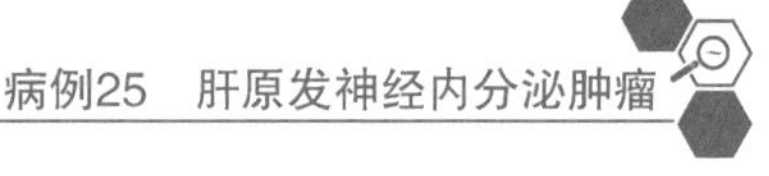

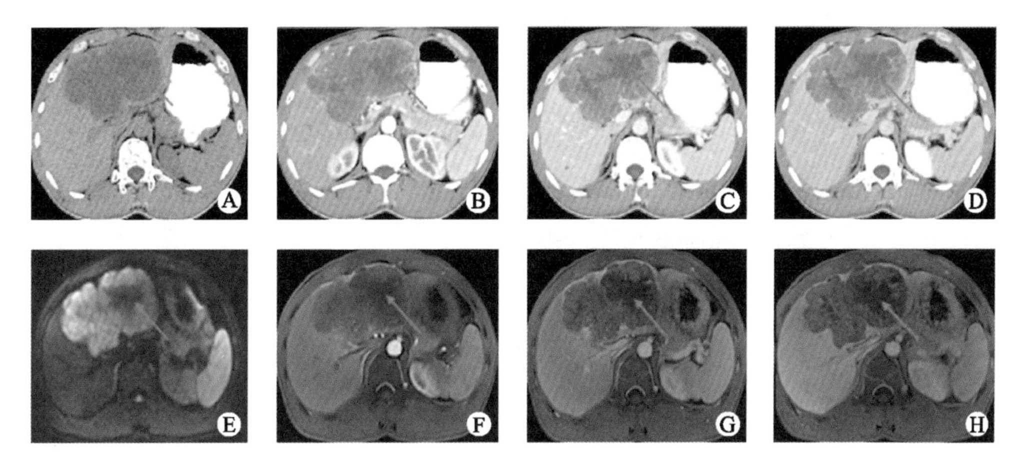

A～D 为腹部 CT 平扫及增强检查，A 显示肝内不规则低密度肿块，B～D 显示肝内肿块增强扫描动脉期呈不均匀增强，静脉期实性成分进一步强化，延迟期实性成分略廓清，囊变、坏死区不强化（箭头）；E 为 MR DWI 图像，E 显示病变呈不均匀 DWI 高信号；F～H 为腹部 MR 增强图像，F～H 显示肝内肿块增强扫描动脉期呈不均匀增强，静脉期实性成分进一步强化，延迟期实性成分略廓清，囊变、坏死区不强化（箭头）。

图 25－1　上腹部增强 CT 和增强 MRI

【临床关注点】

中年男性，查体发现肝脏占位，无乙型肝炎病史，肿瘤标志物无明显异常。病变性质如何？

PET/CT检查

【操作流程与参数】

患者检查前禁食 6 h 以上，空腹血糖 5.3 mmol/L。^{18}F-FDG 剂量 6.73 mCi，注射后 1 小时检查。PET/CT 检查采用 Horizon PET/CT 扫描仪（德国 Siemens 公司）。采集参数：CT 扫描电压 120 kV，电流采用自动毫安秒，螺距 0.6，层厚 5 mm。PET 扫描，2 分钟/床位。扫描范围为颅顶至大腿上段。图像采用 CT 扫描数据衰减矫正，图像重建采用有序子集最大期望值迭代法。

【PET/CT 所见】

肝内较大略低密度肿块，最大截面约为 133 mm×88 mm，形态不规则，边缘分叶，肿块密度不均，肿块中心显示轻度放射性分布稀疏，边缘显示不同程度团片状放射性摄取增高，以肿块右下缘明显，SUV_{max} 为 7.5（图 25－2）。

【PET/CT 诊断意见】

肝占位伴 FDG 不同程度高代谢，考虑为恶性肿瘤，建议行 FDG 高代谢部位病理学检查。

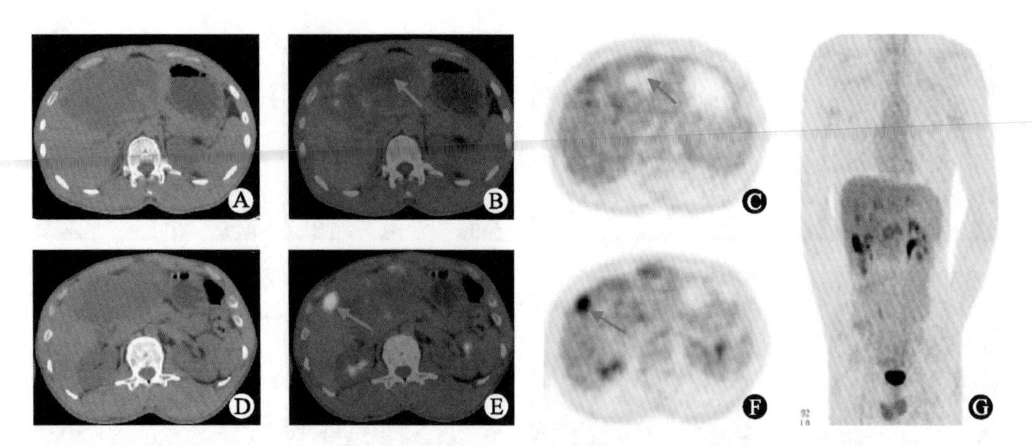

A、D 为 CT 图像，A、D 显示肝内不规则低密度肿块，形态不规则；B、E 为 PET/CT 融合图像，C、F 为 PET 图像，B、C、E、F 显示实性部分呈不同程度放射性摄取增高，囊变坏死区未见放射性摄取（箭头）；G 为 MIP 图，G 显示肝内斑片状放射性摄取增高（箭头），余脏器未见异常放射性摄取。

图 25－2 ^{18}F-FDG PET/CT

病例讨论

论点 1：中年男性，查体发现肝占位，无乙型肝炎病史，肿瘤标志物正常。^{18}F-FDG PET/CT 提示肝内不规则巨大稍低密度肿块，病灶边缘呈不同程度斑片状放射性摄取增高，SUV_{max}为 7.5。首先考虑恶性病变，如原发性肝癌、原发性胆管细胞癌、肝转移瘤等。原发性肝癌好发于乙型肝炎患者，常伴有 AFP 的升高，肝内较大病灶常伴有门静脉瘤栓，此患者不符合原发性肝癌。原发性胆管细胞癌常伴有 CA19-9 的升高，患者常以黄疸症状就医，好发于肝左叶，病变邻近肝边缘形态不规则，常有邻近胆管的迂曲扩张，此患者也不符合原发性胆管细胞癌。肝转移瘤常表现为肝内多发病变，特征表现为“牛眼征”，且有原发肿瘤病史，患者为中年男性，且 PET/CT 未发现其他部位恶性病变，也不符合肝转移瘤。需考虑其他少见肝原发恶性病变。

论点 2：肝内巨大孤立性病变，良性病变以 FNH、肝细胞腺瘤多见，恶性病变需要考虑到肝纤维板层癌、胆管细胞癌等。该患者肝内巨大不规则低密度肿块，且病变边缘斑片状 FDG 高代谢，考虑为恶性病变。患者无乙型肝炎病史，肿瘤标志物阴性，排除原发肝细胞癌和原发胆管细胞癌后，还需考虑到少见的肝纤维板层肝细胞癌。该病绝大多数患者无肝硬化基础，少有 HB 感染，多见于肝左叶，常为单发分叶状病灶，质地较硬，呈膨胀性生长，与正常肝组织分界清楚，可以有包膜，呈巨块型，直径通常大于 10 cm。瘤体中央有星状纤维瘢痕向周围放射并将肿瘤分隔是其重要特征。晚期可以有门静脉受侵犯及肝门部淋巴结转移，肝门部淋巴结转移率高于普通型肝细胞癌。^{18}F-FDG PET/CT 检查呈高代谢。本例患者肝内巨大肿块，病变内片状坏死，且其内没有星状纤维瘢痕及斑点状钙化，暂不考虑肝纤维板层肝细胞癌。

论点 3：此患者无肝硬化征象，除考虑到原发肝细胞癌、胆管细胞癌外，还需要考虑到上皮样血管内皮细胞瘤。上皮样血管内皮细胞瘤多位于肝脏的边缘区域，分为多发结节型、弥漫结节型，较大结节有相互融合趋势，而且大部分病灶紧邻肝各段包膜下生长，可牵拉肝包膜形成“包膜回缩征”。病变主要特征性影像表现为“棒棒糖征”，即增强扫描，尤其是门静脉期，可见肝内的肝静脉或门静脉主干或分支逐渐变细伸向低密度的结节或肿块，并终止于病灶边缘，形成形似棒棒糖的征象。“糖果”代表病灶实体，“长棒”代表肝静脉及门静脉，形成原因是病变侵犯门静脉、肝静脉及胆管的终末支，但不侵犯较大分支，亦不会引起栓子形成。此患者并无上述征象，暂不考虑该病。

论点4：符合肝恶性肿瘤的影像学表现，但与常见原发性肝癌和肝胆管细胞癌不相符。少见的肝淋巴瘤和肝肉瘤亦要考虑在内。肝原发淋巴瘤以单发结节为主，以非霍奇金弥漫大B细胞淋巴瘤为著，肝继发淋巴瘤以多发结节为主，病变常均质，可见“血管漂浮征”，^{18}F-FDG PET/CT常为明显高代谢，本病变坏死较多，SUV_{max}为7.5，暂不考虑肝淋巴瘤。而肝肉瘤也常为肝内孤立性软组织肿块，可分为血管源性和非血管源性，前者强化方式与海绵状血管瘤类似，呈渐进性向心性强化，后者多表现为较大、单发的囊性或囊实性肿块，增强扫描其实性部分强化，从强化方式上看肝非血管源性肉瘤不能排除，需要病理学检查。

论点5：此病变有恶性征象，病变内坏死区较多，^{18}F-FDG PET/CT提示病变代谢程度不一，考虑病变内异质性较强，非常少见的肝神经内分泌肿瘤也应该考虑到。神经内分泌肿瘤有G1、G2、G3不同的分级和神经内分泌癌。但肝神经内分泌肿瘤少见，随着神经内分泌肿瘤分级的不同影像学表现也不尽相同，确诊仍需病理学检查。

【病例讨论小结】

患者肝内发现无临床症状的单发巨大软组织肿块，其内有囊变坏死，病变实性成分放射性摄取增高，有恶性征象，既往无乙型肝炎病史，无肝硬化征象，且AFP、CA19-9在正常范围内，原发性肝癌和原发性胆管细胞癌可能性较低。无肝硬化背景下的肝纤维板层肝细胞癌也应该想到，瘤体中央有星状纤维瘢痕向周围放射并将肿瘤分隔是其重要特征。病变内未见中央星状纤维瘢痕，基本排除该病变。^{18}F-FDG PET/CT未发现患者其他部位恶性病变，且肝内单发巨大恶性肿块，可以除外肝转移瘤。肝原发淋巴瘤常以单发结节为主，以非霍奇金弥漫大B细胞淋巴瘤最为常见，肝继发淋巴瘤以多发结节为主，病变常均质，可见“血管漂浮征”，^{18}F-FDG PET/CT常为高代谢，本文患者病变坏死囊变较大，实性成分代谢增高，SUV_{max}为7.5，可排除肝淋巴瘤。肝内其他少见恶性病变，肝血管源性肉瘤强化方式与海绵状血管瘤类似，呈渐进性向心性强化，与本病例强化方式不同，暂不考虑。肝非血管源性肉瘤常见多发坏死囊变区，增强扫描呈不均匀中高度强化，与此病变在CT和MRI影像上不易区分，但本例患者肝病变内实性成分FDG摄取程度不一，考虑肿瘤有异质性，可以排除肝非血管源性肉瘤。肝神经内分泌肿瘤异质性较强，影像学表现也不同，常规影像难以区别，结合常规CT/MRI影像，以及^{18}F-FDG PET/CT提示肝内病变摄取程度不一，我们要想到肝神经内分泌肿瘤的可能性。

病理诊断

肝穿刺活检（图25－3）：常见肿瘤细胞，低度恶性肿瘤，结合免疫组化，倾向神经内分泌肿瘤，G2级。免疫组化：CKpan(＋)、Syn(灶状＋)、CgA(个别＋)、CD56(＋)、

CK7(+)、CK8/18(+)、Villin(+)、GPC-3(-)、Arg-1(-)、Ki-67(+,10%)、TTF-1(-)、TG(-)、SALL4(-)、NapsinA(-)、HepPar-1(-)、AFP(-)。

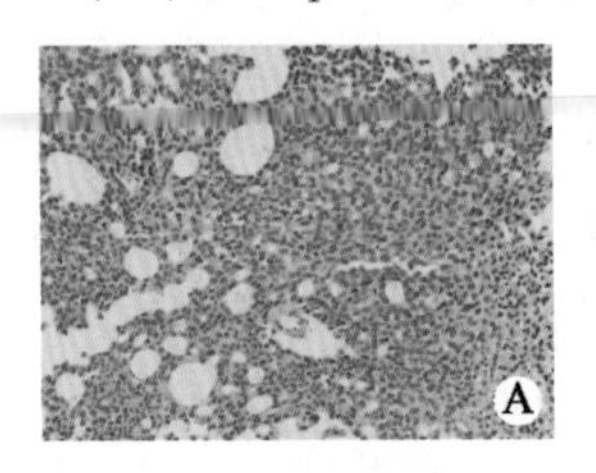
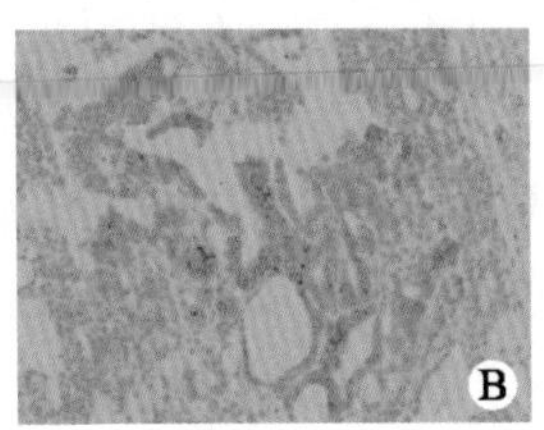

A为HE染色(×100)，B为Sny(灶状+)。

图25-3 肝神经内分泌肿瘤，G2

临床随访

患者CT引导下肝活检诊断为神经内分泌肿瘤，G2级。行肝动脉化疗栓塞治疗后，给予索凡替尼联合信迪利单抗免疫治疗，进行增强CT复查，病变减小，坏死囊变区增大，提示治疗有效。

特邀专家点评

该患者为中年男性，无乙型肝炎病史，CT无肝硬化征象，属于成人非肝硬化背景下肝脏局灶实性病变。其良性疾病谱以肝脏局灶性结节增生、肝细胞腺瘤、肝血管平滑肌脂肪瘤、肝孤立性坏死结节为常见；肝恶性疾病谱含肝纤维板层癌、肝原发胆管细胞癌、肝转移瘤、肝淋巴瘤、肝肉瘤、肝上皮样血管内皮瘤、肝神经内分泌肿瘤等疾病。常见的G1、G2肿瘤CT平扫一般是等低密度，动脉期及门静脉期明显增强，延迟期密度略降低，边界清晰，廓清方式没有肝细胞癌典型的"快进快出"方式，而是一种"快进慢出"的强化方式居多；G3肿瘤及神经内分泌癌往往血供欠丰富，坏死明显，边缘分叶，呈浸润性生长，伴或者不伴NSE或者神经内分泌前体的升高。本例患者为肝内单发巨大软组织肿块，且其内有囊变（低密度）坏死，病变实性成分放射性摄取增高，提示为恶性病变，常见的肝脏局灶性结节增生、血管瘤、肝细胞腺瘤等良性疾病均可排除。因AFP、CA19-9在正常范围内，基本排除了原发性胆管细胞癌。肝纤维板层肝细胞癌常发生于非肝硬化背景下，瘤体中央有星状纤维瘢痕向周围放射并将肿瘤分隔是其重要特征，边缘有强化，另一特点是瘢痕中央可有斑点状钙化，再者女性多见。该病变内未有中央星状纤维瘢痕，亦可除外该病。肝转移瘤常为多发病灶，常见的影像征象为"牛眼征"，本患者PET/CT未发现患者其他部位恶性病变，且肝内单发巨大恶性肿块，增强CT和MRI检查未发现"牛眼征"，可以除外肝转移瘤。肝原发淋巴瘤以单发结节为主，以非霍奇金弥漫大B细胞淋巴瘤为著，病变囊变坏死少见，增强扫描其内血管走行自然，呈"血管漂浮征"，而且是乏血供肿瘤，大多肿瘤是均匀强化类似磨玻璃样增强，坏死少见，大片坏死更少见，而且^{18}F-FDG PET/CT检查常为更加明显的高代谢，T/NT对比明显；肝继发淋巴瘤以多发结节为主，常为其他部位淋巴瘤累及肝，常常伴有骨髓或者脾的高代谢，本例患者PET/CT未发现其他部位恶性病变，可以排除肝淋巴瘤。肝内其他少见恶性病变，肝血管肉瘤增强扫描近似海绵状血管瘤，CT和MRI增强检查容易区分。肝非血管源性肉瘤，如肝平滑肌肉瘤等疾病，常见多发坏死囊变区，增强扫描呈不均匀中高度强化，CT 和 MRI 增强检查不容易与本病区分。肝神经内分泌肿瘤随着病变分级的不同，病变表现不一，但其异质性较强，对 FDG 摄取程度不一，有助于肝神经内分泌肿瘤的诊断。本病例 CT 强化不均、MRI 信号高低不等，特别是 FDG 不均质摄取，符合神经内分泌肿瘤的空间异质性；生长抑素受体显像对诊断神经内分泌肿瘤有高度的敏感性及特异性，是对 FDG 显像的补充，不仅可以特异性提示神经源性肿瘤，而且通过两者的对比可以在体三维展现肿瘤的病理分化及异质性差别，一般情况下，G1/G2 肿瘤表现为生长抑素受体显像明显高代谢，FDG 低代谢；G3 及神经内分泌癌表现为生长抑素受体显像低代谢，FDG 高代谢；当然也有部分重叠的部分，这也恰恰说明神经内分泌肿瘤的高度异质性。肝原发神经内分泌肿瘤罕见，多由胃肠道转移而来，PET/CT 能检测出胃肠道是否有原发病变，为诊断肝原发病变提供了有力的依据。肝脏原发的孤立性肿瘤，如果肿瘤大部分区域乏血供、小部分血供丰富，存在 FDG 不均质放射性摄取的情况，也应该考虑神经内分泌肿瘤。

讨论与文献综述

神经内分泌肿瘤是起源于肽能神经元和神经内分泌细胞的异质性恶性肿瘤，好发于胃肠道、胰腺、肺等器官。病理诊断标准参照 2016 年中国胃肠胰神经内分泌肿瘤专家共识，依据肿瘤细胞的核分裂数和 Ki-67 指数分为 3 级。G1：核分裂数 <2 个/10 个高倍视野和（或）Ki-67≤2%；G2：核分裂数 2～20 个/10 个高倍视野和（或）Ki-67 为 3%～20%；G3：核分裂数 >20 个/10 个高倍视野和（或）Ki-67 >20%。免疫组化：Syn、CgA、NSE、CD56 等神经内分泌标记阳性，通常肿瘤分级越高、表达越弱。本患者病变免疫组化为 Syn（灶状 +）、CgA（个别 +）、CD56（+）、Ki-67（+，10%），因此诊断为肝神经内分泌肿瘤 G2 级。

肝脏原发神经内分泌肿瘤（primary hepatic neuroendocrine tumor，PHNET）非常罕见，仅占全身神经内分泌肿瘤的 0.3%。因肝脏中不存在神经内分泌细胞，其多起源于肝毛细胆管内的神经内分泌细胞或异位的胰腺或肾上腺。因此，肝脏神经内分泌肿瘤多来自胃肠胰腺的转移，50%～75% 的神经内分泌肿瘤患者发生肝转移，须排除肝外病灶。本例患者 ^{18}F-FDG PET/CT 未发现患者其他部位恶性病变，证实为肝原发神经内分泌肿瘤。

PHNET 好发于中老年人，男女发病率无明显差异，患者的临床表现缺乏特异性，极少数患者有类癌综合征的症状（皮肤潮红、腹泻等）。肿瘤生长过大可出现腹部胀痛、梗阻性黄疸等症状。大部分患者无肝炎、肝硬化等基础疾病。肿瘤标志物 AFP、CA19-9 常为阴性。本例患者为中年男性，查体发现肝占位，肿瘤标志物 AFP、CA19-9、CEA 均在正常范围内，与文献报道基本一致。

本例患者发现肝巨大软组织肿块，肿块内大片状坏死、囊变区，增强 CT 显示病变边缘实性成分动脉期呈明显强化，门静脉期强化程度进一步增强，延迟期强化程度略廓清，其内坏死囊变区未见强化。与文献报道的 PHNET 表现为较大肿块，且肿块内囊变、坏死，增强扫描表现为周边环形强化基本一致。^{18}F-FDG PET/CT 显示病变实性成分不同程度放射性摄取增高，SUV_{max} 为 7.5，肿块内部的坏死囊变区未见放射性摄取。^{18}F-FDG PET/CT 对神经内分泌癌的诊断缺乏特异性，但由于神经内分泌肿瘤异质性较强，肿瘤实性成分的不同程度摄取 FDG 或许能在一定程度上提示肝神经内分泌肿瘤，本病例就表现为肝神经内分泌肿瘤实性成分不同程度的摄取 FDG，但需要大样本进一步研究。

PHNEN 的^{18}F-FDG PET/CT 的报道较少。本患者除发现肝内巨大软组织肿块外，未发现其他部位的病变，为诊断 PHNET 提供了有力的支持。因 PHNET 非常罕见，大部分为来源于胃肠胰腺的转移性神经内分泌肿瘤，临床一般常进行胃肠镜检查以除外胃肠道原发灶。而 PET/CT 不仅可评估全身肿瘤负荷，还有助于发现微小的原发病灶，只有在排除了其他部位或器官原发的情况下，临床上才会考虑 PHNET 的可能。

文献报道，还没有特定的 CT/MR 成像特征对 PHNET 具有特异性。生长抑素受体 PET/CT 已被用于检测 PHNET 和筛查胃肠胰腺神经内分泌肿瘤的肝转移。神经内分泌肿瘤有较高的异质性，对于分化较好、恶性程度低的 G1/G2 级神经内分泌瘤，生长抑素受体 PET/CT 显像是较特异的检查手段，对于分化较差、恶性程度高的 G3 级神经内分泌瘤或神经内分泌癌，^{18}F-FDG PET/CT 显像可优先考虑。但由于肿瘤的异质性，建议最好两种显像方法联合应用。PET/CT 在筛查 PHNET 是否由胃肠胰腺神经内分泌肿瘤转移所致起到十分重要的作用，特别是高摄取生长抑素受体的 G1/G2 级神经内分泌肿瘤的诊断及肝外病变的筛查。但 G3 级神经内分泌瘤或神经内分泌癌摄取生长抑素受体显像剂程度不高，^{18}F-FDG PET/CT 在诊断 PHNET 的诊断价值仍需大样本研究。

总之，肝原发神经内分泌肿瘤临床罕见，常规 CT/MRI 显像对其诊断没有特异性。不同显像剂的 PET/CT 检查对 PHNET 的诊疗价值仍需深入研究。

参考文献

1. 徐建明，梁后杰，秦叔逵，等. 中国胃肠胰神经内分泌肿瘤专家共识(2016 年版) [J]. 临床肿瘤学杂志，2016，21(10)：927 -946.
2. CHEN Q, ZHAO H, ZHAO J, et al. Clinical features and prognostic factors of cryptogenic hepatocellular carcinoma [J]. Translational Cancer Research, 2018, 7(3): 729 -737.
3. GRAVANTE G, DE LIGUORI CARINO N, OVERTON J, et al. Primary carcinoids of the liver: a review of symptoms, diagnosis and treatments [J]. Dig Surg, 2008, 25(5): 364 -368.
4. PARRAY A, PATKAR S, GOEL M. Primary hepatic neuroendocrine tumours of liver—a rarity: Single centre analysis of 13 patients [J]. Ann Hepatobiliary Pancreat Surg, 2020, 24: 17 -23.
5. 朴勇男，王海屹，马露，等. 肝脏原发性神经内分泌肿瘤的 MRI 特征 [J]. 中华放射学杂志，2018，52(2)：125 -130.
6. 刘璐璐，邵国良. 肝脏神经内分泌肿瘤的影像学表现 [J]. 影像研究与医学应用，2021，5(5)：1 -2.
7. 袁丹丹，刘静，曹笑婉，等. 肝脏原发性神经内分泌肿瘤三期增强扫描 CT 特征 [J]. 临床放射学杂志，2020，39(12)：2462 -2465.
8. MA G, LI J, XU B, et al. 18F-FDG PET/CT in primary hepatic neuroendocrine tumors [J]. Clin Nucl Med, 2018, 43(3): 192 -194.
9. WANG L X, LIU K, LIN G W, et al. Primary hepatic neuroendocrine tumors: comparing CT and MRI features with pathology [J]. Cancer Imaging, 2015, 15(1): 13.
10. GORLA A K, BASHER R K, KAMAN L, et al. 68Ga-DOTATATE PET/CT in primary hepatic neuroendocrine tumor [J]. Clin Nucl Med, 2017, 42(2): 118 -120.

（任佳忠　马莉　整理）

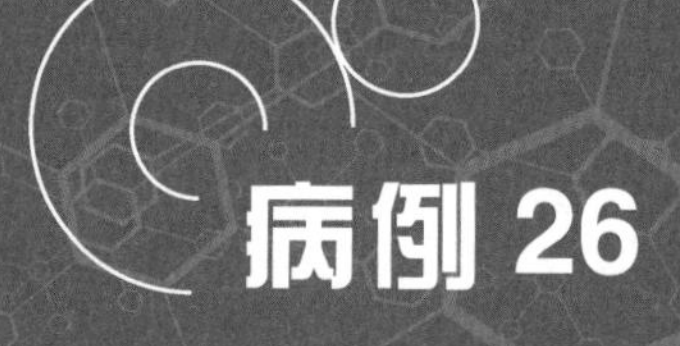

病例 26

多发神经内分泌肿瘤双探针联合显像

病历摘要

【基本信息】

患者，男性，52 岁。

主诉：腹痛伴黑便半月余。

现病史：患者半个月前无明显诱因出现剑突下疼痛，夜间明显，活动后加重，伴黑便，无腹泻，无恶心、呕吐，无反酸、嗳气，无食欲减退、黄疸，无心前区疼痛、头晕。遂于当地医院行腹部 CT 平扫 + 增强显示肝内多发低密度影，考虑转移瘤可能，胰腺颈部区富血供病变，神经内分泌肿瘤待排，胃窦壁增厚，腹腔多发淋巴结肿大，结肠肝曲壁增厚。行胃镜显示慢性浅表性胃炎，十二指肠球部溃疡（活动期）。行结肠镜显示直肠息肉。给予“奥美拉唑、瑞巴派特”治疗，症状较前缓解。患者自发病以来，饮食睡眠可，有黑便，小便正常，体重下降 2 kg。

既往史与家族史：患者 1 个月前出现骶尾部疼痛 2 次，服用止痛药后缓解。患者 10 个月前健康查体行超声显示肝内占位，肝内小血管瘤。否认高血压、糖尿病、冠心病等病史，否认肝炎、结核等传染病病史及密切接触史，否认其他外伤及手术史，否认输血史，无药物、食物等过敏史，预防接种随当地。否认家族遗传病病史。

查体：腹部平坦，未见胃肠型及蠕动波，无腹壁静脉曲张；腹软，全腹无压痛、反跳痛及肌紧张，肝脾肋下未触及，Murphy 征阴性；肝肾区无叩击痛，全腹叩诊呈鼓音，移动性浊音阴性。肠鸣音正常，3 ~ 4 次/分，未闻及血管杂音。

【辅助检查】

影像学检查：2022 年 1 月 30 日腹部 CT 显示肝内多发异常强化灶及腹腔肿大淋巴结，考虑富血管病变转移可能，神经内分泌肿瘤可能大，建议结合临床并查胃肠道。十二指肠球上壁增厚强化，建议进一步检查。

实验室检查：血常规、肝功能、肾功能、电解质六项均无明显异常，乙肝五项均正常。血清肿瘤标志物显示神经元特异性烯醇化酶 22. 50 ng/mL，甲胎蛋白、癌胚抗原、

CA19-9 及 CA125 均在正常值范围。

【临床初步诊断】

肝占位，性质待查。

【临床关注点】

中年男性，肝脏多发病灶并腹腔多发肿大淋巴结。神经元特异性烯醇化酶升高，CT提示神经内分泌肿瘤可能性大，如何进一步明确诊断？若神经内分泌肿瘤诊断成立，后续诊疗方案如何制订？

PET/CT检查

患者 2022 年 3 月 2 日行^{18}F-奥曲肽 PET/CT 检查。

【操作流程与参数】

患者检查前禁食 6 h 以上。^{18}F-奥曲肽剂量 5.56 mCi，注射后 1 小时检查。PET/CT 检查采用 GE Discovery STE PET/CT 扫描仪（美国 GE 公司）。采集参数：CT 扫描电压 140 kV，电流 80 mAs，层厚 5 mm。PET 扫描，3 分钟/床位。扫描为范围颅顶至股骨中段。图像采用 CT 扫描数据衰减矫正，图像重建采用有序子集最大期望值迭代法。

【PET/CT 所见】

^{18}F-奥曲肽 PET/CT 提示肝脏神经内分泌肿瘤行 TACE 治疗后，肝内见散在高密度碘油沉积影；肝左右叶内见多发局限性奥曲肽高度摄取灶，大者约 7.4 cm×6.6 cm，SUV_{max}为 50.1；十二指肠球部肠壁局限性增厚且高度摄取奥曲肽，范围约 1.8 cm×1.1 cm，SUV_{max}为 22.7；右上腹腔见多枚高度摄取奥曲肽的淋巴结影，大者径线约 1.8 cm，SUV_{max}为 24.8（图 26－1）。

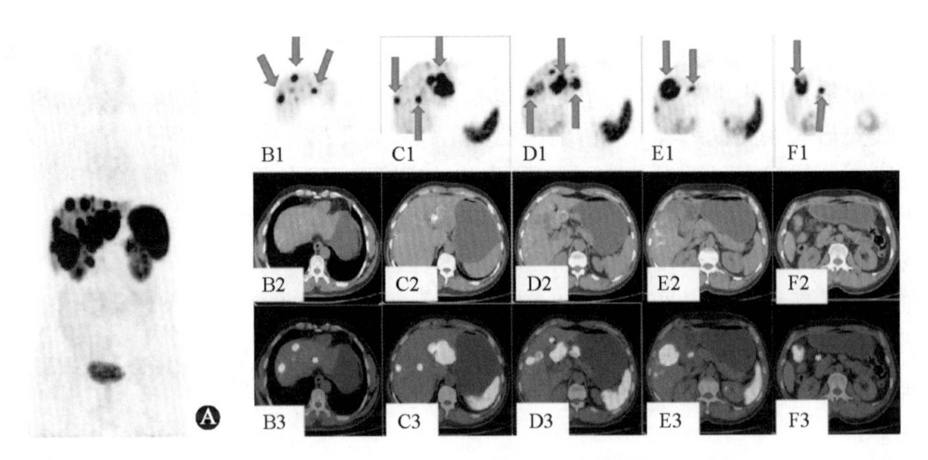

肝脏多部位、十二指肠球部及腹腔淋巴结奥曲肽摄取增高。

图 26－1　^{18}F-奥曲肽 PET/CT

【PET/CT 诊断意见】

结合病史，肝脏神经内分泌肿瘤行 TACE 治疗后，考虑肝内多发神经内分泌肿瘤，十

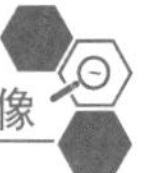

二指肠球部原发可能性大，请结合临床。

患者 2022 年 3 月 3 日行 ^{18}F-FDG PET/CT 检查。

【操作流程与参数】

患者检查前禁食 6 h 以上，空腹血糖 5.4 mmol/L，^{18}F-FDG 剂量 5.76 mCi，注射后 1 小时检查。PET/CT 检查采用 GE Discovery STE PET/CT 扫描仪（美国 GE 公司）。采集参数：CT 扫描电压 140 kV，电流 80 mAs，层厚 5 mm。PET 扫描，3 分钟/床位。扫描范围为颅顶至股骨中段。图像采用 CT 扫描数据衰减矫正，图像重建采用有序子集最大期望值迭代法。

【PET/CT 所见】

^{18}F-FDG PET/CT 提示肝脏神经内分泌肿瘤行 TACE 治疗后半月余，肝内见多发高密度灶（碘油?）及不规则低密度区，边界不清，SUV_{max} 为 6.6；于右上腹腔见多个高度摄取 FDG 的淋巴结影，大者径线约 1.8 cm，SUV_{max} 为 2.6；部分与十二指肠关系密切（图 26－2）。

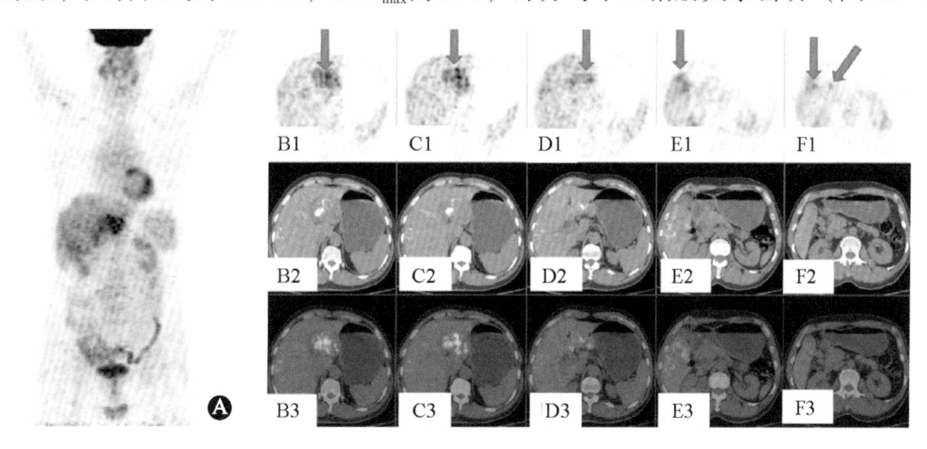

肝脏多部位及右上腹腔淋巴结 FDG 摄取增高。

图 26－2　^{18}F-FDG PET/CT

【PET/CT 诊断意见】

肝脏神经内分泌肿瘤行 TACE 治疗后半月余，考虑肝内多发神经内分泌肿瘤，提示右上腹腔淋巴结转移，部分与十二指肠关系密切，请结合临床。

病例讨论

论点 1： 中年男性，肝脏神经内分泌肿瘤 TACE 治疗后半个月，行 ^{18}F-奥曲肽 PET/CT、^{18}F-FDG PET/CT 检查，肝脏见多发病灶残留，腹腔淋巴结、十二指肠见多处异常浓聚影，^{18}F-奥曲肽显像较 ^{18}F-FDG 显像能检出更多病灶，且对病灶显示更清晰，一定程度上提示该患者神经内分泌肿瘤高表达 SSTR，分化程度较高。有条件可行肽受体放射性核素治疗（peptide receptor radionuclide therapy，PRRT），延长患者生存期，改善患者预后。

论点 2： 患者增强 CT 显示十二指肠球部肠壁增厚强化，^{18}F-奥曲肽 PET/CT 及 ^{18}F-FDG PET/CT 图像亦提示十二指肠局部异常浓聚，部分腹腔淋巴结与十二指肠关系密切。胃、肠、胰腺是神经内分泌肿瘤好发部位，十二指肠原发神经内分泌肿瘤伴肝、腹腔淋巴结多发转移不除外，建议行十二指肠进一步活检除外神经内分泌肿瘤。

论点3：对于该患者的影像特点，在没有病理结果的条件下，从^{18}F-FDG PET/CT 影像上看，还需与肝癌、肝淋巴瘤进行鉴别。肝癌患者可以表现为肝内肿块伴多发转移、腹腔淋巴结转移，中高分化肝细胞癌 FDG 摄取可表现为轻中度代谢，甚至与正常肝实质相仿，但肝癌患者大多 AFP 升高，有慢性肝炎病史，增强呈“快进快出”模式，转移瘤典型征象为环形强化，呈“牛眼征”，有助于鉴别。原发性肝淋巴瘤大多为单发肿块，少部分为多发、乏血供肿瘤，增强扫描“血管漂浮征”是其特征性影像表现，大多表现为 FDG 高摄取。

【病例讨论小结】

本例患者的临床表现和常规影像结果没有提供太多诊断特异性信息，但本例患者应用不同的显像剂进行了多模态 PET/CT 显像，通过多模态分子显像，患者的病灶表现为^{18}F-奥曲肽高摄取，从而明确了诊断。对神经内分泌肿瘤来讲，通常奥曲肽显像较^{18}F-FDG 显像能检出更多病灶，提示了肿瘤生长抑素受体表达高，分化相对较好，因此 FDG 摄取往往不明显。对于该患者的常规影像表现，在临床实践中需注意与肝癌、淋巴瘤等疾病鉴别。但通过不同亲和性的显像剂组合，应该可以为临床提供更有价值的诊断信息。

病理诊断

肝穿刺病理结果：结合免疫组化较符合神经内分泌肿瘤（NET，G2），不除外转移癌，请结合临床。免疫组化：CK7（-），AFP（+），HopPar-1（+），GPC-3（-），CD10（-），CD4（-），CK8/18（+），Syn（+），CD56（-），CgA（-），SSTR2（+），p53（-），ATRX（-），Rb（+），PHH3（-），Ki-67 阳性率 10%（图 26-3）。

胃镜活检：十二指肠球部，黏膜溃疡伴肉芽组织增生。

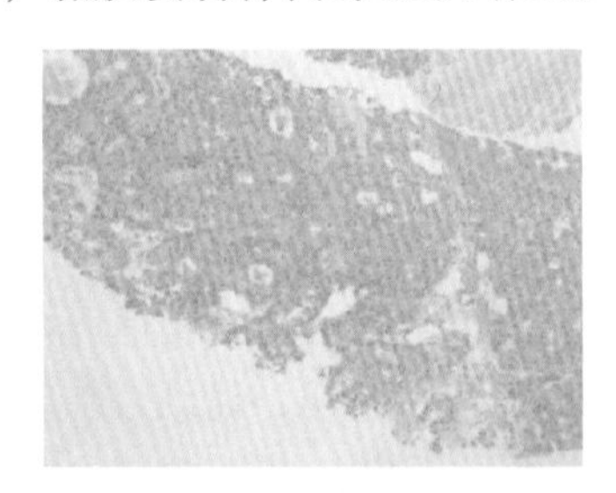

图 26-3　神经内分泌肿瘤（HE 染色，×100）

临床随访

该患者 2022 年 2 月 16 日行 TACE。

特邀专家点评

放射性显像剂是核医学“三驾马车”中的主力军，利用显像剂的特殊生物学特性，可以最大限度发挥 PET/CT 分子显像的优势，所以新型显像剂是当前核医学领域发展最快、最引人关注的领域，而更多具有明确靶向作用的新型显像剂给核医学注入了更强大的生命力。可以说，受临床需求的牵引，显像剂发展到什么程度，核医学的诊断特异性、精准诊治就可以发挥到什么程度。多显像剂联合应用已经成为核医学的发展潮流，本例就是多种显像剂联合应用的例证。生长抑素受体显像在神经内分泌肿瘤的诊断中可以发挥重要作用，奥曲肽是常见的生长抑素类似物。根据放射性核素的不同可分为 SPECT 显像和 PET 显像，其中奥曲肽 SPECT 显像最早应用于临床，对原发肿瘤及转移瘤的检出高于传统影像学检查，但对小病灶的检出率低。它最重要的作用是筛选适合 PRRT 的患者。使用正电子放射性核素（如^{18}F、^{68}Ga 等）标记奥曲肽可行 PET/CT 检查，在保留其特异性的同时提高了空间分辨率和病灶检出率。^{68}Ga-DOTA-奥曲肽根据结合 SSTR 的活性部分不同，可分为^{68}Ga-DOTATOC、^{68}Ga-DOTANOC 及^{68}Ga-DOTATATE。三者区别在于与 SSTR 亲和力不同，其中^{68}Ga-DOTATATE 对 SSTR-2 亲和力最高，只有^{68}Ga-DOTANOC 可与 SSTR-3 结合。胰腺头部和钩突、一些良性病变也可观察到显像剂摄取，需注意鉴别诊断。本患者病灶明显浓聚奥曲肽，一定程度上提示该患者神经内分泌瘤高表达 SSTR，分化程度较高。^{18}F-FDG 是肿瘤 PET 显像中应用最广泛的放射性药物，高葡萄糖代谢率使恶性肿瘤细胞易于与其他细胞区分。高分化 NET 增殖活性低，糖代谢水平低，^{18}F-FDG PET/CT 病灶检出率低。随着肿瘤侵袭性增加，病灶检出率增高，因此，^{18}F-FDG PET/CT 对低分化 NET 检出更具有优势。功能性影像学检查具有较高的敏感度与特异性，不同显像剂对不同分级的 NET 的敏感性不同，合理应用不同显像剂，才能更好地服务于患者，辅助临床决策，改善预后。

讨论与文献综述

神经内分泌肿瘤（neuroendocrine tumor，NET）是一种罕见的异质性肿瘤，是由具有神经内分泌分化优势的细胞和能够分泌激素的内分泌细胞、神经细胞组成的上皮性肿瘤。其最常发生在胃肠、胰腺和肺，原发于胃肠胰的 NET 约占 70%，原发于肺部的约占 25%。

胃肠胰腺 NET 发病率位列全球消化道肿瘤第 2。根据是否有分泌功能，可分为功能性 NET 和无功能性 NET，大多数 NET 是无功能性的。根据世界卫生组织在 2019 年颁布的肿瘤分类第 5 版标准，将 NET 分类为神经内分泌肿瘤（高分化型 NET）、神经内分泌癌（Neuroendocrine carcinoma，NEC）（低分化型 NET）与混合型神经内分泌 - 非神经内分泌肿瘤。NET 依据核分裂象数和 Ki-67 指数分为 G1（核分裂象数 $<2/2\ mm^2$、Ki-67 $<3\%$）、G2（核分裂象数 $2\sim20/2\ mm^2$、Ki-67 $3\%\sim20\%$）、G3（核分裂象数 $>20/2\ mm^2$、Ki-67 $>20\%$）；NEC 又可分为小细胞型 NEC 和大细胞型 NEC。NET 表现为生长抑素受体（Somatostatin receptors，SSTR）过度表达，共有 5 种类型（SSTE-1 至 SSTR-5），其中以 SSTR-2 型为主，高分化 NET 表达 SSTR 水平更高。近年来，由于早期诊断，NET 的发病率和患病率有所增加。

功能性 NENs 根据起源部位不同表现出不同的症状。起源于胃肠道的 NET 常表现为潮红与腹泻，高达 10% 的胰腺 NET 发生在患有多发性内分泌性肿瘤 1 型、VohHippel-Lindau 病、结节性硬化症、1 型神经纤维瘤病等患者中。起源于小肠的 NET 通常具有较高的恶变潜能，起源于胃和直肠的 NET 通常具有较低的转移趋势，但一旦转移，进展迅速。据调查显示，NET 转移最常累及的器官是肝脏（40%～93%），其次是骨（12%～20%）和肺

（8%～10%）。

最有效的治疗方法是手术治疗，但高达50%的患者已经发生转移，此时姑息性手术治疗可有效地控制临床症状及提高患者生活质量。新辅助治疗可以减小肿瘤体积与肿瘤负荷，使其有机会手术治疗。目前常用于临床的新辅助治疗方案主要包括生长抑素类似物、依维莫司、舒尼替尼等药物治疗和肽受体放射性核素治疗，并且已经取得成功。

^{18}F-FDG PET/CT 作为无创性功能显像检查方法，在临床中应用愈加广泛。近年来，有学者对^{18}F-FDG PET/CT 在 NET 的临床应用中展开广泛研究。绝大多数 NET 高表达 SSTR，特别是在 Ki-67 增殖指数低表达的 G1 和 G2 级高分化病变中。当肿瘤更具有侵袭性时，SSTR 表达减少，随之细胞葡萄糖利用增加。因此，^{18}F-FDG PET/CT 对高分化病变敏感性较低。同时，这表明当^{18}F-FDG PET/CT 呈阳性时，需要更加积极的治疗方案。因此，欧洲核医学协会（European Association of Nuclear Medicine，EANM）指南仅推荐对 NEC 和具有侵袭行为的高级别低分化 NET 使用^{18}F-FDG PET/CT 进行定位诊断。有研究发现^{18}F-FDG PET/CT 检出阳性率与 Ki-67 指数之间存在正相关关系，证实了上述结论。其他学者研究发现，^{18}F-FDG PET/CT G1 级 NET 阳性率为 53.8%，G2 级 NET 阳性率为 62.5%，表明肿瘤侵袭行为而不是 Ki-67 指数是影响^{18}F-FDG PET/CT 结果的主要因素。在本例中，患者 NET 分级为 G2 级，Ki-67 指数为 15%，^{18}F-FDG PET/CT SUV_{max}为 3.9，轻度增高。

奥曲肽（Octreotide）是一种生长抑素类似物，利用^{111}In-DTPA-Octreotide 进行 SPECT/CT 扫描，其主要与 SSTR-2 与 SSTR-5 结合，据报道，其可定位 86% 的类癌、89% 的神经母细胞瘤、86% 的嗜铬细胞瘤、94% 的副神经节瘤和 80% 的原始神经外胚层肿瘤。除用^{111}In 标记 Octreotide，临床上常用^{99m}Tc 对 Octreotide 进行标记，常用 Krenning 评分系统对^{99m}Tc-Octreotide 图像进行判读：0 分为没有异常；1 分为肿瘤轻度摄取；2 分为肿瘤摄取清晰但低于肝脏摄取；3 分为肿瘤比肝脏摄取增多；4 分为肿瘤摄取明显高于肝脏。有研究报道^{99m}Tc-Octreotide 阳性率为 56%。

^{18}F-DOPA 是一种中性氨基酸，它可以参加内源性 I-DOPA 的儿茶酚胺代谢途径。^{18}F-DOPA PET/CT 主要临床应用是评估纹状体、脑肿瘤和起源于中肠的 NET。由于在胰腺中的不均分布，会导致诊断假阳性。因此，EANM 指南建议^{18}F-DOPA 用于起源于中肠和后肠的 NET。注射前 1 小时口服多巴脱羧酶抑制剂卡比多巴 100～200 mg 有利于嗜铬细胞瘤和副神经节瘤对^{18}F-DOPA 的摄取，提高阳性率。

由于 NET 以 SSTR 过表达为特征，基于 SSTR 的^{68}Ga-DOTA 生长抑素受体靶向肽 PET/CT 成像在诊断和治疗 NET 方面显示出比传统成像更显著的优势，2017 年 EANM 指南将生长抑素类似物 PET/CT 作为一线诊断程序。目前常用生长抑素受体靶向肽主要有^{68}Ga-DOTATATE、^{68}Ga-DOTATOC、^{68}Ga-DOTANOC，其中^{68}Ga-DOTATATE 对 SSTR-2 表现出高亲和力。正是由于高灵敏度，^{68}Ga-DOTATATE PET/CT 已经成为 SSTR 成像的首选方式。其可用于基线全身分期、骨转移及隐匿肿瘤原发部位的识别。^{68}Ga-DOTA TATE 摄取水平与 NET SSTR 表达程度有关。^{68}Ga-DOTATATE 在脾脏、肝脏和肾上腺表现为显著摄取，甲状腺和腮腺表现轻度摄取，由于肺组织主要表达 SSTR-4 型，所以肺组织摄取 ^{68}Ga-DOTATATE 较低。胰腺头部和钩突含有表达 SSTR 的细胞，可显示摄取显像剂，这一点对避免误诊非常重要。据文献报道，^{68}Ga-DOTATATE PET/CT 对 NET 的敏感性 >94%，特异性 >92%。在一些良性病变及非神经内分泌肿瘤中也可观察到高水平的^{68}Ga-DOTATATE 摄取，如脑膜瘤、非霍奇金淋巴瘤、分化型甲状腺癌和胸腺瘤等，需要注意鉴别诊断。

本文提供的病例为中年男性，于2022年2月行肝穿刺，病理显示神经内分泌肿瘤G2，后于2022年2月16日行TACE。患者分别于2022年2月2日、2022年2月3日行^{18}F-奥曲肽PET/CT、^{18}F-FDG PET/CT检查，提示肝脏多部位、十二指肠球部及腹腔内淋巴结显像剂摄取增高。推荐行^{68}Ga-DOTATATE PET/CT检查，既可用于全身评估，也可作为疗效评估的手段。

参考文献

1. OZAKI Y, MIURA S, OKI R, et al. Neuroendocrine neoplasms of the Breast: the latest WHO classification and review of the literature [J]. Cancers, 2021, 14(1): 196.
2. CIVES M, STROSBERG J R. Gastroenteropancreatic neuroendocrine tumors [J]. CA: A Cancer Journal for Clinicians, 2018, 68(6): 471－487.
3. SANLI Y, GARG I, KANDATHIL A, et al. Neuroendocrine tumor diagnosis and management: ^{68}Ga-DOTATATE PET/CT [J]. American Journal of Roentgenology, 2018, 211(2): 267－277.
4. 麻广宇，关志伟，张晓军，等. 比较目测法和T/L_(ratio)-ROC法在^{68}Ga-DOTATATE PET/CT显像中对神经内分泌肿瘤的诊断效能[J]. 解放军医学院学报，2020，41(2): 128－132.
5. CALABRò D, ARGALIA G, AMBROSINI V. Role of PET/CT and therapy management of pancreatic neuroendocrine tumors [J]. Diagnostics, 2020, 10(12): 1059.
6. ALAGUSUNDARAMOORTHY S S, GEDALY R. Role of surgery and transplantation in the treatment of hepatic metastases from neuroendocrine tumor [J]. World Journal of Gastroenterology, 2014, 20(39): 14348－14358.
7. LANIA A, FERRAù F, RUBINO M, et al. Neoadjuvant therapy for neuroendocrine neoplasms: recent progresses and future approaches [J]. Frontiers in Endocrinology, 2021, 12: 651438.
8. BOZKURT M F, VIRGOLINI I, BALOGOVA S, et al. Guideline for PET/CT imaging of neuroendocrine neoplasms with ^{68}Ga-DOTA-conjugated somatostatin receptor targeting peptides and ^{18}F-DOPA [J]. European Journal of Nuclear Medicine and Molecular Imaging, 2017, 44(9): 1588－1601.
9. BINDERUP T, KNIGGE U, LOFT A, et al. ^{18}F-Fluorodeoxyglucose positron emission tomography predicts survival of patients with neuroendocrine tumors [J]. Clinical Cancer Research, 2010, 16(3): 978－985.
10. RINZIVILLO M, PARTELLI S, PROSPERI D, et al. Clinical usefulness of ^{18}F-Fluorodeoxyglucose positron emission tomography in the diagnostic algorithm of advanced entero-pancreatic neuroendocrine neoplasms [J]. The Oncologist, 2018, 23(2): 186－192.
11. FALLAHI B, MANAFI-FARID R, EFTEKHARI M, et al. Diagnostic fficiency of ^{68}Ga-DOTATATE PET/CT as ompared to ^{99m}Tc-Octreotide SPECT/CT andonventional orphologic odalities in euroendocrine umors [J]. Asia Ocean J Nucl Med Biol, 2019, 7(2): 129－140.
12. SKOURA E, MICHOPOULOU S, MOHMADUVESH M, et al. The Impact of ^{68}Ga-DOTATATE PET/CT Imaging on management of patients with neuroendocrine tumors: experience from a national referral center in the United Kingdom [J]. Journal of Nuclear Medicine, 2016, 57(1): 34－40.
13. SOLLINI M, ERBA P A, FRATERNALI A, et al. PET and PET/CT with ^{68}Gallium-Labeled somatostatin analogues in non GEP-NETs tumors [J]. The Scientific World Journal, 2014, 2014: 1－19.

（靳欣　整理）

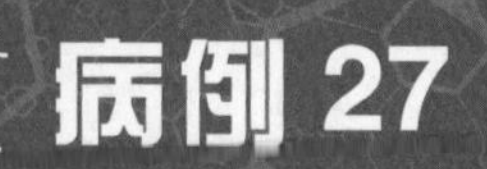

原发性肝鳞癌并发胃印戒细胞癌

病历摘要

【基本信息】

患者，女性，65 岁。

主诉：间断右上腹痛 2 天。

现病史：患者于 2 天前无明显诱因出现右上腹疼痛，呈阵发性绞痛，程度剧烈，无腰背部放射，弯腰抱膝位可减轻，伴恶心、呕吐，呕吐胃内容物及胆汁，无咖啡色液体，无畏寒、发热，无反酸、嗳气，无腹胀、腹泻，无胸闷、憋气，无烦躁不安、意识障碍，无皮肤巩膜黄染，急诊行腹部平扫 CT 显示肝左叶胆管结石，胆总管结石，胆囊结石，胆囊炎。患者神志清，精神不振，未进食，睡眠可，大小便正常。

既往史与家族史：否认肝炎、结核、疟疾病史。5 年前外伤导致右侧多发肋骨骨折，保守治疗，恢复可。父母已故，具体不详，2 姐 4 妹 1 弟均体健，否认家族性遗传病病史。

查体：腹部平坦，未见胃肠型及蠕动波，无腹壁静脉曲张，腹肌软，右上腹压痛，无反跳痛，Murphy 征阴性。未触及异常包块，肝脾肋下未触及，肝区无叩痛，移动性浊音阴性，肠鸣音正常，3 ~5 次/分。

【辅助检查】

影像学检查。腹部 CT：肝左叶略低密度及肝周渗出性改变；肝内胆管结石；胆总管结石伴胆系梗阻；腹膜后、心膈角区多发结节，考虑肿大淋巴结；胃体部胃壁增厚，请结合胃镜检查。腹部 MRI 平扫 + 增强：肝左叶萎缩；肝左叶异常信号；肝内沿小胆管多发结节状异常信号；腹膜后、心膈角区多发肿大淋巴结；胆囊结石并胆囊炎（图 27 – 1）。胃镜：胃体下段近胃角前壁见 2 处大小约 3 mm ×5 mm、5 mm ×6 mm 相邻溃疡形成，应用 LCI、BLI、BLI-brt 三种模式观察黏膜表面微结构及微血管结构，底覆白苔，周围黏膜明显充血，质脆，取活检 5 块。

实验室检查：CEA 7.62 ng/mL↑，CA19-9 >1000 U/mL，γ-谷氨酰基转移酶 212 U/L↑，碱性磷酸酶 171 U/L↑，AFP、ALT、AST、直接胆红素、间接胆红素、白蛋白、血糖、电

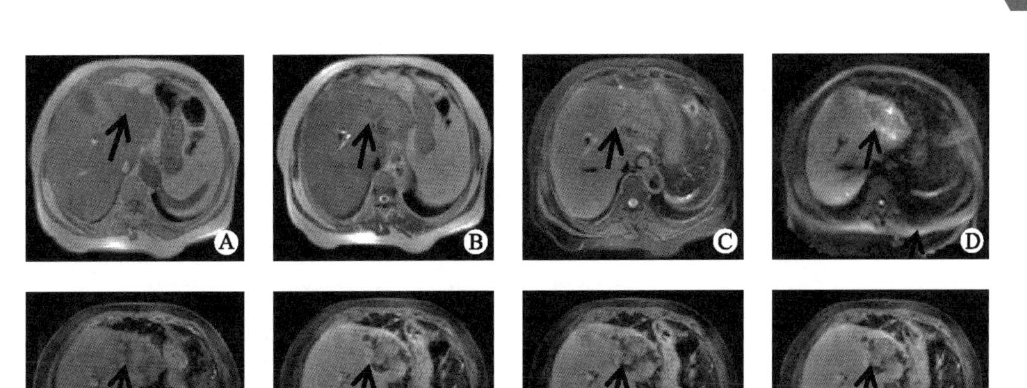

A～C 显示肝左叶见一稍长 T_1 稍长 T_2 信号影；D 显示 DWI 呈高信号；E～H 显示增强扫描呈不均匀强化。

图 27－1　腹部 MRI 平扫及增强

解质、血常规均在正常范围内。

【临床初步诊断】

①肝左叶低密度灶并肝左叶萎缩；②肝内多发结节灶，转移？③腹膜后、心膈角区多发肿大淋巴结；④胃体壁增厚；⑤肝左叶内胆管结石、胆囊结石、胆囊炎。

【临床关注点】

中年女性，间断右上腹痛 2 天，CEA 7.62 ng/mL↑，CA19-9＞1000 U/mL，γ-谷氨酰基转移酶 212 U/L↑，碱性磷酸酶 171 U/L↑，余血指标(－)。腹部 MRI 显示肝左叶异常信号；肝内多发异常信号。腹部 CT 显示腹膜后、心膈角区多发肿大淋巴结；胃体壁增厚。胃部病变与肝脏病变是否有关，可否用一元论解释？病变的性质如何考虑？

PET/CT检查

【操作流程与参数】

患者检查前禁食 6 h 以上，空腹血糖 5.6 mmol/L。^{18}F-FDG 剂量 6.8 mCi，注射后 1 小时检查。PET/CT 检查采用 GE 公司 Discovery 710 Clarity 型号。采集参数：CT 扫描电压 120 kV，电流采用自动毫安秒，螺距 0.98，层厚 3.27 mm。PET 扫描：1.5 分钟/床位。扫描范围为颅底至双侧股骨上段。图像采用 CT 扫描数据衰减校正，图像重建采用有序子集最大期望值迭代法。

【PET/CT 所见】

肝左叶体积减小并低密度灶，肝包膜面毛糙，肿块内密度不均见钙化灶影，FDG 异常浓集，SUV_{max} 为 21.9；右侧心膈角区、腹腔及腹膜后多发肿大淋巴结，FDG 异常浓集，SUV_{max} 为 11.2；胃窦壁略厚，胃角区胃壁略增厚，FDG 浓集增高，SUV_{max} 为 2.8；颈 4 椎、右侧第 6 后肋、右侧股骨头见多处 FDG 异常浓集灶，局部见骨质破坏，SUV_{max} 为 13.7；胸 6 椎骨质密度增高，FDG 浓集增高，SUV_{max} 为 3.8（图 27－2）。

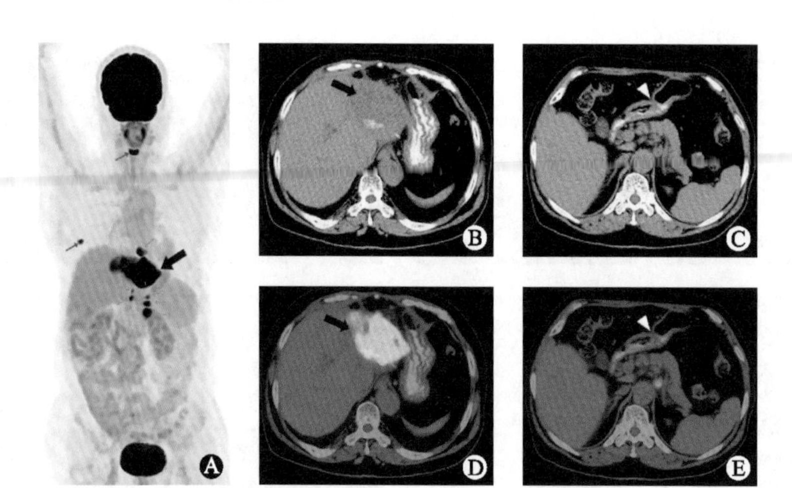

A：MIP 图，肝左叶区高代谢占位，心膈角、肝门区和腹膜后见多枚高代谢淋巴结（绿色箭头）；颈 4 椎和右侧第 6 后肋骨见 FDG 代谢增高灶（红色箭头）；B、D：肝左叶体积减小并低密度灶，肝包膜面毛糙，肿块内密度不均见钙化灶影，FDG 异常浓集，SUV_{max} 为 21.9；C、E：胃窦壁略厚，胃角区胃壁略增厚，FDG 代谢增高，SUV_{max} 为 2.8。

图 27－2 ^{18}F-FDG PET/CT

【PET/CT 诊断意见】

1. 肝左叶萎缩并巨大低密度肿块，侵犯肝包膜，代谢异常增高，符合恶性肿瘤表现，请结合穿刺病理；肝左叶胆管结石；胆囊结石。

2. 胃角局部胃壁略厚，代谢轻度增高，请结合胃镜检查。

3. 右侧心膈角区、肝胃韧带区、上腹部腹膜后间隙多发肿大淋巴结，代谢异常增高。

4. 颈 4 椎、右侧第 6 后肋、右侧股骨头多发高代谢灶，上述考虑多发转移灶；胸 6 椎改变，不除外骨转移灶。

病例讨论

论点 1：肝左叶占位，FDG 代谢异常增高，首先考虑肝左叶占位为恶性病变，因 AFP 阴性，CA19-9 明显升高，暂不考虑肝细胞癌，肝左叶胆管细胞癌可能性较大；胃角局部胃壁增厚，FDG 代谢轻度增高，因胃印戒细胞癌可呈显像假阴性，故胃角恶性病变不除外，待胃镜病理；右侧心膈角区、肝胃韧带区、腹膜后多发肿大淋巴结伴 FDG 代谢增高，考虑为多发转移淋巴结；颈 4 椎、右侧第 6 后肋、右侧股骨头多发高代谢灶，考虑为多发骨转移。

论点 2：患者肝脏占位，胃镜显示胃角部多发溃疡，腹腔内多发肿大淋巴结，全身多处骨破坏征象，如果肝脏、胃病变均为恶性则存在以下几种可能，首先肝脏及胃部病变为双原发；其次胃部为原发，肝脏为转移瘤。最后肝脏为原发，胃部为转移瘤。但最后一种情况罕见，所以两者之间的病变关系就存在前两种情况，而要搞清楚两者关系还需要结合病理结果证实。

论点 3：老年女性患者，腹部不适就诊，MRI 显示肝脏左叶体积变小，内见片状稍长 T_1 稍长 T_2 信号影，信号不均，边界不清，增强扫描呈明显不均匀强化；肝右叶沿胆管分布可见多发结节状稍长 T_2 信号影，大者直径约 0.8 cm，增强扫描可见环形强化。以上征

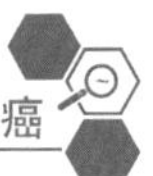

象不除外肝左叶脓肿伴肝脏多发小脓肿可能，但脓肿多伴有高热、寒战等症状，该患者临床症状与此不符。结合 PET 显像及血液指标，肝左叶占位，FDG 代谢异常增高，仍倾向恶性病变可能大，转移或原发不易鉴别；右侧心膈角区、肝胃韧带区、腹膜后多发高代谢肿大淋巴结，考虑为转移淋巴结；颈 4 椎、右侧第 6 后肋、右侧股骨头多发高代谢灶，考虑为多发骨转移；此例胃角处病变从 PET 图像上很难鉴别炎性或生理性摄取抑或是胃印戒细胞癌。

【病例讨论小结】

本病例的临床与影像征象相对比较复杂，对于这种复杂疑难病例，需要多种不同的诊断思路，结合各种影像学及实验室检查，能基本确定肝脏的病变为恶性，这一点的诊断思路是一致的。由于胃镜显示胃体部多发溃疡形成，胃部病变性质待定，所以肝脏病变难以确定是肝脏原发性肿瘤还是胃部病变转移所致。腹腔内多发肿大及高代谢淋巴结、骨质破坏是胃部病变转移还是肝脏病变转移也难以确诊，所以还需穿刺病理及胃镜活检明确诊断。

病理诊断

肝占位穿刺：送检显示增生的纤维组织内见异型细胞巢浸润性生长，结合组织学形态及免疫组化结果病变符合鳞状细胞癌。免疫组化：CK（+），CK5/6（+），P40（+），CK19（+），CK7（-），Hepa（-），Gly-3（-），CD34（血管+），Ki-67 阳性率约 50%（图 27-3）。

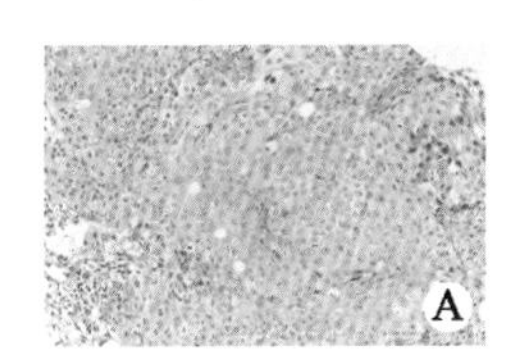
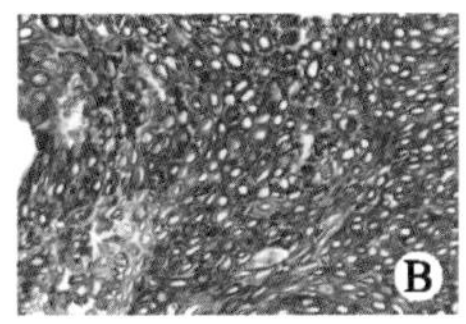
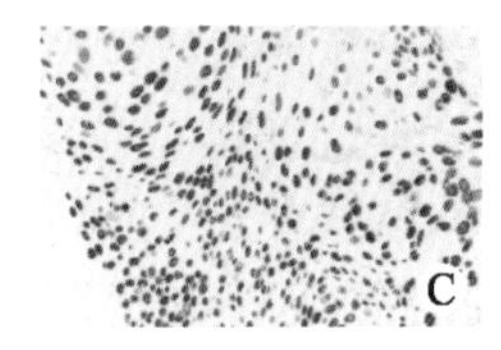
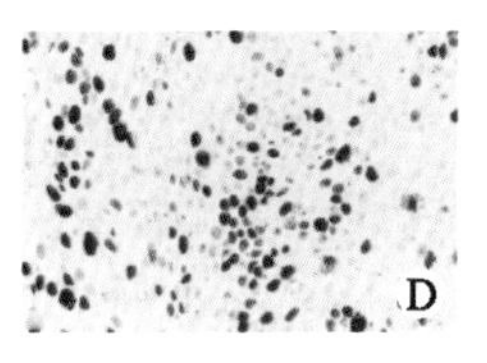

A 显示肿瘤由不规则的相互连接的巢状细胞组成，这些巢状细胞由边界清楚的多边形和鳞状细胞组成（HE 染色，×200）；B～D 免疫组化分别显示 CK5/6、P40、Ki-67 阳性，Ki-67 阳性率约 50%（×400）。

图 27-3　肝占位穿刺病理，鳞状细胞癌

胃镜：胃体下段近胃角前壁见 2 处大小约 0.3×0.5 cm、0.5×0.6 cm 相邻溃疡形成，底覆白苔，周围黏膜明显充血，质脆，取活检 5 块。病理诊断：胃体下段近胃角前壁为胃印戒细胞癌（图 27-4）。

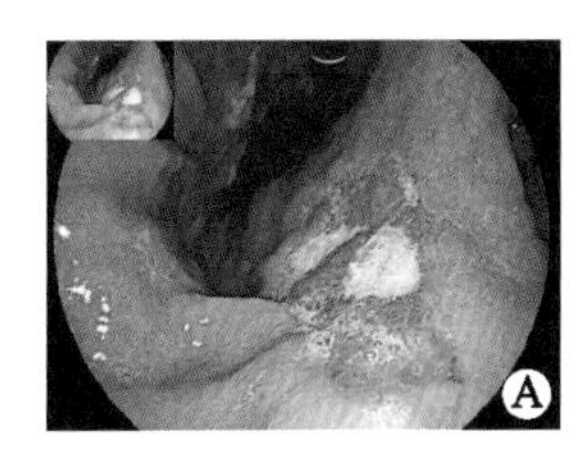
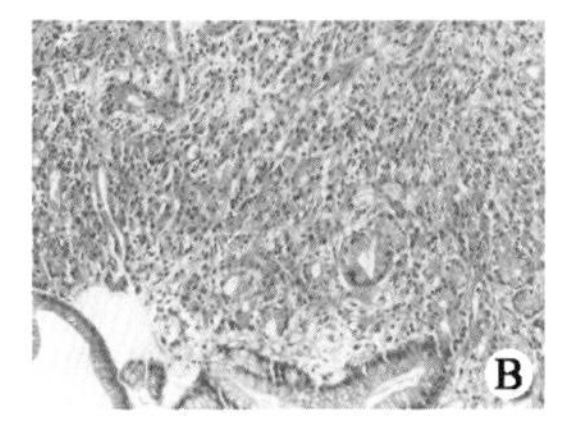

A 为胃镜检查显示胃角处巨大溃疡；B 为胃镜活检病理检查显示典型的上皮细胞，内含肿瘤样印戒细胞胞浆黏蛋白，诊断为印戒细胞癌（HE 染色，×200）。

图 27-4　胃镜及病理检查

临床随访

该患者诊断为肝脏鳞癌并肝内、淋巴结及骨转移；胃印戒细胞癌诊断明确，患者行抗肿瘤治疗效果不佳。患者病情进展迅速，已病故。

特邀专家点评

该病例患者病情相对复杂，同时证实体内有两种肿瘤，主要临床症状为右上腹疼痛，既往肝左叶肝内胆管结石，这些临床症状首先考虑为肝内胆管结石引起。但实验室检查及腹部影像学检查提示多种异常改变；PET/CT 检查除发现肝左叶低密度区代谢异常增高，还发现胃部可疑浓聚灶、腹腔内多发高代谢淋巴结，骨质破坏并代谢增高。恶性疾病明确，但是否同一来源并不能确定。本例 PET/CT 发现的多发转移灶，源于肝还是源于胃，以及肝与胃恶性病变间的关系，都有待进一步的研究和思考。最后病理证实为肝左叶鳞癌、胃印戒细胞癌。本病例提示我们，PET/CT 对恶性肿瘤的综合评价有独到的价值，但缺乏特异性，特别是常规 FDG 显像，核医学医生必须明确对于类似临床、影像、实验室多项指标异常的复杂情况，必须考虑疾病的复杂性和一元解释的局限性，诊断不宜过分，仅需报告能够有把握的影像信息即可，最后诊断还是要依靠病理和临床转归的证实。

讨论与文献综述

肝脏占位性病变常见以下几种类型：肝细胞癌、肝内胆管细胞癌、继发性肝癌；肝非癌性占位性病变：肝脓肿、肝血管瘤、多囊肝、棘球蚴病等。本病例需与以下疾病鉴别。继发性肝癌：肝外癌灶转移至肝者，一般病情发展较缓慢，症状较轻，AFP 检测除少数原发癌在消化道的病例可呈阳性外，一般为阴性。但确诊的关键仍在于病理检查和找到肝外原发癌的证据。肝脓肿：一般有明显的炎症表现，肿大的肝脏表面平滑无结节，触痛明显，白细胞计数升高。肝脏血管瘤：在 CT 检查中肝血管瘤通常呈低密度影，因此在 CT 增强扫描时才能对肝血管瘤进行诊断。在 CT 增强扫描中，造影剂在肝血管瘤中通常呈现快进、慢出的表现，肝血管瘤典型表现为在延迟期及静脉期，整个肝血管瘤呈现逐渐增强、逐渐变亮，造影剂从周边向中央蔓延，呈现出密度逐渐增高的阴影。

PET/CT 在肿瘤的诊断、分期和疗效评价方面发挥着重要的作用。但对于肝脏肿瘤其诊断价值有限，尤其是对于肝细胞癌。既往研究表明，PET/CT 对肝癌的检查率较低，平均阳性率为 40%～60%，对胆管细胞癌和转移瘤的检查率相对较高。肝癌细胞的葡萄糖摄取与其分化程度有关，由于分化较好的肝细胞癌去磷酸化水平较高，使得肝癌细胞葡萄糖摄取低，因而易出现假阴性结果；一部分肿瘤细胞膜上缺乏葡萄糖转运蛋白，也导致其 FDG 摄取较低。PET/CT 在肝转移瘤通常表现为高 FDG 摄取，其灵敏度、特异性较高，但炎性假瘤、腺瘤等也可表现为 FDG 摄取增高而出现假阳性。肝脏原发鳞癌鲜见，有文献报道其影像特征表现为：常规超声显示肿块回声混合，增强超声显示“快进、快退或慢退，高增强”模式；增强 CT 显示病灶中心或边缘增强，增强病灶密度低于同层肝组织密度；^{18}F-FDG 代谢增加。磁共振成像显示 T_1WI 低信号、T_2WI 高信号。回顾性分析此病例，肝脏占位病理示鳞癌，PET/CT 表现为高 FDG 摄取，与既往报道一致。

因为肝脏组织内无鳞状上皮组织，所以肝原发性鳞状细胞癌极其罕见，国内外仅有少量个案报道，与该病相近的病变为肝脏的腺鳞癌。关于发病原因主要有：①肝原发性鳞状细胞癌的发生与单纯性良性非寄生性肝囊肿、畸胎瘤、肝内胆管结石、肝硬化等有关；②肝胆管立方或柱状上皮，在某些致病因素如肝内胆管结石引起的反复胆道感染，在炎症的长期刺激作用下上皮层灶状鳞化、不典型增生及发展为原位癌及浸润性癌。③肝脏多潜能细胞在某些致癌因素的影响下转变为鳞状上皮细胞。本病例有肝内胆管结石的病史，也印证了其为肝脏鳞癌的诱发因素。

本例 MRI 将肝左叶异常信号考虑为肝内胆管结石并肝脓肿；肝内沿小胆管多发结节状异常信号，考虑为小脓肿。出现此种影像学表现的原因可能为肝脏原发性鳞状细胞癌为上皮来源组织，上皮组织具有分泌功能，可以分泌大量黏液，所以本病容易误诊为脓肿。肝原发性鳞状细胞癌是非常罕见的疾病，因缺乏对其了解和认识临床上容易误诊，其他影像学检查对诊断的作用比较有限，^{18}F-FDG PET/CT 全身显像可以全面、多方位对患者全身情况进行评价，肿瘤区域的异常高代谢，结合腹腔内肿大及高代谢淋巴结、骨质破坏提供了疾病的良、恶性诊断依据，这是其他影像学检查方法无法比拟的优势。而且本病容易发生液化及坏死，^{18}F-FDG PET/CT 显像对于确定肿瘤区域，指导选择穿刺区域有较大意义。

胃的印戒细胞是一种预后较差的恶性肿瘤，早期发现并及时手术能有效提升患者生存率，当其突破黏膜下层，就迅速广泛播散转移，并且该病对化疗不敏感，所以愈后较差。该病病理特点为癌细胞内充满黏液，将细胞核挤向细胞的一侧，外形酷似戒指。本病好发于青年女性，有研究表明发病原因可能与雌激素有关，因为在胃印戒细胞癌中常有雌、孕激素受体的高表达。但本病例为中年绝经后女性，与文献报道不一致，可能存在其他致病因素。

^{18}F-FDG 对胃癌术前分期及预后判断具有一定的应用价值，然而，由于 SRC 细胞内富含黏液，且肿瘤细胞膜表面缺乏 GLUTl 转运体，导致 SRC 摄取^{18}F-FDG 水平低，因此^{18}F-FDG 对印戒细胞癌诊断存在一定的局限性。本例患者胃窦病变即表现为低 FDG 摄取，因此对于胃印戒细胞癌的诊断需要结合临床症状及胃镜检查。

对于多原发肿瘤来说，手术治疗具有积极的临床意义，并影响患者的生存期。^{18}F-FDG PET/CT 对了解肿瘤的准确分期，区分转移，尤其少见部位及罕见转移部位分布情况，及时发现并且诊断多原发肿瘤具有重要的价值，为临床制订最优的治疗方案提供了可靠的依据。

参考文献

1. KANEKO Y, MURRAY W K, LINK E, et al. Improving patient selection for 18F-FDG PET scanning in the staging of gastric cancer [J]. J Nucl Med, 2015, 56(4): 523 - 529.
2. HA T K, CHOI Y Y, SONG S Y, et al. F18-fluorodeoxyglucose positron emission tomography and computed tomography is not accurate in preoperative staging of gastric cancer [J]. Korean Surg Soc, 2011, 81(2): 104 - 110.
3. KUDOU M, KOSUGA T, KUBOTA T, et al. Value ofpreoperative PET-CT in the prediction of pathological stage of gastric cancer [J]. Ann Surg Oncol, 2018, 25(6): 1633 - 1639.
4. ZHAO R, ZHU K, WANG R, et al. Primary squamous cell carcinoma of the liver: A case report and review of

the literature [J]. Oncol Lett, 2012, 4(6): 1163 - 1166.

5. ZHU K L, LI D Y, JIANG C B. Primary squamous cell carcinoma of the liver associated with hepatolithiasis: a case report [J]. World J Gastroenterol, 2012, 18(40): 5830 - 5832.
6. 莫伟钊, 尚晓静, 阳宇. 原发性肝脏鳞状细胞癌1例误诊分析并文献复习 [J]. 中国临床医学影像杂志, 2012, 23(9): 682 - 683.
7. HASS H G, SMITH U, JAGER C, et al. Signet ring cell carcinoma of the stomach is significantly associated with poor prognosis and diffuse gastric cancer: single-center experience of 160 case [J]. Onkologie, 2011, 34(12): 682 - 686.
8. 李增山, 李青. 2010年版消化系统肿瘤WHO分类解读 [J]. 中华病理学杂志, 2011, 40(5): 351 - 354.
9. 辛彦, 赵凤凯, 林惠芝, 等. 雌激素受体的表达与胃癌病理生物学行为特征的关系 [J]. 中国医科大学学报, 1991, 20(4): 291 - 292.
10. 辛彦, 李晓玲, 王艳萍, 等. 胃癌细胞功能分化表型与侵袭转移的关系 [J]. 中华肿瘤杂志, 2011, 23(4): 320 - 322.
11. YAMADA A, OGUCHI K, FUKUSHIMA M, et al. Evaluation of 2-deoxy- 2—[18F] fluoro-D—glucose positron emission tomography in gastric carcinoma: relation to histological subtypes, depth of tumor invasion, and, glucose transporter-1 expression [J]. Ann Nucl Med, 2006, 20(9): 597 - 604.
12. CHOI B H, SONG H S, AN Y S, et al. Relation between fluorodeoxyglucose uptake and glucose transporter-1 expression in gastric signet ring cell carcinoma [J]. Nucl Med Mol Imaging, 2011, 45(1): 30 - 35.
13. ALAKUS H, BATUR M, SCHMIDT M, et al. Variable 18F-fluorodeoxyglucose uptake in gastric cancer is associated with different levels of GLUT-1 expression [J]. Nucl Med Commnn, 2010, 31(6): 532 - 538.
14. SONG Y X, SHI J H, ZHANG X J, et al. Diagnostic value of imaging modalities in primary squamous cell carcinoma of the liver [J]. J Clin Ultrasound, 2023, 51(5): 887 - 897.
15. SUN Y, JIN G Y. Primary squamous cell carcinoma of the liver: a case report [J]. J Int Med Res, 2021, 49(6): 3000605211021275.

（张军军　李伟龙　整理）

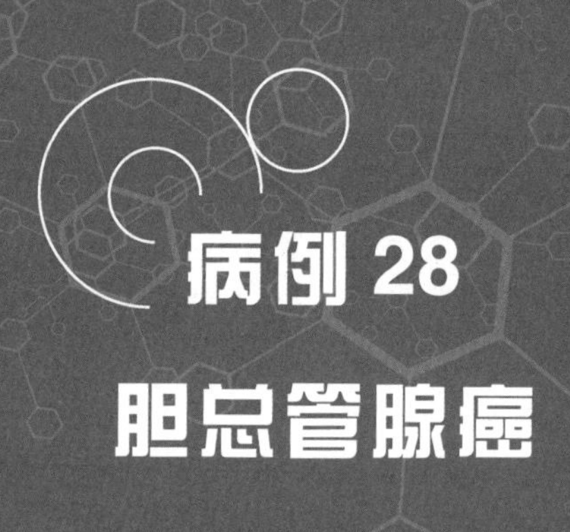

病例 28 胆总管腺癌

病历摘要

【基本信息】

患者，女性，73 岁。

主诉：右上腹疼痛半个月，加重 5 天。

现病史：患者半个月前无明显诱因出现右上腹部疼痛，阵发性发作，晚上较重，每次持续 1 ~2 小时可缓解，伴反酸、嗳气，伴小便发红。5 天前上述症状加重，来我院门诊就诊，行腹部超声检查显示“胆囊炎”，给予消炎利胆片口服，效果欠佳来诊，门诊化验肝功能，转氨酶明显升高。患者自发病以来精神状态可，体重无明显变化。

既往史与家族史：高血压病史 20 年余，糖尿病病史 10 余年，长期口服“硝苯地平缓释片、二甲双胍片、格列美脲片、阿卡波糖”等药物，血压、血糖控制一般。慢性胃炎病史 30 余年，1 年前上消化道出血、继发性贫血病史。自述有“焦虑、睡眠障碍”病史；否认有明确家族性遗传病及传染病病史。

查体：全身皮肤黏膜未见皮疹、黄染、蜘蛛痣及出血点。腹柔软，液波无震颤，振水声无，腹部包块未触及，右上腹部压痛，墨菲征阳性，无明显肾区叩击痛。

【辅助检查】

影像学检查。腹部彩超：胆囊炎。上腹部 MRCP：胆总管全程扩张并肝内胆管明显广泛扩张；胆囊体积增大（图 28 –1A）。上腹部增强 MRI：胆总管末端管壁不规则增厚、毛糙，管腔截断，增强扫描病变呈渐进性强化，范围约 1.2 cm ×1.3 cm；其上方胆总管及肝内胆管明显扩张，胆总管最宽处约 1.5 cm（图 28 –1B ~图 28 –1D）。

实验室检查。尿常规：隐血（+++），红细胞 141 个/μL，尿胆红素（+），尿微量白蛋白 >0.15 g/L。血生化：ALT 249 U/L，AST 254 U/L，GGT 162 U/L，总胆红素 34.7 μmol/L，乳酸脱氢酶 556 U/L；降钙素原 0.08 ng/mL；C 反应蛋白 8.41 mg/L；葡萄糖 6.68 mmol/L。血清肿瘤标志物：CEA 7.54 ng/mL、AFP、CA 19-9 在正常范围内。便常规、血常规、电解质、筛查四项均未见异常。

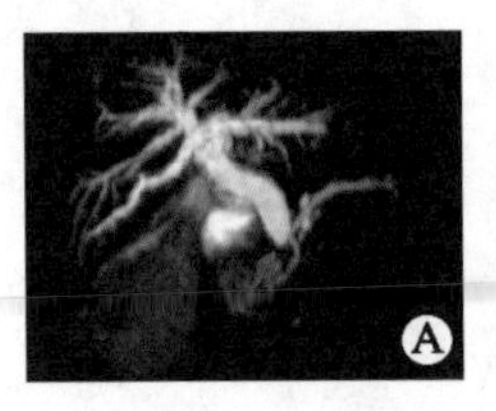
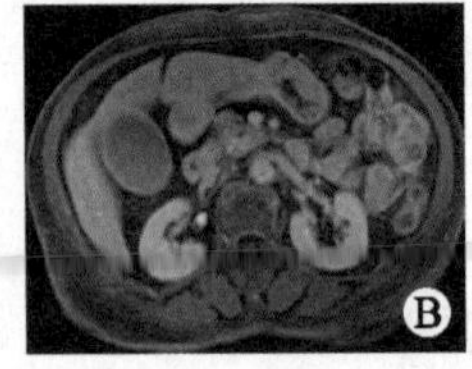
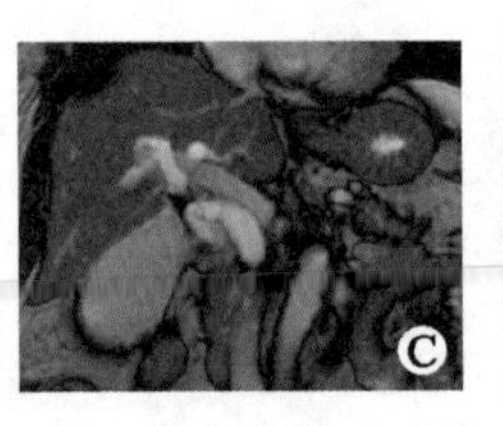
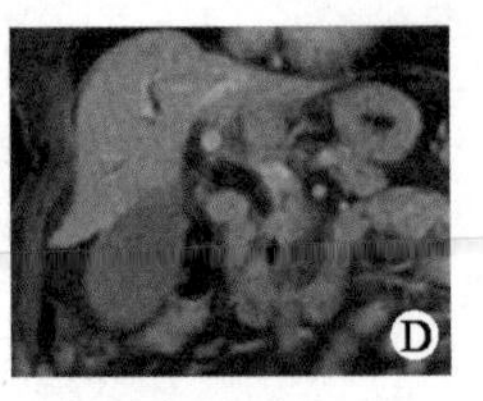

A 为上腹部 MRCP，显示胆总管末端突然截断，肝内胆管扩张呈“软藤征”；B ~ D 为上腹部 MR 增强检查，显示胆总管末端管壁不规则增厚、毛糙，管腔截断，轴位相显示“圆圈征”，其上方胆道系统明显扩张。

图 28 -1　上腹部 MRCP 及增强检查

【临床初步诊断】

①肝功能不全；②胆囊炎；③胆总管下段占位？

【临床关注点】

老年女性，基础病较多，磁共振提示胆总管末端增厚，病变的性质如何考虑？肝功能不全及胆囊炎的原因是什么，二者是否有关联？

PET/CT检查

【操作流程与参数】

患者检查前禁食 6 h 以上，空腹血糖 5.4 mmol/L。^{18}F-FDG 剂量 7.22 mCi，注射后 1 小时和 2 小时进行检查。PET/CT 检查采用 Biograph mCT S40 PET/CT 扫描仪（德国 Siemens 公司）。采集参数：CT 扫描电压 120 kV，电流采用自动毫安秒，螺距 1.2，层厚 3 mm。PET 采集采用连续扫描模式，速度 1.3 cm/min。扫描范围从颅顶至股骨中上段。PET 图像采用 CT 扫描数据衰减矫正，图像重建采用有序子集最大期望值迭代法。

【PET/CT 所见】

胆总管末端管壁不规则增厚，放射性异常浓聚，1 小时常规显像 SUV_{max}为 4.2，2 小时延迟显像 SUV_{max}为 4.9；胆总管上段及肝内胆管明显扩张，胆囊增大，壁未见明显增厚，放射性未见异常浓聚（图 28 -2，图 28 -3）。

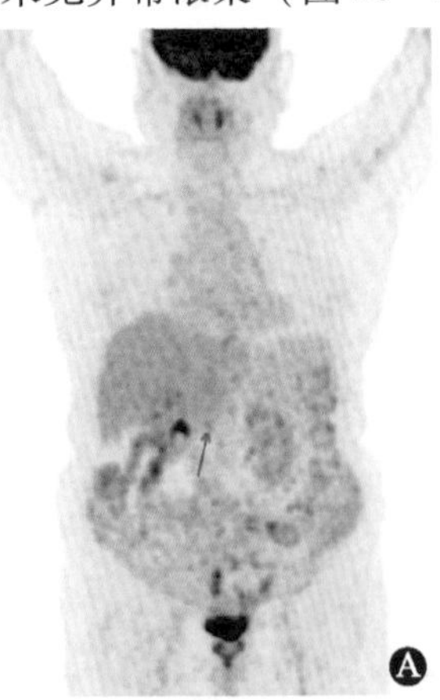
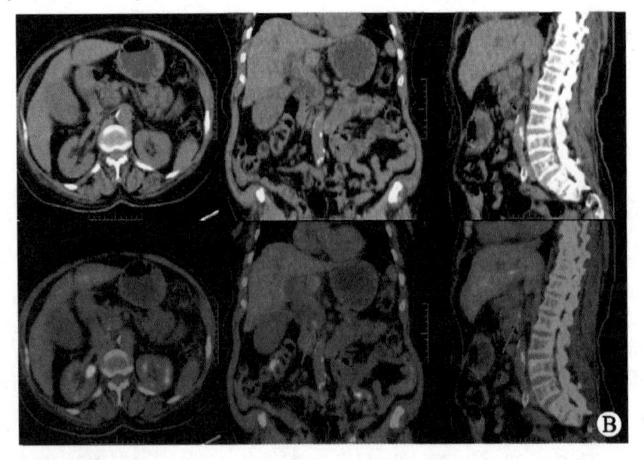

A 为体部 MIP 图显示胆总管走行区见异常代谢结节（箭头）；B 显示胆总管末端管壁不规则增厚，见轻度代谢结节（箭头），SUV_{max}为 4.2，以上胆道系统明显扩张。

图 28 -2　^{18}F-FDG PET/CT 1 小时常规显像

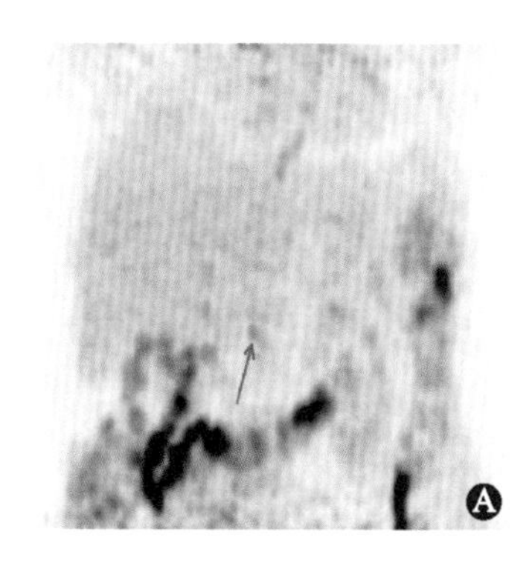

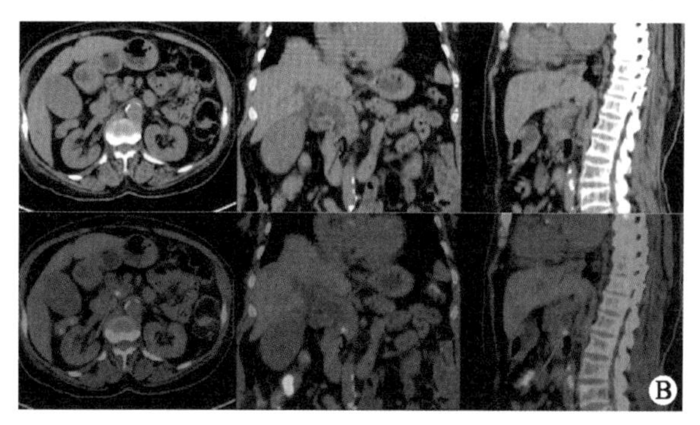

胆总管末端异常代谢结节（箭头），SUV_{max}为4.9。

图28－3 ^{18}F-FDG PET/CT 2小时延迟期显像

【PET/CT诊断意见】

1. 胆总管末端占位伴高代谢，符合胆管恶性肿瘤并胆系梗阻性扩张。

2. 余躯干及脑部PET/CT检查未见明显异常代谢征象。

病例讨论

论点1：患者为老年女性，慢性病较多；ALT、AST增高，符合肝功能损害，GGT增高与肝胆疾病有关；胆总管末端病变，总胆红素增高，肿瘤标志物正常，提示阻塞性黄疸，综合分析考虑第一诊断为胆管炎；第二诊断为胆管癌。

论点2：该患者MRCP检查显示胆总管末端突然截断，呈鸟嘴样改变，以上胆道系统全程扩张，增强扫描可见结节样渐进性强化信号灶。PET/CT早期显像此区域见异常代谢结节，延迟显像代谢进一步增高，其他表现均考虑为并发症，用一元论解释；综上所述，第一诊断为胆管癌，第二诊断为胰头癌。

论点3：该患者病情较复杂，综合分析，肝功能不全及胆囊炎、阻塞性黄疸可用胆总管末端病变解释。肿瘤标志物CA 19-9正常，综合各种影像学检查，第一诊断为十二指肠乳头区腺癌，第二诊断为胆管炎及胆管癌都有可能，第三诊断为肝外胆管良性肿瘤不排除。

【病例讨论小结】

本病例为老年女性，临床表现为肝功能不全、胆道系统梗阻，MRI高度怀疑胆管恶性肿瘤，PET/CT早期及延迟显像均显示胆总管末端局部高代谢，延迟显像病灶代谢进一步增高，近17%，也支持胆管细胞癌的诊断，胆囊无高代谢，可排除胆囊急性炎症。至于患者小便颜色发红，与胆红素升高有一定相关性，另外患者尿常规提示红细胞明显升高，尿潜血阳性，泌尿系统疾病还需进一步排查。由于胆管占位的存在，导致胆管梗阻、胆汁淤积，可以解释患者出现的临床症状和表现，以及肝功能不全。该患者PET/CT显像结果未见明确远处转移征象，有助于疾病分期和指导治疗方案制订，可进行手术治疗。

病理诊断

肉眼所见（冰冻）：胆管切缘见不规则组织，体积2 cm×1 cm×0.8 cm，灰红、灰黄色，质韧。术中二次送检：胆管末端肿瘤，不规则组织两块，大者体积3 cm×1.5 cm×0.3 cm，小者体积2 cm×1 cm×0.3 cm，均灰红、灰黄色，质韧。术后送检部分胃壁+十二指肠+部分胰腺：胃大弯长8 cm，小弯长6 cm，切端直径6 cm，十二指肠长25 cm，切端直径4 cm，胰腺体积8 cm×5 cm×4 cm，胆总管长2 cm，残端周径3 cm，沿胆总管切开，在距胆总管切缘3.5 cm，距十二指肠大乳头2.5 cm，距胰腺残端1.5 cm，胆总管胰腺部见胆管壁粗糙，切开，见部分肿物，体积2.5 cm×1.5 cm×1 cm，切面灰白，质硬，侵犯周围胰腺组织，胃黏膜及肠黏膜未见明显异常，幽门上见淋巴结3枚，大者直径0.8 cm，切面灰红、质韧。胆总管周围共见一枚淋巴结，直径0.8 cm，切面灰红、质韧（图28－4A）。

病理诊断（图28－4B）：胆总管末端浸润性腺癌，胆道型，中分化，体积2.5 cm×1.5 cm×1 cm和3 cm×1.5 cm×0.3 cm及2 cm×1 cm×0.3 cm，侵出胆总管管壁，侵犯胰腺组织。查见脉管瘤栓及神经侵犯，胃黏膜非萎缩性胃炎，十二指肠黏膜慢性炎症，胆囊急慢性炎症伴胆固醇息肉。区域淋巴结查见转移1/11，分组如下。肿物旁淋巴结1/2（转移灶为微转移），六区软组织(－)，八区淋巴结0/4，十二区软组织(－)，幽门下软组织(－)，幽门上淋巴结0/4，胆总管周围淋巴结0/1。

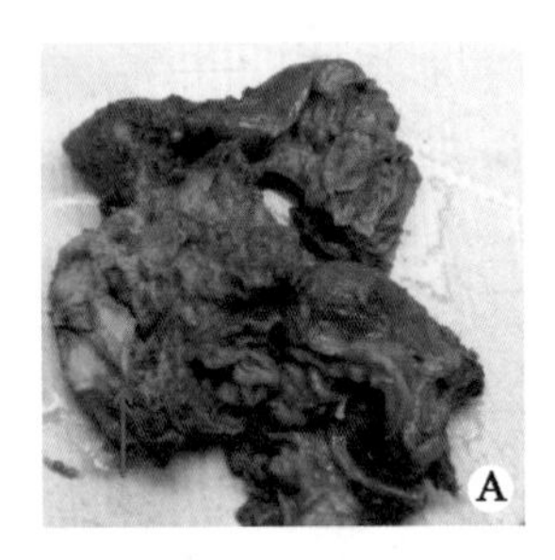

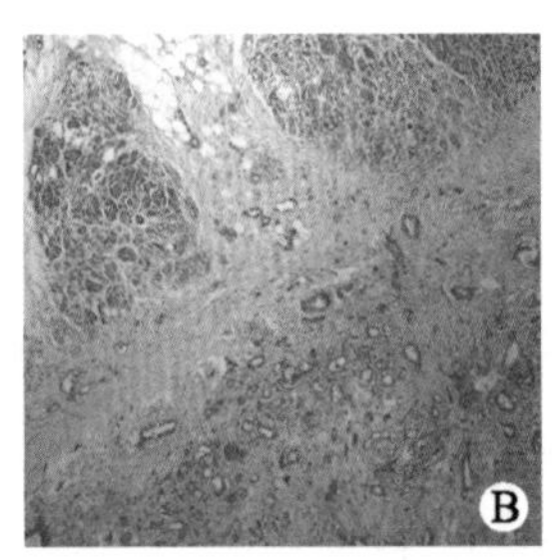

A为实体（病变箭头）；B为病理（HE，×100），胆总管末端浸润性腺癌。

图28－4 冰冻检查

临床随访

患者行腹腔镜辅助胰十二指肠切除+肠粘连松解+胆囊切除术，术后恢复良好。神志清，精神可，饮食、睡眠可，小便发红消失，肝功能恢复正常，近期体重较前略有减轻。

特邀专家点评

本例患者的临床与实验室指标诊断梗阻性黄疸是没有疑问的，重点是这种梗阻的基本病因是什么。几种影像学的结果都指向了最终证实的确定诊断，PET/CT的贡献是对病变涉及范围及临床预后所提供的参考信息。在分析核医学检查结果和出具诊断意见时，应尽可能准确、客观地为临床送检单位与医生提供与决策有关的信息，这不仅可以保证我们的诊断正确，也能获得更多的临床认可，为患者解决实际问题，这是所有核医学人的责任。

讨论与文献综述

胆管细胞癌（cholangiocarcinoma，CC）是起源于胆管上皮细胞的恶性肿瘤，发病率较低，发病高峰约为70岁，由于生活习惯及老龄化的来临，胆管癌的发病率逐年上升，主要致病因素有原发性硬化性胆管炎、寄生虫感染、胆管结石等。按解剖部位可分为肝内型和肝外型，后者又可分为肝门型和胆总管型，大样本研究显示其中肝内型占8%，肝外型占92%（肝门型占50%，胆总管型占42%）。根据大体形态特点分为结节型、管壁浸润型和腔内息肉型。

由于该肿瘤早期缺乏特异性症状，且恶性程度较高，黄疸、腹痛及转氨酶升高常常提示疾病已经进入中晚期。本例老年患者因右上腹部疼痛伴肝功能不全、总胆红素增高入院，与文献报道相符。肿瘤标志物CA 19-9对早期胆管细胞癌的敏感性和特异性不高，超声、CT和MRI检查是目前诊断肝外胆管细胞癌的主要影像学检查方法，MRCP梗阻端的形态常表现为截断状、鸟嘴状和杯口状，梗阻的胆管系统呈软藤状改变；CT和MRI征象与肿瘤生长方式和病理类型相关，结节型病灶向管腔内生长，肿瘤受管壁的限制对周围结构侵犯少，表现为境界较清楚的结节影，增强扫描呈较明显强化。肿块型为肿瘤突破胆管壁向外生长明显，形成界限不清的软组织肿块影，且周围组织常受侵犯，常表现为界限欠清晰的肿块影；浸润型病变沿胆管黏膜或黏膜下层浸润生长，导致管壁局限性增厚，造成受累胆管狭窄，MRI表现以胆管扩张的间接征象为主，往往缺乏明确的软组织肿块影，增强扫描则可以显示胆管壁局限性增厚，轴位相显示“圆圈征”。该患者MRCP表现为截断状及肝内胆管“软藤征”，浸润型生长与文献报道相符。但在肝外胆管细胞癌和胆道良性狭窄的鉴别诊断仍困难。

^{18}F-FDG PET/CT可同时显示病变部位的葡萄糖代谢信息和解剖信息，CHOI等认为^{18}F-FDG PET/CT可有效鉴别肝外胆管良、恶性病变。炎症细胞和肿瘤细胞在许多代谢通道中存在相似的机制，胆管炎也可引起糖代谢增高。冼伟俊等研究显示结节型肝外胆管细胞癌组SUV_{max}、T/L（病灶SUV_{max}/肝脏SUV_{mean}）明显高于良性病变组，早期显像诊断准确率较高，但是对于非结节型的肝外胆管细胞癌，延迟显像SUV_{max}（>3.1）的准确率明显高于早期显像，且其RI_{SUV}>6.0%［RI_{SUV}=（延迟SUV_{max}－早期SUV_{max}）/早期SUV_{max}×100%］明显高于良性病变，这也提示了癌性细胞摄取^{18}F-FDG的高峰时间明显长于炎性细胞。研究显示^{18}F-FDG PET/CT双时相显像也有助于提高对于肝癌、肺癌等恶性肿瘤的诊断准确率。本病例属于非结节型肝外胆管细胞癌，通过双时相显像的SUV_{max}（延迟SUV_{max}：4.9）、RI_{SUV}（16.6%）可以很好地和胆管炎相鉴别，这也是其优于CT及MRI检查的主要方面，需要进行双时相显像的原因可能是因为病灶小于PET的分辨率时可能会产生假阴性；同时，受肿瘤细胞数量较少的影响，ALEXEY等指出肿瘤细胞数量与SUV_{max}呈正相关，这可能与细胞核的多形性、有丝分裂数量、微血管密度等因素相关。冯彦林等研究显示^{18}F-FDG PET/CT双时相显像对非结节型肝外胆管腺癌的诊断敏感度达85.71%，高于杨晖等报道的61.7%，这可能与病理类型单一有关。多种恶性肿瘤的病理分型及分化程度可对^{18}F-FDG的摄取产生重要影响。Ahn S J等研究表明不同病理类型的胆管细胞癌对^{18}F-FDG的摄取存在差异，低分化程度患者SUV_{max}较高，这可能与肿瘤细胞的增殖活性有关。一方面，分化程度越低的患者其肿瘤增殖越快，^{18}F-FDG的摄取程度越高；另一方面，低分化癌通常有较高的微血管密度。高分化腺癌假阴性率最高，此外黏液癌中的黏液成分短时间内无法摄取葡萄糖，导致黏液癌易出现假阴性结果。研究显示远端胆管腺癌的诊断敏感度高于肝门部胆管腺癌，这可能与肝门部周围肝组织高代谢以致肝门部胆管小病灶难

以发现有关。本病例为中分化腺癌，糖代谢 SUV_{max} 为 4.2，符合文献介绍的代谢特点。

本病例除需要与胆管炎鉴别之外，还需要与胰头癌和胆管良性肿瘤相鉴别。胰头癌好发年龄为老年人，特点是乏血供肿瘤，其增强检查的表现和胆管癌的渐进性强化有明显区别，同时会伴有胰腺体尾部萎缩、CA 19-9 明显升高；PET/CT 在糖代谢方面没有明显的区别，较小的胰头癌影像检查比较难鉴别。十二指肠腺瘤在增强方面与肝外胆管细胞癌鉴别较困难，但在 PET/CT 双时相检查中，其延迟显像较早期显像糖代谢不增高或轻度增高，明显低于胆管细胞癌的增高程度。胆管良性肿瘤是指发生于肝内外胆管和十二指肠乳头的良性肿瘤和肿瘤样病变，临床上发病率较低，男性比女性多见，腺瘤（含囊腺瘤）和乳头状瘤多见，好发于中老年人，胆管良性肿瘤 CT 检查表现为扩张的胆管内等或低密度软组织肿块影或胆管壁节段性增厚，病变局限于某一段胆管或沿着胆管弥漫性生长，部分肿块还有强化的表现；MRCP 检查显示肿瘤多呈偏心膨胀性生长，梗阻端以上胆管扩张程度相对较轻，梗阻端呈杯口状改变，管壁光滑，无明显增厚。相对而言，肝外胆管良性肿瘤、十二指肠乳头占位术前很难明确诊断，相关研究发现，双时相显像有助于鉴别良、恶性病变。杨晖等研究显示 PET/CT 诊断肝外胆管癌区域淋巴结转移的灵敏度、特异性分别为 41.7% 和 91.4%，灵敏度不高，一方面是由于肝门区以胰头区结构较复杂，体积较小的转移性淋巴结较隐蔽不易被发现；另一方面炎性细胞也能摄取 FDG。本病例未显示高代谢的转移淋巴结，可能是微转移的原因。

本文提供的病例为老年女性，右上腹痛半个月，伴肝功能不全，磁共振检查可明确胆总管断胰腺段末端病变，再结合 PET/CT 双时相检查，可以对肝外胆管癌做出较为准确的判断。临床上如果发现可疑胆总管病变，尤其是非结节型，首先推荐行 MR 检查，同时行 PET/CT 全身检查，用于术前诊断及分期评估，也可作为疗效评估随诊手段。

参考文献

1. DYSON J K, BEUERS U, JONES D E J, et al. Primary sclerosing cholangitia [J]. Lancet, 2018, 391 (10139): 2547-2559.

2. DEOLIVEIRA M L, CUNNINGHAM S C, CAMERON J L, et al. Cholangioca-cinoma: thirty-one-year experience with 564 patients at a single institution [J]. Ann Surg, 2007, 245(5): 755-762.

3. LIM J H. Cholangiocarcinoma: morphologic classification according to growth pattern and imaging findings [J]. AJR Am J Roentgenol, 2003, 181(3): 819-827.

4. 高树全, 崔大鹏. MSCT 联合肿瘤标记物检测对肝内肿块型胆管细胞癌的诊断价值 [J]. 中华实用诊断与治疗杂志, 2018, 32(2): 166-168.

5. CHUNG Y E, KIM M J, PARK Y N, et al. Varying appearances of cholangiocarcinoma radiologicpathologic correlation [J]. Radiographics, 2009, 29(3): 683-700.

6. 周经兴, 梁碧玲, 许凌云, 等. 肝外胆管癌常规磁共振和磁共振胆胰管造影的诊断价值 [J]. 中华肿瘤杂志, 2004, 26(7): 421-423.

7. 杨晖, 关志伟, 富丽萍, 等. ^{18}F-FDG PET/CT 在肝外胆管细胞癌术前诊断及分期中的价值 [J]. 中华核医学与分子影像学杂志, 2017, 37(2): 65-69.

8. CHOI E K, YOO I R, KIM S H, et al. The clinical value of dualtime point ^{18}F-FDG PET/CT for differentiating extrahepatic cholangiocarcinoma from benign disease [J]. Clin Nucl Med, 2013, 38(3): 106-111.

9. WANG Z G, YU M M, HAN Y, et al. Correlation of Glut-1 and Glut expression with ^{18}F FDG uptake in

pulmonary inflammatory lesions [J]. Medicine, 2016, 95(44): 54 -62.
10. 冼伟均, 冯彦林, 杨明, 等. 双时相^{18}F-FDG PET/CT 显像诊断不同类型肝外胆管癌 [J]. 中国医学影像技术, 2020, 36(6): 878 -882.
11. WU B, ZHAO Y, ZHANG Y, et al. Does dual-time-point ^{18}F-FDG PET/CT scan add in the diagnosis of hepatocellular carcinoma? [J]. J Nucl Med, 2017, 20(1): 79 -82.
12. 石丽红, 刘艳, 谢新立, 等. ^{18}F-FDG PET/CT 双时相显像定性诊断肺占位性病变 [J]. 中国医学影像技术, 2019, 35(5): 682 -686.
13. ALEXEY S, HANS J M, ANNE K H, et al. Associations between ^{18}F-FDG PET/CT and complex histopathological paramters including tumor cell count and expression of Ki67, EGFR, VEGF, HIF-1a, and p53 in head and neck squamous cell carcinoma [J]. Mol Imaging Biol, 2018, 21(2): 368 -374.
14. AHN S J, PARK M S, LEE J D, et al. Correlation between 18Ffluorodeoxyglucose positron emission tomography and pathologic differentiation in pancreatic cancer [J]. Ann Nucl Med, 2014, 28(5): 430 -435.
15. WADHWAN V, SHARMA P, SAXENA C, et al. Grading angiogenesis in oral squamous cell carcinoma: ahistomorphometric study [J]. Indian J Dent Res, 2015, 26(1): 26 -30.
16. 张晓峰, 邱发波, 何俊闯, 等. 中国胆管乳头状瘤的临床流行病学(1979—2011 年文献回顾分析) [J]. 中国现代普通外科进展, 2012, 15(6): 455 -458.
17. 邱应和, 魏妙艳, 巩鹏, 等. 136 例胆管良性肿瘤外科诊断与治疗的多中心回顾性研究 [J]. 中华消化外科杂志, 2017, 16(4): 368 -374.
18. 张建功, 史讯. ^{18}F-FDG PET/CT 双时相显像对结核性和肿瘤性腹膜弥漫性病变的诊断价值 [J]. 中国医学影像学杂志, 2019, 27(4): 286 -289.

(宋德炜　邵元伟　整理)

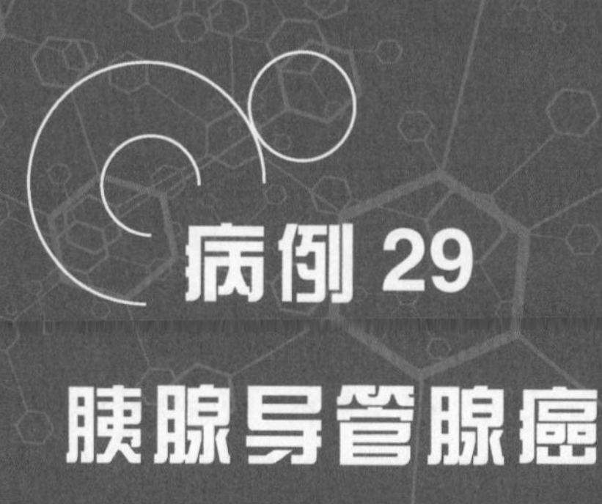

病例 29

胰腺导管腺癌

病历摘要

【基本信息】

患者，男性，60 岁。

主诉：上腹部疼痛伴皮肤、巩膜黄染 2 周。

现病史：患者 2 周前无明显诱因出现上腹痛，伴有皮肤、巩膜黄染，无恶心、呕吐、腹胀及发热症状。上腹部 CT 显示胰腺钩突软组织团，腺体尾部萎缩，胰管、胆管扩张，考虑胰头癌。腹部增强 MR 显示胰头钩突部乏血供占位致胆道低位梗阻、胰管扩张，考虑肿瘤性病变，胰腺癌可能性大。患者入院时精神状态良好，食欲有下降，大便陶土色，小便色黄。

既往史与家族史：否认高血压、糖尿病等慢性病病史。否认家族遗传病及传染病病史。

查体：上腹部轻度压痛，无反跳痛，腹部无包块，全身皮肤黏膜黄染，巩膜黄染。

【辅助检查】

影像学检查。上腹部 CT：胰腺钩突软组织团块并胰腺体尾部萎缩，胰管、胆管扩张，考虑胰头癌。MRCP：胆总管下段截断，其以上胆道系统扩张。腹部增强 MR：肝内胆管及胆总管扩张，胆总管扩张至胰头部，胰头钩突部见大小约 20 mm × 17 mm 类圆形稍长 T_1 稍长 T_2 信号，边界欠清，DWI 呈稍高信号，增强扫描呈持续性轻度强化，强化程度低于胰腺实质，余胰腺体尾部萎缩，胰管扩张，提示胰头钩突部乏血供占位致胆道低位梗阻、胰管扩张，考虑肿瘤性病变，胰腺癌可能性大（图 29 – 1）。

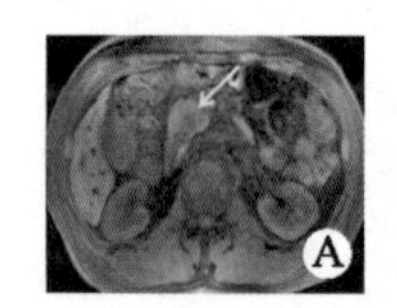

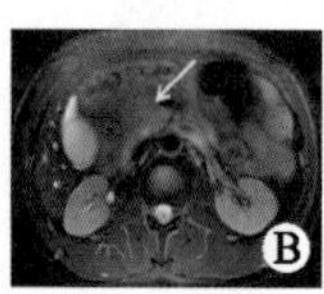

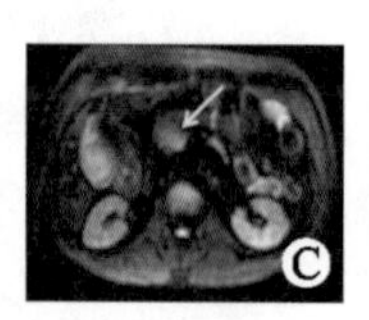

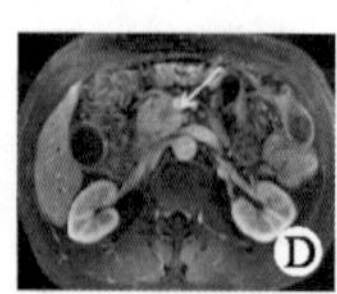

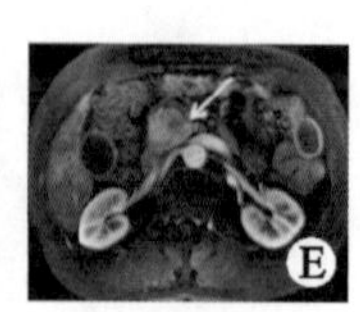

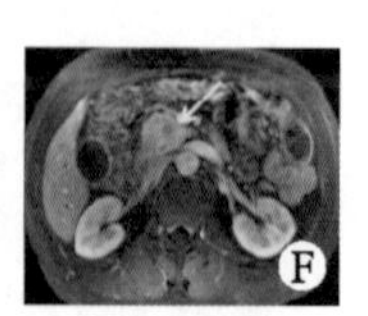

A ~ C 分别为 T_1WI、T_2WI、DWI 显示胰头钩突部见稍长 T_1 稍长 T_2 异常信号，边界欠清，DWI 呈稍高信号（箭头）；D ~ F 为增强扫描示胰头钩突占位呈持续性轻度强化（箭头）。

图 29 – 1　腹部增强 MRI

实验室检查。血常规：血小板计数 338 × 10^9/L↑。血生化：丙氨酸氨基转移酶 95.90 U/L↑、天冬氨酸氨基转移酶 43.50 U/L↑、γ-谷氨酰基转移酶 136 U/L↑、总胆红素 207.80 μmol/L↑、直接胆红素 176.10 μmol/L↑、碱性磷酸酶 194 U/L↑。肿瘤标志物：CA19-9 1488 U/mL↑。

【临床初步诊断】

①胰腺占位，胰腺癌；②胆管扩张；③胆道梗阻性黄疸。

【临床关注点】

患者为中老年男性，以腹痛起病，伴有皮肤、巩膜黄染，上腹部 CT 提示胰腺钩突软组织团块并胰腺体尾部萎缩，胰管、胆管扩张，腹部增强 MR 提示胰腺乏血供占位，CA19-9 异常增高，高度提示胰腺癌，完善 ^{18}F-FDG PET/CT 检查进一步明确性质与分期，同时注意疾病的鉴别诊断。

PET/CT检查

【操作流程与参数】

患者检查前禁食 6 h 以上，空腹血糖 5.5 mmol/L。^{18}F-FDG 剂量 9.10 mCi，注射后 1 小时检查。PET/CT 采用 Biograph mCT PET/CT 扫描仪（德国 Siemens 公司）。采集参数：CT 扫描电压 120 kV，电流采用自动毫安秒，螺距 0.6，层厚 5 mm。PET 扫描，2 分钟/床位。扫描范围为颅顶至大腿上 1/3。图像采用 CT 扫描数据衰减矫正，图像重建采用有序子集最大期望值迭代法。

【PET/CT 所见】

胰头钩突可见软组织团块，形态不规则，大小约 36 mm × 28 mm × 22 mm，放射性摄取增高，SUV_{max} 为 5.5。胰腺体尾部萎缩，胰管扩张，最宽处约 10 mm。肝内胆管扩张，部分积气。胆管明显扩张，最宽处约 27 mm（图 29－2）。

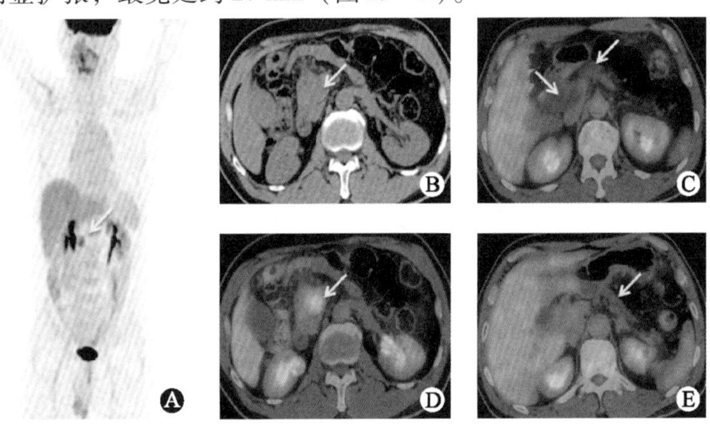

A 为体部 MIP 图，右上腹局部可见异常放射性浓聚灶（箭头）；B 为腹部 CT 可见胰腺钩突部软组织团块影，形态不规则（箭头）；D 为 PET/CT 融合横断面显示胰腺钩突部团块代谢增高，SUV_{max} 为 5.5（箭头）；C、E 为 PET/CT 融合横断面显示胆总管明显扩张，胰管扩张，胰腺体尾部萎缩（箭头）。

图 29－2 ^{18}F-FDG PET/CT

【PET/CT 诊断意见】

1. 胰头钩突处高代谢团块，多考虑恶性，胰腺癌可能大，建议结合病理；余全身未见明确转移征象。

2. 肝内外胆管明显扩张，部分肝内胆管积气；胰管扩张，胰腺体尾部萎缩。

病例讨论

论点1：患者为中老年男性，以腹痛起病，伴有皮肤、巩膜黄染，上腹部 CT 显示胰腺钩突软组织团块并胰腺体尾部萎缩，胰管、胆管扩张，增强 MR 显示胰腺钩突部占位为乏血供，^{18}F-FDG PET/CT 显示胰腺钩突部高代谢软组织占位，CA19-9 异常增高。该患者临床表现及影像学表现均高度提示胰头癌，但仍需与其他肿瘤或炎性病变进行鉴别，最终诊断需要病理进行明确。

论点2：患者的影像表现、临床症状和检查指标都支持胰腺癌的诊断，患者有胆管梗阻及上段明显扩张，需要和胆管癌鉴别，胆管癌也可以表现为渐进性强化，但胰腺癌更容易出现胰腺体尾部的萎缩，并且 CA19-9 升高的更明显。该患者 CA19-9 明显升高，在炎性病变中比较少见，所以暂不考虑炎性病变。

论点3：该患者鉴别诊断还需要考虑到壶腹癌，临床表现上可以出现间断性的黄疸症状，但影像上胰头的肿大较少见。局灶型自身免疫性胰腺炎也可以出现胰腺局部的肿大，但胰管多无明显扩张，而狭窄更常见，可见胰管穿透征，肿瘤标志物不高，而 IgG4 可见升高。胰腺淋巴瘤也好发于胰头，但 CA19-9 通常不升高，胆管、胰管通常无明显扩张，增强表现为轻中度强化，血管走行正常，无明显狭窄和闭塞，胰腺腺体无明显萎缩。实性假乳头状瘤通常多为囊实性，有完整包膜、钙化特点。慢性胰腺炎通常伴有钙化，病史较长，胆管无明显扩张。

【病例讨论小结】

该患者表现比较典型，诊断胰腺癌并不困难，但仍需要进一步开阔鉴别思路。该患者为孤立性病灶，位于胰腺钩突部且形态不规则，有占位效应及继发表现，^{18}F-FDG PET/CT 表现为代谢增高，全身无其他病灶，首先考虑胰腺癌，其他疾病如胰腺淋巴瘤及结核虽然也可表现为类似胰腺癌的肿块，但通常伴有胰腺外脏器的累及，且肿瘤标志物多不高，因此暂不考虑。慢性胰腺炎常导致广泛胰腺纤维化，也可表现为^{18}F-FDG 摄取增高，但一般病史较长，CT 胰管可有不同程度扩张，典型呈串珠样，胰腺实质容易出现钙化，与该患者不符。自身免疫性胰腺炎以胰腺肿大和胰管不规则狭窄为特征，局灶性自身免疫性胰腺炎可与胰腺癌类似，^{18}F-FDG 摄取增高，但无血管及周围结构侵犯征象，可伴有胰管穿透征，该患者扩张的胆管、胰管呈骤然截断，且肿瘤标志物 CA19-9 异常升高，因此不支持自身免疫性胰腺炎诊断。

病理诊断

诊断：胰腺钩突部中分化导管腺癌（图 29－3），肿瘤大小 3.5 cm×3.5 cm×1.5 cm；癌组织侵及胰腺旁脂肪组织，累及十二指肠壁肌层（近黏膜下层）；可见神经浸润及脉管内瘤栓。免疫组化结果显示肿瘤细胞：CK(+)，CK7(+)，EMA(+)，Vimentin(-)，CD10(-)，Syn(-)，CgA(-)，Ki-67(+ ,20%)。胰周淋巴结可见转移癌（3/7）。

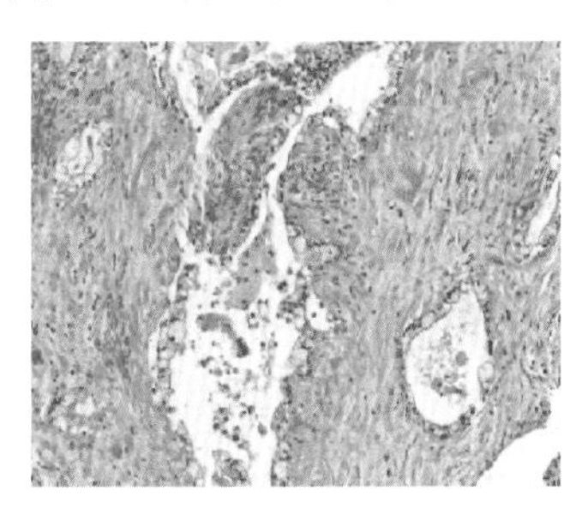

图 29 -3 胰腺中分化导管腺癌（HE，×100）

临床随访

患者行胰十二指肠切除术近半年后随访，一般情况可，术后已行辅助化疗 18 次，期间辅以局部放疗，PTV(术后瘤床,腹主动脉旁淋巴结引流区) = 50 Gy/20 F，复查未见复发或转移。

特邀专家点评

患者为中老年男性，有上消化道症状伴皮肤、巩膜黄染，影像学检查提示胰头钩突部结节样占位，伴双管征，MR 增强有乏血供的典型征象，肿瘤指标明显增高，诊断胰头恶性肿瘤证据充分。胰头部出现局限性肿块，首先要考虑是良性或恶性？原发还是继发？有没有分泌腺功能等。原发肿瘤考虑导管上皮来源的可能性大，继发转移瘤一般有原发恶性肿瘤病史。外分泌腺来源的肿瘤，导管腺癌是最常见的，占胰腺恶性肿瘤 85% ~ 95% ，乏血供为其特点，由于纤维间质成分多，MRI 常常表现为典型的 T_1WI 低信号、T_2WI 略高信号，增强扫描不强化或弱强化。非导管细胞癌如腺泡细胞癌较少见，影像特征相似，易出现副瘤综合征，有助于鉴别。内分泌细胞来源的肿瘤分功能性和无功能性两种，该患者没有血糖及其他内分泌激素异常，功能性内分泌肿瘤基本排除，无功能性内分泌肿瘤通常富血供，动脉期增强更明显，该患者也不符合。此外，非上皮来源的实性假乳头状瘤，比较罕见，多为良性，易发生于 20 ~ 30 岁女性，梗阻性黄疸少见，肿瘤标志物常阴性。原发胰腺淋巴瘤较罕见，增强扫描表现和胰腺癌相似，需要细心鉴别。急性化脓性胆管炎肿瘤指标也可能出现一过性增高，但抗感染治疗后迅速下降。另外，患者肿块远端胰腺萎缩，一是不支持胰腺炎可能，二是可能存在“盗血”和胰腺其他部位功能“受抑制”，常见于胰头肿瘤，也可以从侧面提供鉴别诊断依据。

该患者表现较典型，但大多数胰腺肿瘤影像学表现往往不典型，肿瘤标志物也可能仅轻度增高，^{18}F-FDG PET/CT 在胰腺肿瘤的诊断中特异性不强，糖代谢可不同程度增高。要结合临床及多种影像手段鉴别以避免误诊。PET/CT 的优势在于有助于临床分期，协助制订治疗策略及疗效观察。

讨论与文献综述

胰腺癌（pancreatic cancer，PA）是常见的极具侵袭性的消化系统恶性肿瘤，其发病率仅次于胃癌、食管癌、肝癌、大肠癌，患者年龄多在 45 ~ 70 岁，男性多于女性，进展迅速，确诊时多为晚期，且胰腺血管、淋巴管丰富，腺泡又无包膜，易发生早期转移。胰腺癌预后极差，5 年生存率仅为 10% 。胰腺癌 90% 为起源于胰腺导管上皮的腺癌，因胰腺位置较深，早期无特征性临床症状，容易延误病情，晚期时可出现腹痛、消化不良、黄疸、消瘦等症状。胰腺癌发病部位以胰头部多见，无痛性黄疸为胰头癌最常见首发症状。胰腺癌的病因尚未完全明确，其发病相关危险因素包括肥胖症、2 型糖尿病、慢性胰腺炎、吸烟、遗传性肿瘤综合征等。胰腺癌患者 CA19-9 及 CEA 可升高，需结合影像学检查综合评估。肿瘤累及肝脏或阻塞胆管时可引起相应的生化指标升高，如谷丙转氨酶、谷草转氨酶、胆汁酸、胆红素等。

影像学特点：超声具有操作简便和无创的优点，但因胰腺位置较深，且前方有肠气影响，不利于胰腺癌的诊断。常规 CT 平扫可以较好地显示胰腺病灶位置、形态及大小，增强扫描对肿瘤结构、肿瘤与胰周组织关系等也能清晰显示，特别是胰腺相关血管浸润、淋巴结转移情况。早期病灶 CT 平扫难以显示，可仅表现为胰管轻度扩张，肿瘤较大时可呈低密度或等密度。CT 动脉期肿瘤强化低于周围胰腺组织，表现为低密度，门脉期仍表现为低密度，但与周围胰腺组织密度差异较动脉期减少。CT 间接征象包括胰腺癌引起的上游胰管扩张及胰腺实质萎缩。胰头癌常导致胰管和胆管同时扩张，呈典型的“双管征”。MR 具有软组织分辨率高、多序列成像的特点，且无辐射，安全性高。胰腺癌 T_1WI 呈低信号，T_2WI 呈略高信号或等信号，DWI 呈高信号。动态增强扫描动脉期呈低信号，静脉期及延迟期以等信号为主，也可呈轻至中度强化。

典型胰腺癌的 PET/CT 表现为胰腺局部团块状低密度灶，边界不清，^{18}F-FDG 摄取异常增高，位于胰头的肿瘤常导致胰腺体尾部萎缩，以及胰管和胆管同时扩张呈典型的“双管征”。有研究表明，^{18}F-FDG PET/CT 诊断胰腺癌的灵敏度、特异度、阳性预测值、阴性预测值及准确率均明显优于增强 CT。Delbeke 等研究显示，以 SUV_{max} 3.0 为界值，^{18}F-FDG PET/CT 诊断胰腺癌的灵敏度与特异性分别为 92% 和 85% 。于江媛等研究结果也显示，在 77 例胰腺癌患者中，94.8% 的胰腺癌原发病灶 $SUV_{max} > 3.0$。研究也显示^{18}F-FDG PET/CT 在胰腺癌区域淋巴结判断上没有明显优势，但在明确胰腺癌患者的术前分期上有重要价值，可避免不必要的手术，减轻患者的负担和风险。

在鉴别诊断方面，胰腺癌需与慢性胰腺炎相鉴别，慢性胰腺炎也可表现为^{18}F-FDG 摄取增高，但发病缓慢，病史长，常反复发作导致广泛胰腺纤维化，胰管可有不同程度扩张，呈典型的串珠样，胰腺实质常有钙化点。李光军等研究发现，胰腺癌^{18}F-FDG-PET/CT 显像早期 SUV 测定值、延迟期 SUV 测定值、RI 值均显著高于慢性胰腺炎，差异具有统计学意义（$P < 0.05$）。自身免疫性胰腺炎是一种特殊类型的胰腺炎，由自身免疫介导，以胰腺肿大和胰管不规则狭窄为特征，血清 IgG4 的升高是其较敏感和特异的实验室指标。在^{18}F-FDG PET/CT 显像中，自身免疫性胰腺炎胰腺实质受累部分往往呈现弥漫性或局灶性 FDG 高摄取，如果单纯依靠糖代谢水平可能误诊为胰腺恶性肿瘤，诊断时需要挖掘更多影像学信息。典型自身免疫性胰腺炎 CT 表现为胰腺弥漫性肿大呈腊肠样，密度较均匀，周围可以出现环状低密度包壳。部分病变可表现为局灶性肿块，病变区胰管呈局限性或节段性不规则狭窄，胆管壁增厚、狭窄，狭窄段以上胆管扩张，但未见突然截断征象，可伴胰管穿透征，无血管及周围结构侵犯征象，这些特点可与胰腺癌鉴别。少数自身免疫性胰

腺炎患者可伴有胰头周围及腹膜后淋巴结肿大，或伴有胰腺外组织脏器受累，如肾脏、唾液腺等，影像学检查难以鉴别时仍需要病理检查协助鉴别。壶腹癌 PET/CT 报道较少，也常引起黄疸，但症状出现较早，进行性加重，亦可呈波动性。壶腹癌需与胰头癌鉴别：壶腹癌位于十二指肠降段内侧胆总管壶腹段，胰头、钩突增大少见，而胰头癌可见胰头、钩突变形增大，形态不规则。壶腹癌梗阻位置低，常见“双管征”，双管之间距离较近，而胰头癌“双管征”的两管之间有胰头肿块相隔，且胆道梗阻表现为骤然截断。超声内镜能较清楚地显示壶腹周围的结构，对病灶检出率高并能够活检，对确诊壶腹部肿瘤有着独特的优势。胰腺淋巴瘤可表现为类似胰腺癌的肿块，任胜男等研究发现，二者都表现为 FDG 异常摄取，但相对于胰腺癌，胰腺淋巴瘤更常见于年轻人群，病灶的体积相对较大，胰管扩张、远端胰腺组织萎缩及 CA19-9 升高不常见。此外，胰腺外组织器官侵犯分布上也有差异，虽然两者都可侵犯淋巴结，但骨、肾脏及脾脏侵犯更容易出现在胰腺淋巴瘤中，而肝脏为胰腺癌最常见转移部位。原发胰腺结核罕见，PET/CT 也表现为^{18}F-FDG 摄取异常增高，需与胰腺癌鉴别。胰腺结核多发生于艾滋病感染及器官移植后免疫抑制的患者，胰头好发，通常伴有腹腔内其他部位的结核灶，如肝脏、脾脏、胆囊、肠系膜或腹膜后淋巴结，以及腹膜等部位。鉴别要点：胰腺结核多见于年轻人，结核菌素试验强阳性有助于诊断结核。胰腺结核 CT 平扫为低密度，增强扫描病灶呈不均匀强化或环形强化。影像学检查中，MRI 可以提供较多的信息，病灶的延迟环状强化、不侵犯血管、胰管及胆管不扩张或扩张程度与肿块不成比例、影像学表现与临床症状及体征不相符等特点均有助于胰腺结核的诊断。胰腺神经内分泌肿瘤（pancreatic neuroendocrine neoplasm，PNEN）是一种罕见的胰腺肿瘤，发病率较低，占胰腺肿瘤的 3%～7%。典型的 PNET 表现为边界清楚、明显均匀强化的病变，容易鉴别。然而，约 42% 的 PNEN 表现为等强化或低强化。李闯等研究表明，非高强化 PNEN 通常边缘光滑清晰，更易出现瘤内钙化，而胰腺癌更易出现主胰管扩张、胰周浸润和血管侵犯，结合症状及实验室检查，有助于与二者鉴别。胰腺实性假乳头状肿瘤（pancreatic solid pseudopapillary neoplasm，PSPN）是一种少见的低度恶性肿瘤，好发于年轻女性，大多数 PSPN 为相对惰性，CT 表现为边界清楚的类圆形或椭圆形肿块，较少伴有胰胆管扩张，恶性表现少见。此外，由于大部分 PSPN 表现为实性成分包围囊性成分，或实性成分呈条索状分布于囊性成分之间，可见“浮云征”。

在胰腺癌的治疗中，手术切除是最主要的手段。但由于胰腺癌初诊时大部分已转移或侵犯胰周大血管，手术切除率低，即使是手术切除者，术后复发率都较高，总体疗效悲观。近年来，以微创为核心的多学科合作（multi-disciplinary team，MDT）诊治已成为肿瘤治疗的新模式，MDT 集多科协作优势可提供精准评估，制订全面且个体化的诊疗方案，而且腹腔镜探查可取得更准确的分期，有助于更充分地运用化疗、免疫治疗等综合治疗手段，提高胰腺癌的治疗效果。胰腺癌缺乏特异性临床表现，患者就诊时约 30% 为局部晚期，全身化疗是其标准治疗方法之一，白蛋白结合型紫杉醇联合吉西他滨（AG）方案已广泛应用于局部晚期胰腺癌的一线化疗。新辅助和辅助放疗在胰腺癌中的作用还不明确，仅略有改善，但是对于有不良预后因素的患者而言，新辅助及辅助放疗都是提高局控率、改善生存的一个积极治疗手段。免疫治疗是当前肿瘤治疗热门且迅速发展的领域，免疫检查点抑制剂（immune checkpoint inhibitor，ICI）已成为某些肿瘤患者的新型治疗方法，但胰腺导管腺癌是最对ICI耐药的癌症之一，免疫治疗的获益仍面临挑战。除此之外，肿瘤治疗电场（tumor treating fields，TTFields）是一种新的治疗方式，它利用特定中频的交变电场来抑制有丝分裂和恶性细胞的增殖，从而达到治疗恶性肿瘤的目的，其显著特点是无创且可耐受。

该患者PET/CT表现为胰腺钩突部高代谢软组织占位，胰腺体尾部萎缩，胰管胆管扩张呈“双管征”，有继发黄疸症状，胰腺癌表现较典型，仍需紧密结合其他相关检查并注意鉴别，PET/CT检查未发现其他脏器转移，手术后辅助放、化疗并随诊。总之，PET/CT不但有助于发现胰腺肿瘤，并且在良恶性鉴别、确定有无远处转移、确定临床分期、疗效评估、随诊复查等方面具有重要价值。

参考文献

1. 张文文，郝珊瑚，王治国，等. ^{18}F-脱氧葡萄糖PET/CT与增强CT在胰腺癌鉴别诊断中应用价值[J]. 临床军医杂志，2017，45(10)：1035－1038.
2. SIEGEL R L, MILLER K D, FUCHS H E, et al. Cancer Statistics, 2021 [J]. CA Cancer J Clin, 2021, 71 (1): 7－33.
3. 李光军，陈宪英，李想. ^{18}F-FDG-PET/CT显像在胰腺炎和胰腺癌鉴别诊断中的应用[J]. 医学影像学杂志，2018，28(9)：1485－1488.
4. MIZRAHI J D, SURANA R, VALLE J W, et al. Pancreatic cancer [J]. Lancet, 2020, 395(10242): 2008－2020.
5. DELBEKE D, ROSE D M, CHAPMAN W C, et al. Optimal interpretation of FDG PET in the diagnosis, staging and management of pancreatic carcinoma [J]. J Nucl Med, 1999, 40(11): 1784－91.
6. 于江媛，李囡，范洋，等. ^{18}F-FDG PET/CT在胰腺癌分期中的价值[J]. 中华核医学与分子影像杂志，2017，37(8)：456－459.
7. 王绍波，吴湖炳，王全师，等. 自身免疫性胰腺炎的^{18}F-FDG PET/CT特征[J]. 临床放射学杂志，2016，35(5)：736－739.
8. 牛应林，王拥军，李鹏，等. 超声内镜、腹部CT及MRCP对壶腹部病变检出率的比较研究[J]. 临床和实验医学杂志，2017，16(12)：1230－1232.
9. 任胜男，张建，袁渊，等. ^{18}F-FDG PET/CT显像在胰腺淋巴瘤与胰腺癌鉴别诊断中的价值[J]. 中华胰腺病杂志，2016，16(4)：243－247.
10. 段钰，徐迟峰，赵增鹏. 胰腺结核^{18}F-FDG PET/CT显像一例[J]. 中华核医学与分子影像杂志，2017，37(4)：230－231.
11. 梁宗辉，窦娅芳，唐颖，等. 胰腺结核九例的MDCT特征和误诊分析[J]. 中华胰腺病杂志，2011，(2)：110－112.
12. 王伟，韩云鹏，杨宏，等. MSCT在诊断及鉴别胰腺神经内分泌肿瘤中的临床价值[J]. 中国CT和MRI杂志，2022，20(10)：89－91.
13. 李闯，彭如臣. 多层螺旋CT对非高强化胰腺神经内分泌肿瘤与胰腺导管腺癌的鉴别诊断价值[J]. 医学影像学杂志，2022，32(5)：801－805.
14. 李正腾，张佩玉，纪元，等. 胰腺实性假乳头状肿瘤与乏血供胰腺神经内分泌瘤的多层螺旋计算机断层扫描鉴别特征[J]. 中华消化杂志，2022，42(7)：452－457.
15. 牟一平，夏涛. 胰腺癌外科治疗进展[J]. 浙江医学，2021，43(16)：1707，1709，15.
16. 朱鑫哲，李浩，徐华祥，等. 2021年胰腺癌研究及诊疗新进展[J]. 中国癌症杂志，2022，32(1)：1－12.

17. 贾臻，张火俊. 胰腺癌新辅助与辅助放疗进展［J］. 肿瘤学杂志，2021，27(2)：105－109.

18. ROJAS L A，BALACHANDRAN V P. Scaling the immune incline in PDAC［J］. Nat Rev Gastroenterol Hepatol，2021，18(7)：453－454.

19. ARVIND R，CHANDANA S R，BORAD M J，et al. Tumor-Treating Fields：a fourth modality in cancer treatment，new practice updates［J］. Crit Rev Oncol Hematol，2021，168：103535.

（朱东凯　陈亮　整理）

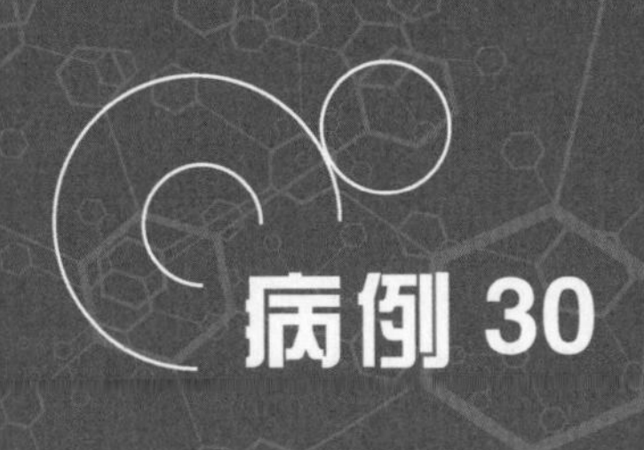

病例 30

胰腺腺泡细胞癌合并胰腺性脂膜炎

病历摘要

【基本信息】

患者，女性，68 岁。

主诉： 四肢多发紫红色硬结 1 月余。

现病史： 患者 1 个月前发现双下肢多发紫红色硬结，自行艾灸无好转，3 周前发现双侧手指及足趾软组织包块及四肢皮损，下肢疼痛明显，就诊于地方医院，血常规、生化及肿瘤标志物、尿常规多项指标显示异常。当地医院腹部增强 CT 显示胰头神经内分泌肿瘤可能。

既往史与家族史： 无明显异常病史。

查体： 双下肢、双侧手指及足趾伸侧多发直径 5 ~ 10 cm 的紫红色硬结，周边为浸润性红色斑片，隆起于皮面，部分皮温高，肿胀明显，无破溃、糜烂，无触痛。四肢关节无肿痛。

【辅助检查】

影像学检查： 上腹部增强 CT 显示胰腺头部形态明显增粗增大伴异常强化，胰尾部萎缩，考虑胰腺头体部神经内分泌肿瘤。腹部增强 MRI 扫描显示胰头及胰腺体部囊实性占位伴异常强化，考虑恶性肿瘤病变，胰腺尾部萎缩（图 30 – 1）。双下肢 MR 平扫显示双侧臀部及大腿皮下多发实性结节及肿块，周围渗出改变（图 30 – 2）。

实验室检查： 白细胞计数 15.33×10^9/L↑，中性粒细胞比例 0.797，C 反应蛋白 195.35 mg/L↑，淀粉酶 15 U/L↓，脂肪酶 1552 IU/L↑，甲胎蛋白 203.1 ng/mL↑，余肿瘤标志物（癌胚抗原、鳞状上皮细胞癌抗原、CYFRA21-1、神经元特异性烯醇化酶、糖类抗原 125、糖类抗原 19-9、糖类抗原 15-3、糖类抗原 72-4）阴性。

【临床初步诊断】

①胰腺性脂膜炎？②胰腺肿物。

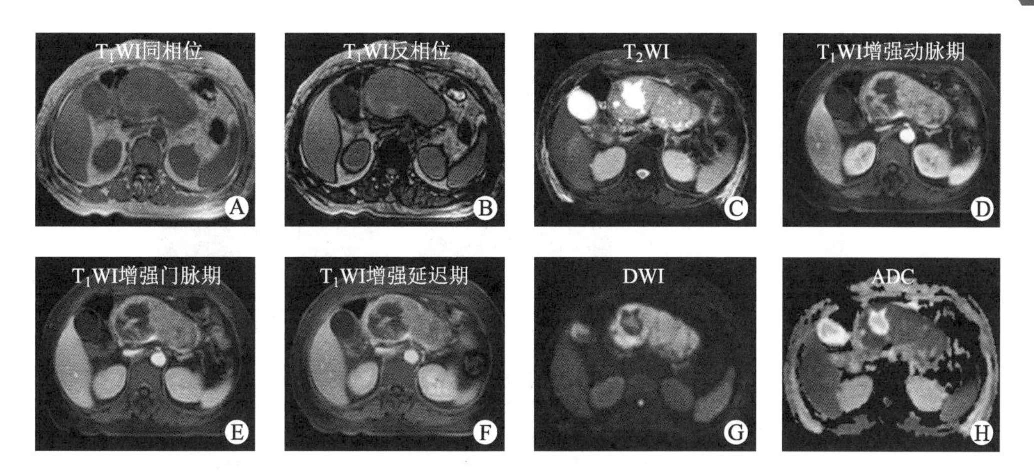

A、B 为 T_1WI 同、反相位图；C 为 T_2WI；D ~ F 为 T_1WI 增强动脉期、门脉期及延迟期；G、H 为 DWI 和 ADC 图。胰头及胰腺体部囊实性占位，增强扫描异常强化，DWI 信号增高，胰腺尾部萎缩。

图 30 -1 胰腺 MRI 增强

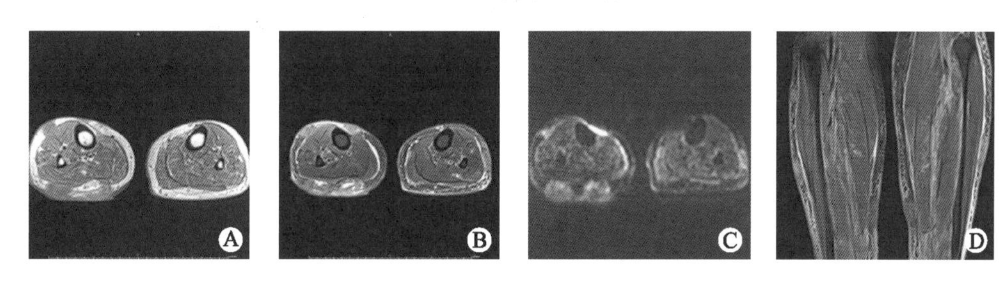

A ~ D 分别为 T_1WI、T_2WI、DWI 和 T_2WI 图，双下肢皮下脂肪层见多发异常信号结节，信号不均匀，DWI 信号增高，周围可见少量渗出改变。

图 30 -2 双下肢 MRI

【临床关注点】

患者女性，急性及迁延病程，躯干及四肢多发结节及肿块，同时胰腺可见巨大占位病变，二者是否为同源性病变，是否可以一体化考虑，病变性质为恶性或良性?

PET/CT检查

【操作流程与参数】

患者禁食 6 h 以上，血糖控制在 6.5 mol/L 以内，静脉推注显像剂 ^{18}F-FDG 9.73 mCi（氟代 - 脱氧葡萄糖；0.10 mCi/kg；放化纯 >95%），在安静环境下休息 60 min 后行全身 PET/CT 检查。仪器为美国通用 PET/CT 显像仪（GE Discovery VCT）。扫描范围从颅顶到大腿根部，2.5 分钟/床位；CT 图像扫描参数：管电压 120 kV，管电流 100 mAs；PET 采用 3D 模式采集，重建方法为有序子集最大期望值迭代法，图像衰减校正采用同机 CT 扫描数据进行衰减校正。

【PET/CT 所见】

胰头及胰腺体部较大体积软组织密度占位，形态不规则，密度不均匀，边缘与正常胰腺组织分界不清，病变伴局部囊变坏死，实性部分放射性摄取显著增高，SUV_{max}为9.7；四肢关节附近、臀部及躯干部多发皮下软组织密度结节和肿块，形态不规则，密度不均匀，部分边缘与周围脂肪间隙分界不清，病变放射性摄取不均匀增高，SUV_{max}为3.2～7.0（图30－3）。胆囊体积增大，壁轻度均匀增厚，放射性摄取未见明显增高改变。

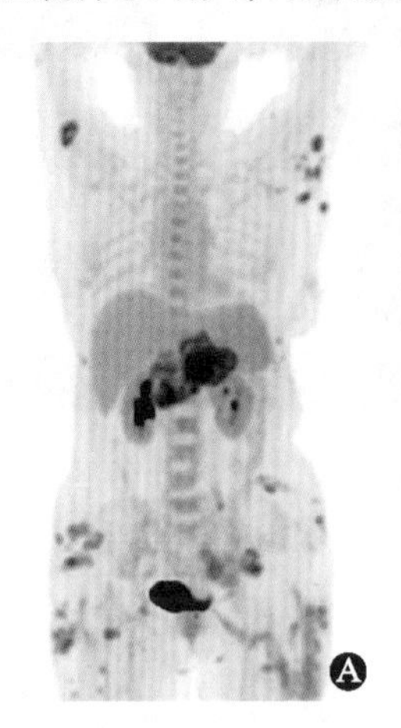
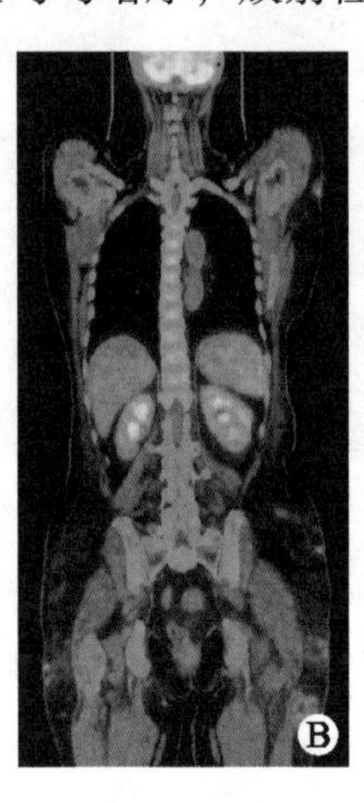
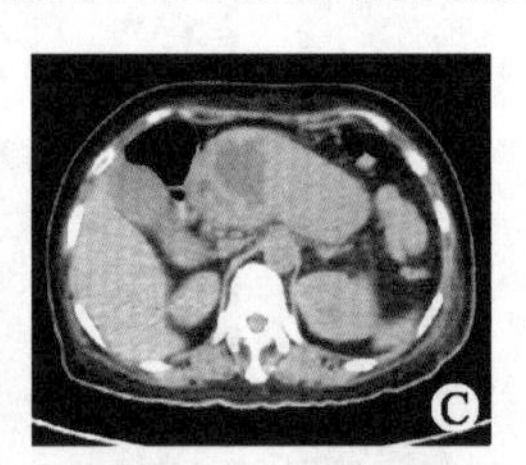
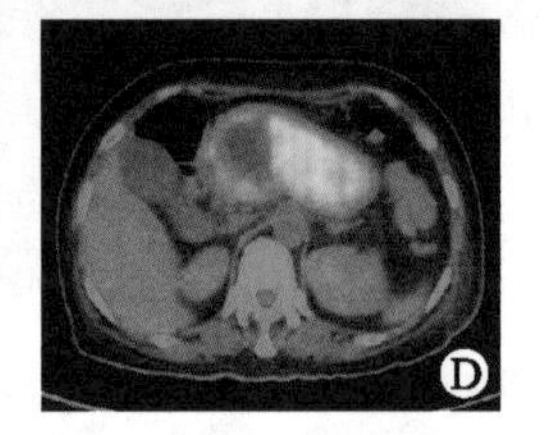

A～D分别为全身MIP图、冠状位图、胰腺轴位CT及PET/CT图，A、B显示四肢关节附近、臀部及躯干部多发皮下结节和肿块，放射性摄取不均匀增高，SUV_{max}为3.2～7.0，C、D显示胰头及胰腺体部较大体积软组织密度占位，实性部分放射性摄取显著增高，SUV_{max}为9.7。

图30－3 ^{18}F-FDG PET/CT

【PET/CT诊断意见】

1. 胰头及胰腺体部高代谢占位；躯干及四肢皮下多发高代谢结节及肿块；综上首先考虑胰腺肿瘤性病变（腺泡细胞癌?）合并胰腺相关性脂膜炎可能性大，请结合病理诊断。

2. 慢性胆囊炎改变。

病例讨论

论点1：患者胰腺病变体积较大，灶内出现坏死改变，实性部分表现为不均匀强化，放射性摄取显著增高，考虑胰腺恶性肿瘤，胰腺癌可能；患者全身皮下脂肪层分布多发结节伴代谢增高，周围脂肪间隙模糊，可见渗出改变，结合脂肪酶显著升高的特点，考虑符合脂膜炎改变；综上考虑胰腺癌合并胰腺性脂膜炎可能性大。

论点2：患者临床胆道梗阻症状及影像学胆道梗阻征象不明显，胰腺病变呈较大体积囊实性改变，包膜完整，病变不均匀强化，放射性摄取显著不均匀增高，因此考虑胰腺恶性肿瘤病变，不符合典型胰腺导管腺癌改变；患者躯干及四肢多发皮损及疼痛性皮下结节，根据专科查体、影像学检查及脂肪酶显著升高，考虑符合脂肪坏死性炎症改变；综上首先考虑胰腺恶性肿瘤（胰腺少见肿瘤病变，如神经内分泌肿瘤？腺泡细胞癌?）合并胰腺相关性脂膜炎可能性大。

论点3：患者生化检查显示白细胞及脂肪酶显著增高，影像学检查胰头及胰腺体部异常增大，密度及放射性摄取不均匀，病变内坏死改变，坏死区域壁强化，提示存在感染可能，虽然患者未出现典型急性胰腺炎改变，但胰腺尾部萎缩，同时伴有慢性胆囊炎性改变，不能除外迁延性胰腺炎合并局部组织坏死改变可能；患者躯干及四肢皮下脂肪广泛多发结节及渗出改变，结合脂肪酶增多改变，考虑符合脂肪坏死性炎症，结合胰腺病变，考虑胰源性脂膜炎可能性大。

论点4：患者胰腺病变表现为囊实性占位，但未见典型周围侵犯征象及胆道梗阻征象，考虑胰腺实性假乳头状瘤可能；胰腺病变体积较大并囊实性改变，临床症状不典型，不除外胰腺神经内分泌肿瘤可能。

【病例讨论小结】

患者胰腺病变在患者住院检查时意外发现，不伴有腹痛、胆道梗阻等典型的炎症症状，因此首先排除胰腺炎症。PET/CT 提示病变葡萄糖代谢活跃，结合增强扫描的不均匀强化特征，提示病变为恶性肿瘤伴随灶内坏死改变可能性大，病变不符合典型胰腺导管腺癌及神经内分泌肿瘤改变，考虑胰腺少见性肿瘤，其影像学特征可符合胰腺腺泡细胞癌及实性假乳头状瘤改变。皮下病变的体征结合实验室检查提示炎性病变可能，考虑脂肪坏死性脂膜炎可能性大，结合胰腺病变的存在，考虑胰源性脂膜炎改变。迄今，胰腺腺泡细胞癌合并脂膜炎的病例已有多次报道，该患者可首先考虑此类病例诊断。

病理诊断

右小腿屈侧及左臀部皮下结节进行活检，病理结果显示胰腺性脂膜炎。

胰腺病变穿刺活检，病理常规诊断：胰腺小圆细胞肿瘤，结合免疫组化结果，考虑为腺泡细胞癌（图 30－4）。免疫组化结果：CK(＋)，CD10(＋)，β-catenin(膜＋)，AAT(＋)，ACT(＋)，PR(－)，Vimentin(－)，Ki-67(＋40%)，CgA(－)，Syn(－)，CD56(－)。

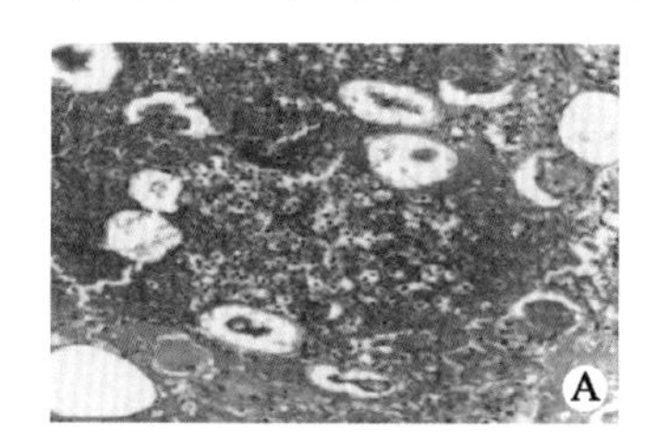

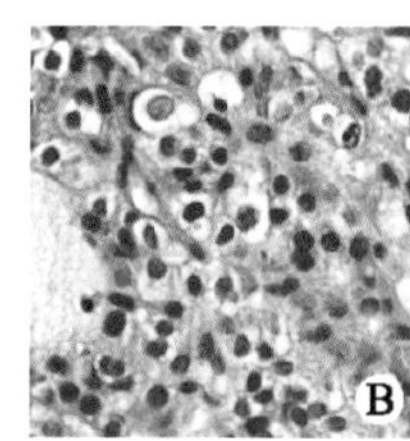

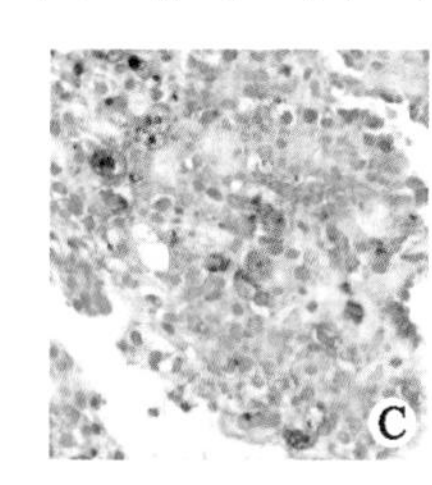

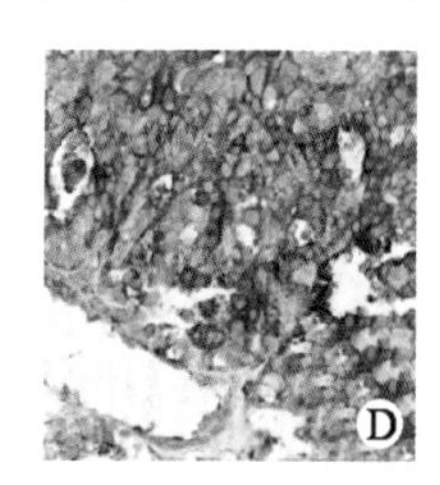

A 为右小腿皮下结节穿刺病理图，诊断为脂肪坏死性脂膜炎（HE 染色，×400）；B～D 为胰腺病变穿刺病理图像，B 为胰腺小圆细胞肿瘤（HE 染色，×400），C 显示糜蛋白酶原 ACT 阳性，D 显示胰蛋白酶原 AAT 阳性，结合免疫组化，考虑为腺泡细胞癌。

图 30－4　病理检查

临床随访

患者拒绝外科手术切除胰腺肿瘤，临床行对症支持治疗来缓解炎症及其他症状，后出院，于确诊 9 个月后死亡。

特邀专家点评

该患者主要影像学诊断包括全身多处皮下病变及胰腺占位两项，具体分析如下。患者急性起病并且病程迁延，表现为躯干及四肢多发结节及肿块，专科查体显示病变呈感染性体征。患者在行进一步检查中发现胰腺巨大占位病变，同时多项实验室检查异常，以白细胞计数及脂肪酶为著，甲胎蛋白异常升高。首先一体化考虑，考虑两处病变为同源性可能。针对胰腺病变，病变体积较大并且存在坏死囊变征象，PET/CT 提示病变葡萄糖代谢活跃，患者临床及实验室检查未提示急性胰腺炎体征，因此首先考虑恶性肿瘤病变。胰腺病变包膜完整，增强扫描不均匀强化，在影像学检查中胆道梗阻征象不明显，CA19-9 未见异常，不符合典型胰腺癌改变，考虑符合少见性胰腺恶性肿瘤，如胰腺腺泡细胞癌改变。皮下病变的专科查体、常规影像学及 PET/CT 检查均支持急性炎症病变，结合胰腺病变及脂肪酶异常升高，可符合胰源性脂肪坏死性炎症改变。综上首先考虑胰腺恶性肿瘤病变（胰腺腺泡细胞癌可能性大）合并胰腺相关性脂膜炎。另外，该病例不能除外多元化疾病可能。针对皮肤病变的分布及影像学征象，不能除外皮下脂膜炎样 T 细胞淋巴瘤可能，需要结合病理诊断。针对胰腺病变，炎症的临床症状不明显，因此排除胰腺坏死性炎性病变，根据胰腺病变的强化特征及放射性摄取增高特点，考虑胰腺恶性肿瘤病变，病变血供不够丰富，动脉期强化不足，因此先不考虑神经内分泌肿瘤及胰岛细胞瘤。病变影像学表现提示肿瘤异质性较强，葡萄糖代谢较活跃，需考虑胰腺腺泡细胞癌、胰腺实性假乳头状瘤及成人胰母细胞瘤可能性。本病例再次强调了传统“一元论”解释的重要性，特别是当临床出现“互不相干”异常时，寻找不同病变间的内在联系是一元论的重要环节。

讨论与文献综述

虽然胰腺 80% 由腺泡细胞构成，但是胰腺腺泡细胞癌（pancreatic acinar cell carcinoma，PACC）只占所有胰腺肿瘤的 1%～2%，该病好发年龄为 50～70 岁，老年男性多见，其 5 年生存率为 6%～50%。PACC 是高度恶性肿瘤，易侵犯其他脏器及转移，PACC 免疫组化的可靠标志物是胰蛋白酶原和糜蛋白酶原，血清肿瘤标志物（如 CA19-9、甲胎蛋白和癌胚抗原）表达不确定。本病例中，患者胰腺病变的临床表现无特异性，未见腹痛、黄疸等症状，CA19-9 及癌胚抗原也在正常范围内，但甲胎蛋白异常升高。有文献报道甲胎蛋白水平升高可以出现在较大体积的 PACC 病例中，但其根本原因尚不明确。

研究发现，约 15% 的胰腺腺泡细胞癌病例可出现脂肪酶过度分泌综合征（lipase hypersecretion syndrome，LHS），以高脂肪酶血症、皮下脂肪坏死和多关节炎为临床表现，此类病变与脂肪酶释放入血液有关。本例患者未出现关节炎的表现，但脂肪酶水平显著升高及皮下结节的临床和影像学征象符合脂肪坏死性脂膜炎改变，病理结果与之吻合，结合胰腺病变，可诊断为胰腺性脂膜炎。

胰腺腺泡细胞癌可以发生于胰腺的任何部位，胰头病变常侵犯胰管及胆总管，出现症状较早，因此肿瘤体积较小，胰尾病变较为隐匿，其周围空间较大，累及周围结构较晚，发现时肿瘤体积较大。PACC 多为乏血供肿瘤病变，动脉期强化低于胰腺组织；但肿瘤间质内富含血窦，所以肿瘤呈渐进性强化，强化后可见假包膜。在 ^{18}F-FDG PET/CT 显像中，病变的放射性摄取显著增高，提示肿瘤葡萄糖代谢活跃，符合恶性生物学特性。较大的 PACC 病灶容易出现坏死。以上影像学特征均与本病例相吻合。

胰腺腺泡细胞癌的鉴别诊断如下。①胰腺导管腺癌，病变为乏血供肿瘤，葡萄糖代谢活跃，易出现出血坏死，但胰腺导管腺癌多伴有胆道梗阻等“双管征”，并强化程度低于PACC，容易侵犯周围神经及血管，常伴 CA19-9 升高。②胰腺实性假乳头状瘤，病变为渐进性强化，PET/CT 代谢增高，灶内常见坏死囊变。但实性假乳头状瘤病变常见于青年女性，病变大多生长缓慢，边缘清晰。部分体积较大的侵袭性实性假乳头状瘤病例与 PACC 鉴别有一定难度。③胰腺神经内分泌肿瘤，病变为富血供肿瘤，动脉期强化显著，PET/CT 代谢多样性改变，较大体积病变代谢显著增高，可根据^{68}Ga 标记的生长抑素受体显像做进一步鉴别诊断。④成人胰母细胞瘤，极为少见，男性发病略高于女性，临床偶见腹痛症状，实验室检查常见血清甲胎蛋白升高。成人胰母细胞瘤病变体积较大，边缘清晰，可见包膜，病变内多见出血坏死，囊实性成分混杂。该病与 PACC 较难鉴别，但成人胰母细胞瘤合并脂膜炎病例尚未有报道。

胰腺腺泡细胞癌首选治疗手段为手术切除，手术能明显改善 5 年生存率。PACC 复发率很高，针对出现复发及转移的病例，临床推荐进行联合化疗、放疗和手术的全身系统性治疗。

参考文献

1. SRIDHARAN V, MINO-KENUDSON M, CLEARY J M, et al. Pancreatic acinar cell carcinoma: a multi-center series on clinical characteristics and treatment outcomes [J]. Pancreatology, 2021, 21(6): 1119 – 1126.
2. HUANG X, LI M, ZHANG L, et al. Clinical characteristics and treatment analysis of pancreatic acinar cell carcinoma: a single institutional comparison to pancreatic ductal adenocarcinoma [J]. Surgical oncology, 2021, 37: 101528.
3. KITAGAMI H, KONDO S, HIRANO S, et al. Acinar cell carcinoma of the pancreas: clinical analysis of 115 patients from Pancreatic Cancer Registry of Japan Pancreas Society [J]. Pancreas, 2007, 35(1): 42 – 46.
4. TASKIN O C, ADSAY V. Lipase hypersecretion syndrome: a distinct form of paraneoplastic syndrome specific to pancreatic acinar carcinomas[C]//Seminars in Diagnostic Pathology. WB Saunders, 2019, 36(4): 240 – 245.
5. DE-FRUTOS-ROSA D, ESPINOSA-TARANILLA L, GONZALEZ-DE-CANALES-DE-SIMON P, et al. Pancreatic panniculitis as a presentation symptom of acinar cell carcinoma [J]. Revista Espanola de Enfermadades Digestivas (REED), 2018, 110(5): 329 – 332.
6. JORNET D, SOYER P, TERRIS B, et al. MR imaging features of pancreatic acinar cell carcinoma [J]. Diagnostic and Interventional Imaging, 2019, 100(7 – 8): 427 – 435.

（党浩丹　王琼　整理）

病例 31
局灶性 IgG4 相关性自身免疫性胰腺炎

病历摘要

【基本信息】

患者，男性，40 岁。

主诉：尿黄，皮肤及巩膜黄染半月余，加重 4 天。

现病史：患者半个月前无明显诱因出现小便发黄，进而出现巩膜黄染、全身皮肤黄染，无寒战、发热及腹痛、腹泻等症状，未给予处理。4 天前患者感皮肤、巩膜黄染加重，伴全身皮肤瘙痒，小便呈浓茶色，大便呈白陶土状。自发病以来体重未见明显下降。

既往史与家族史：有高血压病史，无其他慢性病病史，近期无外伤，无手术史。无吸烟史、饮酒史。无家族遗传病及传染病病史。

查体：生命体征平稳，全身皮肤、巩膜黄染，心、肺无异常，腹平坦，无腹壁静脉曲张，腹部柔软，上腹部轻压痛、无反跳痛，腹部无包块。

【辅助检查】

影像学检查。超声：胰腺弹性成像测值头部 1.74、颈部 2.03、体部 1.36、尾部 0.88；胰腺钩突处见一低回声团块，大小约 35 mm×21 mm，边界清楚，CDFI 显示周边可见少许血流信号。增强 MRI：胰头钩突部增大，平扫时内见稍长 T_1 稍长 T_2 信号，b 值为 800 时 DWI 呈明显高信号，最大截面约 25 mm×19 mm，增强后动脉期轻中度强化，并低于正常胰腺实质，门脉期、延迟期持续渐进性强化，邻近下腔静脉受压管腔变窄，胆总管下段管腔受压变窄，其上胆总管及肝内胆管扩张，胆囊体积增大，胰管无明显扩张。胰尾部肿胀，信号无明显异常（图 31－1）。

实验室检查：丙氨酸氨基转移酶 219 U/L、天冬氨酸氨基转移酶 99.4 U/L、γ-谷氨酰基转移酶 1238.98 U/L、总胆红素 234.4 μmol/L、直接胆红素 167.61 μmol/L、碱性磷酸酶 233 U/L、血清淀粉酶为 173 U/L、血钾 3.32 mmol/L，脂肪酶等生化指标无异常；肿瘤标志物 CEA、AFP、CA125、CA72-4、CA15-3、CA19-9 均为正常；血清 IgE 466 IU/mL、IgG 1740 mg/dL、Ig 轻链 KAP 515 mg/dL、Ig 轻链 LAM 304 mg/dL、IgG4 7.54 g/L。血、尿、便常规无异常。

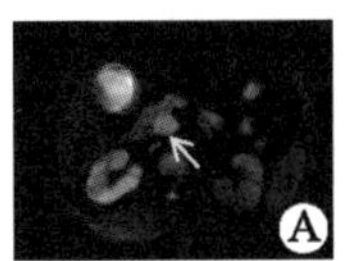
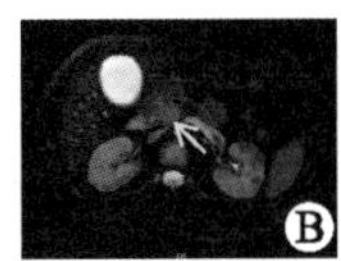
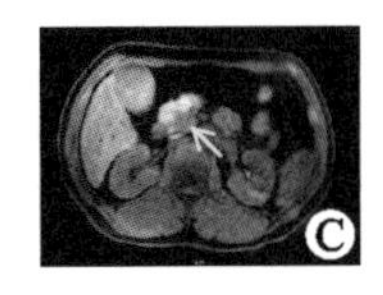
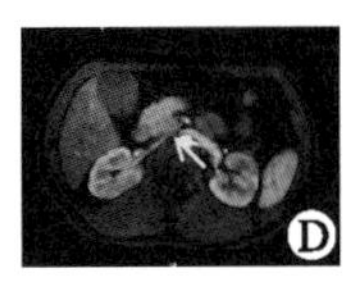
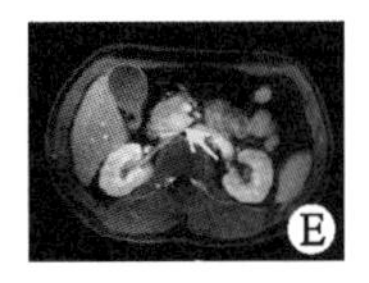
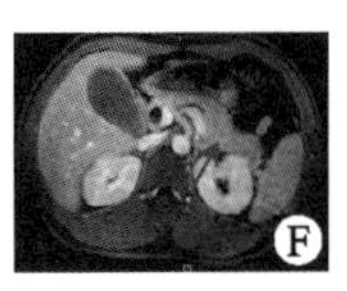

A～E 分别为 DWI、T_2、T_1、T_1 动脉期、T_1 门脉期图。胰腺钩突部呈稍长 T_1 稍长 T_2 信号，DWI 明显高信号，增强动脉期轻中度强化，门脉期持续渐进性强化（箭头）；F：胰体尾部肿胀（箭头），胰管无明显扩张。

图 31－1　增强 MRI 检查

【临床初步诊断】

梗阻性黄疸，胰头占位。

【临床关注点】

胰头持续强化肿块，总胆红素、直接胆红素、血清淀粉酶、血清免疫球蛋白升高，肿瘤标志物无异常，肿块性质如何考虑?

PET/CT检查

【操作流程与参数】

患者检查前禁食 6 h 以上，空腹血糖 6.0 mmol/L。^{18}F-FDG 总剂量 6.7 mCi，0.12 mCi/kg，注射后 1 小时检查。PET/CT 检查采用 Biograph mCT PET/CT 扫描仪（德国 Siemens 公司）。采集参数：CT 扫描电压 120 kV，电流采用自动毫安秒，螺距 0.6，层厚 5 mm。PET 扫描，2 分钟/床位。扫描范围由颅顶至大腿中段。图像采用 CT 扫描数据衰减矫正，图像重建采用有序子集最大期望值迭代法。

【PET/CT 所见】

胰腺钩突处见略低密度结节，大小约 25 mm × 29 mm，SUV_{max} 为 4.7；胆总管下段管腔变窄，其上胆总管及肝内胆管扩张，胆囊体积增大，无异常放射性摄取。胰腺体部、尾部略显饱满，放射性分布正常，胰管无明显扩张。胰头旁间小淋巴结，放射性轻度摄取，SUV_{max} 为 2.6（图 31－2）。

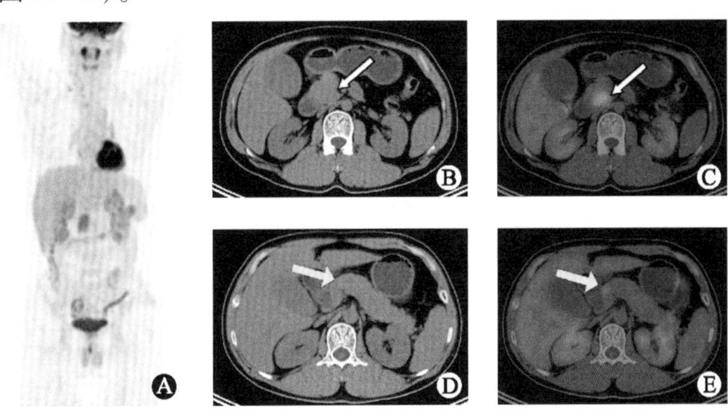

A 为 MIP 图；B、C 显示胰腺钩突结节放射性浓聚，SUV_{max} 为 4.7（箭头）；D、E 显示胰头旁间小淋巴结，短径约 9 mm，放射性轻度摄取，SUV_{max} 为 2.6（箭头），胰腺体部、尾部略显饱满。

图 31－2　^{18}F-FDG PET/CT

【PET/CT 诊断意见】

胰腺钩突结节样放射性浓聚灶，胆总管扩张，胆囊增大，胰头周围放射性浓聚淋巴结，考虑恶性伴淋巴结转移可能性大，不除外炎性可能。

病例讨论

论点 1：中年男性患者，巩膜黄染、全身皮肤黄染、小便浓茶色、大便白陶土状。既往体健。在实验室检查中，CEA、CA 19-9 无升高。影像检查胰头实性结节，主要位于钩突，MRI 稍长 T_1 稍长 T_2 信号，DWI 呈明显高信号，增强扫描动脉期轻中度强化、延迟持续渐进性强化，周围有 1 枚强化淋巴结，PET/CT 弥漫中度 FDG 摄取，首先倾向恶性病变，胰头癌、壶腹癌可能性大，周围淋巴结转移。

论点 2：结节位于胰头部，有胆管梗阻征象，考虑是外压性改变或胆总管内生软组织阻塞。影像学中胰腺钩突病灶弥散受限，渐进性强化，胰头旁见异常淋巴结。在 MRI 中发现胰管从胰腺肿块边缘穿过，胰管光滑，无突然中断，主胰管全程较完整，提示胰管无阻塞。胰腺体尾部稍肿胀，结合实验室检查血清淀粉酶、血清免疫球蛋白 IgG4 等值增高，倾向良性，炎性肿块可能性大，局限性胰腺炎、自身免疫性胰腺炎可能。

论点 3：患者胆总管下段狭窄，胆管梗阻征象明显。十二指肠肠壁无明显增厚、壁内囊肿、肠腔狭窄，主胰管无扩张，周围血管较完整，没有血栓及浸润改变，胰腺周围有肿大淋巴结，胰头钩突病灶动脉期轻中度强化、延迟持续渐进性强化，PET/CT 显示结节和周围淋巴结中度 FDG 摄取，首先考虑十二指肠旁胰腺炎，需要进一步排除胰头癌、胰腺淋巴瘤等恶性病变。

【病例讨论小结】

不再赘述病史，从不同角度进行讨论，都有一定道理。PET/CT 显示胰腺钩突结节样中度代谢及 1 枚淋巴结轻度代谢增高，PET 代谢鉴别良性或恶性病变较困难。增强 MRI 影像特征不能除外恶性病变。在与胰腺恶性肿瘤鉴别的同时，应该考虑到不同组织类型肿瘤对影像及实验室检查的影响，该患者胰腺导管癌不支持，胰腺腺泡癌不能除外。强调 PET/CT 诊断需要紧密结合临床，该患者 IgG4 显著升高，肿瘤标志物 CA19-9 阴性，结合实验室指标综合考虑炎性改变可能性大，首先考虑自身免疫性胰腺炎，其次为肿块型胰腺炎。十二指肠旁胰腺炎是一种不常见的局灶性胰腺炎，典型的影像表现，如沟槽区板层状软组织密度影、邻近十二指肠肠壁增厚、壁内囊肿、肠腔狭窄等，该患者均不存在，暂不考虑。

病理诊断

胰头肿物穿刺及胰头旁淋巴结切除：胰头肿物组织灰白、灰红色软组织 3 条，大者 1.7 cm×0.1 cm×0.1 cm，小者 0.7 cm×0.1 cm×0.1 cm。胰头旁淋巴结灰红色组织一块，大小为 2 cm×1 cm×0.4 cm，表面光滑，切面呈灰白色，质中。

胰头穿刺少许胰腺组织呈慢性炎性改变，以浆细胞浸润为主，少数导管上皮轻度不典型增生；免疫组化检查显示：CD38（浆细胞 +）、CD138（浆细胞 +）、Ki-67（+，<5%）、

IgG(－)、IgG4(－)（图31－3）。胰头旁淋巴结反应性增生（0/1）。

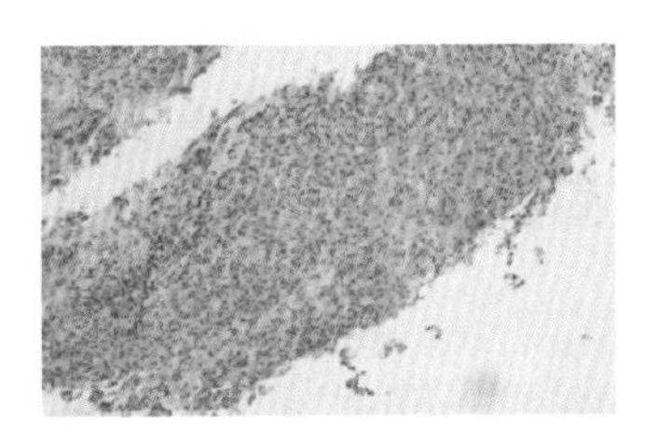

胰腺组织呈慢性炎性改变，以浆细胞浸润为主。

图31－3　胰头病灶穿刺病理（HE染色，×100）

临床随访

患者胰头部病变，手术后病理结合临床指标证实为IgG4相关性自身免疫性胰腺炎，给予对症治疗后皮肤黄染消退，脂肪酶及血清淀粉酶均下降。1年半后（2016年5月）出现腹痛，接受激素甲泼尼龙片32 mg/d、免疫抑制剂环磷硫酸羟氯喹＋环磷酰胺（0.6 g×2次＋0.4 g×2次）治疗，未再诉腹痛。2017年2月加用来氟米特10 mg/d改善病情，此后长期接受激素、硫酸羟氯喹、来氟米特治疗，定期复查病情稳定。2018年2月起自行药物减量：硫酸羟氯喹片0.2 g口服1次/日、来氟米特10 mg口服1次/隔日，2018年6月甲泼尼龙减量至2 mg 1次/隔日，患者术后随诊79个月，定期复查，病情稳定，无明显腹痛等异常症状。2016年7月随诊CT见图31－4。

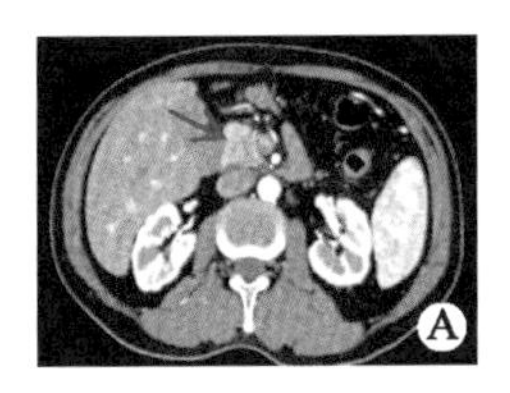

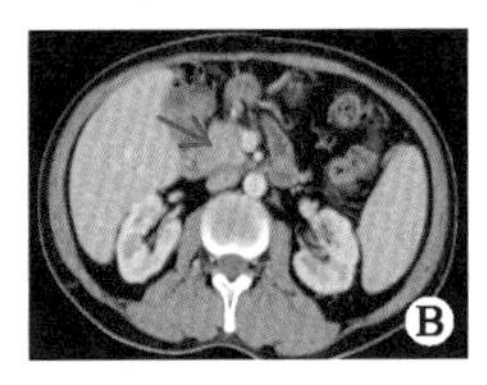

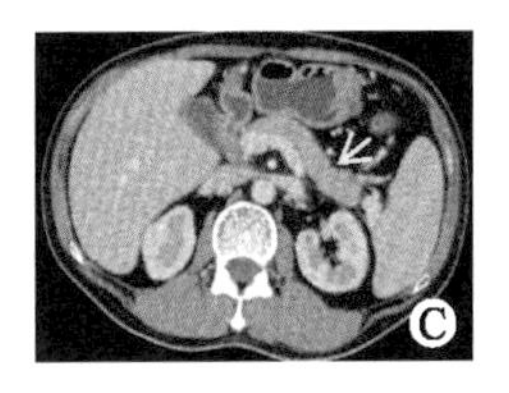

A为动脉期，B、C为延迟期，胰头较前缩小，未见明显异常强化区（红色箭头），胰尾部未见明显肿胀（黄色箭头）。

图31－4　2016年7月腹部增强CT

特邀专家点评

本病例诊断与鉴别诊断分析思路可以从3个方面考虑：①血清淀粉酶、血清免疫球蛋白IgG4等值增高，而肿瘤标志物均为正常，故实验室检查结果倾向炎症或免疫相关炎症；②胰腺癌多为乏血供病变，而该例增强CT和增强MRI并未表现出明显的动脉期乏血表现，相反出现延后或延迟的强化改变，多支持胰腺局灶性炎症的诊断；③FDG-PET/CT显像除胰腺钩突局灶性放射性摄取外，胰腺尾部疑有局灶性轻度放射性浓聚，整个胰腺体尾部稍显肿大，也支持胰腺炎症的诊断。总而言之，尽管胰腺钩突癌的可能性不能完全排除，但胰腺炎症或自身免疫性胰腺炎的可能性更大，在这种情况下，可以考虑给予试验性针对性治疗后复查，若临床症状缓解不明显，继而考虑超声检查引导下穿刺活检明确病理诊断。对于胰腺局灶性病变，伴内外胆管及胰管扩张，胰腺肿大，而肿瘤指标均正常的患者，应警惕自身免疫性胰腺炎可能，须进一步完善相应临床诊断指标（包括 IgG4 等）；对于影像学不典型、无病理组织学支持的病例，如果综合分析高度怀疑自身免疫性胰腺炎者，可以进行试验性激素治疗，通过临床转归"逆向"明确诊断。

讨论与文献综述

自身免疫性胰腺炎（autoimmune pancreatitis，AIP）是一种特殊类型的胰腺炎，由自身免疫介导，以胰腺肿大和胰管不规则狭窄为特征的一种特殊类型的慢性胰腺炎。根据 2010 年十四届国际共识诊断标准将其分为两种类型：Ⅰ型 AIP 为淋巴浆细胞硬化性胰腺炎，是一种与 IgG4 相关的疾病，胰腺外器官受累常见；Ⅱ型 AIP 是特发型管周胰腺炎，无胰腺外实体器官的受累。Ⅰ型 AIP 是 IgG4 相关系统性疾病在胰腺的表现，经常表现为梗阻性黄疸，伴或不伴胰腺肿块；胰腺外的其他器官也可以受累。Ⅰ型 AIP 较Ⅱ型多见，男女比例为 2：1，发病年龄多在 40～70 岁，占慢性胰腺炎的 3.6%～9.7%。

AIP 发病机制尚不清楚，但其特征性病理改变为组织及多个器官中广泛的 IgG4 阳性淋巴细胞（主要是浆细胞）浸润，进而导致硬化和纤维化。根据美国 2006 年 AIP 诊断标准将其分为 3 个亚组，A 组存在以下 2 项或 1 项标准（诊断性胰腺组织学）：①淋巴浆细胞硬化性胰腺炎改变；②淋巴浆细胞浸润胰腺组织，IgG4＋细胞≥10/HP。B 组存在以下所有标准（典型影像学＋血清学）：①MRI 或 CT 检查显示胰腺弥漫性肿大伴有延时强化；②胰腺造影检查显示主胰管弥漫性不规则变细；③血清 IgG4 水平升高。C 组存在以下所有标准（糖皮质激素治疗有效）：①排除常见病因和肿瘤后难以解释的胰腺疾病；②血清 IgG4 水平升高和（或）IgG 细胞累及其他器官；③糖皮质激素治疗后胰腺、胰腺外症状消失或明显缓解。满足上述任意 1 组均可单独诊断 AIP。

自身免疫病理机制与自身免疫胰腺炎高度相关。在免疫因素中，所有自身免疫病理机制均可能成为 AIP 的病因，如硬化性胆管炎、自身免疫性疾病合并胰腺炎；在遗传因素中，人体部分基因如 *KCNA3* 突变与 AIP 有关；在感染因素中，AIP 与幽门螺杆菌的感染相关，幽门螺杆菌感染可能诱发和促进 AIP 进展。AIP 临床表现复杂多样，且缺乏特异性。最常见的临床表现为梗阻性黄疸，伴或不伴轻度上腹部疼痛。少数患者会出现新发糖尿病、胰腺功能不全及体重减轻等。

自身免疫抗体检查：抗核抗体、抗线粒体抗体、抗 CA-Ⅱ抗体、类风湿因子、抗 α-fodrin 抗体、抗平滑肌抗体，可不同程度增高。胰腺功能检查：肠促胰酶原试验 3 因子半数低下，BT-PABA 排泄试验为 81%，糖尿病型为 68%，临界型为 13%，内分泌异常为 84%。血尿胰酶及肝功能检查：血尿淀粉酶升高、正常、偏低都可能，40%～50% 升高，60%～70% 肝胆系酶和胆红素升高。

病理特征：密集的浆细胞和淋巴细胞在胰腺组织内和胰管周围发生浸润，神经干周围及胰管上皮内偶见淋巴滤泡。胰腺外分泌组织被破坏，发生萎缩、出血，出现纤维瘢痕组织，主要是纤维细胞，胰管周围可见胶原纤维沉积。静脉周围炎症及闭塞性静脉炎症等病变在染色后弹力纤维显示更清晰，血管造影检查在胰腺周围静脉、胰腺及门静脉多见。其他表现，如中性粒细胞或嗜酸性粒细胞浸润、上皮细胞呈肉芽肿等。

影像学表现：超声显示胰腺弥漫肿大型（香肠样弥漫性肿大伴回声减低）。局灶性AIP则可表现为单发或多发的低回声肿块，特别是当病灶累及胰腺头部，导致远段胆管狭窄时，超声可以发现胆总管的扩张。超声内镜可以探及从肝内外胆管至远段胆总管的管壁均匀增厚。

腹部CT典型的表现为胰腺弥漫性肿大，失去正常胰腺的"羽毛状"形态，呈所谓"腊肠征"改变。局灶性多表现为局部胰腺肿大，可发生在胰腺的任何部位，且胰头部多见，胰尾部次之。动脉期强化程度呈不同程度减低，呈不均匀"雪片状"。胰腺周围常见环绕增厚的包膜样结构，CT平扫呈等或稍低密度，增强可呈轻中度延迟强化，称为"胶囊征"，在弥漫性AIP中更为常见。胆总管胰腺段通常表现为狭窄，其以上肝内外胆管常有不同程度的扩张；主胰管多呈弥漫性狭窄，少数可有局限性、节段性轻度扩张。局灶性AIP可表现为"导管穿行征"，这一点有助于其与胰腺癌的鉴别诊断。胰腺周围可有轻度渗出，但胰周淋巴结常无明显增大，胰周血管常无明显受累侵犯，CT还可有腹膜后纤维化等其他IgG4相关疾病的表现。

MRI上表现为胰腺弥漫性、局灶性或多灶性的肿大，T_1WI-FS多呈不均匀稍低信号，T_2WI上呈稍高信号。增强早期呈不均匀轻度强化，后期呈较均匀持续性强化。比较而言，MRI较CT能够更好地显示"胶囊征"。病灶周围增厚包膜在T_1WI-FS呈等或稍低信号，在T_2WI上呈低信号，增强后呈延迟轻度强化。磁共振胰胆管造影直接清晰地显示胰胆管的影像，如AIP引起的胆总管胰腺段狭窄。目前，也有学者提出促胰腺分泌MRCP动态观察胰腺对刺激的反应，可以作为一种新的检查方法。DWI多呈明显高信号，ADC图信号稍减低，目前关于ADC值文献报道未达到统一标准，但均低于正常胰腺ADC值$(1.26 \pm 0.2) \times 10^{-3}$ mm^2/s，DWI呈高信号时临床症状常较明显，有明确激素治疗指征。MRI动脉期呈轻度不均匀强化或"雪花"样强化，静脉期呈渐进性强化，延迟期强化程度等于或高于邻近胰腺实质，若结合均匀强化、导管穿行征的表现，可将AIP的诊断特异性提高至98.7%以上。经过类固醇激素治疗后，DWI上高信号区域的信号明显减弱，伴胰腺形态肿胀的好转，ADC值可以恢复到接近正常水平。因此DWI/ADC可用来检测AIP类固醇激素治疗的疗效。

在^{18}F-FDG PET/CT上典型的表现是不均匀、弥漫性或多灶性的^{18}F-FDG摄取浓聚，若同时发现涎腺、泪腺等其他脏器^{18}F-FDG的摄取增高，则提示AIP。PET/CT亦可作为评价AIP类固醇激素治疗效果的检查方式。胰腺病灶部位的FDG摄取明显增高，弥漫型表示胰腺弥漫性肿大，边缘羽毛状结构变浅或消失，呈"腊肠样"表现，胰腺实质密度正常或略降低，胰腺全程较均匀的FDG摄取增高；局限性表现为局限性肿块样病灶，FDG摄取增高，而非病变区胰腺组织正常或萎缩，FDG代谢无异常增高；混合型表现为胰腺弥漫性肿胀，代谢增高，同时伴有胰腺局部更为显著的肿胀和更高的FDG摄取；多灶性为胰腺内≥2个节段的胰腺肿大伴代谢增高。有文献报道常规扫描的SUV_{max}为$5.09 \pm 2.10(2.71 \sim 11.88)$，延迟显像放射性摄取增高，$SUV_{max}$为$6.23 \pm 2.77(2.75 \sim 14.16)$。

在鉴别诊断中与以下几种疾病相鉴别。

胰腺癌：胰腺导管腺癌（pancreatic ductal adenocarcinoma，PDAC）典型表现为胰腺结节样肿块，继发远端胰管扩张并胰腺实质萎缩，因此出现包壳及腊肠样改变可排除胰头癌诊断，而出现胰腺萎缩应注意胰头癌的可能性。AIP和PDAC病灶增强扫描各期均表现为相对低密度，但是多数 AIP 门静脉期和延迟均匀强化，而 PDAC 多数未表现出明显的延迟强化且强化不均匀，二者有明显差异。胰头癌位置接近血管或病灶较大，则容易累及血管，而弥漫性 AIP 病灶范围较大，也容易累及血管。胰管和胆管表现：AIP 很少出现病变远端胰管扩张。胰头癌多数累及胰管并出现病变远端胰管扩张，其中多数扩张程度≥0.5 cm。胆管是 AIP 胰腺外累及最常见的部位，常累及胆总管下端，引起胆管壁增厚及管腔光滑向心性狭窄。伴有胰腺段以上多发的胆管壁增厚及远离胰头部的局灶性病变仍可累及胆总管，对于 AIP 有较大的鉴别诊断意义。PDAC 位于胰头部时才会累及胆总管，多数呈截断样狭窄，壁不光滑。合并其他脏器病变：AIP 可累及胰腺外多种脏器，包括胆管（77%）、肾脏（35%）、淋巴结（33%）、胆囊（16%）、腹膜后、肠系膜、甲状腺、泪腺、眼眶、唾液腺、肺、胃肠道、血管等。而 PDAC 常见的胰腺外表现为对邻近脏器的压迫侵犯，如十二指肠、胃、邻近血管，可出现腹腔或腹膜后淋巴结的转移，晚期可出现远隔脏器转移，常见部位包括肝脏、肺等。对于局灶性 AIP 病灶，与胰头癌鉴别可能较困难。可以借助 MRI 及 MRCP、相关生化指标以帮助诊断。胰头癌在临床常伴有 CA 19-9、CEA 等生化指标的升高，而 AIP 多不伴有这些指标的异常，CA 19-9 是 AIP 和胰腺癌的鉴别诊断指标之一。PDAC 典型影像学表现为胰腺内以实性为主的肿块，易向腹膜后浸润性生长（嗜神经性），边界不清，CT 平扫呈等或低密度；MR T_1WI 呈低信号，T_2WI 信号多样，可伴坏死及囊变，DWI 呈高信号，ADC 图信号减低；病变部位胰管截断，上游胰管明显扩张；增强扫描动脉期 PDAC 与 AIP 均呈低强化，静脉期及延迟期 AIP 强化程度常高于 PDAC，PDAC 肿块上游胰腺实质萎缩且常伴慢性炎性改变，增强扫描可见延迟强化。乏血供延迟强化特征对诊断 PADC 及鉴别诊断具有重要价值。胰头部肿块累及胰胆管致其明显扩张呈“双管”征、扩张胰管管径及同节段胰腺实质宽度之比 >0.34、胰腺实质内钙化灶移位、肠系膜上动脉及静脉管径之比 >1 及肿块包绕邻近血管致血管周围脂肪间隙消失呈“泪滴”征等，高度提示 PDAC。同时，PDAC 与 AIP 病理改变亦有一定相似之处，致使经皮穿刺活检诊断 PDAC 的假阴性率高达 60%。鉴别 AIP 与 PDAC 遇到困难时如无确切证据（如活检组织病理结果、伴胰腺外器官受累等）支持 AIP，即便无明显支持 PDAC 的证据，也应首先依照 PDAC 诊断流程进行处理。常规及延迟扫描的 SUV 值不能鉴别胰腺癌和 AIP，胰腺癌常表现为结节或肿块状的高代谢灶，与局灶或多灶性的 AIP 鉴别还是较有难度，此时需注意胰管是否扩张及有无胰腺外的病变，以帮助鉴别。增强 CT 动脉期 AIP 病灶的强化减低呈不均匀“雪花状”，延迟期呈渐进性强化，与胰腺癌的强化方式不同，可以帮助鉴别。

胰腺淋巴瘤：原发性胰腺淋巴瘤较为罕见，胰头部多见，表现为低密度肿块伴胰腺增大，肿块与周围胰腺实质分界不清，增强呈轻度强化，胰腺周围及腹膜后可见多发肿大淋巴结，而 AIP 极少可见淋巴结肿大。不同病理类型在 PET/CT 显像不同，若为弥漫大 B 细胞淋巴瘤，则为明显 ^{18}F-FDG 放射性摄取。

壶腹癌：起源于 Vater 壶腹的远端胆管上皮，多数源于胆总管穿过十二指肠的壁间部。影像上 CT 通常表现为十二指肠降段壶腹区出现不规则低密度软组织影，动脉期和门脉期图像上可见强化，边界可呈分叶状或浸润性；MR 在 T_1、T_2 上等或低信号，增强扫描可见强化；肝内外胆管呈“软藤样”扩张，下端呈截断征、鸟嘴征、鼠尾征，胆囊增大，胰胆管扩张呈“双管征”。患者在疾病的早期经常出现阻塞性症状，因此可以在早期发现肿瘤并通过外科手术切除。

局灶性急性胰腺炎：急性坏死性胰腺炎因为有典型的临床表现和影像学改变，与 AIP 的鉴别诊断一般不困难。需要鉴别诊断的主要是轻度急性间质水肿型胰腺炎与 AIP。虽有报道 AIP 可有大量胰周渗出及肾筋膜增厚的表现，但在绝大多数情况下，AIP 患者胰周都表现为轻微渗出。肿块型胰腺炎扩张胰管多呈串珠样，且 MRCP 多表现“胰管穿通征”，胰管钙化多见，增强扫描对胰管钙化显示欠佳，可通过 MRCP 或 CT 检查明确。十二指肠旁胰腺炎是一种不常见的局灶性胰腺炎，发生于胰头部、十二指肠和胆总管之间的沟槽处。分为单纯型和节段型，单纯型局限在沟槽区域，节段型累及十二指肠沟及胰腺实质。

AIP 治疗上主要是应用肾上腺皮质激素。对糖皮质激素无反应的严重腹痛和梗阻性黄疸提示胰腺癌的可能，局灶性肿大的 AIP 病变有时很难与胰腺癌区分，但糖皮质激素治疗可以改善 AIP 的肿大。一部分患者可能复发，表现为症状复发，伴随着胰腺和（或）胰腺外，包括胆道/唾液腺和后腹膜影像学异常及血清 IgG4 水平升高。AIP 复发与激素首剂给予剂量无关，通过激素维持治疗可降低复发率，对激素应答不佳的患者还可以应用咪唑硫嘌呤、环磷酰胺、利妥昔单抗，然而目前的文献对其他用药的有效性评估还有限。因 AIP 存在恶变可能，当临床难以排除恶性肿瘤时，在综合评估权衡利弊之后可考虑手术切除。对于内科治疗反应差、反复发作的患者，胰腺切除可在一定限度上减少激素及免疫抑制剂使用时间和剂量，降低再复发率。在部分难治性病例中，手术治疗可在一定程度上缓解临床症状。激素治疗后黄疸下降不满意者可行胆道支架置入术；对于一般情况差、黄疸症状重且对内科治疗反应差者或因胆道梗阻需长期留置胆道支架者，也可考虑行胆肠吻合术缓解症状。本病例为 1 名 40 岁的中年男性患者，为 AIP 高发人群，以梗阻性黄疸为主要表现，血清 IgG4 升高，根据影像学可见胰腺呈局灶性肿大，同时伴肝内外胆管扩张，PET/CT 显示局灶性的^{18}F-FDG 摄取浓聚，考虑为 IgG4 相关性自身免疫性胰腺炎。

参考文献

1. SHIMOSEGAWA T, CHARI S T, FRULLONI L, et al. International consensus diagnostic criteria for autoimmune pancreatitis: guidelines of the International Association of Pancreatology [J]. Pancreas, 2011, 40(3): 352 – 358.
2. JOSHI D, WEBSTER G J. Biliary and hepatic involvement in IgG4-related disease [J]. Aliment Pharmacol Ther, 2014, 40(11 – 12): 1251 – 1261.
3. 吴丽丽, 李闻. 自身免疫性胰腺炎临床特征分析 [J]. 中华内科杂志, 2010, 49(11): 943 – 946.
4. SUN G F, ZUO C J, SHAO C W, et al. Focal autoimmune pancreatitis: radiological characteristics help to distinguish from pancreatic cancer [J]. World J Gastroenterol, 2013, 19(23): 3634 – 3641.
5. 李娜, 赵艳, 王滔, 等. 局灶性自身免疫性胰腺炎的影像表现 [J]. 实用放射学杂志, 2021, 37(9): 1484 – 1487.
6. 汪建华, 王玉涛, 马小龙, 等. 磁共振成像在自身免疫性胰腺炎诊断与鉴别诊断中的价值 [J]. 中华消化杂志, 2014, 34(4): 260 – 265.
7. 张建, 余仲飞, 胡胜平, 等. ^{18}F-FDG PET/CT 在自身免疫性胰腺炎诊断及全身评价中的应用 [J]. 中华胰腺病杂志, 2014, 14(4): 247 – 251.
8. 刘莉, 张建, 贾国荣, 等. ^{18}F-FDG PET/CT 与增强 CT 对自身免疫性胰腺炎影像特征显示效能的对照研究 [J]. 中华胰腺病杂志, 2015, 15(6): 379 – 384.

9. ZHANG J, SHAO C, WANG J, et al. Autoimmune pancreatitis: whole-body ^{18}F-FDG PET/CT findings [J]. Abdom Imaging, 2013, 38(3): 543 – 549.
10. 葛明亮，王玉涛，张建，等. 胰腺腺鳞癌的 MRI 表现及与导管腺癌的特征差异 [J]. 现代实用医学，2021，33(9)：1157 – 1160.
11. 殷灿，邓喜青. 多参数 MRI 对局灶性自身免疫性胰腺炎与胰腺癌的鉴别诊断价值 [J]. 中国临床医学影像杂志，2022，33(3)：189 – 192.
12. HUR B Y, LEE J M, LEE J E, et al. Magnetic resonance imaging findings of the mass-forming type of autoimmune pancreatitis: comparison with pancreatic adenocarcinoma [J]. J Magn Reson Imaging, 2012, 36(1): 188 – 197.
13. WOLSKE K M, PONNATAPURA J, KOLOKYTHAS O, et al. Chronic pancreatitis or pancreatic tumor? a problem-solving approach [J]. Radiographics, 2019, 39(7): 1965 – 1982.
14. SHIMOSEGAWA T, CHARI S T, FRULLONI L, et al. International consensus diagnostic criteria for autoimmune pancreatitis: guidelines of the International Association of Pancreatology [J]. Pancreas, 2011, 40(3): 352 – 358.
15. OZAKI Y, OGUCHI K, HAMANO H, et al. Differentiation of autoimmune pancreatitis from suspected pancreatic cancer by fluorine-18 fluorodeoxyglucose positron emission tomography [J]. J Gastroenterol, 2008, 43(2): 144 – 151.
16. LEE T Y, KIM M H, PARK D H, et al. Utility of 18F-FDG PET/CT for differentiation of autoimmune pancreatitis with atypical pancreatic imaging findings from pancreatic cancer [J]. AJR Am J Roentgenol, 2009, 193(2): 343 – 348.
17. 梁亮，曾蒙苏，姚秀忠，等. 自身免疫性胰腺炎的影像学研究 [J]. 中华普通外科杂志，2012，27(9)：721 – 725.
18. 岳婧婧，马媛媛，宋琦，等. 胰腺淋巴瘤的 CT 及 MRI 表现 [J]. 中国医学计算机成像杂志，2017，23(2)：156 – 160.
19. 姜鹏，江勇，吴宝强，等. 原发性胰腺淋巴瘤诊疗体会 [J]. 临床肝胆病杂志，2011，27(11)：1190 – 1192.
20. 吴元华，王玉涛，吴盛赞，等. 壶腹部浸润性腺癌的 MRI 诊断与临床应用 [J]. 医学影像学杂志，2017，27(3)：497 – 501.
21. 刘运财，郭献日. 壶腹癌的 MRI 诊断 [J]. 中国医学影像学杂志，2007，15(3)：224 – 225.
22. 阮志兵，焦俊，瞿金环，等. 胰头部肿块型慢性胰腺炎与胰头癌的多模态影像学鉴别诊断 [J]. 临床放射学杂志，2019，38(1)：88 – 94.
23. 黄斌，马永刚，陈利军，等. 3.0TMR LAVA 增强扫描在胰头癌和肿块型胰腺炎的鉴别诊断价值 [J]. 医学影像学杂志，2018，28(10)：1687 – 1690.
24. 张艳蓉，孟茜茜，辛磊，等. 自身免疫性胰腺炎长期预后的研究进展 [J]. 中华胰腺病杂志，2022，22(2)：144 – 147.
25. ADDEO G, BECCANI D, COZZI D, et al. Groove pancreatitis: a challenging imaging diagnosis [J]. Gland Surg, 2019, 8(Suppl 3): S178 – S187.

（苑克慧　杨超　整理）

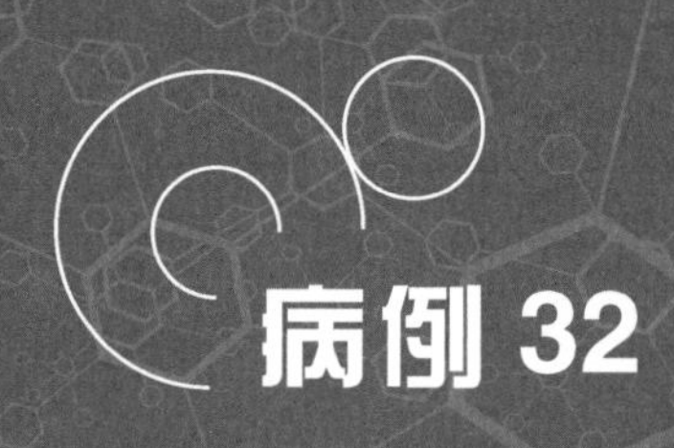

病例 32

脾脏原发淋巴瘤合并甲状腺癌伴双侧颈部淋巴结转移

病历摘要

【基本信息】

患者，男性，57 岁。

主诉：左上腹疼痛不适 1 月余。

现病史：患者 1 个月前无明显诱因出现左上腹疼痛不适，无发热、恶心、呕吐等症状。患者自发病以来，精神状态可，食欲无变化，睡眠、大便、体重无明显改变。

既往史与家族史：无特殊病史；家族内无恶性肿瘤病史。

查体：右侧颈部触及一个肿大淋巴结。腹部平坦，无皮疹，无瘢痕，无色素沉着，无静脉曲张，腹式呼吸存在，上腹部未见搏动，未见胃肠型及蠕动波，脐与腹股沟未见异常。触诊脾脏明显增大，左侧肋下 3 指。

【辅助检查】

影像学检查：腹部 CT 提示脾大，脾脏多发占位；脾门多发肿大淋巴结，融合成团，与胰尾分界欠清，考虑脾脏恶性病变伴脾门淋巴结转移可能，建议穿刺活检。颈部超声提示甲状腺多发结节伴双侧颈部多发增大淋巴结。

实验室检查：AFP、CEA、CA19-9、CA125、CA72-4、血常规、尿常规、血生化 36 项等未见明显异常。

【临床初步诊断】

①脾大伴脾脏多发占位性质待定；②甲状腺结节及双侧颈部淋巴结性质待定。

【临床关注点】

中年男性，左上腹疼痛不适 1 个月，血清学检查（－），腹部 CT 显示脾脏体积增大，脾脏多发低密度肿块，脾门区多发肿大淋巴结，病变的性质如何考虑？双侧颈部增大淋巴结与脾脏病变是否相关？甲状腺结节性质如何考虑？

PET/CT检查

【操作流程与参数】

患者检查前禁食 6 h 以上，空腹血糖 5.3 mmol/L。^{18}F-FDG 剂量 6.8 mCi，注射后 1 小时检查。PET/CT 检查采用 GE 公司 Discovery 710 Clarity 型号。采集参数：CT 扫描电压 120 kV，电流采用自动毫安秒，螺距 0.98，层厚 3.27 mm。PET 扫描：1.5 分钟/床位。扫描范围从颅底至双侧股骨上段。图像采用 CT 扫描数据衰减校正，图像重建采用有序子集最大期望值迭代法。

【PET/CT 所见】

脾脏体积增大，超过 9 个肋单位，最大厚度约为 53 mm，脾脏下缘达 L_2 水平，脾内多发类圆形低密度影，边缘欠清，最大截面约为 94 mm × 80 mm，FDG 摄取增高，SUV_{max} 为 16.3；脾门可见团状软组织影，与胰尾分界欠清，最大截面约为 59 mm × 30 mm，FDG 摄取增高，SUV_{max} 为 17.8。双叶甲状腺密度不均，右叶可见低密度结节影，直径约为 11 mm，伴壳状钙化，FDG 摄取增高，SUV_{max} 为 12.3。右侧颈部、双侧锁骨上窝及前上纵隔多发肿大淋巴结影，大者位于左侧锁骨上窝，最大截面约为 14 mm × 13 mm，FDG 摄取增高，SUV_{max} 为 20.9（图 32 – 1）。

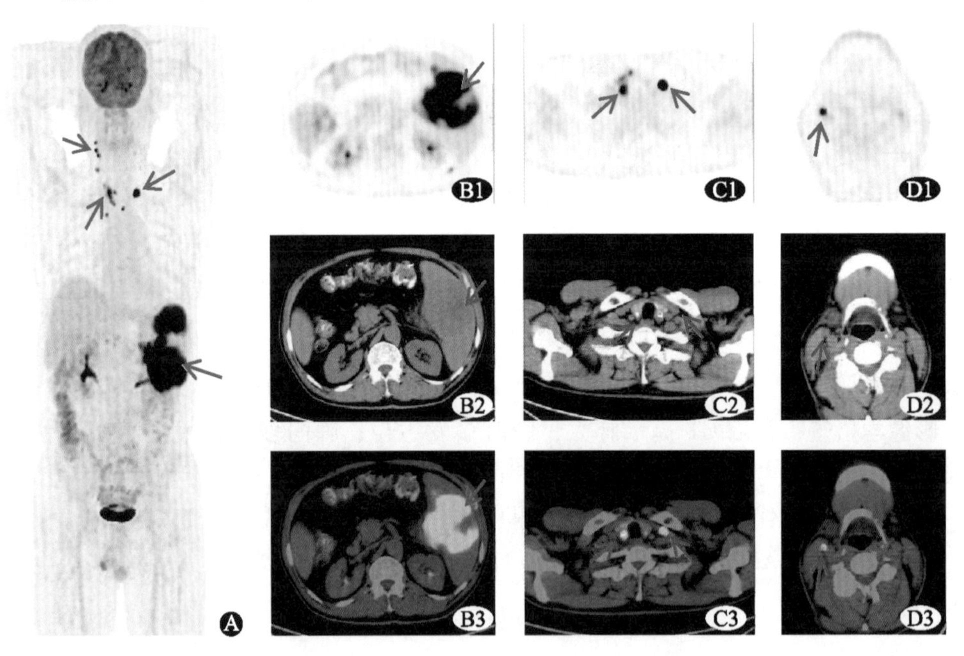

A：MIP 图；B1 ~ B3 显示脾内多发类圆形低密度影，边缘欠清，FDG 代谢明显增高，SUV_{max} 为 16.3；C1 ~ C3 显示甲状腺右叶低密度结节影，FDG 代谢增高，SUV_{max} 为 12.3，左侧锁骨区见肿大淋巴结，FDG 代谢增高，SUV_{max} 为 20.9；D1 ~ D3 显示右侧颈部肿大淋巴结，FDG 代谢增高，SUV_{max} 为 15.7。

图 32 – 1 ^{18}F-FDG PET/CT

【PET/CT 诊断意见】

1. 脾大，脾内多发占位；脾门团块影，与胰尾分界欠清；双侧颈部、双侧锁骨上窝

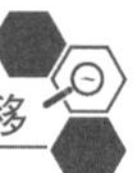

及前上纵隔多发肿大淋巴结，上述病变代谢均异常增高，考虑淋巴瘤可能性大。

2. 右叶甲状腺结节并钙化，甲状腺癌不除外，建议穿刺活检。

病例讨论

论点1：中年男性，临床主诉左上腹疼痛不适。CT 显示脾脏体积增大，超过 9 个肋单位，脾脏下缘达 L_2 水平，脾内多发类圆形低密度影，边缘欠清，FDG 代谢明显增高，提示脾脏恶性病变可能性大；脾门可见团状软组织密度影，局部与胰尾分界欠清，FDG 代谢明显增高，考虑为融合淋巴结；以上不除外脾脏恶性病变伴脾门淋巴结转移可能；除此之外，该患者甲状腺右叶可见一结节伴钙化，双侧颈部、锁骨区、前上纵隔可见多发大小不等淋巴结影，FDG 代谢均明显增高，若用一元论解释，甲状腺结节及上述淋巴结可考虑为转移，但临床上较为罕见。

论点2：患者病情复杂，脾脏多发占位伴 FDG 代谢明显增高，甲状腺右叶高代谢结节伴钙化，双侧颈部、锁骨区、前上纵隔及脾门区多发高代谢肿大淋巴结，以上考虑恶性病变，淋巴瘤累及多处淋巴结及结外脏器浸润可能性大，需要穿刺活检以明确病理，但淋巴瘤累及甲状腺时，一般伴多系统累及，而此例患者除脾脏受累以外，其余脏器未见明显肿瘤征象，因此考虑为淋巴瘤浸润较为牵强；那是否可考虑甲状腺结节为原发病变，双侧颈部、锁骨区及前上纵隔多发淋巴结是其转移所致，而脾脏多发占位及脾门高代谢淋巴结考虑为淋巴瘤累及？此论点亦需病理证实。

【病例讨论小结】

该患者为中年男性，以左上腹疼痛不适就诊，查肿瘤标志物均阴性，PET/CT 显示脾脏多发占位伴 FDG 代谢明显增高，脾门多发肿大淋巴结，融合成团，FDG 代谢明显增高；甲状腺右叶结节并钙化伴 FDG 代谢明显增高，双侧颈部、锁骨区及前上纵隔多发高代谢肿大淋巴结；上述全身多处病变伴 FDG 代谢呈不同程度明显增高，考虑恶性病变无疑，但来源较难诊断，原发于脾脏？甲状腺？还是双原发？抑或是淋巴瘤浸润多脏器及淋巴结？因此脾穿刺及甲状腺穿刺是作为临床进一步治疗的关键。

病理诊断

甲状腺右叶结节细针穿刺病理：腺癌细胞，可见大而深染的细胞核，易观察到核沟和包涵体。结合免疫组化，符合甲状腺乳头状癌，请结合临床诊治。免疫组化显示 Ki-67 约 2%（图 32－2）。

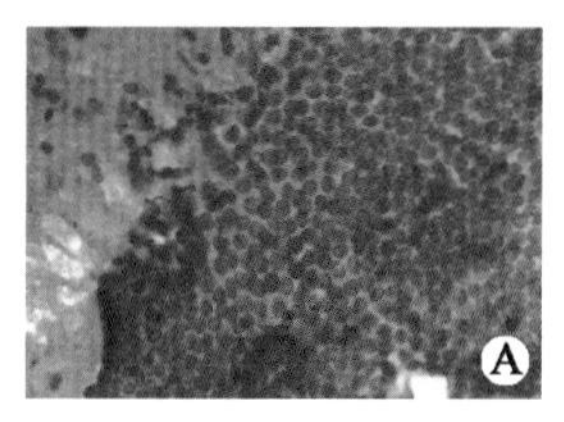

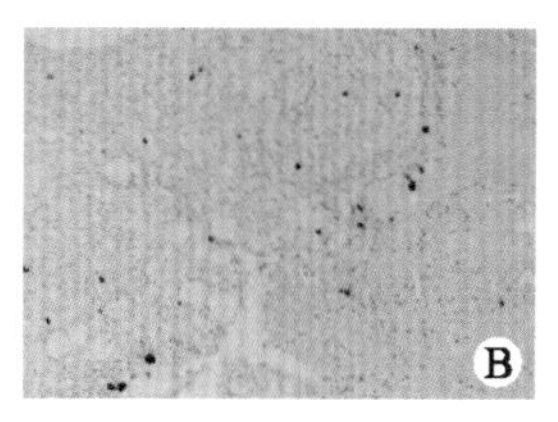

A 为甲状腺右叶结节细针穿刺（HE 染色，×400）；B 为 Ki-67 免疫组化，Ki-67 约 2%。

图 32－2　甲状腺病灶穿刺病理

右侧颈部肿大淋巴结细针穿刺病理：转移淋巴结，甲状腺来源。

脾脏穿刺病理：免疫组化支持非霍奇金弥漫大 B 细胞淋巴瘤。

临床随访

该患者诊断为脾脏原发淋巴瘤（弥漫大 B 细胞淋巴瘤）、脾门淋巴结浸润；甲状腺右叶乳头状癌伴双侧颈部、锁骨区及前上纵隔多发淋巴结转移。患者 CHOP 方案（一种用于非霍奇金淋巴瘤治疗的化疗方案）化疗结束，病情缓解，行甲状腺全切及双侧颈部淋巴结清扫术。一年后患者再次行 PET/CT，脾脏病灶消失，甲状腺术后改变，全身 PET/CT 未见肿瘤复发及转移征象。

特邀专家点评

该患者为中年男性，病程较短，因腹部症状就诊，CT 显示脾脏多发占位伴 FDG 代谢明显增高，脾门区多发高代谢肿大淋巴结，考虑到脾脏的恶性病变伴脾门淋巴结转移的诊断，脾脏的恶性病变包括脾脏原发肉瘤、淋巴瘤等。而该患者除了脾脏及其周围淋巴结受累外，甲状腺右叶及周围淋巴结均受累，如果用一元论解释，对该病例大家的关注点很容易局限在脾脏上，考虑到淋巴瘤的诊断，淋巴瘤可累及全身多个脏器、组织及淋巴结。在临床工作中，我们倾向用一元论来分析疾病，但也不必绝对化，特别是类似这种全身多脏器累及的疾病，不能忽视甲状腺结节是否为原发病灶的诊断。淋巴瘤和甲状腺癌患者出现第 2 原发肿瘤的概率并不算低，更应在诊断时加以充分关注。对于疑难病例的诊断，需要也必须对相应脏器组织穿刺活检获取病理学诊断，这样不仅能够提高我们的诊断水平，也为临床进一步治疗提供方向。

讨论与文献综述

脾脏原发性恶性淋巴瘤（primary splenic lymphoma，PSL）是指首发于或主要局限于脾脏及其局部淋巴结的淋巴瘤，一般无脾外脏器及淋巴组织受累。PSL 临床少见，病因尚未完全阐明。PSL 包括非霍奇金淋巴瘤和霍奇金病，临床 NHL 多见，多为大 B 细胞淋巴瘤，较为少见的 PSL 为套细胞淋巴瘤、边缘区淋巴瘤、滤泡性淋巴瘤、小细胞 B 细胞淋巴瘤、肝脾 γ/δT 细胞淋巴瘤。临床上，PSL 以中老年人最为多见，男性多于女性。左上腹疼痛与肿块是脾脏淋巴瘤的主要症状特点，体格检查可发现脾肿大。部分患者可出现发热、贫血、消瘦等，罕见因脾破裂就诊。实验室检查常见白细胞、血小板减少，红细胞沉降率加快等，亦有血细胞分析未见异常的情况。骨髓象可见淋巴瘤细胞浸润，但其诊断意义并不大。影像学上，PSL 超声表现主要为脾脏增大，脾实质内显示单个或多个境界清楚的类圆形低回声区。PSL 的 CT 表现：孤立肿块型及多发结节型多见于大 B 细胞淋巴瘤，影像表现为脾内单发或多发大小不等的结节，平扫多呈低或稍低密度，少部分为等密度，边界不清，病灶内罕见点样、短条状钙化。CT 和 PET/CT 检查对 PSL 诊断价值：CT 主要评价肿瘤的解剖形态情况，CT 检查不仅能显示脾脏内病灶的大小、与周围结构的关系，而且可以观察肝、胰及腹膜后淋巴结情况；PET/CT 不仅可以评价肿瘤病灶的代谢情况，还可以观察患者全身情况，对脾脏原发及继发淋巴瘤的鉴别具有重要意义，而且有利于病变的分

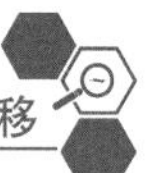

期，直接影响治疗方案的选定，观察病变的治疗效果及预后；此外有些脾脏弥漫性淋巴瘤患者 CT 扫描出现假阴性结果，而 PET/CT 检查显示脾脏内核素的浓聚，提示脾脏弥漫性病变，具有重要的临床意义。

甲状腺乳头状癌（papillary thyroid carcinoma，PTC）是一种生长缓慢、治愈率较高的头颈部最常见的肿瘤，占甲状腺恶性肿瘤的 80% 以上。高分化 PTC 通过手术切除肿瘤和碘 131 治疗后预后良好。患者年龄、性别、家族遗传史、肿瘤大小、病灶数量、肿瘤亚型、是否有血管侵袭和淋巴结转移与患者复发转移甚至死亡密切相关。PET/CT 显像的原理是以肿瘤组织对葡萄糖的异常摄取为基础，将功能图像和解剖图像精确融合，能够在机体发生功能异常的早期发现代谢的异常变化，在癌症复发和转移灶的探测定位和预后评估中具有广泛的应用，因此，PET/CT 显像检查在甲状腺癌良恶性及复发转移灶的早期探测中具有一定的应用价值。原发性甲状腺淋巴瘤（primary thyroid lymphoma，PTL）是指原发于甲状腺内淋巴组织的恶性肿瘤，极为罕见。PTL 的年发病率为 2/100 万，占所有甲状腺恶性肿瘤的 0.6%～5.0%，占结外淋巴瘤的 2%。

多原发癌（multiple primary carcinoma，MPC）又称重复癌、多重癌等，指同一患者同时或先后发生 2 种及 2 种以上的原发性恶性肿瘤。文献报道的多原发癌以 2 种或 3 种实体肿瘤多见，淋巴瘤合并实体肿瘤的多原发癌较少见。肿瘤形成是一个多因素、多步骤、多基因参与的过程。感染、炎症、免疫反应及基因异常对肿瘤的发生具有重要的影响。有研究者报道 1 例患者同时患有套细胞淋巴瘤、肾癌和间质瘤 3 种肿瘤，在 3 种癌组织中均发现 NF-κB 通路相关基因的激活。由此可见实体肿瘤与淋巴瘤之间的关系目前虽暂无定论，但研究表明二者关系密切。在甲状腺肿瘤中，甲状腺淋巴瘤、乳头状癌均与甲状腺自身免疫性疾病相关。40%～85% 的甲状腺淋巴瘤患者合并慢性甲状腺炎或桥本甲状腺炎，而桥本甲状腺炎患者易合并甲状腺癌已是共识。Carson 于 1996 年对文献报道的同时性 NHL 合并癌病例进行总结，发现结肠癌最多（50 例），其次为前列腺癌（35 例）、肺癌（34 例）、乳腺癌（29 例）、胃癌（28 例）、膀胱癌（14 例）、甲状腺癌（13 例）。由此可见，虽然淋巴瘤合并其他脏器肿瘤的发生率较少，但却不容忽视。

实体肿瘤的类型和分期是影响淋巴瘤合并实体肿瘤患者预后的主要因素，故临床上淋巴瘤多部位侵犯与转移癌、复发癌的鉴别异常重要。以 ^{18}F-FDG 为显像剂的 PET/CT 能将病变的代谢信息和解剖信息有机整合，在淋巴瘤的诊治中具有重要作用。PET/CT 一次显像即可发现全身多脏器肿瘤负荷、受累程度，虽然在临床工作中我们倾向用一元论来解释疾病的发生或进展，但 PET/CT 提供的解剖与代谢信息明显优于单纯的影像学检查，这在一定程度上有助于我们分析、判断多脏器肿瘤负荷为一种或多种肿瘤所致。通过此例患者，在临床工作中，我们需警惕，淋巴瘤患者实质脏器受累并非都是淋巴瘤侵犯，同时实体肿瘤患者全身多处肿大淋巴结也并非都是转移淋巴结，多受累部位尤其是非常规路径转移病灶的病理活检对于淋巴瘤合并其他脏器肿瘤的诊断和判断分期非常重要。

参考文献

1. IRIYAMA N, HORIKOSHI A, HATTA Y, et al. Localized, splenic, diffuse large B-cell lymphoma resenting with hyper splenism: risk and benefit of splencectoomy [J]. Inter Med, 2010, 49(11): 1027－1030.

2. 王益华，吕翔，戴小波，等. 脾原发性恶性淋巴瘤 11 例临床病理及免疫组化分析［J］. 诊断病理学杂志，

2004, 11(1): 15 -17.

3. 王海艳，霍介格，王小宁，等. 脾脏原发性恶性淋巴瘤 2 例分析并文献复习 [J]. 实用癌症杂志，2016, (1): 163 -164.

4. 朱梅刚. 恶性淋巴瘤病理诊断学 [M]. 广州：广东科技出版社，2003: 283 -285.

5. KARUNANITHI S, ROY S G, MURUGAN V, et al. 18F-FDG-PET/CT in staging, recurrence detection and response evaluation of primary splenic lymphoma with eight years foow up [J]. Nuci Eur Med Rev Cent East Eur, 2015, 18(1): 37 -38.

6. TANG K T, LEE C H. BRAF mutation in papillary thyroid carcinoma: pathogenic role and clinical implications [J]. J Chin Med Assoc, 2010, 73(3): 113 -128.

7. PAK K, KIM S J, KIM I J, et al. The role of ^{18}F-fluorodeox-yglucose positron emission tomography in differentiated thyroid cancer before surgery [J]. Endocr Relat Cancer, 2013, 20(4): 203 -213.

8. 王治国，武晓丹，战莹，等. 甲状腺乳头状癌^{18}F-FDG PET/CT 显像葡萄糖代谢与 BRAF 突变的相关性研究 [J]. 实用肿瘤学杂，2017, 31(6): 519 -523.

9. GREEN L D, MACK L, PASIEKA J L. Anaplastic thyroid cancer and primary thyroid lymphoma: areview of these rare thyroid malignancies [J]. Surg Oncol, 2006, 94(8): 725 -736.

10. FREEMAN C, BERG J W, CUTLER S J. Occurrence and prognosis of extranodal lymphomas [J]. Cancer, 1972, 29(1): 252 -260.

11. 熊媛媛，刘志娟，陈琳，等. 淋巴瘤同时合并原发实体肿瘤 17 例临床分析 [J]. 中华血液学杂志，2018, 39(4): 277 -280.

12. GUO R, CHANG L, LIU Z, et al. Canonical nuclear factor κB pathway links tumorigenesis ofsynchronous mantle-celllymphoma, clear-cellrenal-cell carcinoma, and GI stromal tumor [J]. Clin Oncol, 2011, 29(10): e257 -e261.

13. XIE S, LIU W, XIANG Y, et al. Primary thyroid diffuse large B-cell lymphoma coexistent with papillary thyroid carcinoma: a case report [J]. Head Neck, 2015, 37(9): E109 -E114.

14. CARSON H J. Unexpected synchronous non-Hodgkin's lymphoma encountered during the treatment of a previously-diagnosed carcinoma: report of three cases [J]. Leuk Lymphoma, 1996, 23(5 -6): 625 -629.

15. 丁勇，张书文，田嘉禾. FDG-PET 在肿瘤学中的应用 [J]. 中国医学影像学杂志，2000, 8(6): 469, 474.

16. 姚秋艳，吴泽生，施荣杰，等. 以黄疸为表现并发自发性脾破裂的原发性脾淋巴瘤 1 例报告 [J]. 临床肝胆病杂志，2021, 37(7): 1679 -1681.

17. LLCHEVA M, NIKOLOVA P, HADZHIYSKA V, et al. Impact of FDG PET/CT on detection of synchronous and metachronous malignancies and clinical management in patients with multiple primary cancers [J]. Neoplasma, 2022, 69(4): 948 -956.

（王修霞　李善春　整理）

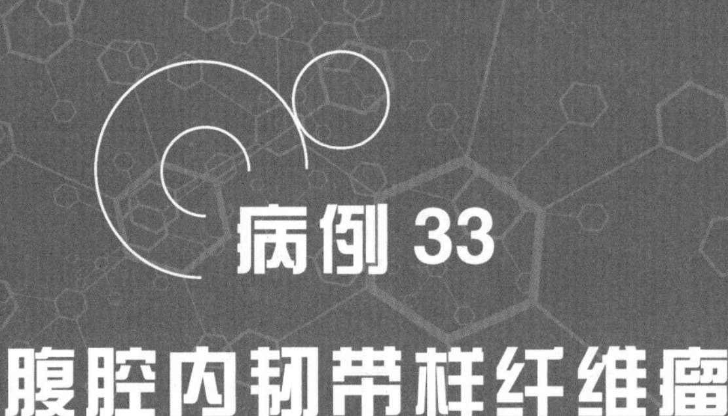

病例 33

腹腔内韧带样纤维瘤

病历摘要

【基本信息】

患者，男性，40 岁。

主诉： 上腹胀痛 10 余天。

现病史： 患者 10 余天前无明显诱因出现上腹胀痛，伴恶心、呕吐。腹部 CT 检查显示十二指肠水平段 - 升段交界区可见团块影，明显延迟强化，肠壁结构紊乱，显示不清，周围脂肪间隙模糊，肠系膜根部小肠走行紊乱，诊断为十二指肠水平段 - 升段交界区肿瘤并穿孔、肠梗阻。给予对症抑酸、胃肠减压、静脉营养等治疗，患者肠梗阻症状好转。

既往史与家族史： 平素体质良好，无外伤、手术史，无肝炎、肺结核、疟疾、菌痢等传染病病史。无工业毒物、粉尘、放射性物质接触史。无家族遗传病及肿瘤病史。

查体： 腹平软，未见腹壁静脉曲张，未见肠型，上腹部可触及质硬无痛性肿块，活动性差，全腹无压痛及反跳痛，Murphy 征阴性，肝脾肋下扪及，叩诊肝上界在右锁骨中线第 5 肋间，肝浊音界正常，肝区及双肾无叩击痛，移动性浊音阴性，肠鸣音 3 次/分。

【辅助检查】

影像学检查： 上腹部增强 CT 显示十二指肠水平段 - 升段交界区占位，邻近肠管结构紊乱，部分邻近小肠积气、积液扩张（图 33 - 1）。

实验室检查。 血常规：白细胞计数 $7.10 \times 10^9/L$，中心粒细胞百分比 81.4%，淋巴细胞计数 $0.73 \times 10^9/L$，淋巴细胞百分比 10.30%，血小板计数 $116.00 \times 10^9/L$，C 反应蛋白 48.70 mg/L，其余正常。肝、肾功能：总蛋白 53.22 g/dL，白蛋白 33.69 g/dL，球蛋白 19.53 g/dL，总胆红素 31.00 μmol/L，直接胆红素 6.40 μmol/L，间接胆红素 24.60 μmol/L，尿素氮 2.05 mmol/L，补体 C1q 99.77 g/L，尿酸 403 μmol/L，其余正常。AFP、CEA、CA125、CA19-9、CA72-4 均正常。

【临床初步诊断】

①十二指肠水平段 - 升段交界区占位；②肠梗阻。

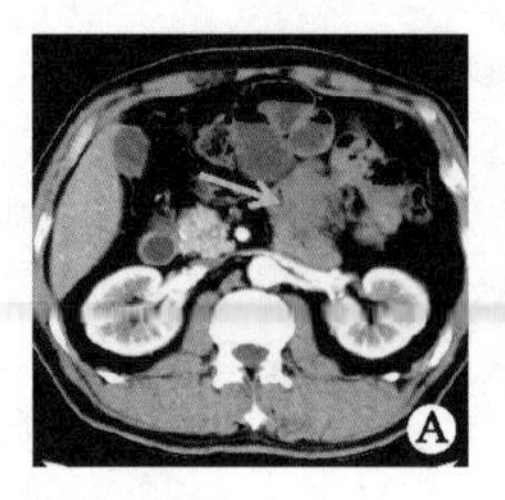
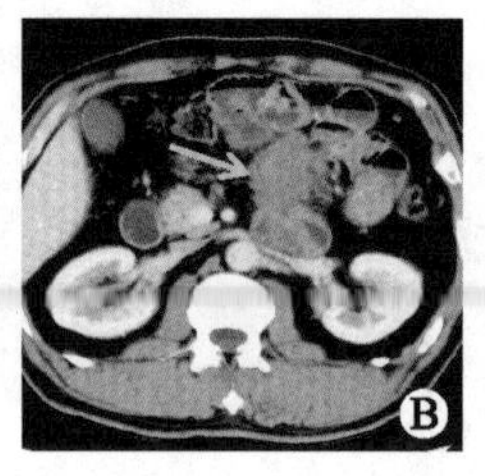
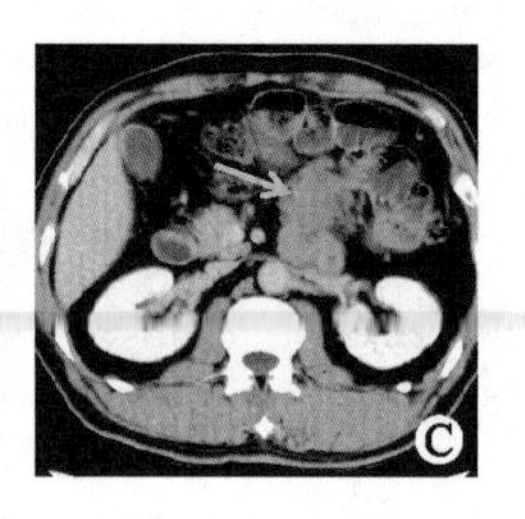

A～C分别为动脉期、静脉期及延迟期，十二指肠水平段旁团块软组织密度，增强扫描动脉期呈轻度较均匀强化，静脉期及延迟期呈渐进性、持续性强化。

图33－1　腹部增强CT

【临床关注点】

中年男性，以腹痛就诊，有肠梗阻症状，CT显示十二指肠水平段－升段交界区占位，病灶来源及性质如何考虑?

PET/CT检查

【操作流程与参数】

患者检查前禁食6 h以上，空腹血糖5.3 mmol/L。^{18}F-FDG剂量8.79 mCi，注射后1小时检查。PET/CT检查采用Discovery^{TM} PET/CT 710 Clarity（美国GE公司）。采集参数：CT扫描电压120 kV，电流采用自动毫安秒，螺距0.984，层厚3.75 mm。PET扫描，90秒/床位。扫描范围从颅顶至大腿根部。图像采用CT扫描数据衰减矫正，图像重建采用有序子集最大期望值迭代法。

【PET/CT所见】

十二指肠水平段－升段区见团状软组织密度影，形态不规则，截面约47.4 mm×28.1 mm，CT值约34 HU，代谢不均匀略增高，SUV_{max}为3.5，延迟显像SUV_{max}为3.1。病灶与周围小肠及局部横结肠分界不清，左中上腹部分小肠轻度扩张积气，可见小液平，周围脂肪间隙模糊，肠系膜呈多发索条状轻度增厚（图33－2）。

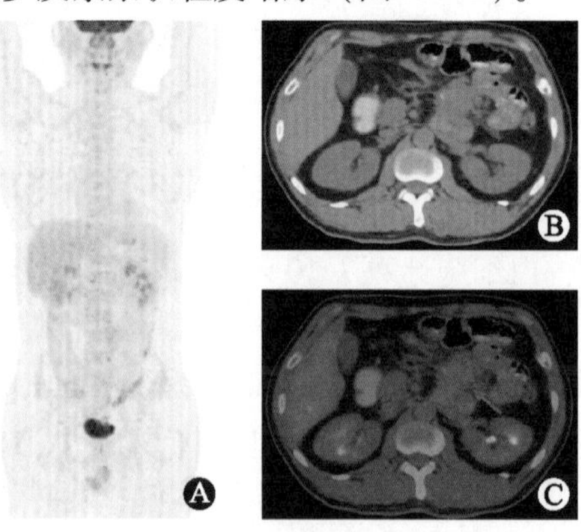

A为体部MIP图；B、C显示十二指肠水平段－升段见团状软组织密度影，代谢轻度增高，SUV_{max}为3.5（箭头）。

图33－2　^{18}F-FDG PET/CT

【PET/CT 诊断意见】

十二指肠水平段-升段软组织密度灶，不均匀代谢增高，肠系膜根部多发索条状增厚伴代谢略增高，考虑恶性病变可能。

病例讨论

论点1：中年男性，以腹痛就诊，伴一定肠梗阻症状，CT 显示十二指肠水平段-升段交界区占位，周围结构欠清，此病例的定位有一定困难。腹腔内单发肿块，形态欠规则，局部边界欠清，密度较均匀，未见明显钙化、出血、囊变，^{18}F-FDG PET/CT 提示病变代谢轻度增高，并且全身其余部位未见明显异常征象，临床上应考虑到韧带样纤维瘤。

论点2：此病需与来源于十二指肠的十二指肠腺癌、间质瘤鉴别。十二指肠腺癌多表现为腔内肿块或肠壁不规则增厚，增强扫描动脉期轻度强化，静脉期强化最明显，延迟期强化程度减退，增强方式不太符合十二指肠腺癌。低度危险性十二指肠间质瘤多表现为突向腔内的软组织肿块，多呈类圆形，平扫密度较均匀，增强后多呈均匀强化，此病例并不符合。中高危险性间质瘤多向腔外生长，形态多不规则，部分可呈分叶状，平扫多不均匀，增强后强化不均匀，通常^{18}F-FDG PET/CT 呈不均匀高代谢灶，虽然该病例代谢程度较低，但不能完全排除间质瘤可能。另外，此病例虽边界欠清，但密度仍较均匀，增强扫描呈延迟强化，^{18}F-FDG PET/CT 呈轻度代谢增高，提示病变有一定良性征象。

论点3：此病需与来源于腹腔内的淋巴瘤、平滑肌肉瘤、脂肪肉瘤等鉴别。淋巴瘤多位于腹膜后间隙，腹主动脉旁，病变表现为多个圆形或类圆形软组织结节影，易融合后呈团块影，常包绕或推移周围血管，呈“主动脉淹没”征，增强后呈轻度强化，液化、坏死少见，多发、易融合及轻度强化有助于鉴别诊断，^{18}F-FDG PET/CT 通常呈较高代谢。平滑肌肉瘤也是后腹膜常见恶性肿瘤，肿瘤容易发生囊变、坏死，其内有广泛而不规则的水样低密度灶，甚至呈囊性表现，具有特征性。脂肪肉瘤按影像表现可分为实体型、假囊肿型和混合型，肿瘤常呈侵袭性生长，增强后呈不均匀强化，病灶内如出现脂肪性低密度灶，则有助于诊断。

【病例讨论小结】

韧带样纤维瘤的临床资料和影像学表现具有一定的特征性。腹内型韧带样纤维瘤一般肿块较大，占位效应比较明显，肿块一般没有明显的出血、坏死及钙化，^{18}F-FDG 呈轻度或中度代谢增高，表现出一定的良性征象，同时局部边界欠清，伴有部分侵袭性，表现出一定恶性征象。该病在临床上较为少见，容易出现误诊，需要与淋巴瘤、平滑肌肉瘤等恶性病变相鉴别。在免疫组化中细胞核阳性表达 β-catenin 对韧带样纤维瘤诊断和鉴别诊断有重要价值。

病理诊断

穿刺术后病理：梭形细胞肿瘤（肠系膜），细胞排列成束状，部分区域瘤细胞呈蟹足样浸润至周围脂肪组织，肿瘤细胞呈长梭形，轻度异型性，密度较稀疏，未见核分裂象，部分区域胶原变性，肿瘤内血管为薄壁血管，可见血管周围水肿带，图像可符合韧带样纤维瘤病（图 33 –3）。

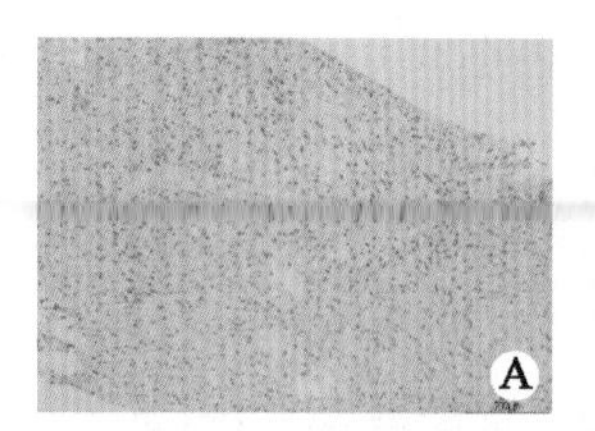

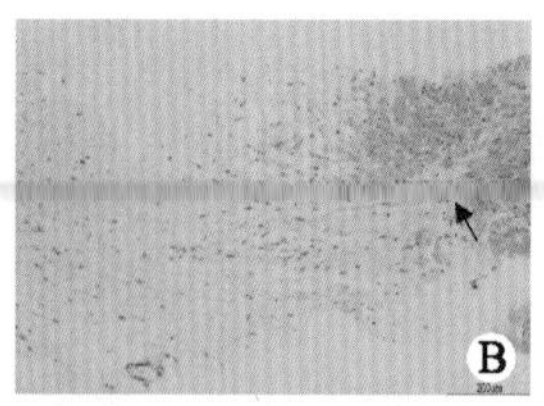

B 显示肿瘤向周边横纹肌蟹足样浸润（箭头）。

图 33 –3　韧带样纤维瘤病理（HE 染色，×100）

免疫组化结果：β-catenin（个别核弱 +），S-100（–），STAT6（–），SMA（–），H-cald（–），CD34（–），Ki-67（2% +），CD117（–），DOG-1（–），Desmin（部分 +），CR（–），WT-1（–），D2-40（–）。

临床随访

患者通过腹腔镜探查 + 肠系膜肿瘤穿刺术后诊断为韧带样纤维瘤。外院复查腹部 CT 提示病灶有进展，目前口服三苯氧胺治疗，患者状况尚可。

特邀专家点评

对一些相对少见的临床病变，由于临床经验不多，参考文献有限，仅凭 FDG PET/CT 实现病理诊断是有困难的，也不宜强求。本例的 PET/CT 显像并未发现病变的特别高代谢改变，并不能百分之百说明其没有异常代谢，只是不一定表现为糖代谢改变。但一般来讲，多数肿瘤 FDG 代谢的高低，对病变的生物活动度是有提示意义的。对 PET/CT 医生来讲，只能根据我们了解和掌握的信息，为临床提供诊断和决策参考，相信是最合理的工作模式。当然，了解这种少见病例，对提高我们自身的相关知识和认知水平是有帮助的，这就是病例讨论和临床随访和回顾的意义所在。

讨论与文献综述

韧带样纤维瘤（desmoid fibromatosis，DF）是一种少见的成纤维细胞克隆性增生性病变，又称为韧带样瘤、侵袭性纤维瘤病等，发病率为 3/100 万 ~ 4/100 万，其特点是具有侵袭性，术后容易复发但不发生转移。DF 无完整包膜、呈浸润性生长，术前极易被误诊为恶性肿瘤，从而影响患者治疗方案的选择及预后判断。

DF 是一种少见的间叶组织来源肿瘤，侵袭性较强，术后易复发，但不发生转移。2013 年 WHO 软组织肿瘤分类标准中将其归类为来源于成纤维细胞或肌成纤维细胞性肿瘤，为交界性软组织肿瘤。该病可发生于任何有肌肉、腱膜、筋膜的组织，临床表现为生长缓慢的无痛性肿块，境界不清、质地较硬，累及相邻器官或神经、血管、关节时可出现相关症状。DF 按病变部位分为腹外型（约占 60%）、腹壁型（约占 25%）、腹内型（约占 15%）。既往研究显示，腹外型 DF 的发病高峰年龄为 25 ~ 30 岁；腹壁型 DF 则好发于育龄期女性、有腹壁手术史及长期服用避孕药的人群；腹内型 DF 好发年龄为 40 ~ 60 岁，病灶常较大。近年研究表明，DF 的发生机制与 *β-catenin* 基因突变导致的 Wnt 信号转导通路异常及 *APC* 基因片段的低表达有关。对于腹腔内占位，临床通常先行 CT 或 MRI 检查，典型的 DF 在 CT 上表现为等密度或稍低密度占位，增强扫描常呈“飘带样强化”，延迟扫描呈渐进性、持续性强化。MRI T_1WI 多呈等信号，T_2WI 上表现为高信号。病灶多呈浸润性生长并包绕、侵犯邻近组织，常无出血、坏死及钙化。

DF 对 ^{18}F-FDG 呈轻度或中度摄取，SUV_{max}范围为 1.7～8.1，很少超过 10。有学者曾报道了 1 例罕见的前腹壁 DF 病例，该患者因不明原因体重减轻就诊，病灶 SUV_{max}高达 20，临床误诊为恶性肉瘤。本病例为腹内型 DF，SUV_{max}为 3.5，呈轻度代谢增高，符合 DF 的 PET/CT 影像表现。

双时相 PET 显像有助于区分良恶性肿瘤，一般来说恶性病灶延迟显像则 SUV_{max}比初次显像增高，而良性病灶的 SUV_{max}保持不变或减低，虽然不绝对，但有一定参考价值。本例患者的 SUV_{max}初次显像为 3.5，延迟显像为 3.1，表明具有一定良性病变的特征。

腹内型 DF 应与淋巴瘤、平滑肌肉瘤、脂肪肉瘤等鉴别。①淋巴瘤：主要位于腹主动脉旁，易融合成团，包绕和（或）推移血管呈“血管淹没征”，^{18}F-FDG PET/CT 显像多提示全身多发高代谢病变。②平滑肌肉瘤：间叶源性恶性肿瘤，易伴有不规则出血、坏死。③脂肪肉瘤：腹膜后常见的原发恶性肿瘤，按影像学表现可分为实体型、假囊肿型和混合型，肿瘤常呈浸润性生长，增强后呈不均匀强化，病灶内如出现脂肪成分则有利于诊断。平滑肌肉瘤及脂肪肉瘤 ^{18}F-FDG PET/CT 显像实性成分多代谢异常增高，其 SUV_{max}值一般较 DF 高。

总之，腹腔内韧带样纤维瘤属于交界性肿瘤，既有良性病变的特点，又有恶性征象，影像表现复杂，与腹腔内其他软组织肿瘤鉴别困难，但其膨胀性生长伴腹部侵袭性，CT 增强呈持续性强化，少见液化、坏死等特征，以及 ^{18}F-FDG PET/CT 呈轻度代谢增高，对诊断韧带样纤维瘤有一定帮助，但最终确诊仍需依靠病理。

参考文献

1. XU H, KOO H J, LIM S, et al. Desmoid-type fibromatosis of the thorax: CT, MRI, and FDG PET characteristics in a large series from a tertiary referral center [J]. Medicine, 2015, 94(38): e1547.
2. ZHENG Z, JORDAN A C, HACKETT A M, et al. Pediatric desmoid fibromatosis of the parapharyngeal space: a case report and review of literature [J]. American journal of otolaryngology, 2016, 37(4): 372－375.
3. KHANNA M, RAMANATHAN S, KAMBAL A S, et al. Multi-parametric (mp) MRI for the diagnosis of abdominal wall desmoid tumors [J]. Eur J Radiol, 2017, 92: 103－110.
4. WIRTH L, KLEIN A, BAUR-MELNYK A, et al. Desmoid tumours of the extremity and trunk. a retrospective study of 44 patients [J]. BMC musculoskeletal disorders, 2018, 19(1): 2.
5. 任东栋，匡志坚，任春玲，等. 腹壁韧带样纤维瘤 ^{18}F-FDG PET/CT 显像一例 [J]. 中华核医学与分子影像杂志，2018，38(12)：817－818.
6. 王晓霞，蒋黎，张林川. 侵袭性纤维瘤病 CT、MRI 强化特征及病理基础 [J]. 中国医学影像学杂志，2017，25(9)：666－670.
7. 石健，毛咪咪，冯峰. 韧带样纤维瘤的 CT 和 MRI 诊断 [J]. CT 理论与应用研究，2020，29(6)：733－741.
8. NISHIO J, AOKI M, NABESHIMA K, et al. Imaging features of desmoid-type fibromatosis in the teres major

muscle [J]. In vivo (Athens, Greece), 2013, 27(4): 555 - 559.
9. XU F, LIU M L, PASTAKIA B, et al. Abdominal wall desmoid fibromatosis mimics sarcoma with intense FDG uptake on FDG PET/CT [J]. Clin Nucl Med, 2015, 40(8): e423 - e425.
10. 蒲杨梅, 印隆林, 杨李, 等. 韧带样纤维瘤 CT 和 MRI 表现 [J]. 中国医学影像学杂志, 2019, 27(1): 50 - 54.

(李旭东　郑飞波　整理)

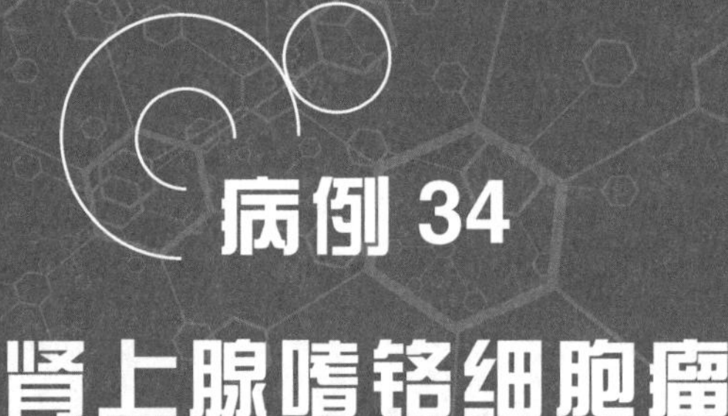

病例 34 肾上腺嗜铬细胞瘤

病历摘要

【基本信息】

患者，男性，21 岁。

主诉：心慌、心悸、头痛伴恶心、呕吐 4 年余，加重 2 年。

现病史：患者 4 年前活动后出现心慌、心悸、头痛，呈阵发性，伴恶心、呕吐，伴血压升高，最高 168/110 mmHg。无发热，无胸痛、胸闷、憋气，无腹痛、腹泻。心脏超声检查显示心脏结构、功能及血流未见异常。2 年前上述症状加重，肾上腺 CT 平扫显示左侧肾上腺区占位。患者自发病以来，神志清，精神可，睡眠可，饮食正常，大小便无异常，体重无明显变化。

既往史：患者平素身体健康，否认肝炎病史，无结核病史，否认心脏病、糖尿病、脑血管疾病、精神疾病病史。

查体：血压：158/98 mmHg。心脏：心前区无隆起，心尖冲动未见异常，无震颤及心包摩擦感，心浊音界无扩大，心率 92 次/分，心律齐，各瓣膜听诊区未闻及病理性杂音。双肾区无膨隆，无叩击痛，双侧输尿管行经区无压痛。

【辅助检查】

影像学检查。肾上腺平扫 CT：左侧肾上腺区见软组织密度肿块，呈类圆形、边缘光滑锐利，其内密度不均，大小约 52 mm × 44 mm（图 34 - 1A）。因头晕、恶心不适未行增强 CT。肾上腺平扫 MRI：左侧肾上腺混杂信号肿块，呈长 T_1 长 T_2 信号，DWI 呈不均匀高信号，大小约 49 mm × 45 mm（图 34 - 1B ~ 图 34 - 1D）。心脏超声：各房室腔大小正常。主动脉根部、升主动脉及主肺动脉内径正常。室间隔及左室游离壁心肌厚度正常。房室间隔连续性完整。各瓣膜形态结构未见明显异常，三尖瓣收缩期见轻微反流。彩色室壁动力学 + 超声斑点追踪 + 组织多普勒：左室壁节段性运动未见明显异常。

实验室检查。血浆儿茶酚胺类及甲氧基肾上腺素类物质检测：肾上腺素 2935. 9 pmol/L，甲氧基肾上腺素 4780. 2 pmol/L，甲氧基去甲肾上腺素 783. 7 pmol/L。促肾上腺皮质激素：

19.2 pg/mL。血清皮质醇：254 nmol/L。高血压相关检测（立位）：醛固酮 131.80 pg/mL，肾素 9.49 ng/(mL · hr)，血管紧张素 Ⅰ（37 ℃）12.86 ng/mL，血管紧张素 Ⅰ（4 ℃）3.37 ng/mL，血管紧张素 Ⅱ 99.33 pg/mL。性激素 6 项测定均在正常参考范围内。血糖：11.60 mmol/L。血常规、肝肾功能、便常规无异常。尿常规：白细胞(++)，尿蛋白(+)。

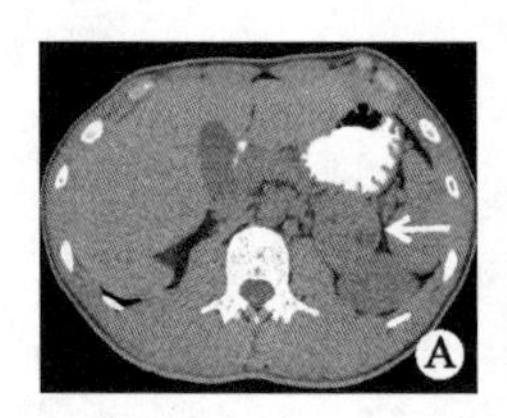

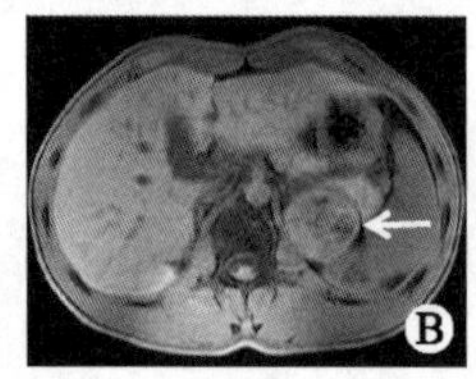

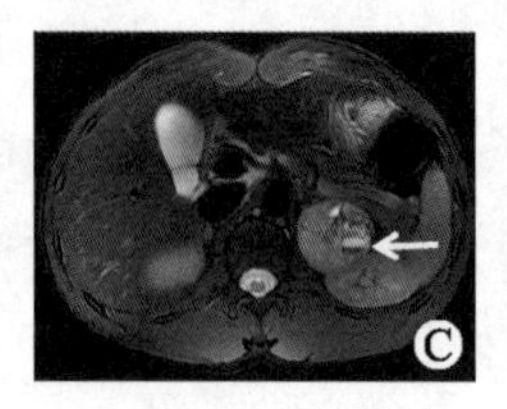

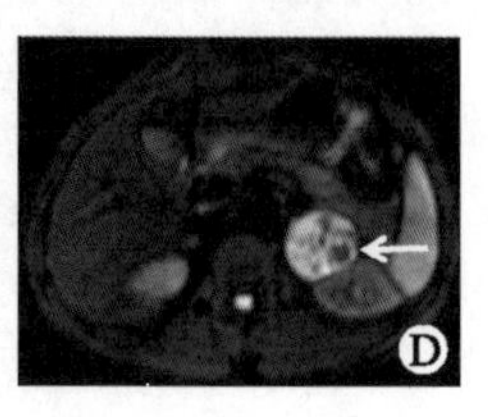

A 为薄层平扫 CT 图，可见左侧肾上腺软组织肿块，内伴小低密度灶；B ~ D 为 MRI 的 T_1WI、T_2WI、DWI 图像，可见左侧肾上腺混杂信号肿块，呈长 T_1 长 T_2 信号，DWI 呈不均匀高信号，肿块内多发小囊性变。

图 34 －1　薄层平扫 CT、平扫 MRI 结果

【临床初步诊断】

①原发性肾上腺肿瘤（嗜铬细胞瘤?）；②皮质癌、肾上腺转移瘤待排。

【临床关注点】

年轻男性，临床表现为心悸、心慌、头痛多年，伴高血压。平扫 CT 显示肾上腺乏脂性肿块。实验室检查显示血浆儿茶酚胺类及甲氧基肾上腺素类物质分泌异常升高。综合临床、影像、实验室检查，符合嗜铬细胞瘤初步诊断。但应关注以下几点：①与肾上腺皮质癌、转移瘤等鉴别；②根据 2017 年 WHO 神经内分泌肿瘤最新分类标准，所有嗜铬细胞瘤均有转移潜能，需影像学鉴别是否为转移性嗜铬细胞瘤；③判断该病例是散发性还是家族性疾病（如冯 · 希佩尔 – 林道综合征、多发内分泌腺肿瘤 2 型、神经纤维瘤病 Ⅰ 型等）。

PET/CT检查

【操作流程与参数】

患者检查前禁食 6 h 以上，空腹血糖 6.1 mmol/L。^{18}F-FDG 剂量 9.67 mCi，注射后 1 小时检查。PET/CT 检查采用 Discovery LS PET/CT 扫描仪（美国 GE 公司）。采集参数：CT 扫描电压 120 kV，电流 110 mAs，转速 0.7 秒/周，螺距 0.516，层厚 3.27 mm。PET 扫描，2 分钟/床位。扫描范围从颅顶至大腿中部。图像采用 CT 扫描数据衰减矫正，图像重建采用有序子集最大期望值迭代法。

【PET/CT 所见】

左侧肾上腺软组织肿块，大小约 49 mm × 48 mm，边缘清晰，内密度不均，多发囊性低密度结节，肿块不均匀显像剂摄取增高，SUV_{max} 约为 4.4。右侧肾上腺大小、形态、密度及显像剂摄取未见明显异常（图 34 – 2）。

【PET/CT 诊断意见】

左侧肾上腺软组织肿块，代谢不均匀增高，考虑肾上腺嗜铬细胞瘤。

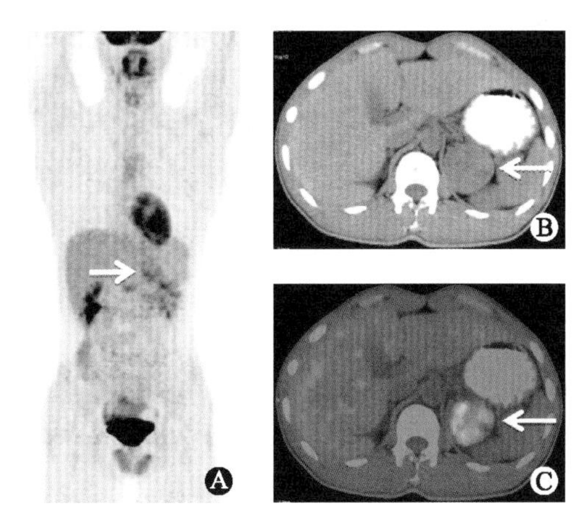

A 为体部 MIP 图，可见左侧肾上腺区不均匀团块样代谢增高灶，体部其他部位未见异常代谢增高灶；B 为同机 CT 图像，可见左侧肾上腺类圆形软组织密度肿块，密度不均，内见多发小囊状低密度灶，肿块边缘清晰锐利，周围脂肪间隙清晰，未见邻近结构侵犯征象；C 为 PET/CT 融合图像，可见肿块不均匀代谢增高，SUV_{max} 约为 4.4，内小囊性灶无代谢。

图 34－2 ^{18}F-FDG PET/CT

病例讨论

论点 1： 对于肾上腺病变或肿瘤应首先判断有无功能，有功能病变包括原发性醛固酮增多症、嗜铬细胞瘤、皮质醇增多症 3 种，内分泌学及影像学检查对于鉴别有重要价值。本例患者临床症状典型，存在心悸、头痛、早发性高血压、代谢紊乱（糖尿病），且内分泌学检查显示血浆儿茶酚胺类及甲氧基肾上腺素类物质分泌异常，醛固酮、皮质醇、促肾上腺皮质激素、性激素 6 项等均在正常参考范围内，所以临床诊断嗜铬细胞瘤难度不大，临床－实验室－影像学检查均比较典型。影像学特别是 ^{18}F-FDG PET/CT 检查价值在于判断是否为转移性嗜铬细胞瘤（是否存在淋巴结转移或远处转移）、是否存在邻近器官侵犯。本病例 ^{18}F-FDG PET/CT 检查未发现转移及局部侵犯，考虑为非转移性嗜铬细胞瘤，适合手术治疗。

论点 2： 本例患者影像学检查发现单侧肾上腺乏脂性肿块，体积较大，伴囊变，且代谢增高，需要鉴别的疾病包括肾上腺原发肿瘤（嗜铬细胞瘤、皮质癌）、转移瘤（肾上腺血供丰富，转移瘤较常见）。本例 ^{18}F-FDG PET/CT 检查未发现其他部位的原发恶性病灶，可基本排除肾上腺转移瘤诊断。肾上腺腺瘤多体积较小，并且因富含脂质，大多数密度较低（平均 CT 值 <10 HU），且代谢不高，本例不符合腺瘤诊断。皮质癌和嗜铬细胞瘤通常发现时体积较大，且均容易发生坏死、囊变、出血，如果无内分泌功能异常，在影像学上二者鉴别困难。如果有内分泌异常，伴 Cushing 综合征临床表现，则可以诊断皮质癌；若伴儿茶酚胺类分泌异常，则可以诊断嗜铬细胞瘤。本例患者实验室检查发现儿茶酚胺类及甲氧基肾上腺素类物质分泌增多，结合乏脂性肿块表现，符合嗜铬细胞瘤诊断。

论点 3： 根据 2017 年 WHO 对神经内分泌肿瘤的最新分类，将嗜铬细胞瘤分为转移性和非转移性。如果在非嗜铬组织中如骨、肝、肺、淋巴结、脑等出现转移病灶，可诊断为转移性嗜铬细胞瘤。本例 ^{18}F-FDG PET/CT 检查显示单侧肾上腺肿瘤，无淋巴结及远处转移，可诊断为非转移性嗜铬细胞瘤，手术为首选治疗方法。

论点4：^{18}F-FDG PET/CT 检查未提示存在其他部位肿瘤，如甲状腺髓样癌、中枢神经系统血管网状细胞瘤、肾透明细胞癌/肾囊肿、胰腺囊腺瘤或神经内分泌肿瘤等，并且病灶为单侧，所以可以初步判断为散发性，而非遗传性家族性疾病（冯·希佩尔-林道综合征、多发内分泌腺肿瘤Ⅱ型、神经纤维瘤病Ⅰ型等）。所以^{18}F-FDG PET/CT 有助于初步判断散发性或家族性疾病。

【病例讨论小结】

本例嗜铬细胞瘤的诊断和治疗比较典型，体现了临床-实验室-影像学综合的诊断思路和流程。对于肾上腺的占位，首先应除外转移瘤，对此^{18}F-FDG PET/CT 全身显像具有重要价值。原发性肾上腺肿瘤，需要结合临床症状和相关实验室检查，特别是具有典型临床表现（心悸、头痛、发汗、高血压等）和内分泌异常（儿茶酚胺类及甲氧基肾上腺素类物质）的病例，诊断相对容易。影像学定位则需要临床对 CT、MR、^{18}F-FDG PET/CT、功能性核素显像进行合理选择。本例常规影像学（CT、MR）定位明确，临床诊断明确，^{18}F-FDG PET/CT 全身检查的价值在于判断是否为转移性嗜铬细胞瘤、进行术前分期、协助判断散发性/家族性疾病。目前认为嗜铬细胞瘤均具有恶性潜能，根据临床表现及实验室检查怀疑嗜铬细胞瘤后，需要影像学定位、判断转移性并进行分期。^{18}F-FDG PET/CT、功能性核素显像如生长抑素受体 PET/CT 显像、^{18}F-FDOPA 显像、^{131}I-MIBG 显像等在定位、判断转移性、分期等方面具有独特优势，并可用于指导治疗方案的制订。高度怀疑嗜铬细胞瘤时，如果影像学未发现肾上腺肿块，^{18}F-FDG PET/CT 检查及其他功能性核素检查有助于查找、定位肾上腺外副神经节瘤。

病理诊断

肉眼所见：结节样物一件，大小 6 cm×4.5 cm×4 cm，切面呈囊实性，囊性范围为 3 cm×2.5 cm，实性区域灰红质软。

左腹膜后肿瘤：肾上腺嗜铬细胞瘤（中分化，大小 6 cm×4.5 cm×4 cm），侵达周围局灶脂肪组织，具有侵袭性组织学特征（PASS 评分>4）。免疫结果：Syn(+)，CgA(+)，CK(-)，S-100(支持细胞+)，Melan-A(散在+)，Ki-67 阳性率约 2%（图 34-3）。

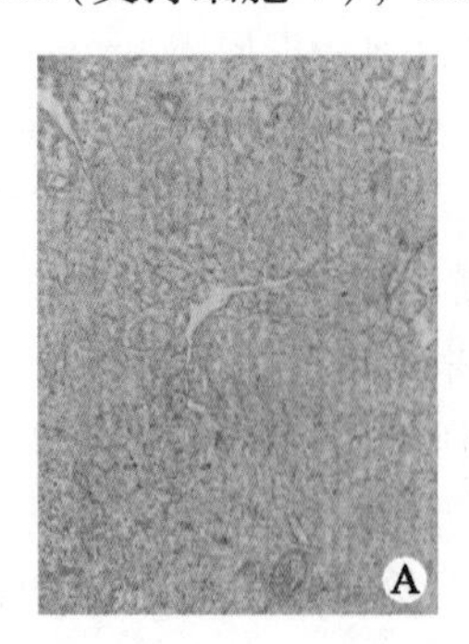

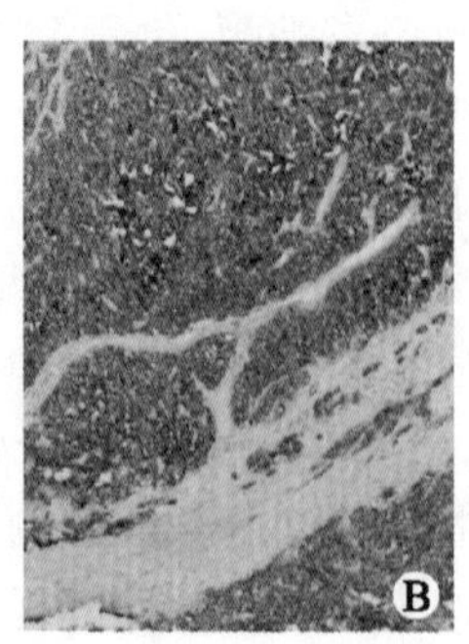

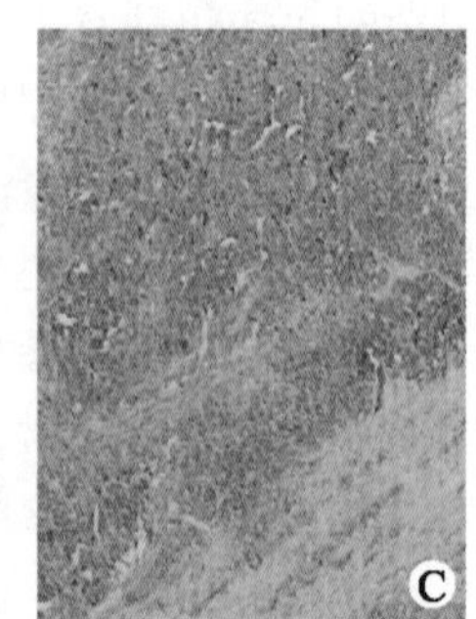

A 显示肿瘤组织呈器官样排列，富含血窦，周围可见少许长梭形的支持细胞，肿瘤细胞浆丰富，广泛嗜碱性，部分可见核仁，核分裂象少见；B、C 为免疫组化，显示肿瘤细胞表达 Syn（B）、CgA（C）。

图 34-3　肾上腺嗜铬细胞瘤病理（HE 染色，×100）

临床随访

患者术后给予抗感染、补液、对症支持等治疗，恢复良好，血压正常。出院后定期复查肾功能、电解质、泌尿系 B 超、腹部 CT，未见复发及转移。

特邀专家点评

该例患者为青年人，患重度高血压 4 年之久，血液检测儿茶酚胺类物质显著升高，影像学检查发现肾上腺区类圆形软组织密度肿块、边缘清晰锐利；^{18}F-FDG PET 显像呈轻度放射性摄取。该例的临床－实验室－影像学表现符合典型的嗜铬细胞瘤。该病例的诊断要求核医学影像医生掌握以下几个方面的知识要点。

首先，判断肾上腺区病变有无内分泌功能。从临床症状、体征到实验室检查很容易判断有无内分泌功能。有内分泌功能的疾病包括原发性醛固酮增多症、嗜铬细胞瘤、皮质醇增多症 3 种，这些病变可分泌醛固酮、儿茶酚胺、皮质醇、促肾上腺皮质激素、性激素等。应掌握各种激素的合成、作用机制及相应的临床症状和体征。

其次，掌握肾上腺区肿瘤的影像鉴别诊断。鉴别要点包括：单侧或双侧、病灶大小、形态、代谢和生长抑素受体显像，以及临床上有无内分泌功能、肿瘤病史和肾上腺区以外器官病变情况。具有内分泌功能的病变，往往葡萄糖代谢显像呈无或轻度或中等程度放射性摄取，与无功能的转移瘤、淋巴瘤和皮质癌等明显不同。

最后，在判断异位内分泌肿瘤时，如异位的嗜铬细胞瘤、促肾上腺皮质激素肿瘤等，需要充分使用核医学功能显像，发挥核医学全身显像特点和特异性分子探针的靶向性，如生长抑素受体显像、^{18}F-FDOPA 显像、^{131}I-MIBG 显像等。

另外，具有内分泌功能的肿瘤还要特别注意副肿瘤综合征。如果临床症状、体征和实验室检查及传统影像学检查指向副肿瘤综合征，应及时进行^{18}F-FDG PET/CT 检查。

讨论与文献综述

嗜铬细胞瘤（pheochromocytoma，PHEO）起源于肾上腺髓质，是一种具有分泌儿茶酚胺功能的罕见神经内分泌肿瘤，可以合成、分泌、释放大量儿茶酚胺（肾上腺素、去甲肾上腺素和多巴胺），引起血压升高和代谢性改变等一系列临床综合征。嗜铬细胞瘤的发病率较低，据文献报道年发病率为 3～8 例/百万人，在肾上腺意外瘤中约占 5%，普通门诊高血压患者的患病率为 0.1%～0.6%。嗜铬细胞瘤可发生于任何年龄，三四十岁人群多见，发病率无性别差异。大部分为散发性，部分病例为家族遗传性疾病的一部分，主要见于冯·希佩尔－林道综合征、多发内分泌腺肿瘤Ⅱ型（MENⅡ）、神经纤维瘤病Ⅰ型（NFⅠ），在这些家族性疾病中，肾上腺占位多为双侧。嗜铬细胞瘤的临床表现主要为儿茶酚胺分泌过多导致的高血压、头痛、心悸、多汗及一系列代谢紊乱症状，高血压可为阵发性或持续性，头痛、心悸、多汗是经典临床表现三联征，虽不具有特征性，但对嗜铬细胞瘤的诊断具有重要意义。

本例患者临床症状典型，表现为高血压、心悸、头痛，并伴有代谢紊乱症状（如糖尿病），初诊不难怀疑到嗜铬细胞瘤。生化检测证实其存在儿茶酚胺过度分泌（血浆肾上腺素、甲氧基肾上腺素、甲氧基去甲肾上腺素升高），则嗜铬细胞瘤诊断成立，需要影像学检查进一步定位及评估肿瘤。有文献报道，虽然大部分嗜铬细胞瘤具有典型临床表现，但仍有 13.1%～57.6% 的病例由影像医生提出诊断，并建议进一步行生化检查及放射性核素功能显像（包括生长抑素受体显像、^{123}I/^{131}I-MIBG 显像、^{18}F-FDG PET/CT 显像等）。对怀疑嗜铬细胞瘤的患者，应尽量避免经皮穿刺，从而避免穿刺导致儿茶酚胺大量分泌而产生严重并发症。另外，组织学上并不能区分嗜铬细胞瘤的良恶性，2017 年 WHO 将嗜铬细胞瘤分为转移性（定义为非嗜铬组织内出现转移）和非转移性，不再使用恶性和良性进行分类。所以影像学检查对嗜铬细胞瘤的诊断、定位和治疗至关重要。

CT、MR 及强化检查是嗜铬细胞瘤的首选影像学检查方法，其影像学特征包括：①肾上腺较大肿块，直径常为 3～5 cm，甚至可达 10 cm 以上，且多数边界清楚；②呈乏脂性，实性部分 CT 值常大于 10 HU，富脂性是腺瘤的特点，有助于两类疾病的鉴别；③因肿瘤内水分及血窦含量丰富，MR 检查多呈高 T_2 信号，且具有一定特征性，本例患者肾上腺占位呈高 T_2 信号表现；④增强后实性部分明显强化，且对比剂廓清延迟，本例患者因不耐受对比剂，未做增强检查；⑤肿瘤内常见囊变及出血。部分指南建议，在生化阳性的患者中，首选 CT、MR 检查（建议首选 CT）以定位肿瘤；而生化正常的嗜铬细胞瘤，需要与皮质癌、淋巴瘤、转移瘤等鉴别，但鉴别比较困难，包括^{18}F-FDG PET/CT 在内的放射性核素功能显像有助于鉴别诊断。

^{18}F-FDG PET/CT 是一种葡萄糖代谢显像，与肿瘤的乏氧和糖酵解能力增强有关，可反映嗜铬细胞瘤的恶性及侵袭性行为，对判断转移性嗜铬细胞瘤及分期具有独特优势。据文献报道，^{18}F-FDG PET/CT 检查对转移性病灶的诊断灵敏性达 84%～100%。2018 年对 17 项研究共 629 例患者的荟萃分析显示，^{18}F-FDG PET/CT 诊断转移性嗜铬细胞瘤和副神经节瘤的灵敏性达 85%，特异性达 55%。转移性嗜铬细胞瘤通常无法根治，除非能够切除所有病灶（局部淋巴结转移或可切除的局限性远处转移），因此大多需要包括手术、放射性核素治疗、化疗、靶向治疗、免疫治疗在内的综合治疗。^{18}F-FDG PET/CT 反映肿瘤的代谢活性，可以用于分期、评估预后，在一定程度上指导临床制订合理的治疗方案。目前认为，^{18}F-FDG PET/CT 是转移性嗜铬细胞瘤，尤其是琥珀酸脱氢酶亚基（SDHx）突变患者的首选检查方法。另外，^{18}F-FDG PET/CT 是全身显像，有助于嗜铬细胞瘤与转移瘤的鉴别。如果^{18}F-FDG PET/CT 未发现体部其他部位存在恶性肿瘤征象，则可基本排除转移瘤诊断。肾上腺原发性淋巴瘤少见，大多为继发性，可累及双侧，且少有坏死、囊变，多伴有体部多区域、多组淋巴结肿大，以及骨髓、脾脏累及，淋巴瘤的代谢率也明显高于嗜铬细胞瘤。本例 SUV_{max} 为 4.4，且病灶内多发囊变，不符合淋巴瘤诊断。对于某些家族性疾病，如冯·希佩尔－林道综合征、MEN Ⅱ型、NF Ⅰ型等，肾上腺占位多为双侧性，并且^{18}F-FDG PET/CT 有助于发现体部其他部位是否合并如甲状腺髓样癌、中枢神经系统血管网状细胞瘤、肾透明细胞癌/肾囊肿、胰腺囊腺瘤/神经内分泌肿瘤等病变。本例患者行^{18}F-FDG PET/CT 检查，未发现转移灶，体部其他部位未发现上述家族性疾病相关病灶，单侧肾上腺占位符合嗜铬细胞瘤影像特点，且无周围侵犯征象，适合手术切除。代谢率中度增高，提示其具有恶性生物学行为，术后病理显示周围局灶脂肪浸润，术后需长期、定期随访，^{18}F-FDG PET/CT 是比较适合的选择。

核医学还可提供多种放射性核素功能显像技术用于嗜铬细胞瘤显像，如^{123}I/^{131}I-MIBG、

^{18}F-FDOPA、^{18}F 或^{68}Ga-生长抑素类似物等，对于转移性或非转移性嗜铬细胞瘤均具有较高的灵敏性、特异性，且均优于常规影像学。^{123}I-MIBG 显像诊断嗜铬细胞瘤的灵敏性为 85%～88%、特异性为 70%～100%。^{131}I-MIBG 除了显像，可用于不能手术的转移性嗜铬细胞瘤的治疗。一项荟萃分析显示，^{18}F-FDOPA 诊断嗜铬细胞瘤和副神经节瘤的灵敏性和特异性基于患者分别为 91%、79%，以及基于病变分别为 95%、95%。^{18}F 或^{68}Ga-生长抑素类似物具有更优异的显像和评价性能，并有望成为诊断及评估嗜铬细胞瘤的金标准。

本文提供的病例为典型嗜铬细胞瘤，诊断流程典型，影像学检查规范。对于生化检查诊断嗜铬细胞瘤后，适合选用^{18}F-FDG PET/CT 检查以定位、诊断肿瘤，并用于判断是否为转移性，并进行分期，指导治疗方案选择。对于非转移性嗜铬细胞瘤，如果代谢增高，则应积极手术治疗，^{18}F-FDG PET/CT 检查也适合作为疗效评估和定期随访的工具。其他放射性核素功能显像由于具有较高的灵敏性和特异性，如果条件许可，应积极应用于嗜铬细胞瘤的诊疗。

参考文献

1. 中华医学会内分泌学分会. 嗜铬细胞瘤和副神经节瘤诊断治疗专家共识(2020 版)[J]. 中华内分泌代谢杂志, 2020, 36(9): 737-750.
2. ARITON M, JUAN C S, AVRUSKIN T W. Pheochromocytoma: clinical observations from a Brooklyn tertiary hospital [J]. Endocr Pract, 2000, 6(3): 249-252.
3. CORRAL DE LA CALLE MA, ENCINAS DE LA IGLESIA J, FERNáNDEZ-PÉREZ G C, et al. Adrenal pheochromocytoma: keys to radiologic diagnosis [J]. Radiologia (Engl Ed), 2022, 64(4): 348-367.
4. LAM A K. Update on adrenal tumours in 2017 World Health Organization (WHO) of endocrine tumours [J]. Endocr Pathol, 2017, 28(3): 213-227.
5. 张雪. 肾上腺嗜铬细胞瘤的 CT 与 MRI 诊断价值 [J]. 影像研究与医学应用, 2020, 4(11): 10-11.
6. LENDERS J W, DUH Q Y, EISENHOFER G, et al. Pheochromocytoma and paraganglioma: an endocrine society clinical practice guideline [J]. J Clin Endocrinol Metab, 2014, 99(6): 1915-1942.
7. 张紫薇, 程刚. 放射性核素在嗜铬细胞瘤诊断与治疗中的应用进展 [J]. 国际放射医学核医学杂志, 2019, 43(1): 82-87.
8. AKHURST T J, HICKS R J, HOFMAN M S. ^{68}Ga-DOTATATE and ^{18}F-FDG PET/CT in Paraganglioma and Pheochromocytoma: utility, patterns and heterogeneity [J]. Cancer Imaging, 2016, 16(1): 22.
9. KAN Y, ZHANG S, WANG W, et al. ^{68}Ga-somatostatin receptor analogs and ^{18}F-FDG PET/CT in the localization of metastatic pheochromocytomas and paragangliomas with germline mutations: a meta-analysis [J]. Acta Radiol, 2018, 59(12): 1466-1474.
10. 翟雪佳, 于顺利, 樊青霞, 等. 转移性嗜铬细胞瘤和副神经节瘤的治疗现状及进展 [J]. 中华泌尿外科杂志, 2019, 40(12): 949-951.
11. TREGLIA G, COCCIOLILLO F, DE WAURE C, et al. Diagnostic performance of ^{18}F-dihydroxyphenylalanine positron emission tomography in patients with paraganglioma: a meta-analysis [J]. Eur J Nucl Med Mol Imaging, 2012, 39(7): 1144-1153.

（李大成　王振光　整理）

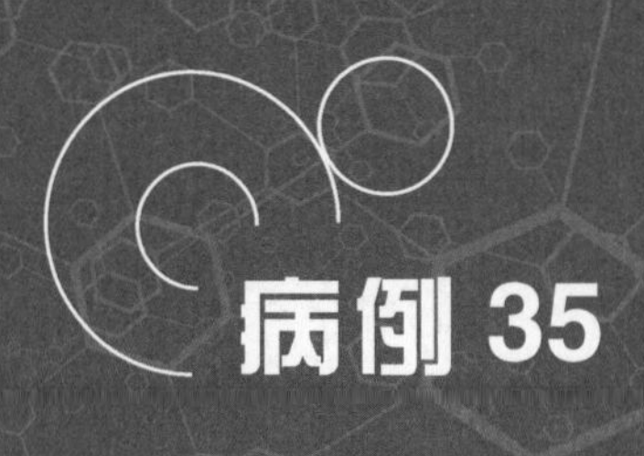

病例 35

少见类型的不完全性 Carney 三联征

病历摘要

【基本信息】

患者，女性，64 岁。

主诉： 发现胃黏膜下肿物 3 个月。

现病史： 查体行胃镜检查发现胃体上部类息肉样病变，根粗大，表面光滑，考虑黏膜下良性肿物，建议胃镜下手术摘除。

既往史与家族史： 右侧乳腺癌术后 2 年半，术后规律放化疗。确诊糖尿病 15 年，高血压 6 个月。

查体： 体温为 36.2 ℃，脉搏为 80 次/分，呼吸为 18 次/分，血压为 164/92 mmHg。右侧胸部可见一约 18 cm 手术瘢痕。双肺呼吸音清，未闻及干湿性啰音，心律齐，各瓣膜听诊区未闻及病理性杂音，腹软，无压痛、反跳痛，肠鸣音正常，双下肢无水肿。

【辅助检查】

影像学检查。 胃镜超声：胃体中部后壁见一黏膜下肿物，表面光滑，触之较硬。病灶来源于固有肌层，呈偏低回声，内部回声不均匀，病变向腔内突起，边界清楚（图 35 - 1A）。增强 CT：胰颈前下方见实性密度结节，边界清，大小约 18 mm × 15 mm，增强扫描动脉期明显强化，延迟期强化程度减低，平扫 CT 值为 48 HU，增强动脉期 CT 值约为 120 HU（图 35 - 1B）。

实验室检查。 全血糖化血红蛋白测定 9.6% ↑；葡萄糖为 13.66 mmol/L ↑；甘油三酯为 3.72 mmol/L ↑；高密度脂蛋白胆固醇为 0.93 mmol/L ↓；CA19-9 为 45.73 U/mL ↑；绒毛膜促性腺激素为 5.68 U/L ↑；其余检查结果无异常。

【临床初步诊断】

①胃黏膜下肿物性质待查；②乳腺癌术后；③2 型糖尿病。

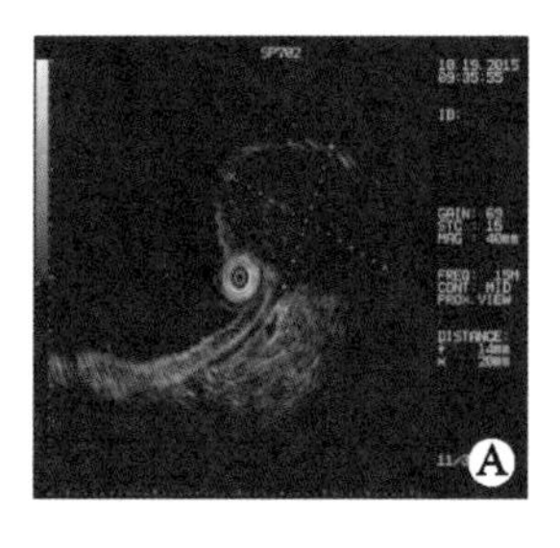
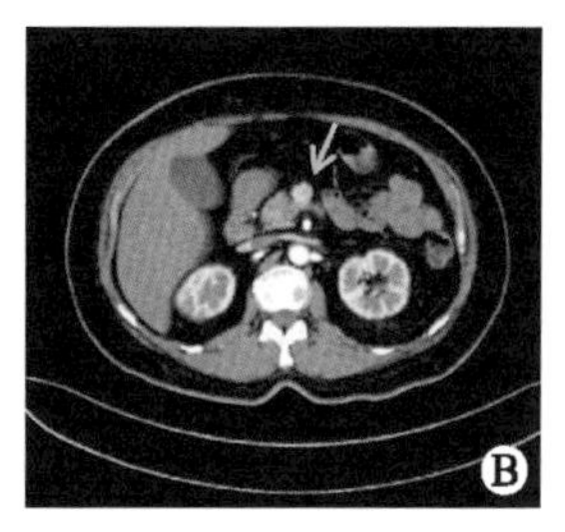

A 为超声内镜检查，显示病变来源于固有肌层，回声低，内部回声不均匀，病变向腔内突起，边界清楚；B 为腹部增强 CT，肿物动脉期明显强化（箭头）。

图 35 －1　超声内镜和腹部增强 CT 检查

【临床关注点】

患者起病隐匿，查体发现胃黏膜下肿物，具有乳腺癌病史，胃部肿物、腹腔结节性质如何判断，与乳腺癌有无相关性？一元论是否可解释？

PET/CT检查

【操作流程与参数】

患者检查前禁食 6 h 以上，空腹血糖 8.0 mmol/L。^{18}F-FDG 剂量 9.6 mCi，注射后 1 小时检查。PET/CT 检查采用 Biograph mCT PET/CT 扫描仪（德国 Siemens 公司）。采集参数：CT 扫描电压 120 kV，电流采用自动毫安秒，螺距 0.6，层厚 5 mm。PET 扫描，2 分钟/床位。扫描范围从颅顶至大腿根部。图像采用 CT 扫描数据衰减矫正，图像重建采用有序子集最大期望值迭代法。

【PET/CT 所见】

右乳腺癌术后改变，术区未见异常放射性浓聚影；胃小弯胃壁见软组织影，约 16 mm × 15 mm，轻度代谢增高，SUV_{max}为 1.1，延迟 SUV_{max}为 1.1；腹腔见一软组织结节（胰头钩突左前方），约 18 mm × 15 mm，代谢增高，SUV_{max}为 6.4，延迟 SUV_{max}为 8.3（图 35 －2）。

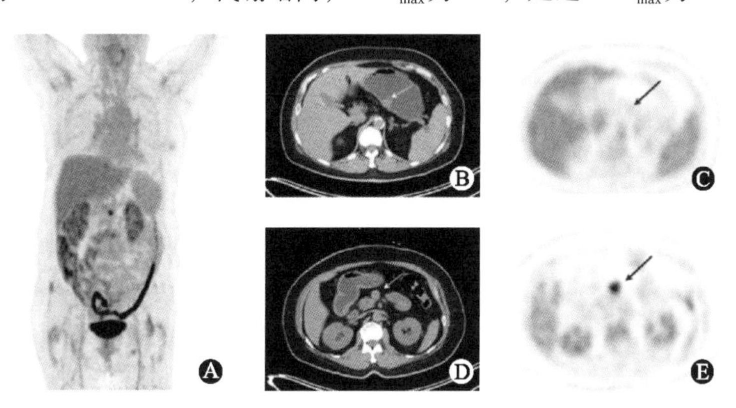

A 为 MIP 图；B、C 显示胃小弯软组织结节，轻度 FDG 摄取，SUV_{max}为 1.1；D、E 显示胰头钩突左前方软组织结节，FDG 高摄取，SUV_{max}为 6.4。

图 35 －2　^{18}F-FDG PET/CT

【PET/CT 诊断意见】

1. 胃小弯软组织结节伴轻度代谢，腹腔软组织结节伴明显高代谢，考虑良性或低度恶性病变伴转移可能。

2. 右乳腺癌术后，术区无复发征象。

病例讨论

论点1：患者乳腺癌术后2年，术区未见异常放射性摄取，右腋窝无明显肿大淋巴结。现有两个病灶，一个是在胃小弯的实性结节，代谢轻微，倾向于良性病变，与间质瘤、神经鞘瘤或腺瘤鉴别；另一个是腹腔内孤立的软组织结节，代谢较高，倾向是转移的淋巴结，与急性淋巴结炎鉴别。

论点2：患者为老年女性，因胃黏膜下肿物3个月就诊，既往乳腺癌病史，CT发现胃小弯侧有一结节，代谢不高，SUV_{max}为1.1，胰腺钩突附近还有一高代谢结节，延迟扫描后进一步增高。这两个结节的形态都是类圆形，边缘光滑，胃小弯处病灶倾向于良性，超声内镜及临床检查都较支持良性病变，胃间质瘤可能性大；胰腺钩突旁病灶位置孤立，恶性肿瘤转移证据不充分，不支持恶性结节，考虑淋巴结增生。

论点3：该患者既往乳腺癌病史，乳腺术区无复发征象，在常见转移部位（腋窝淋巴结、骨骼）未发现明确转移病灶，但在患者胃小弯和腹腔发现异常。胃小弯处倾向于良性病变，特别是间质瘤可能性大。腹腔内FDG高代谢孤立软组织结节，边界清晰，较光整，CT增强动脉期明显强化，需要鉴别神经内分泌瘤，G1期或G2期，同时与反应性淋巴结和淋巴结炎相鉴别。

【病例讨论小结】

乳腺癌术后复查，PET/CT发现腹腔另一病灶，乳腺术后区域无复发转移，胃小弯侧向腔内凸起的结节代谢较低，延迟后无大变化，倾向于良性病变，考虑与乳腺癌病史无关，需要鉴别来源，胃部间质瘤更常见，息肉和淋巴瘤代谢通常会比较高，故不考虑。腹腔胰腺钩突旁结节较孤立，代谢高，延迟后代谢升高，考虑其组织来源与胃小弯处及乳腺处无关，恶性可能，其他少见病变——平滑肌肉瘤、纤维肉瘤、副神经节瘤、神经鞘瘤不除外。该患者血压偏高6个月，肿瘤标志物高，应关注其间联系、内在关系和机制，还需考虑出现胃间质瘤的少见综合征。

病理诊断

胰腺钩突旁肿物：富含血窦的上皮样细胞肿瘤，肿瘤大小4.0 cm×1.5 cm×1.3 cm。免疫组化检查显示：瘤细胞CgA(+)、Syn(+)、S-100(-，部分瘤巢周边+)、Ki-67(+，<10%)、CK(-)、GATA-3(+)、PAX-8(-)、CD117(-)、DOG-1(-)、Vimentin(部分+)，符合副神经节瘤（图35-3A）。

胃壁肿物：黏膜下隆起肿物，肿瘤大小2.0 cm×2.0 cm×1.1 cm。肿瘤内未见坏死，核分裂象1个/50 HPF。免疫组化检查显示：CD117(+)、DOG-1(+)、Ki-67(+，15%~20%)。符合胃肠道间质瘤，侵犯黏膜下层和浅肌层（图35-3B）。

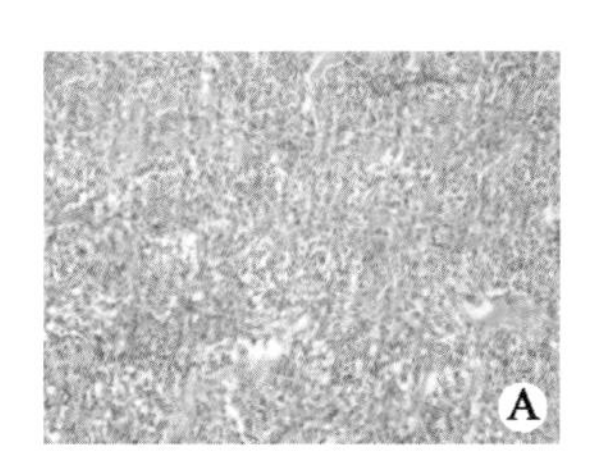
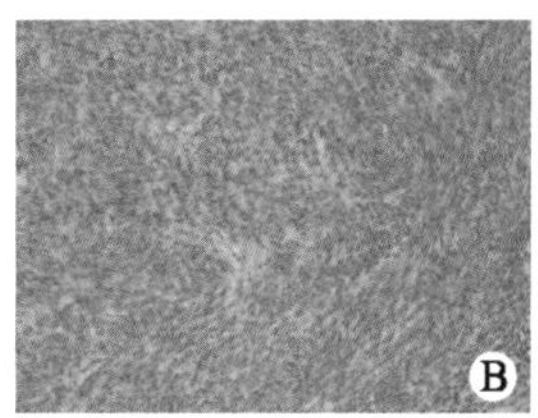

A 为腹腔副神经节瘤；B 为胃间质瘤。

图 35－3　病理（HE 染色，×100）

临床随访

患者胃黏膜下、腹腔肿物，行剖腹探查、胃肿瘤切除、胰周肿瘤切除术后病理证实为胃肠道间质瘤合并肾上腺外副神经节瘤，属不完全性 Carney 三联征，较为罕见，患者术后随诊 24 个月，恢复良好无复发，长期口服降压药控制血压。

特邀专家点评

患者右侧乳腺癌术后 2 年半，近期临床随诊发现两处病变，一处为胃体后壁黏膜下，一处位于胰腺钩突旁，按常规诊断分析思路需要首先排除既往乳腺癌术后的转移复发，但具体分析胃体后壁胃黏膜下软组织密度结节样肿物，该病变发生部位和形态支持胃部继发转移瘤的概率较低，且局部病变 FDG 显像提示良性病变，结合内镜超声的特点，故考虑胃黏膜下组织来源的良性或低度恶性肿瘤病变的把握性较大。胰腺钩突旁结节增强 CT 动脉期明显均匀强化，不符合转移瘤或来自胰腺恶性肿瘤的特点，而 FDG 显像该结节样病变有明显的放射性摄取，提示局部结节病变非恶性结节即良性病变，同时伴代谢功能活跃，结合肿瘤标志物 CA19-9 升高（45. 73 U/mL），术前综合分析考虑胰腺钩突部位外生型神经内分泌肿瘤的可能性增大。

讨论与文献综述

Carney 三联征是一种罕见的临床综合征，包括胃肠道间质瘤（gastrointestinal stromal tumor，GIST）、肺软骨瘤和肾上腺副神经节瘤。该病多发于年轻女性，其中大多数患者在 30 岁以下。仅 26% 的病例表现为完全性 Carney 三联征，临床上以不完全性 Carney 三联征（仅发现其中 2 种肿瘤）多见，其中 72. 7% 为 GIST 合并肺软骨瘤病例。我们报道 1 例 GIST 合并肾上腺外副神经节瘤病例，临床上较为少见。

GIST 最初临床表现为非特异性，多为胃部出血症状，包括腹痛、贫血、呕血、黑便等，偶伴淋巴结转移，病程发展较缓慢。研究表明，高危险度和低危险度 GIST 的平均 SUV_{max}存在差异性。日本学者 Otomi Y 和 Yoshikawa K 先后报道，样本量内高危险度 GIST 的平均 SUV_{max}分别为 11. 8 和 11. 1，而低危险度 GIST 的平均 SUV_{max}分别为 2. 88 和 2. 1，明显低于高危险度 GIST。Cho MH 根据肿瘤风险程度对 GIST 患者进行分组统计，结果显示低危险组 GIST 的平均 SUV_{max}为 4. 3，中危险组为 5. 4，高危险组为 10. 9，与之前报道结论相似。本例患者胃肠道间质瘤为低危险度，SUV_{max}较低，与临床资料研究结论相符合。

副神经节瘤常发生于主动脉肺动脉体、交感神经干、后腹膜和甲状腺等部位，呈多灶性，多数患者出现多汗、心悸等儿茶酚胺增高的临床症状。副神经节瘤通常为良性功能性肿瘤，具有局部浸润性，存在一定远处转移风险，诊断的主要依据为影像学表现和病理结果。Ming Y 和俞浩楠分别报道 1 例十二指肠神经节细胞性副神经节瘤和腹膜后副神经节瘤，均行^{18}F-FDG PET/CT 检查，肿瘤 SUV_{max}分别为 6.0 和 5.5。二者结果与本例患者相似。另有文献报道，睾丸嗜铬细胞瘤患者肿瘤部位^{18}F-FDG 摄取明显增高，SUV_{max}高达 15.5，考虑为异位睾丸嗜铬细胞瘤并多发转移所致。Ogawa Y 报道一位副神经节瘤患者肿瘤部位呈^{18}F-FDG 高摄取，SUV_{max}为 24.7。Chang CA 研究发现 SUV_{max}取决于病情进展速度，平均 SUV_{max}为 12.5。这在一定程度上解释了本例患者肾上腺外副神经节瘤 SUV_{max}不同于胃肠道间质瘤 SUV_{max}的原因。此外，本例患者副神经节瘤的延迟 SUV_{max} （8.3） 大于 SUV_{max} (6.4)，并高于胃肠道间质瘤延迟 SUV_{max} （1.1），考虑与肿瘤生物学行为不同相关，对诊断有一定鉴别价值。腹腔病灶平扫 CT 值为 48 HU，动脉期明显强化，CT 值约为 120 HU，延迟期强化程度减低，与文献报道 CT 强化征象基本一致，符合典型副神经节瘤的 CT 表现。腹膜后功能性副神经节瘤的症状是由儿茶酚胺不受控制的释放引起的去甲肾上腺素、肾上腺素和很少的多巴胺。去甲肾上腺素释放主要导致血管收缩和高血压，该肿瘤通常持续性或阵发性分泌过量的儿茶酚胺而导致阵发性或持续性高血压或典型表现，包括伴随头痛、出汗、胸痛、快速节律、发汗和潮红的突发性高血压发作。在本病例中，患者就诊时为高血压，但手术后血压没有明显降低，提示副神经节瘤并非导致高血压直接原因。

目前关于 Carney 三联征的^{18}F-FDG PET/CT 报道较为少见，Papadakis G Z 在研究中对比了该病的^{18}F-FDOPA、^{18}F-FDA 和^{18}F-FDG PET/CT 显像结果，发现^{18}F-FDG 能检出更多副神经节瘤的肝转移灶。本例患者因发现胃黏膜下肿物 3 月余就诊，通过^{18}F-FDG PET/CT 检查，同时发现两处不同 SUV_{max}的病灶，说明 PET/CT 能够融合形态解剖与组织代谢显像，一次性显示全身各个部位的病灶分布。^{18}F-FDG 不仅对副神经节瘤和嗜铬细胞瘤的检出率达 91%，且病灶 SUV_{max}可对胃肠道间质瘤良恶性分级有一定提示作用，对 Carney 三联征的早期诊断有重要价值。

目前治疗 GIST 以手术切除为主。胃肠道间质瘤局部切除者多数会复发，胃内存在多个肿瘤或肿瘤切除后复发时，仍需进一步切除或全胃切除，行全胃切除术者复发率低于 10%。肾上腺外副神经节瘤手术治疗效果较理想，且复发率低。由于胃肠道间质瘤和副神经节瘤具有恶性生物学行为，应监测患者的复发及远处转移情况。研究表明 Carney 三联征患者手术后数年生存率较高，对于发现 GIST 或肾上腺外副神经节瘤患者应尽早确诊、排查，以提供正确的治疗方向和良好的预后。

^{18}F-FDG 不仅对副神经节瘤和嗜铬细胞瘤的检出率高，且病灶 SUV_{max}可对胃肠道间质瘤良恶性分级有一定提示作用，对 carney 三联征的早期诊断有重要价值。

参考文献

1. CARNEY J A, SHEPS S G, GO V L, et al. The triad of gastric leiomyosarcoma, functioning extra-adrenal paraganglioma and pulmonary chondroma [J]. N Engl J Med, 1977, 296(26): 1517 - 1518.
2. CARNEY J A. Gastric stromal sarcoma, pulmonary chondroma, and extra-adrenal paraganglioma (carney

triad): natural history, adrenocortical component, and possible familial occurrence [J]. Mayo Clin Proc, 1999, 74(6): 543 - 552.

3. ZHANG L, SMYRK T C, YOUNG W F, et al. Gastric stromal tumors in carney triad are different clinically, pathologically, and behaviorally from sporadic gastric gastrointestinal stromal tumors: findings in 104 cases [J]. Am J Surg Pathol, 2010, 34(1): 53 - 64.
4. OTOMI Y, OTSUKA H, MORITA N, et al. Relationship between FDG uptake and the pathological risk category in gastrointestinal stromal tumors [J]. J Med Invest, 2010, 57(3/4): 270 - 274.
5. YOSHIKAWA K, SHIMADA M, KURITA N, et al. Efficacy of PET-CT for predicting the malignant potential of gastrointestinal stromal tumors [J]. Surgery Today, 2013, 43(10): 1162 - 1167.
6. CHO M H, PARK C K, PARK M, et al. Clinicopathologic features and molecular characteristics of glucose metabolism contributing to ^{18}F-fluorodeoxyglucose uptake in gastrointestinal stromal tumors [J]. PLoS One, 2015, 10(10): e0141413.
7. VALVERDE K, HENDERSON M, SMITH C R, et al. Typical and atypical Carney's triad presenting with malignant hypertension and papilledema [J]. J Pediatr Hematol Oncol, 2001, 23(8): 519 - 524.
8. YANG M, LEIGHTON J A, FAIGEL D O, et al. Duodenal gangliocytic paraganglioma: endoscopy, sonography and F-18 FDG PET/CT imaging [J]. Digestive and liver disease, 2017, 49(10): 1162.
9. 俞浩楠, 李江, 刘磊, 等. ^{18}F-FDG PET/CT 显像腹膜后副神经节瘤 1 例 [J]. 天津医科大学学报, 2015, 21(4): 361 - 362.
10. 吕鑫, 王云华, 许珮珮, 等. 睾丸嗜铬细胞瘤并多发淋巴结及肺转移^{18}F-FDG PET/CT 特征 1 例并文献复习 [J]. 中南大学学报, 2018, 43(10): 1164 - 1168.
11. OGAWAA Y, ABEA K, SAKODAB A, et al. FDG-PET and CT findings of activated brown adipose tissue in a patient with paraganglioma [J]. European Journal of Radiology Open, 2018, 5: 126 - 130.
12. CHANG C A, PATTISON D A, TOTHILL R W, et al. ^{68}Ga-DOTATATE and ^{18}F-FDG PET/CT in paraganglioma and pheochromocytoma: utility, patterns and heterogeneity [J]. Cancer Imaging, 2016, 16(1): 22.
13. LIANG W, XU S. CT and MR imaging findings of pancreatic paragangliomas: a case report [J]. Medicine, 2016, 95(9): 2959.
14. PAPADAKIS G Z, PATRONAS N J, CHEN C C, et al. Combined PET/CT by ^{18}F-FDOPA, ^{18}F-FDA, ^{18}F-FDG, and MRI correlation on a patient with carney triad [J]. Clin Nucl Med, 2015, 40(1): 70 - 72.
15. SHI G, CUI Y, HE Y, et al. An unusual case of incomplete carney triad: an 18-year-old girl suffering from multiple benign tumors [J]. J Thorac Dis, 2016, 8(10): 1202 - 1206.
16. NOCKEL P, LAKIS M E, GAITANIDIS A, et al. Preoperative ^{18}F-FDG PET/CT in pheochromocytomas and paragangliomas allows for precision surgery [J]. Ann Surg, 2019, 269(4): 741 - 747.
17. 杨朝辉, 邓绍强, 顾发见, 等. ^{18}F-FDG PET/CT SUV_{max}、TLG 及 MTV 与 GIST 恶性程度的关系 [J]. 分子诊断与治疗杂志, 2022, 14(1): 86 - 90.

(胡蓉蓉　蔡高士　整理)

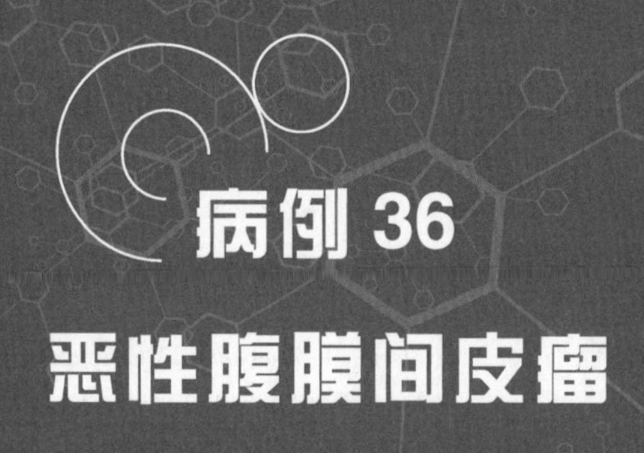

病例 36 恶性腹膜间皮瘤

病历摘要

【基本信息】

患者，女性，68 岁。

主诉：腹痛伴腹胀 3 个月。

现病史：患者 3 个月前无明显诱因出现阵发性腹痛，持续 1 周后缓解，期间腹泻 2 天，3 次/天，呈不成形黄色稀便，继而出现腹胀，无发热，无恶心、呕吐，曾于外院行超声检查提示左附件区异常回声、子宫多发肌瘤、腹盆腔积液，胃肠镜检查未见恶性征象，未行治疗。近 1 周患者渐感腹胀加重，无腹痛、腹泻，无发热，肛门排气正常，无排便困难，无阴道流血、流液。患者自发病以来体重下降约 6 kg。

既往史与家族史：高血压病史 10 年，6 年前因痔疮行手术治疗。否认结核、肝炎病史。无工业毒物、石棉、粉尘、放射性物质接触史。无家族遗传病及肿瘤病史。

查体：腹隆起，未见腹壁静脉曲张，未见肠型，全腹无压痛及反跳痛，Murphy 征阴性，肝脾肋下未扪及，腹部未扪及明显包块，叩诊肝上界在右锁骨中线第 5 肋间，肝浊音界正常，肝区及双肾无叩击痛，移动性浊音阳性，肠鸣音 3 次/分。

【辅助检查】

影像学检查。胸部 CT：右肺多发结节；双肺多发条索影；双侧胸膜增厚钙化，右侧中等量胸腔积液；心包积液。腹部超声：肝内钙化灶、肝囊肿、左肾多发囊肿、腹盆腔积液。妇科超声：子宫肌壁探及多个边界清的低回声，大者位于左侧壁，大小约 2.2 cm × 1.9 cm，内膜厚约 0.3 cm，双侧卵巢未探及，左附件区见形态不规则的中低回声，范围约 2.7 cm × 1.0 cm，内可探及血流信号。盆腹腔探及游离液体，深约 6.4 cm。电子胃肠内镜：慢性非萎缩性胃炎、结肠息肉。

实验室检查。血常规：红细胞 3.67×10^{12}/L↓，血红蛋白 90 g/L↓，血小板计数 666.0×10^{9}/L↑，白细胞计数正常。肝肾功能：总蛋白 63.87 g/L↓，白蛋白 28.19 g/L↓，前白蛋白 67.0 g/L↓，唾液酸 1091.0 mg/L↑。血 CA125 39.78 U/mL↑，CA 15-3

68.91 U/mL↑，HE4 237.8 pmol/L↑，PreROMA（绝经前）77.77%↑，PostROMA（绝经后）57.36%↑，NSE 19.22 ng/mL↑，CEA、AFP、CA19-9、CA50、CA242 均在正常范围内。

【临床初步诊断】

①腹腔积液（原因待诊）；卵巢恶性肿瘤？输卵管恶性肿瘤？②子宫平滑肌瘤。③肺结节。

【临床关注点】

老年女性，腹胀，肿瘤标志物升高，超声提示腹、盆腔积液并左侧附件区异常回声，腹水性质如何，有无妇科或其他系统恶性肿瘤可能，有无远处转移等情况。

PET/CT检查

【操作流程与参数】

检查前禁食6 h以上，空腹血糖5.6 mmol/L。^{18}F-FDG剂量6.52 mCi，注射后1小时上机检查。PET/CT检查采用Discovery™ 710 Clarity PET/CT扫描仪（美国GE公司）。采集参数：CT扫描电压120 kV，电流采用自动毫安秒，螺距0.984，层厚3.75 mm。PET扫描，90秒/床位。扫描范围从颅顶至股骨中段。图像采用同机CT扫描数据衰减矫正，图像重建采用有序子集最大期望值迭代法。

【PET/CT所见】

双肺多发直径小于5 mm微小结节影，未见显像剂异常摄取；右肺中叶胸膜下见条片影，局部显像剂摄取略增高，SUV_{max}为2.8；右肺下叶见点状钙化灶；余双肺少许索条影。双肺叶间胸膜局部结节状增厚。右肺门及纵隔7区、左侧内乳区、膈上见多发淋巴结影，显像剂摄取略增高，较显著者位于膈上心包右旁，短径约7.8 mm，SUV_{max}为4.7。心包内见少量液性密度影。双侧胸膜增厚伴多发钙化，未见显像剂异常摄取。右侧胸腔见少量液性密度影。

肝左外叶见结节状高密度影，肝实质内见数枚低密度灶，未见显像剂异常摄取，大者直径约6.5 mm，CT值约6 HU，余肝实质密度弥漫性不均匀减低，平均CT值约44 HU。左肾见数枚类圆形囊性低密度灶，未见显像剂异常摄取，大者直径约14.5 mm，CT值约15 HU；肝周腹膜、脾周腹膜、大网膜、小网膜及肠系膜多发增厚，部分呈结节状、团块状，伴显像剂摄取增高，较显著者位于肝周，截面约42.3 mm×26.2 mm，CT值约32 HU，SUV_{max}为12.9；肝胃间隙见小淋巴结影伴显像剂摄取略增高，短径约6.2 mm，SUV_{max}为1.5（图36-1）。

子宫体积小、形态欠规整，局部膨隆，见结节影，局部钙化，显像剂摄取未见明显异常。双侧附件区结构显示欠清，未见明显异常显像剂摄取灶。盆腔腹膜多发结节状增厚伴显像剂摄取增高，较显著者位于直肠子宫陷凹，SUV_{max}为13.5（图36-1）。腹盆腔见大量液性密度影。

【PET/CT诊断意见】

1. 腹盆腔腹膜多发增厚伴FDG代谢异常增高，考虑恶性病变，腹膜原发肿瘤可能性大；肝胃间隙及右肺门、纵隔 7 区、左侧内乳区、膈上多发淋巴结伴略高代谢，转移不除外；大量腹盆腔积液。

2. 双肺多发微小结节，未见异常高代谢，建议密切随诊复查；右肺中叶条片影伴局部略高代谢，双肺少许索条影，考虑慢性炎症；右肺下叶钙化灶；双侧胸膜增厚伴多发钙化；右侧少量胸腔积液；少量心包积液。

3. 子宫肌瘤伴钙化；双侧附件区结构显示欠清，未见 FDG 异常高代谢灶。

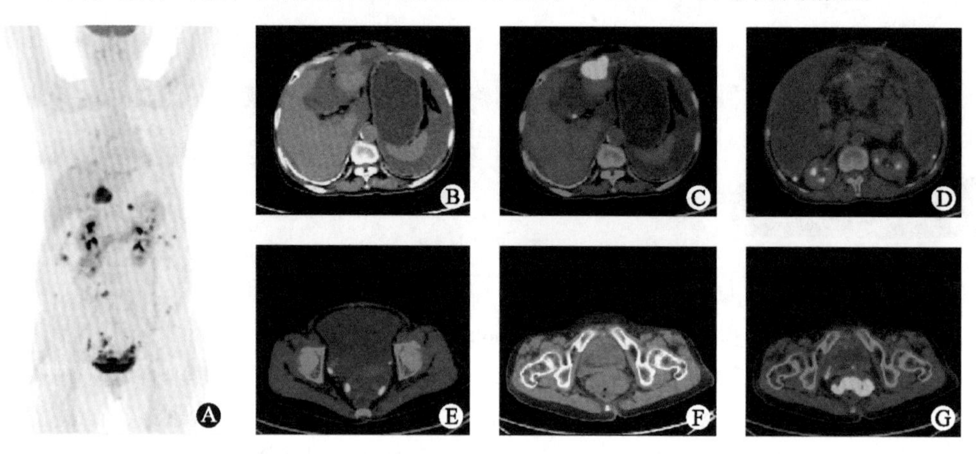

A 为体部 MIP 图像；B、C 箭头所示肝周腹膜增厚呈团块状伴代谢异常增高；D、E 显示肝周、脾周及盆腔腹膜多发结节状增厚伴代谢增高；F、G 箭头所示直肠子宫陷凹团块软组织伴代谢异常增高。

图 36－1 ^{18}F-FDG PET/CT

病例讨论

论点 1：患者为老年女性，体重下降，腹胀明显，无发热，腹膜多发不均匀增厚，呈结节灶、团块状，FDG 代谢异常增高，伴大量腹盆腔积液，盆腔及腹膜后未见明显肿大及代谢异常的淋巴结，其他脏器未见明显占位征象，CA125、CA15-3 升高不明显，首先考虑腹膜原发肿瘤性病变可能性大，腹膜癌或恶性间皮瘤可能。

论点 2：患者腹膜弥漫性病变并大量腹盆腔积液，要考虑到炎性及肿瘤性病变可能，患者无午后低热、夜间盗汗、乏力等结核中毒症状，无炎性指标升高，白细胞计数在正常范围，腹膜增厚呈结节状，结核等炎性病变暂不考虑；最常见的腹膜肿瘤性病变为转移瘤，外院超声提示左侧附件区异常回声，PET/CT 显示双侧附件区结构显示欠清，未见异常高代谢灶，结合 HE4 水平明显升高及大量腹盆腔积液等，不排除因病灶小、空间分辨率低等因素影响而出现假阴性，卵巢癌伴腹膜转移待排。

【病例讨论小结】

该病例临床表现无明显特异性，主要为腹胀、腹痛，影像表现主要是腹膜弥漫多发不均匀增厚，部分呈结节状、团块状，伴 FDG 代谢增高，大量腹盆腔积液，其他脏器未发现明显恶性征象。腹膜病变包括原发性和继发病变。首先要排查恶性肿瘤腹膜转移可能，外院超声提示左侧附件区异常回声，但 ^{18}F-FDG PET/CT 显像双侧附件区未见明显异常高代谢灶，且盆腔及腹膜后未见明显高代谢肿大淋巴结影，肿瘤标志物升高不显著，因此暂不先考虑恶性肿瘤腹膜转移；对于腹膜原发病变应重点考虑，要鉴别肿瘤性还是感染性，该患者无发热、盗汗等症状，且腹膜增厚明显不均匀，呈结节或肿块样，应首先考虑肿瘤性，结合患者肿瘤标志物略高、胸膜钙化斑，考虑到腹膜间皮瘤，腹膜癌待排，最终诊断还需病理进一步明确。

病理诊断

腹腔镜下病损切除术后病理：（左侧输卵管伞端结节）输卵管间质内见沙砾体。盆腔结节、腹腔腹膜结节脂肪纤维结缔组织内见上皮样细胞巢，呈乳头状、实性浸润性生长，细胞大，胞浆均匀淡染弱嗜酸，可见大量核分裂象及坏死，结合免疫组化，符合恶性间皮瘤，考虑蜕膜样变异型（图 36－2）。免疫组化结果：CK（＋），ER（－），WT-1（＋），PAX-8（－），CD30（－），HNF1β（－），Vimentin（部分＋），PR（约 10%＋），PTEN（＋），p40（－），inhibin（－），OCT3/4（－），p53（突变型），CD117（－），MUC2（－），INI-1（＋），SOX-10（－），CR（＋），Desmin（－），p16（－），CK5/6（＋），p63（－），D2-40（＋），SF-1（＋），Ki-67（约 60%＋）。

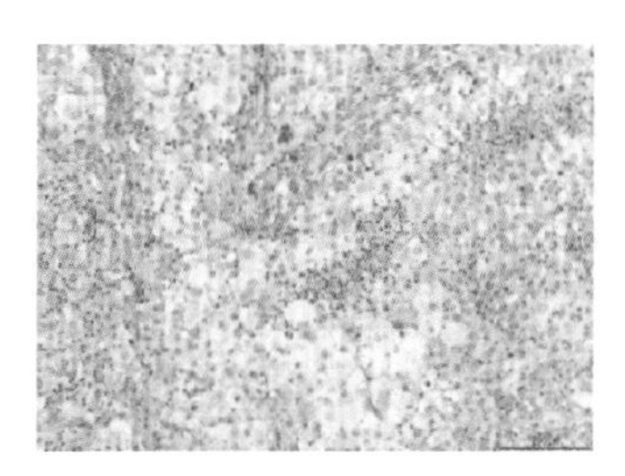

图 36－2 恶性间皮瘤（HE 染色，×100）

临床随访

该患者接受“腹腔镜下腹膜病损切除术＋化疗药物灌注”，术中见：子宫萎缩，形态欠规则，表面可见一大小约 1 cm×2 cm 肌瘤样突起，左侧输卵管伞端见一粟粒样结节，双侧卵巢萎缩光滑，右侧输卵管表面未见明显菜花样肿物，子宫后壁及直肠子宫陷凹见散在菜花样结节，乙状结肠表面见粟粒样结节，盆腹腔腹膜广泛粟粒样结节，大者直径约 2 cm，肝门与肝镰状韧带之间见菜花样肿物，大小约 4 cm×4 cm，肝胃之间见菜花样肿物，大小约 2 cm×2 cm，大网膜呈饼状，腹腔内血性腹水约 8000 mL。术中给予奈达铂 120 mg 腹腔灌注化疗。术后予以力扑素＋奈达铂静脉化疗 3 次及贝伐珠单抗靶向治疗，患者腹痛、腹胀症状较前明显改善。

特邀专家点评

老年患者，临床腹水明显，FDG-PET/CT 显像发现腹膜多发恶性病变，对这种影像结果进行常规分析诊断时，“正常”的诊断思路应首先考虑原发灶隐匿的卵巢癌或胃肠恶性肿瘤腹膜多发转移。但本病例结合实验室有关肿瘤标志物检查结果正常，故相对少见的原发性腹膜恶性肿瘤需要优先考虑，但最终诊断依赖腹膜活检病理。

讨论与文献综述

恶性腹膜间皮瘤（malignant peritoneal mesothelioma，MPM）是一种起源于腹膜间皮细胞的高侵袭性肿瘤，临床罕见，发病率约为0.13/10万，占恶性间皮瘤的15%~20%。发病率男性高于女性，其中位年龄为65~69岁，约占所有间皮瘤的30%，预后差。

对于该病确切的病因与发病机制目前尚无明确结论，据流行病学研究报道其发病与石棉暴露密切相关。但近年来由于归因于石棉暴露病例的数量随着接触量的减少而不断减少，国内外学者发现了多种石棉以外的病因：石棉以外的矿物纤维、慢性炎症刺激、电离辐射、猿病毒SV40、BAP-1抑制基因突变、遗传易感性、子宫内膜异位症等都可能与其相关。该患者无石棉接触史。

该病早期多无症状，多因影像学检查时发现盆、腹腔积液或者行腹部手术时偶然发现，主要以腹部症状为主，可表现为腹痛、腹胀、腹水及腹部包块等，发展到晚期侵犯肠管可引起肠梗阻，少数患者可出现食欲不振、恶心、呕吐、腹泻或者便秘、月经改变、乏力、发热、消瘦、血小板增多症及贫血等。有文献报道53.3%和48.5%的患者分别出现CA125和CA15-3基线水平升高，但其缺乏特异性。该患者主要表现为腹胀、体重下降，伴有贫血、血小板计数升高，血清CA125、CA15-3轻度升高。

恶性腹膜间皮瘤主要依据病理学检查来明确诊断，可以通过超声引导下行细针组织穿刺术及腹腔镜下开腹探查活检术，将所取的肿瘤组织行病理学检测后结合免疫组化来进一步明确临床诊断。2015年WHO将恶性间皮瘤分为3个主要组织学亚型：上皮样型、肉瘤样型和双相型，其中上皮样型最多。根据瘤细胞的形态特征和生长方式，上皮样间皮瘤分为以下一些形态学亚型：①管状乳头状型；②微乳头型：以瘤细胞形成簇状的微小乳头为特征，乳头无纤维血管轴心，该型具有较高的侵袭性；③实体型：由呈实性片状或巢状排列的圆形细胞和多边形细胞组成；④透明细胞型：瘤细胞胞质透亮，呈片状、小管状和乳头状排列；⑤蜕膜样型：由大圆形、卵圆形或多边形上皮样或组织细胞样细胞组成，胞质丰富，嗜伊红色，毛玻璃样，细胞周界清晰，核呈空泡状，可见明显嗜伊红色核仁；⑥印戒细胞样型：瘤细胞胞质内可含有空泡，含黏液，呈单排或列兵样排列；⑦横纹肌样型：瘤细胞呈圆形或上皮样，不相互黏附，胞质嗜伊红色，核圆形或卵圆形，偏位，可见明显核仁，横纹肌样成分在肿瘤内占15%~75%；⑧多形性：瘤细胞体积大，显示明显异型性，核染色质粗、深染，核仁明显，核分裂象易见，可见瘤巨细胞，类似差分化癌，该型预后较差；⑨黏液样型：肿瘤间质呈广泛黏液样变性（>50%），成巢或散在上皮样间皮瘤细胞漂浮在黏液样基质中，间质内黏液AB染色呈阳性，可被透明质酸酶消化，该型预后较好。该病例最终病理诊断为蜕膜样变异型恶性间皮瘤。

在影像学上，恶性腹膜间皮瘤主要表现：腹膜弥漫性不规则、结节状增厚或局部肿块形成，相应病变部位呈结节状、团块状或片状，^{18}F-FDG摄取异常增高；腹水，量多少不等，有文献指出腹水的发生率高达90%，量多且顽固，常为血性渗出液；另外，腹膜间皮瘤约有80%患者有胸膜增厚、胸膜钙化斑和胸腔积液，仅20%患者伴有胸膜间皮瘤。需与腹膜转移癌、原发性腹膜癌及结核性腹膜炎等鉴别。腹膜转移癌是癌细胞经血行转移至腹膜或直接种植于腹膜所致，多继发于腹腔或盆腔恶性肿瘤，且多伴有淋巴结肿大，确诊的关键在于寻找原发灶。原发性腹膜癌也称为卵巢外腹膜浆液性乳头状癌、腹膜原发性浆液性乳头状腺癌，主要起源于腹膜内原发瘤，而非间皮细胞，一般认为此病起源于卵巢上皮残余，即卵巢降至盆腔的残留部分，这些肿瘤的组织学和免疫表型都不同于间皮瘤，但类似于卵巢癌，鉴别诊断困难，但卵巢癌以盆腔病变为主，常伴有自下而上的淋巴结肿大，CA125 常大幅度升高。原发性腹膜癌大多发生于老年女性，男性极少见，发病年龄比卵巢浆液性乳头状腺癌高 3～7 岁，CA125 水平多升高，并显著升高，甚至超过卵巢癌，在 CT 上表现：双侧卵巢无原发病变，腹、盆腔内腹膜广泛增厚，可形成软组织肿块，大网膜明显受侵呈饼状、网状或结节状，肿瘤可伴有多发沙砾状、团块状钙化（30%），可伴有少量至大量腹水；纵隔、内乳区、腹膜后、髂内外淋巴结可发生肿大转移；肝、脾等器官表面腹膜病变可表现为该器官表面的弧形压迹；PET 表现为明显的高代谢病灶。结核性腹膜炎多见于中青年，全身症状主要表现为发热、乏力、盗汗、体重下降等，可有全腹不适或轻度疼痛，腹部“揉面感”为其典型体征。结核性腹膜炎 CT 图像有一定特点：腹膜多呈粟粒状结节；壁腹膜、大网膜、肠系膜均可出现弥漫性均匀增厚，范围较广泛，呈“污迹样”；多有肠系膜区淋巴结肿大；腹水一般较少，无分隔及占位；常伴有其他部位的结核；增强扫描淋巴结可呈环形强化；结核性病变在 PET 图像上分布较均匀，范围广泛；而恶性病变多不均匀，肿瘤病灶分布较密集、易成片。有文献认为腹膜结核与腹膜恶性病变的 FDG 放射性浓聚程度无明显差别，也有文献报道认为肿瘤性病变的 SUV_{max} 高于结核性病变，且肿瘤性病变常伴有中等量及大量低密度腹水，肿瘤性腹水的 SUV_{max} 高于结核性腹水。一般认为高密度腹水是结核的特征表现。恶性腹膜间皮瘤与其他疾病鉴别特征应包括腹水、腹膜增厚、肠系膜增厚、胸膜斑块、肿瘤最大尺寸和肿块数量等。

近年来在治疗方面取得了较大进展，从单一化疗发展为多种形式的综合治疗，包括全身化疗、腹腔化疗、免疫治疗和分子靶向治疗等。肿瘤细胞减灭手术结合腹腔热灌注化疗是恶性腹膜间皮瘤标准治疗方案，亦是目前首选治疗方案，中位生存时间为 29.5～92 个月，5 年生存率为 39%～63%。对于无法耐受手术者或行姑息性手术者，抗叶酸制剂（培美曲塞和雷替曲塞）联合铂类（顺铂）作为全身化疗首选的治疗方案。该患者予以化疗及靶向治疗后腹痛、腹胀等症状明显改善。

综上所述，恶性腹膜间皮瘤在临床上较为罕见，当发现腹膜弥漫性病变时，要注意鉴别此病，由于该病的临床表现、辅助检查无明显特异性，早期诊断困难，误诊率高，最终诊断主要依据病理及免疫组化，总体预后不佳。

参考文献

1. BROECKX G, PAUWELS P. Malignant peritoneal mesothelioma: a review [J]. Transl Lung Cancer Res, 2018, 7(5): 537-542.
2. VAN GERWEN M, ALPERt N, FLORES R, et al. An overview of existing mesothelioma registries worldwide, and the need for a US Registry [J]. American journal of industrial medicine, 2020, 63(2): 115-120.
3. ATTANOOS R L, CHURG A, GALATEAU-SALLE F, et al. Malignant mesothelioma and its non-asbestos causes [J]. Arch Pathol Lab Med, 2018, 142(6): 753-760.
4. 王晓宇, 叶聪, 邹积艳. 误诊为结核性腹膜炎的腹膜间皮瘤 1 例并文献分析 [J]. 中国实验诊断学, 2021, 25(12): 1843-1845.

5. KUSAMURA S, KEPENEKIAN V, VILLENEUVE L, et al. Peritoneal mesothelioma: PSOGI/EURACAN clinical practice guidelines for diagnosis, treatment and follow-up [J]. European Journal of Surgical Oncology: The Journal of the European Society of Surgical Oncology and the British Association of Surgical Oncology, 2021, 47(1): 36-59.
6. 杜雪梅，昌红，李雁. 恶性腹膜间皮瘤临床病理进展 [J]. 临床与实验病理学杂志，2021，37(4): 441-445.
7. 周康荣，严福华. 腹部CT诊断学 [M]. 上海：复旦大学出版社，2012: 541-542.
8. 徐永波，蔡洪培. 腹膜恶性间皮瘤及其治疗进展 [J]. 国外医学·消化系统疾病分册，2004，24(2): 117-119.
9. 马文超，陈薇，付蕾，等. 腹膜弥漫性病变的[18]F-FDG PET/CT诊断辨析 [J]. 国际放射医学核医学杂志，2018，42(2): 192-195.
10. 尹亮，黄世明，林志春，等. 结核性与肿瘤性腹膜弥漫性病变的[18]F-FDG PET/CT影像特征比较 [J]. 武警医学，2017，28(2): 182-185.
11. CARLSON B, HARMATH C, TURAGA K, et al. The role of imaging in diagnosis and management of malignant peritoneal mesothelioma: a systematic review [J]. Abdom Radiol (NY), 2022, 47(5): 1725-1740.
12. 中国抗癌协会腹膜肿瘤专业委员会，中国抗癌协会肿瘤热疗专业委员会，北京癌症防治学会肿瘤热疗专业委员会. 弥漫性恶性腹膜间皮瘤诊治中国专家共识 [J]. 中华医学杂志，2021，101(36): 2839-2849.
13. GARCÍA-FADRIQUE A, MEHTA A, MOHAMED F, et al. Clinical presentation, diagnosis, classification and management of peritoneal mesothelioma: a review [J]. Journal of gastrointestinal oncology, 2017, 8(5): 915-924.
14. CAO S B, JIN S, CAO J Y, et al. Advances in malignant peritoneal mesothelioma [J]. International journal of colorectal disease, 2015, 30(1): 1-10.

（石德道　整理）

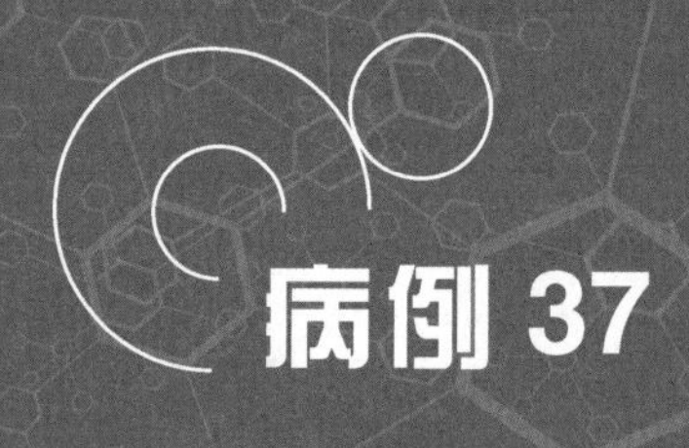

病例 37 宫颈硬化性上皮样纤维肉瘤

病历摘要

【基本信息】

患者，女性，75 岁。

主诉： 下腹部坠胀痛 1 天。

现病史： 患者因下腹部坠胀痛 1 天，不伴阴道异常出血及流液。近 3 个月体重无明显下降。

既往史与家族史： 无高血压病史，无其他慢性病病史，近期无外伤，无手术史。无吸烟史、饮酒史。无家族遗传病及传染病病史。

婚育史： 已婚，配偶健康状况良好，G12P6，顺产 2 男 4 女，子女健康状况良好，流产 6 次。

妇科查体： 阴道上 2/3 质硬，宫颈萎缩，质硬，未见明显宫颈组织，可见内陷，表面粗糙，触血阳性。双侧宫旁增厚，左侧累及盆壁，双侧骶主韧带消失，肠壁光滑，附件无异常。

【辅助检查】

影像学检查。 经阴道超声：宫颈肿大，回声不均匀，与子宫肌壁边界不良，CDFI 血流不丰富。盆腔增强 MRI：宫颈增大，见巨大肿块，大小 3.6 cm×5.3 cm×5.7 cm。T_1WI 呈不均匀等、稍高信号；T_2WI 呈不均匀稍高信号；DWI 呈不均匀高信号，边缘显著高信号。动脉期中度不均匀环形强化，中央见无强化区（图 37－1）。

实验室检查： 血常规、凝血功能、肝功能、肾功能、离子六项无明显异常。尿常规中红细胞、白细胞升高。人附睾蛋白、CYFRA21-1、SCC、绒毛膜促性腺激素、CEA、AFP、CA125、CA19-9、CA15-3、CA72-4、NSE 均无异常升高。液基薄层细胞检测（thinprep cytologic test，TCT）显示高度上皮内瘤变。人乳头瘤病毒（human papilloma virus，HPV）

基因分型结果显示高危型 HPV 16 阳性，其余阴性。

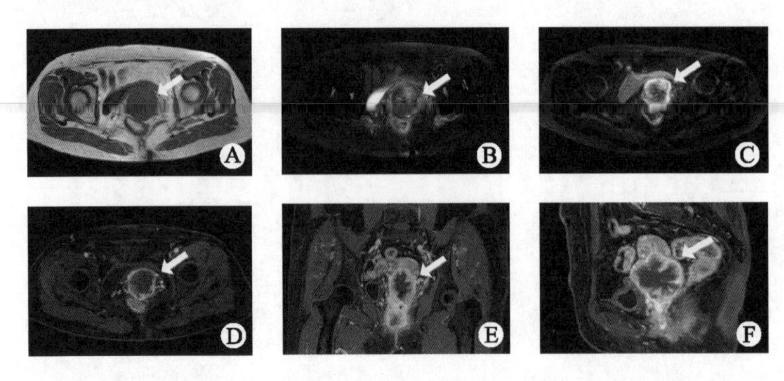

A 为 T_1WI 横断位；B 为 T_2WI 横断位；C 为 DWI 横断位；D ~ F 为 T_1WI 增强横断位、冠状位和矢状位图像。宫颈肿块，T_1WI 呈不均匀等、稍高信号，T_2WI 呈不均匀稍高信号，DWI 序列见边缘显著高信号，增强见中度不均匀环形强化。

图 37－1　盆腔增强 MRI

【临床初步诊断】

宫颈部肿块，恶性？

【临床关注点】

尿常规中的红细胞、白细胞升高，TCT 显示高度上皮内瘤变；高危型 HPV 16 阳性；人附睾蛋白 129.10 pmol/L，其余常规血液肿瘤标志物为阴性。宫颈巨大肿块，良性？恶性？病理类型如何考虑？

PET/CT检查

【操作流程与参数】

患者检查前禁食 6 h 以上，空腹血糖 6.1 mmol/L。^{18}F-FDG 剂量 6.23 mCi，注射后 1 小时检查。PET/CT 检查采用 Biograph mCT PET/CT 扫描仪（德国 Siemens 公司）。采集参数：CT 扫描电压 120 kV，电流采用自动毫安秒，螺距 0.6，层厚 5 mm。PET 扫描 2 分钟/床位。扫描范围从颅顶至大腿中段。图像采用 CT 扫描数据衰减矫正，图像重建采用有序子集最大期望值迭代法。

【PET/CT 所见】

宫颈巨大肿块，大小为 5.4 cm×4.5 cm×5.6 cm，肿块边缘见明显异常放射性浓聚，SUV_{max}为 5.3，中央放射性分布稀疏。肿块周围、双侧髂动脉旁、双侧腹股沟未见异常肿大或异常放射性浓聚淋巴结。全身其他部位未见明显异常代谢征象（图 37－2）。

【PET/CT 诊断意见】

宫颈环形高代谢肿物，考虑恶性肿瘤，请结合病理活检。

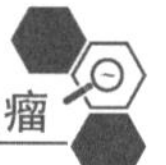

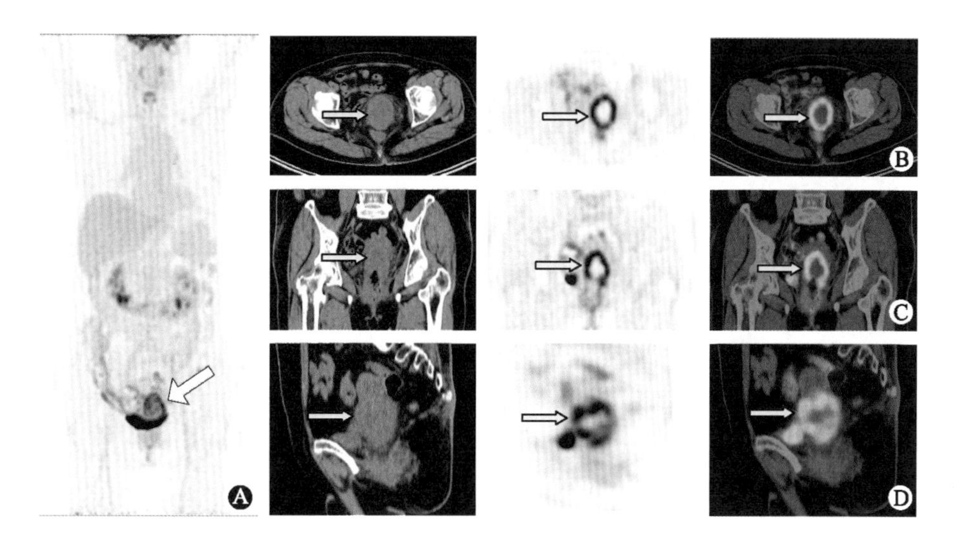

A 为 MIP 图像，盆腔见异常放射性浓聚（白色箭头）；B、C、D 为横断位、冠状位和矢状位，宫颈见巨大肿块，边缘明显高代谢，SUV_{max}为 5.3（黄色箭头）。

图 37-2 ^{18}F-FDG PET/CT

病例讨论

论点 1：老年女性患者，绝经后无阴道出血及流液，查体发现阴道上 2/3 质硬，宫颈萎缩，质硬，表面粗糙，触血阳性。盆腔 MRI 显示宫颈内有一个界限不清的实性肿块，肿块周围呈等 T_1、稍长 T_2、DWI 高信号，中心呈不均匀稍短 T_1、不均匀长 T_2、DWI 混合信号，中度不均匀环形增强。PET/CT 显像宫颈部肿块中度放射性摄取。考虑恶性病变，通常鳞癌典型 MRI 特征表现为 T_1WI 低或等信号，T_2WI 多较正常宫颈信号高，本病例符合其表现，病理类型考虑为鳞癌可能性大。

论点 2：患者由于下腹部不适，发现宫颈病变，结合 HPV16 感染阳性、TCT 显示高度上皮内瘤变，肿物位于宫颈，位置较为明确，边缘中度强化，高度^{18}F-FDG 摄取。宫颈为上皮细胞，影像检查提示肿块中央坏死，这一特点符合来源于上皮组织；根据显像特点，宫颈鳞癌较常见，腺癌和微偏腺癌也需进一步考虑，肉瘤较少见，代谢特点不符合肉瘤，故排除；在良性病变中，子宫肌瘤仍作为鉴别要点，子宫肌瘤 MRI 表现 T_1WI 信号与肌层相等，T_2WI 信号低于肌层，肿块周围有假包膜，但本例 MRI 信号的特点也不符合子宫肌瘤表现，故排除，所以本病例考虑恶性，宫颈鳞癌或腺癌，但仍不除外其他少见恶性肿瘤。

论点 3：该老年女性增强明显环形强化，需与炎性特别是脓肿、结核相鉴别，需补充 C 反应蛋白、结核等相关检查指标。但结合提供的实验室指标（高危型 HPV 16 阳性、高度上皮内病变）和临床症状（无发热）符合恶性征象。宫颈病变若无明显出血，考虑来源于黏膜的病变可能性小，来源于肌层可能性大，首先考虑间叶源性肿瘤（肉瘤）。

【病例讨论小结】

该患者影像学资料主要表现为：MRI 显示宫颈肿块边缘呈不均匀等 T_1、稍长 T_2、DWI 高信号，中心呈稍短 T_1、不均匀长 T_2、DWI 混合信号，中度不均匀环形增强。PET/CT 显像宫颈肿块环形放射性浓聚，SUV_{max}为 5.3，结合实验室指标：高危型 HPV 16 阳性、高度上皮内病变，符合恶性征象，考虑上皮源性肿瘤（鳞癌、腺癌）、间叶源性肿瘤（肉瘤）等，而临床中宫颈鳞癌较常见，但常伴接触性、不规则出血等临床症状，本例患者虽无此症状，也可能来源于肌层，但仍不能排除宫颈鳞癌可能。

病理诊断

宫颈肿块活检病理：取灰白、灰红色组织两块，大者为1.4 cm×1.4 cm×0.5 cm，小者为1.3 cm×1.3 cm×0.3 cm，切面灰白色，质中。属于低级别梭形细胞肿瘤，肿瘤细胞具有异型性，侵犯平滑肌组织间隙，结合免疫组化结果符合硬化性上皮样纤维肉瘤（图37－3）。免疫组化：CK、CK7、Vimentin 呈阳性，Ki-67（+30%），CK5/6、p63、ALK、S-100、SMA、CD31、CD34、Fli-1、结蛋白、肌细胞生成素、Calrtinin、ER、Melan-A、HMB45、CD117、STAT6、β-连环蛋白、CD10、EMA 呈阴性。

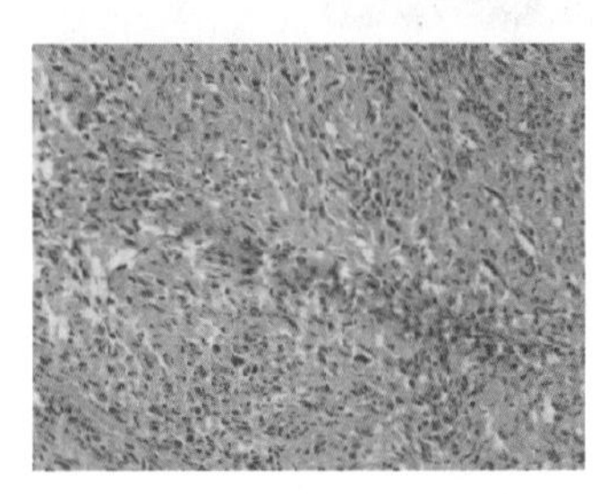

图37－3　硬化性上皮样纤维肉瘤（HE 染色，×100）

临床随访

患者间隔3周分别2次给予子宫动脉造影+化疗栓塞，术中动脉注射顺铂（冻干型）100 mg，多柔比星脂质体50 mg静脉滴注，同时予保肝、止吐等对症治疗；于2019年9月25日全身麻醉下经腹全子宫双附件切除+盆腔淋巴结清扫，术后恢复好，患者术后34个月随访，恢复良好，无复发征象。

特邀专家点评

该患者平扫和增强MRI、FDG-PET/CT检查提示宫颈瘤灶存在明显坏死，与宫颈上皮来源的鳞癌或腺癌的常见表现有所不同，故常规综合影像分析诊断上需要考虑到宫颈部位的癌肉瘤或肉瘤可能。尽管当时尚未获取病理诊断结果，但影像诊断报告最好能提供宫颈恶性肿瘤的参考基线影像分期诊断的相关内容，为下一步临床治疗决策提供依据。这一例提示我们，PET/CT和所有影像学检查一样，不仅仅要关注病变的代谢表现，还应更细致地对影像表现的特点及其与病变的生物学基本特征进行对比分析，更重要的是，即使不能要求仅靠影像学就得到准确的病理分型，也应争取为临床的分级、分期诊断和治疗方案选择提供尽可能多的辅助信息。

讨论与文献综述

Meis Kindblom 等于1995年首次描述了原发性硬化性上皮样纤维肉瘤（sclerosing

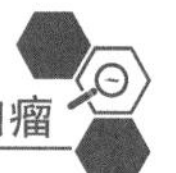

epithelioid fibrosarcoma，SEF）和继发性 SEF。这是一种极为罕见的肿瘤，表现为四肢或躯干的深层肿块。Warmke 和 Meis 回顾了 51 例原发性 SEF，这是迄今为止最多的病例报告。常累及中年人，具有高度侵袭性，主要发生在下肢、腹腔、胸壁/椎旁区域，很少累及内脏器官，目前尚未有子宫受累的报告。因此，尚无该疾病特征性的影像学描述。

在本例患者中，肿瘤位于宫颈，T_2WI 显示混合的高、低信号，以高信号为主。增强后周边强化，中央坏死，形态学表现与 Kramer 等报告的胰头病变一致。SEF 具有恶性潜力，复发率高，转移率高，临床预后差。转移部位最常见于肺部，其他部位包括胸膜和（或）胸壁、肾、胃、骨、脑、心包和淋巴结。对于已确诊 SEF 的患者，应进行全身 ^{18}F-FDG PET/CT 复查是否出现远处转移，本病例尚无确切转移征象。关于^{18}F-FDG PET/CT 特征，本病例中的^{18}F-FDG 摄取高于先前文献报告的其他部位原发性 SEF。SEF 在文献中也有发生在其他器官，包括四肢、脊柱、骨盆和胸围及肾脏，报道发现，在^{18}F-FDG PET/CT 成像上，SUV_{max}为 2.4～5.6，通常表现出轻微或高水平的^{18}F-FDG 摄取。因此，当^{18}F-FDG PET/CT 扫描发现宫颈病变时，SEF 应被视为鉴别诊断之一。

宫颈癌的病理类型以鳞癌占多数（80%～90%），其次是腺癌。鳞癌常累及宫颈外口和阴道，倾向于形成外生型肿块；腺癌倾向于侵犯宫颈及宫体旁组织。宫颈鳞癌和腺癌发生时宫颈增大，直径超过 3.5 cm，轮廓对称或不对称，可见中等密度的肿块，如出现坏死则可见低密度灶；增强后肿瘤强化程度低于正常宫颈组织，其中更低密度区提示为瘤内坏死或溃疡；肿瘤浸润宫颈旁组织时，宫颈外侧边缘不规则或模糊，宫颈旁软组织内明显的不规则增粗条状影或软组织肿物，输尿管末端周围脂肪间隙不清晰，需警惕输尿管末端梗阻受侵引起肾盂积水的可能；盆壁受侵时，表现为肿瘤与肌肉之间有粗条状影相连，其间的脂肪间隙少于 3 mm，也可表现肿瘤直接与盆壁肌肉融合，肿瘤向外浸润可侵及闭孔内肌，向外后方可侵犯梨状肌；直肠或膀胱受侵时，直肠或膀胱壁呈锯齿状增厚或肿瘤结节向直肠或膀胱内突出；盆腔淋巴结大于 1.5 cm，腹主动脉旁淋巴结大于 1.0 cm，提示淋巴结转移，如果肿大淋巴结的边缘不锐利，中央有更低密度区是更可靠的诊断转移淋巴结的证据。鳞癌和腺癌的 MRI 特征均表现为 T_1WI 低或等信号，T_2WI 多较正常宫颈信号高。低分化宫颈鳞/腺癌的 ADC 明显低于中高分化宫颈鳞/腺癌。PET/CT 病变的糖代谢可反映病变的恶性程度，且呈明显负相关，病变分化程度越低，SUV_{max}越高，个别高分化鳞癌的 SUV_{max}与中分化鳞癌有重叠。

子宫肉瘤属于子宫恶性肿瘤中的罕见类型，占恶性病变的 3%～8%，包括子宫平滑肌肉瘤、癌肉瘤、内膜间质肉瘤、腺肉瘤。癌肉瘤恶性程度高，淋巴结转移、宫颈侵犯及腹膜种植转移常见，癌肉瘤与平滑肌肉瘤皆属于预后较差的子宫肉瘤，Ⅰ～Ⅳ期 5 年存活率分别为 22%、20%；而腺肉瘤与内膜间质肉瘤的预后相对较好，5 年存活率较接近，分别为 55%、61%。癌肉瘤通常发生于宫体，但罕见情况下也可发生于宫颈、输卵管及腹膜上。癌肉瘤实性成分为稍长 T_1 稍长 T_2 信号，当癌肉瘤较大时，肿瘤内质地不均，可见囊变。当由于出血坏死囊变（内含高蛋白成分）或含有局灶软骨成分时，这些成分在 T_1WI 呈高信号，是提示为癌肉瘤重要的征象。当瘤内坏死区超过 10% 时，预后可能很差。若宫颈间质受侵率、盆腔淋巴结增大率较高时，更倾向于癌肉瘤的诊断。癌肉瘤的早期强化多低于子宫肌层，4 分钟后可与子宫肌层强化程度相似，增强后为渐进平台式强化，且始终低于肌层强化程度，病变与肌层强化峰值比位于 0.5～0.8。由于癌肉瘤中的间质成分常见血管存在，尤其当上皮成分为富血供的鳞状细胞癌时，癌肉瘤内或瘤周常可见流空血管影。有研究认为 ADC $<1.05\times10^{-3}$ mm^2/s 可作为诊断肿瘤良恶性病变的界值，但子宫癌肉瘤的ADC 值与良性病变之间有一定重叠，癌肉瘤 ADC 值平均约$(0.91\pm0.20)\times10^{-3}$ mm^2/s。DWI 有时在显示肿瘤内坏死液化区时，相较传统的 T_2WI 序列有独特的优势。部分囊变坏死不完全者 T_2WI 上呈稍高信号，与肿瘤组织信号相近而难以区分，但在 DWI 上则表现为边界清楚的显著高或低信号，与肿瘤组织有明确分界；同样适用于瘤内出血，出血信号复杂多样，部分亚急性出血在 T_2WI 上表现为等或低信号，而在 DWI 上可表现为明显的低信号，与实性成分界限明显。^{18}F-FDG PET/CT 放射性摄取明显增高，SUV_{max}为 19.6。

宫颈小细胞神经内分泌癌比宫颈鳞癌和宫颈腺癌更容易发生淋巴结转移。MRI 对于内分泌肿瘤的检出准确率为95%，灵敏度为95%，特异度为93%，可作为宫颈癌分期的一种常规手段。超声检查通常用作宫颈癌的初步诊断方法，并可利用多普勒血流成像，可实时动态地观察病灶血供情况。CT 平扫结合增强检查应用于宫颈癌诊断不仅可观察肿瘤的大小、形态、生长方式及周围组织关系，还可观察肿瘤的强化方式等，直接反映肿瘤的血供特点，从而判断肿瘤的良恶性。CT 平扫表现为宫颈不规则增大，呈不均匀软组织密度，增强扫描为持续型不均匀强化。与常规 T_1WI 和 T_2WI 不同，DWI 能使 MRI 更微观地显示人体组织病理生理状态下组织间水分子交换状态，ADC 值通常受水分子扩散和微循环的影响。宫颈小细胞神经内分泌癌在 T_1WI 上通常表现为低或等信号，在 T_2WI 上大部分表现为稍高信号，呈不均匀强化，DWI 上扩散明显受限，表现为高信号，ADC 值较其他类型宫颈癌低，原因可能有以下几点：①小细胞神经内分泌癌中心常伴广泛坏死，影响水分子扩散，从而使 ADC 值减小；②小细胞神经内分泌癌的微血管较其他类型宫颈恶性肿瘤少，从而使其 ADC 值相对减小。

^{18}F-FDG PET/CT 显像对宫颈癌临床诊断的准确度、特异性及敏感性均高于 MRI、CT。^{18}F-FDG PET/CT 还可根据分子代谢水平检测远处转移，因此可对患者进行更准确的临床分期、预后判断及检测复发，还可为患者制订个体化治疗方案提供参考，为准确勾画放射治疗的靶区提供依据。宫颈小细胞神经内分泌癌的特征之一是早期淋巴结扩散，据报道有37%~57% 的宫颈小细胞神经内分泌癌有阳性淋巴结。^{18}F-FDG PET/CT 常显示软组织密度肿块影，边界不清，侵及宫体、阴道、膀胱、直肠等，放射性摄取明显增高，SUV_{max}为19.6~30.4，延迟显像后上述病灶 FDG 摄取较前稍增高，SUV_{max}为 21.2~35.8；双侧腹股沟、双侧盆壁区、双侧髂血管旁、腹主动脉周围易出现多发转移淋巴结，放射性摄取明显增高。

宫颈微偏腺癌是宫颈腺癌的特殊类型，是一种稍微偏离正常宫颈腺体的极高分化腺癌，发病率占宫颈腺癌的1%~3%，由于其组织学形态温和，貌似良性，极易误诊。现已扩展应用于具有相应形态特征的子宫内膜样、透明细胞和中肾腺癌。MRI 能最详尽地显示微偏腺癌特征，是影像学检查的首选，但非特异性小叶性宫颈内膜腺体增生的 MRI 与宫颈微偏腺癌十分相似，应注意区分。MRI 多见宫颈增大，宫颈间质多发、不规则的囊性病灶，T_1WI 低信号，T_2WI 高信号，增强后囊肿明显强化。宫颈微偏腺癌癌变部位较深，一般在 5 mm 以上，有的局限在宫颈管内，多数向内生长，活检取材较表浅，易漏诊，MRI 提示对可疑病例需多次活检或深部取材可提高阳性率，约 40% 的患者通过宫颈活检或颈管内膜诊刮即可获得确诊。交叉应用多种影像学技术在评价宫颈微偏腺癌浸润方面起重要作用，MRI 诊断价值显得尤为突出，可成为早期发现宫颈微偏腺癌的首选检查。宫颈微偏腺癌病变组织是高分化，在^{18}F-FDG PET/CT 显像中仅提示非特异性体征，如颈部体积增大、颈部回声异常，伴有边缘代谢轻微增加，诊断价值有限。

子宫肌瘤 MRI 显示子宫肌壁内的肿块，边缘光整，T_1WI 信号与肌层相等，T_2WI 信号低于肌层，肿块周围有假包膜，这都是子宫肌瘤的典型 MRI 征象；特别是需与子宫肌瘤变性相鉴别，子宫肌瘤变性为子宫肌瘤的继发改变发生率约 67%，其中超过 5 cm 者更易出现变性。与子宫肌瘤变性有关的因素包括肿瘤快速增大、妊娠、外伤、绝经、栓塞治疗，一般无临床症状，若有症状，则表现为急性腹痛、压痛、白细胞计数轻度增高、恶心、呕吐、发热等，偶见腹腔积血。透明变性是子宫肌瘤最常见与最轻度的变性，约占 60%，病理学上呈局限性或弥漫性，细胞外间隙均匀嗜酸性结缔组织斑块代替平滑肌纤维，呈均匀半透明状，典型 MRI 表现为 T_1WI 中等信号及 T_2WI 低信号；黏液样变性为子宫肌瘤内见胶冻样改变，其内为黏多糖，MRI 特点为 T_2WI 高信号，增强扫描无明显强化，^{18}F-FDG 放射性摄取增高，SUV_{max}为 2.7～3.3；囊性变被认为是水肿的极期与肿瘤液化坏死所致，子宫肌瘤囊性变的发生率约 4%，影像学上呈边缘清楚的水样密度及信号区，增强后无强化；红色变性是出血梗死，病因是静脉回流受阻，常与妊娠及口服避孕药有关，病理学特征为肿瘤切面可见出血，CT 稍高密度，MRI 为不同时期出血信号，慢性期可见低信号环。

子宫内膜癌的厚度与月经周期、绝经状况等因素密切相关，一般认为子宫内膜厚度在育龄期大于 12 mm、绝经后大于 5 mm 时，考虑为异常。典型 MRI 表现为息肉样或局限弥漫性生长肿块，T_1WI 略低于或等于正常子宫肌层信号，T_2WI 略低或高或等信号，DWI 为高信号，ADC 值较低，高级别子宫内膜癌 ADC 平均值为$(0.78 \pm 0.10) \times 10^{-3}$ mm^2/s。增强后轻中度强化，信号弱于肌层，尤其在动脉期与子宫肌层信号差异最大时相为 150 s，稍晚期时出现结合带破坏，并伴有子宫腔增大、宫腔内积液等表现。

仍需要与其他肿瘤相鉴别，卵巢癌常表现为单侧或双侧附件区肿块，边界不清，CT 上密度及 MRI 上信号不均匀，多伴有腹盆腔种植性转移；^{18}F-FDG PET/CT 显示附件区肿块及腹盆腔腹膜多发异常浓聚灶。直肠癌常表现为管壁不均匀增厚，管腔狭窄，部分患者可引起肠梗阻症状；病灶^{18}F-FDG 放射性摄取增高。本病例双侧附件区显影尚清，直肠呈受压改变，未见异常肿块及浓聚灶，故排除卵巢癌和直肠癌。

综上所述，宫颈硬化性上皮样纤维肉瘤是一种非常罕见的高度恶性肿瘤，影像学表现多为宫颈伴软组织肿块，增强后呈轻中度强化，^{18}F-FDG PET/CT 摄取均异常增高，肿块较大时需与盆腔内其他恶性肿瘤相鉴别，最终诊断仍需依靠病理学及免疫组织化学检查。

参考文献

1. MEIS-KINDBLOM J M, KINDBLOM L G, ENZINGER F M. Sclerosing epithelioid fibrosarcoma. A variant of fibrosarcoma simulating carcinoma [J]. The American Journal of Surgical Pathology, 1995, 19: 979-993.
2. WARMKE L M, MEIS J M. Sclerosing epithelioid fibrosarcoma: a distinct sarcoma with aggressive features [J]. The American Journal of Surgical Pathology, 2021, 45: 317-328.
3. ARBAJIAN E, PULS F, ANTONESCU C R, et al. In-depth genetic analysis of sclerosing epithelioid fibrosarcoma reveals recurrent genomic alterations and potential treatment targets [J]. Clin Cancer Res, 2017, 23: 7426-7434.

4. MURSHED K A, AMMAR A. Hybrid sclerosing epithelioid fibrosarcoma/low grade fibromyxoid sarcoma arising in the small intestine with distinct HEY1-NCOA2 gene fusion [J]. Pathology, 2020, 52(5): 607 -610.
5. OSSENDORF C, STUDER G M, BODE B, et al. Sclerosing epithelioid fibrosarcoma: case presentation and a systematic review [J]. Clin Orthop Relat Res, 2008, 466(6): 1485 -1491.
6. CHEW W, BENSON C, THWAY K, et al. Clinical characteristics and efficacy of chemotherapy in sclerosing epithelioid fibrosarcoma [J]. Med Oncol, 2018, 35(11): 138.
7. TORABI A, CORRAL J, GATALICA Z, et al. Primary renal sclerosing epithelioid fibrosarcoma: a case report and review of the literature [J]. Pathology, 2017, 49(4): 447 -550.
8. LUO Y, HU W, WU H, et al. ^{18}F-fluorodeoxyglucose PET/CT features and correlations with histopathologic characteristics in sclerosing epithelioid fibrosarcoma [J]. Int J Clin Exp Pathol, 2014, 7(10): 7278 -7285.
9. 董虹，李双，王丹，等. 宫颈腺癌与鳞癌生物学行为比较及宫颈腺癌预后相关因素分析 [J]. 华中科技大学学报(医学版)，2010，39(2)：254 -257.
10. 李晓利. CT 联合磁共振成像对宫颈癌的诊断价值及影像学特征分析 [J]. 实用医学影像杂志，2021，22(3)：284 -286.
11. 刘济人，胥毅，郭丽美，等. 多模态磁共振成像在评估宫颈鳞癌病理分级和分期中的价值 [J]. 磁共振成像，2021，12(12)：29 -33.
12. 赵鹏，于韬，赵英杰，等. 宫颈鳞癌分化程度与^{18}F-脱氧葡萄糖 PET/CT 显像最大标准摄取值之间的关系 [J]. 肿瘤影像学，2015，24(1)：13 -15.
13. 赵鹏，于韬，赵英杰，等. ^{18}F-脱氧葡萄糖 PET/CT 显像在评价宫颈鳞状细胞癌淋巴结转移中的作用 [J]. 肿瘤影像学，2016，25(1)：71 -74.
14. 赵阳. 子宫癌肉瘤的 MRI 影像特征分析 [J]. 宁夏医科大学学报，2021，43(9)：894 -898.
15. KITAJIMA K, KIHARA T, KAWANAKA Y, et al. Neuroendocrine carcinoma of uterine cervix findings shown by MRI for staging and survival analysis—Japan multicenter study [J]. Oncotarget, 2020, 11(40): 3675 -3686.
16. 李璞宸，黄波，罗娅红，等. 宫颈小细胞神经内分泌癌的影像学特征 [J]. 肿瘤影像学，2018，27(5)：387 -392.
17. 黄世明，岳建兰，尹亮，等. 宫颈小细胞神经内分泌癌 2 例 PET/CT 表现 [J]. 武警医学，2021，32(9)：804 -806.
18. CHEN M Y, CHOU H H, LIU F Y, et al. ^{18}F-FDG PET in small-cell cervical cancer: a prospective study with long-term follow-up [J]. Eur J Nucl Med Mol Imaging, 2016, 43(4): 663 -674.
19. 李崇佼，田月丽，沈美娟，等. 宫颈小细胞神经内分泌癌伴多发转移^{18}F-FDG PET/CT 显像一例 [J]. 国际放射医学核医学杂志，2018，42(4)：373 -376.
20. DONG Y, LV Y, GUO J, et al. Minimal deviation adenocarcinoma with elevated CA19-9: a case report [J]. World J Clin Cases, 2021, 9(21): 5999 -6004.
21. 吴建磊，接智慧，张雪英，等. 宫颈微偏腺癌 16 例影像及预后分析 [J]. 现代肿瘤医学，2016，24(11)：1802 -1805.
22. 陈泯涵，潘建虎，刘瑶，等. 子宫肌瘤^{18}F-FDG PET/CT 阳性显像的影响因素 [J]. 中国医学影像学杂志，2020，28(6)：475 -478，80.
23. 刘亚，李雪，陈利明，等. ^{18}F-FDG PET/CT 代谢参数对Ⅲ ~ Ⅳ期卵巢癌患者预后的预测价值 [J]. 临床放射学杂志，2021，40(12)：2419 -2422.

（苑克慧　整理）

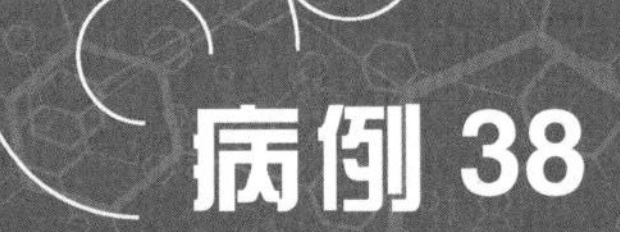

病例 38

卵巢上皮性癌（高级别浆液性癌）

病历摘要

【基本信息】

患者，女性，71 岁。

主诉： 腹胀 2 个月。

现病史： 患者于 2 个月前无明显诱因出现腹胀、进食情况差、肛门排气少，就诊于我院门诊，行腹部 CT 提示大量腹水，未见其他阳性征象。入院时患者精神状态可，食欲差，大小便正常，体重较 2 个月前减轻约 2 kg。

既往史与家族史： 既往体健，无特殊病史。否认家族遗传病及传染病病史。

月经和婚姻史： 14 岁，$\frac{4\sim5\text{天}}{26\sim28\text{天}}$，50 岁，适龄结婚，育有 2 子。

查体： 腹部韧，无压痛、反跳痛，肝脾肋下未触及。墨菲征阴性。腹部叩诊鼓音。肝上界在右锁骨中线第 5 肋间。肝肾区无叩痛，移动性浊音阳性。肠鸣音正常，4 次/分，无振水音。无血管杂音。外阴正常，阴道通畅，宫颈光滑，子宫前位，略缩小，无压痛及反跳痛，双附件区未扪及明显包块，无明显压痛及反跳痛。

【辅助检查】

影像学检查。 腹部 CT：大量腹水，未见其他阳性征象。胃镜：慢性萎缩性胃炎（C-1 型）；反流性食管炎 B 级；食管裂孔疝。肠镜：直乙结肠走行扭曲，进镜易成襻，进镜约至乙状结肠远段，所见结肠无器质性病变。下消化道造影：降结肠远段显示长约 36 mm 的向心性狭窄，此段结肠管壁柔软，管腔狭窄，相应黏膜尚规整，未见明显充盈缺损及龛影；余结肠各段袋形规整，未见明显充盈缺损及龛影。

实验室检查。 血清肿瘤标志物：CA125 >1200 U/mL↑，人附睾蛋白 4 240.4 pmol/L↑，CA50、CA242、CA72-4、CEA、CA19-9、CA15-3 在正常范围内。腹水为血性，腹水中未查见肿瘤细胞。血常规：白细胞计数、中性粒细胞计数、红细胞计数、血红蛋白含量、血小板计数在正常范围内。肝肾功能、电解质检测：总蛋白 59.9 g/L↓，白蛋白 31.0 g/L↓，白球比 1.07↓，丙氨酸氨基转移酶、天冬氨酸氨基转移酶、总胆红素、直接胆红素、间接胆红素、肌酐、钾、钠在正常范围内。尿常规：白细胞未见，红细胞未见。便常规：白细胞未见，红细胞未见，隐血试验阴性反应。

【临床初步诊断】

①腹水；②食管裂孔疝。

【临床关注点】

老年女性，起病缓慢，以腹水（血性）及消化道症状起病，查肿瘤标志物 CA125、HE4 增高，但胃镜、肠镜及消化道造影均未提示消化道肿瘤，腹水的性质如何考虑，若为恶性，原发灶来源何处？

PET/CT检查

【操作流程与参数】

患者检查前禁食 4～6 小时，空腹血糖控制在 11.1 mmol/L 以下。^{18}F-FDG 剂量：5.55～7.40 MBq/kg，注射后患者避光，平静休息 60 分钟，然后行头及体部 PET/CT 显像。采用德国 Siemens Biography 16 PET/CT 仪，^{18}F-FDG 由美国 RDS Ⅲ型回旋加速器及 FDG4 化学合成模块生产，产物 pH 值为 6.0～7.0，放化纯 >95%。PET/CT 扫描范围为颅顶至股骨中上段，CT 扫描参数为：电压 120 kV，电流 50 mAs，0.5 秒/周，螺距 0.75，矩阵 512×512，用三维模式采集 PET 图像，采集 6～7 个床位，2 分钟/床位。

【PET/CT 所见】

双侧附件区分别见最大截面约 1.4 cm×1.5 cm（右侧）、2.5 cm×1.6 cm（左侧）^{18}F-FDG 高代谢结节，SUV_{max}分别为 7.6、8.3；网膜、系膜区脂肪间隙混浊、密度增高，局部可见软组织肿块及“网膜饼”，部分累及直肠，呈^{18}F-FDG 代谢增高，SUV_{max}为 10.1；肝周、脾周、胃周及盆腔见片样液体密度影，CT 值约 16.3 HU，呈斑片样^{18}F-FDG 代谢轻度增高，SUV_{max}为 3.8（图 38－1）。纵隔（2R、4R、5、7 区）及双侧肺门见短径 0.7 cm 以内稍高密度淋巴结，CT 值约 124 HU，呈轻度^{18}F-FDG 代谢增高，SUV_{max}为 2.2。

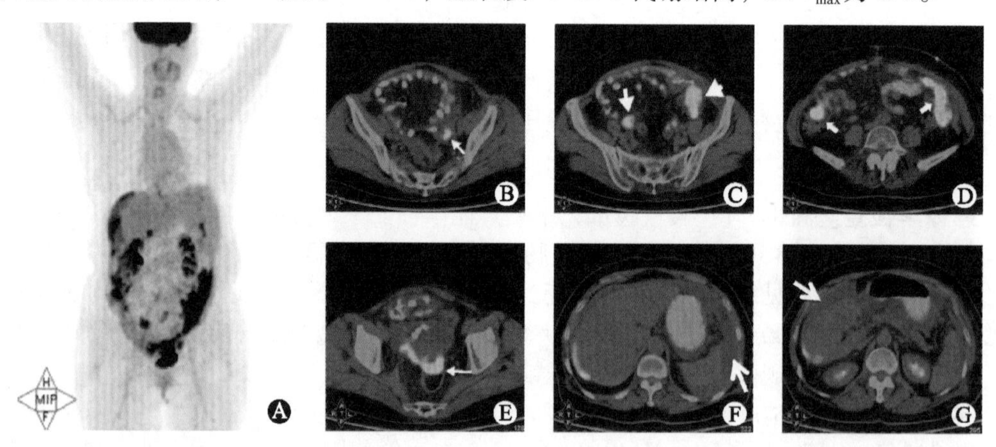

A 为体部 MIP 图；B 见左侧附件区^{18}F-FDG 高代谢结节，SUV_{max}为 7.6（箭头）；C 见右侧附件区^{18}F-FDG 高代谢结节，SUV_{max}为 8.3（长箭头），网膜区^{18}F-FDG 高代谢团块（短箭头）；D 见网膜、系膜区局部软组织肿块及“网膜饼”，呈^{18}F-FDG 高代谢，SUV_{max}为 10.1（箭头）；E 见“网膜饼”部分累及直肠（箭头）；F、G 见肝周、脾周、胃周片样液体密度影，呈斑片样^{18}F-FDG 代谢轻度增高（箭头）。

图 38－1　^{18}F-FDG PET/CT

【PET/CT 诊断意见】

1. 双侧附件区高代谢结节，腹膜多处增厚伴高代谢，考虑卵巢癌并腹膜转移（部分累及直肠）；腹水。

2. 纵隔及双肺门轻度增大淋巴结并轻度^{18}F-FDG 代谢增高，考虑炎性反应性增生。

病例讨论

论点 1：患者为老年女性，腹部症状明显，PET/CT 显示双侧附件区高代谢结节，同时伴有网膜、系膜区脂肪间隙混浊、密度增高，局部可见软组织肿块及“网膜饼”，结合肿瘤标志物 CA125、HE4 水平升高及患者年龄，考虑附件来源恶性肿瘤并腹膜种植转移。鉴别诊断：①胃肠道恶性肿瘤，虽然患者以消化道症状为首发表现，但消化道相关肿瘤标志物及临床相关检查均未见明显异常，并且 PET/CT 消化系统未见异常代谢增高区；②结核性腹膜炎，多继发于肺及肠结核，一般累及腹膜范围广，主要表现为壁腹膜均匀增厚伴大网膜、肠系膜“污垢样”改变，PET/CT 显像大网膜呈弥漫均匀代谢增高；③腹膜原发恶性间皮瘤，此类患者多有石棉、粉尘等接触史，腹膜增厚类似块状、板层状，PET/CT 显像呈^{18}F-FDG 代谢增高。

论点 2：患者虽然以消化道症状为首发表现，CT 检查提示除腹水外，腹部未见明显异常；胃镜和肠镜也未发现明显异常。PET/CT 上显示双侧附件区^{18}F-FDG 代谢增高结节，结合肿瘤标志物 CA125、HE4 水平升高，首先还是需要考虑双侧附件区来源恶性肿瘤腹腔种植转移。患者之所以以消化道症状为首发表现，考虑与腹膜转移并腹水导致胃肠道蠕动减慢相关。

论点 3：患者 PET/CT 显示腹膜增厚、局部形成“网膜饼”，双侧附件区^{18}F-FDG 代谢增高结节、相应 CT 提示软组织结节。结合该患者为老年女性患者，按照发病率来讲，首先还是需要考虑卵巢来源恶性肿瘤，且卵巢为腹膜内位器官，卵巢表面脱落的肿瘤细胞容易发生腹膜种植转移。卵巢常见肿瘤多为囊实性改变，该患者双侧以实性结节^{18}F-FDG 代谢增高，提示为高级别浆液性癌可能性大。比较有疑问的是 PET/CT 提示纵隔及双肺门多发密度较高、轻度肿大淋巴结伴^{18}F-FDG 代谢增高，是否为淋巴结转移；答案是可以排除淋巴结转移，依据是：①密度较高，CT 值 $>$70 HU；②纵隔、双肺门肿大淋巴结位置对称，而且不在卵巢癌淋巴结引流区。

【病例讨论小结】

此病例为典型卵巢上皮性癌，但由于卵巢癌临床表现特异性不高，大多数患者确诊时多处于晚期，常规影像学检查也缺乏特异性，特别当窗技术使用不当时，容易忽略早期腹膜转移及双侧附件区的异常改变。针对此病例，鉴别诊断重点围绕肿瘤或非肿瘤、腹膜表现是原发还是继发等进行讨论。主要考虑以下几点：①腹膜结核：多表现为壁腹膜均匀增厚，网膜呈“污垢样”改变，PET/CT 显像大网膜呈弥漫均匀代谢增高，且临床上多继发于肺结核和肠道结核，本例患者均不太符合；②胃肠道恶性肿瘤伴腹膜转移：PET/CT 可发现大部分胃肠道原发恶性肿瘤，且肿瘤标志物以 CEA、CA242、CA72-4 等升高为主，本例患者不太符合；③腹膜间皮瘤：患者多见于老年男性，多有石棉接触史，影像上表现为腹膜弥漫性增厚、伴或不伴腹水，腹膜可见钙化斑，PET/CT 显像呈 ^{18}F-FDG 代谢增高；④卵巢癌伴腹膜转移：多见于中老年妇女，易出现腹膜种植转移，该患者 PET/CT 提示双侧附件区 ^{18}F-FDG 代谢增高结节，且 CA125、HE4 水平明显升高，血性腹水，考虑附件区为原发、腹膜表现为继发转移可能性较大。最终还是需要通过病理进行诊断。

病理诊断

双侧附件：卵巢高级别浆液性癌，可见较多沙砾体；输卵管组织未见癌。

大网膜纤维结缔组织内见高级别浆液性癌浸润。

免疫组化结果：CK20（－）、CK7（＋）、ER（＋），NapsinA（－）、p16（＋）、p53（突变型）、PR（部分＋）、p504S（部分弱＋）、CA125（＋）、PAX-8（＋）、WT-1（＋）（图 38－2）。

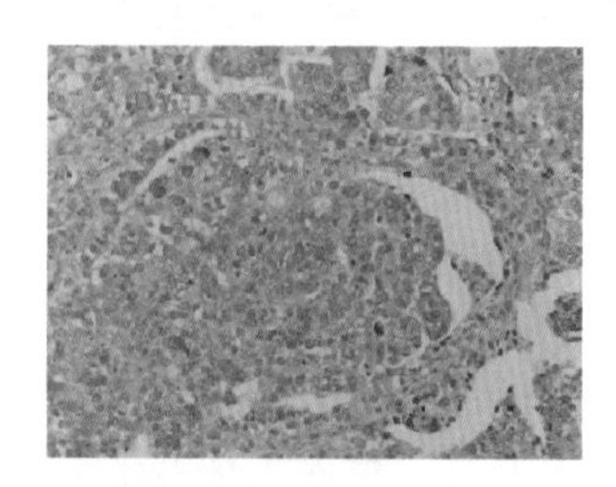

图 38－2　高级别浆液性癌（HE 染色，×400）

临床随访

患者行双侧卵巢及大网膜切除，病理证实为高级别浆液性癌。术后行 8 周期化疗，末次化疗时复查胸部及腹部 CT 提示卵巢癌术后，胸部及腹部未见异常密度影。

特邀专家点评

该病例为典型的双侧卵巢高级别浆液性癌的 PET/CT 影像表现，双侧卵巢病灶体积比较小并且为实性，影像表现未见明确肿瘤坏死囊变区，双侧卵巢病灶 ^{18}F-FDG 代谢值较高，提示恶性程度较高；腹膜脂肪间隙混浊、可见网膜饼并 ^{18}F-FDG 代谢增高，符合腹膜转移影像表现。值得注意的是出现双侧卵巢高代谢占位并腹膜转移，要仔细观察胃肠道是否有原发病灶，胃镜及肠镜检查是必要的，胃肠道肿瘤排除以后，可以考虑卵巢来源可能，如果再结合肿瘤标志物 CA125、HE4 水平升高，而胃肠道腺癌肿瘤标志物正常，更支持来源于女性生殖系统的恶性肿瘤。

讨论与文献综述

卵巢癌是妇科常见的恶性肿瘤，在我国，卵巢癌发病率居妇科恶性肿瘤第 3 位，约占

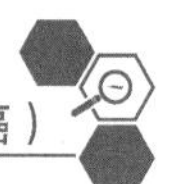

所有女性生殖道肿瘤的23%，我国每年死于卵巢癌的女性约为2.5万，居妇科恶性肿瘤之首。发生在卵巢的恶性肿瘤统称卵巢癌，其组织学来源多样，包括上皮性肿瘤、生殖细胞肿瘤、性索间质肿瘤和转移性肿瘤等。其中卵巢上皮性癌（epithelial ovarian cancer，EOC）是卵巢癌中最常见的类型，发病率约占卵巢恶性肿瘤的90%，好发于老年女性，由于早期病变常无明显临床症状，不易发现，故约70%的患者在诊断时已进入晚期（FIGO Ⅲ～Ⅳ）。根据分子细胞遗传学、形态学特征和临床病程，EOC分为Ⅰ型EOC（低级别）和Ⅱ型EOC（高级别）。Ⅰ型EOC包括低级别浆液性卵巢癌、黏液癌、透明细胞癌等，占EOC的25%；Ⅱ型EOC包括高级别浆液性卵巢癌、高级别子宫内膜样癌等，占EOC的75%，与Ⅰ型EOC相比，Ⅱ型EOC侵袭性更强，预后更差。

本例患者PET/CT表现为双侧附件区^{18}F-FDG代谢增高结节影，SUV_{max}为7.6、8.3，与既往一项涵盖46名EOC患者的临床研究中所显示EOC SUV_{max}为11.2±4.4相符，本例患者PET/CT同时表现出系膜、网膜^{18}F-FDG代谢增高，结合肠镜排除结直肠原发肿瘤可能，故推测卵巢为原发部位。EOC早期症状不明显，晚期合并腹水或转移时会出现下腹部不适、腹胀、食欲下降等症状，同时伴有消瘦、乏力或因肿瘤压迫而出现的大小便次数增多，影像学检查、肿瘤标志物CA125、HE4均有助于诊断该疾病。

CA125在卵巢癌的诊断中应用最为广泛，但对EOC的鉴别诊断作用有限，CA125除在卵巢癌患者血清中显著升高外，在胃、肠等消化道恶性肿瘤及早期妊娠、慢性炎症、肾脏疾病、慢性肝炎等患者血清中也显著升高，诊断EOC特异性不强，也有研究发现约20%的卵巢癌患者血清CA125没有升高。HE4在卵巢癌组织中呈现高表达，而在正常卵巢组织中通常不表达，其诊断卵巢癌具有较高特异性，同时HE4还可以鉴别不同类型的卵巢癌，HE4在卵巢内膜样癌和高分化浆液性卵巢癌中表达水平较高，而在透明细胞癌和黏液性卵巢癌中的表达水平较低。

在影像学检查方面，EOC的CT表现为盆腔内较大肿块，内有多发低密度囊性部分，其间隔和囊壁薄厚不均匀，增强检查时，间隔、囊壁、实体部分发生显著强化，发生腹膜转移时，可见大网膜弥漫性增厚，密度不均匀增高，形如饼状；MRI通常表现为不规则囊实性肿块，囊液可因其内容物不同在T_1WI表现为低至高信号，T_2WI均显示为高信号，增强检查囊内隔和囊壁发生强化，而内囊液不发生强化；^{18}F-FDG PET/CT显像在术前分期方面优于CT，但由于子宫内膜异位症、输卵管积水、卵巢囊性畸胎瘤等亦能引起^{18}F-FDG摄取升高的卵巢疾病，导致PET/CT在初诊时特异性低，故其通常不用于EOC的初步诊断，其主要作用在于卵巢癌的鉴别诊断、临床分期、肿瘤负荷评估、治疗效果及复发监测等方面。在鉴别诊断方面，当女性患者出现不明原因的腹水时，需对腹水来源进行鉴别，EOC患者晚期的主要临床表现为腹水，消化道肿瘤的典型临床表现为腹痛、排便习惯改变、便血、黑便，但部分患者也可出现腹水。因此，在出现腹水时，两者仍需进行鉴别：卵巢癌在肿瘤标志物方面多表现CA125增高，而消化道肿瘤CEA、CA19-9升高更为常见。此外，胃镜、肠镜检查及PET/CT可用于寻找腹水的原发病灶，确定腹水来源于附件后，还需对附件肿瘤的性质和组织学来源进行鉴别。EOC多由卵巢囊腺瘤恶变而来，故EOC与卵巢囊腺瘤的鉴别十分重要。卵巢囊腺瘤可分为浆液性囊腺瘤和黏液性囊腺瘤，其中浆液性囊腺瘤最常见。卵巢浆液性囊腺瘤（serous cystadenoma）是一种常见的卵巢良性肿瘤性疾病，早期多无症状，随肿块长大可出现压迫症状，查体腹部可触及包块，若肿瘤发生蒂扭转、破裂，可出现腹痛，多为单侧发病，分为单纯性及乳头状两型，单纯性多表现为单发、单房，MRI 表现为 T_1WI 呈低信号，T_2WI 呈高信号，囊壁薄而均匀，边界清楚；乳头状 MRI 表现为囊实性信号，T_1WI 可出现高、低、等混杂信号，T_2WI 或压脂为高低混杂信号，但 PET/CT 对卵巢浆液性囊腺瘤与 EOC 的鉴别作用有限，卵巢囊腺瘤也可表现为^{18}F-FDG 高摄取。卵巢生殖细胞肿瘤（grerm cell tumors，GCTs）是另一种发病率较高的卵巢肿瘤性疾病，好发于青春期及育龄期女性，极少发生于绝经期妇女，其中最常见的为畸胎瘤，成熟畸胎瘤为良性肿瘤，早期可无症状，肿瘤长大后表现为盆腔压迫症状及腹部肿块，若发生卵巢蒂扭转可出现腹痛，实验室检查提示 CA19-9 及 CA125 升高，影像学通常表现为单侧卵巢肿块，CT 表现为密度不均的囊性肿块，为单侧或双侧性，囊壁厚薄不均，边缘光整，内含脂肪密度影和发育不全的骨骼及牙齿，也可见自囊壁突起的实体性结节影，PET/CT 上多表现为无或轻度^{18}F-FDG 摄取增高；非成熟畸胎瘤为恶性肿瘤，实验室检查同样提示 CA19-9、CA125 升高，同时可以伴甲胎蛋白升高，CT 表现为肿瘤与周围器官的脂肪层消失，分界不清，PET/CT 多表现为^{18}F-FDG 高摄取。当畸胎瘤包膜破裂导致腹膜种植，或通过血管、淋巴管播散时，可并发腹膜胶质细胞瘤病，其在影像上表现为腹膜局灶性结节性病变或弥漫性结节增厚。卵巢性索间质肿瘤（sexcord-stromal tumors of the ovary，SCST）是一组具有性激素分泌功能的肿瘤，好发于育龄期妇女及绝经后女性，临床常表现为阴道不规则出血、月经紊乱等与性激素功能失调有关的症状，影像学多表现为单发囊性椭圆形肿物，MRI 表现为 T_2WI 上囊性成分呈高信号并伴有低信号分隔，实性成分呈等信号，整体呈“海绵状”，MRI 增强表现为实性成分因肿瘤内出血、梗死或变性呈不均匀增强。

EOC 初始治疗方案主要为手术治疗，晚期 EOC 多行肿瘤减灭术，Ⅳ期或有肠系膜肿瘤浸润、横膈大范围受累、多段肠道受累者应先行新辅助化疗，故腹膜转移评估及远处转移灶的发现影响着后续治疗方案的选择。在 EOC 的临床分期方面，PET/CT 相较于 CT 有更高的准确性，特别是评估腹膜转移及远处转移方面，CT 对早期（或小范围）腹膜转移瘤的识别较差，而 PET/CT 对腹膜转移的评估灵敏度较高，同时，PET/CT 易发现远处转移灶，对不便于进行病理活检的胸骨旁和纵隔淋巴结，可以通过观察其^{18}F-FDG 代谢明确其性质。

本例患者为老年女性，以腹胀、进食差等腹水症状起病，血清 CA125、HE4 明显增高，符合卵巢癌表现，但不能除外其他腹腔肿瘤，行 PET/CT 及胃镜、肠镜检查后明确诊断。临床上若发现以腹水症状起病，消化道症状不明显而 CA125、HE4 显著增高的老年女性患者，应考虑 EOC 可能，及时行影像学检查明确原发肿瘤部位，推荐行^{18}F-FDG PET/CT 检查，明确原发部位的同时评估肿瘤负荷，还可以作为肿瘤化疗疗效评估及复发监测的手段。

参考文献

1. ELSHERIF S B, BHOSALE P R, LALL C, et al. Current update on malignant epithelial ovarian tumors [J]. Abdom Radiol (NY), 2021, 46(6): 2264 -2280.

2. GLICKMAN A, PAREDES P, CARRERAS-DIEGUEZ N, et al. Evaluation of patients with advanced epithelial ovarian cancer before primary treatment: correlation between tumour burden assessed by ^{18}F-FDG PET/CT

volumetric parameters and tumour markers HE4 and CA125 [J]. Eur Radiol, 2022, 32(4): 2200 - 2208.

3. LEE S S, PARK J S, LEE K B, et al. Diagnostic performance of ^{18}F-FDG PET/CT compared with CA125, HE4, and ROMA for epithelial ovarian cancer [J]. Asian Pac J Cancer Prev, 2021, 22(4): 1123 - 1127.
4. 王静，王萍. 卵巢癌肿瘤标志物的早期诊断价值研究新进展 [J]. 河北北方学院学报(自然科学版)，2019, 35(12): 58 - 61.
5. OLSEN M, LOF P, STIEKEMA A, et al. The diagnostic accuracy of human epididymis protein 4 (HE4) for discriminating between benign and malignant pelvic masses: a systematic review and meta-analysis [J]. Acta Obstet Gynecol Scand, 2021, 100(10): 1788 - 1799.
6. 於永爱，金仙玉. HE4、Sp1 在上皮性卵巢癌中的表达及其临床意义 [J]. 中国妇产科临床杂志，2016, 17(5): 391 - 394.
7. COOK S A, WILSON D, POURGHIASIAN M, et al. The value of PET-CT in ovarian epithelial carcinoma: a population-based study in British Columbia, Canada [J]. J Med Imaging Radiat Sci, 2020, 51(2): 264 - 270.
8. PALOMAR MUNOZ A, CORDERO GARCIA J M, TALAVERA RUBIO P, et al. Usefulness of CA125 and its kinetic parameters and positron emission tomography/computed tomography (PET/CT) with fluorodeoxyglucose (^{18}F-FDG) in the detection of recurrent ovarian cancer [J]. Med Clin (Barc), 2018, 151(3): 97 - 102.
9. 李明宇，唐文伟，程晖，等. 卵巢囊腺瘤的 MRI 诊断及病理对照分析 [J]. 中国 CT 和 MRI 杂志，2018, 16(10): 102 - 105.
10. 顾颖超，刘开江. PET-CT 和 PET-MR 在常见妇科恶性肿瘤诊治中的应用价值 [J]. 中国实用妇科与产科杂志，35(7): 839 - 843.
11. SAIDA T, MORI K, MASUMOTO T, et al. Ovarian and non-ovarian teratomas: a wide spectrum of features [J]. Jpn J Radiol, 2021, 39(2): 143 - 158.
12. SALEH M, BHOSALE P, MENIAS C O, et al. Ovarian teratomas: clinical features, imaging findings and management [J]. Abdom Radiol (NY), 2021, 46(6): 2293 - 2307.
13. JAVADI S, GANESHAN D M, JENSEN C T, et al. Comprehensive review of imaging features of sex cord-stromal tumors of the ovary [J]. Abdom Radiol (NY), 2021, 46(4): 1519 - 1529.
14. 戴静，房秀霞，樊炳慧. 卵巢肿瘤诊断方法的研究进展 [J]. 内蒙古医科大学学报，2020, 42(6): 662 - 665.
15. MIKKELSEN M S, PETERSEN L K, BLAAKAER J, et al. Assessment of peritoneal metastases with DW-MRI, CT, and FDG PET/CT before cytoreductive surgery for advanced stage epithelial ovarian cancer [J]. Eur J Surg Oncol, 2021, 47(8): 2134 - 2141.
16. LAASIK M, KEMPPAINEN J, AURANEN A, et al. Behavior of FDG-avid supradiaphragmatic lymph nodes in PET/CT throughout primary therapy in advanced serous epithelial ovarian cancer: a prospective study [J]. Cancer Imaging, 2019, 19(1): 27.

（姜雨萌 王艳丽 整理）

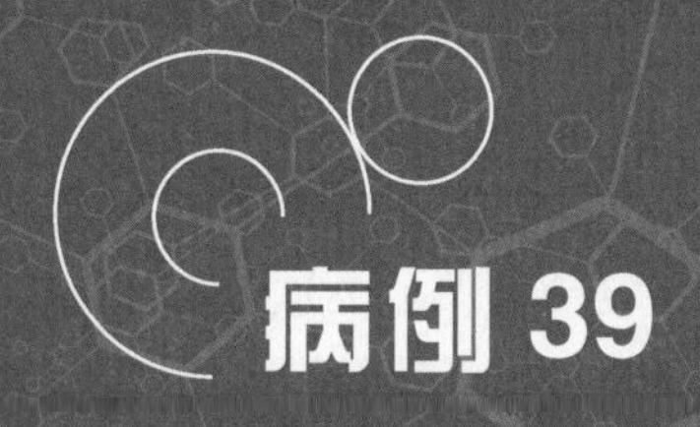

病例 39

双探针（^{18}F-FDG、^{18}F-PSMA）PET/CT 显像诊断前列腺癌两例

前列腺癌术后生化复发合并直肠癌

病历摘要

【基本信息】

患者，男性，59 岁。

主诉： 前列腺癌术后 2 年余，近期前列腺特异性抗原（PSA）持续升高，大便带血 20 天。

现病史： 2 年前体检发现 PSA 升高，经前列腺穿刺活检确诊前列腺癌（Gleason 评分：5 + 3 = 8 分），全身骨扫描未见明确骨转移征象，后在全身麻醉下行机器人辅助腹腔镜前列腺癌根治性切除术治疗，术后总 PSA 最低值为 0.03 ng/mL。近期总 PSA 逐渐升高至 3.47 ng/mL。20 天前无明显诱因出现便末鲜血，伴下腹胀、肛门不适感。盆腔 MRI 提示直肠局部壁增厚、左髂骨及左髋臼异常信号。无肉眼血尿、腰痛，无尿频、尿急、尿痛，无恶心、呕吐，无消瘦、乏力。

既往史与家族史： 否认肝炎、结核、疟疾等传染病病史，否认高血压、心脏病、糖尿病、脑血管疾病病史，否认外伤史、输血史，否认药物、食物过敏史。否认家族遗传病病史。

查体： 双输尿管行程区无压痛，膀胱区无膨隆，无触压痛，未扪及包块。肛门生殖器：外观正常，尿道外口正常，无红肿和渗出物。

【辅助检查】

影像学检查。 盆腔 MRI 提示：①直肠前壁增厚，考虑占位性病变，建议肠镜检查；②前列腺及精囊腺术后缺如；③左髋臼、左髂骨内片状异常信号，考虑转移瘤可能性大。头颅、胸部、腹部 CT 及腹部 MRI 均未见明确转移征象。肠镜及活检病理：直肠（距肛门 5 cm 处）中分化腺癌。

实验室检查。 总 PSA（2018 年 10 月 22 日）：3.47 ng/mL，CEA、AFP、CA125、CA19-9、CA15-3、CA72-4 均在正常范围内。血常规、肝肾功能未见明显异常。

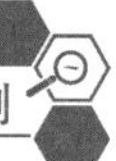

【临床初步诊断】

①前列腺癌术后生化复发；②直肠癌；③骨转移？

【临床关注点】

左髂骨异常 MR 信号是否为骨转移灶？骨转移灶的来源能否鉴别明确？

PET/CT检查

【操作流程与参数】

^{18}F-FDG PET/CT：^{18}F-FDG 由中国人民解放军总医院第一医学中心合成，放射化学纯度 >95% 。患者检查前禁食 6 h 以上，空腹血糖 <6.5 mmol/L。静脉注射 12.6 mCi ^{18}F-FDG 1 小时后行躯干部 PET/CT 检查。PET/CT 仪器采用美国通用（GE Discovery VCT）。扫描范围从听眦线至大腿根部。采集参数：CT 扫描管电压 120 kV，管电流 100 mAs，螺距 0.9，层厚 5 mm。PET 扫描，2 分钟/床位。图像采用 CT 扫描数据衰减矫正，图像重建采用有序子集最大期望值迭代法。

^{18}F-PSMA（^{18}F-DCFPyL）PET/CT：^{18}F-FDG PET/CT 检查后隔日行^{18}F-PSMA PET/CT 检查。^{18}F-DCFPyL 由中国人民解放军总医院第一医学中心合成，放射化学纯度 >95% 。患者无须禁食，静脉注射 11.2 mCi ^{18}F-DCFPyL 1 小时后行 PET/CT 扫描。扫描仪器及参数同前。

【^{18}F-FDG PET/CT 所见】

^{18}F-FDG PET/CT 提示：直肠局部肠壁增厚，伴放射性浓聚，SUV_{max}为 23.3；左侧盆壁大小约 6 mm × 8 mm 淋巴结，伴放射性浓聚，SUV_{max}为 5.2；左髂骨、左髋臼未见明显异常放射性浓聚，同机 CT 骨质密度未见明显异常改变；前列腺及精囊腺切除术后缺如(图 39 - 1)。

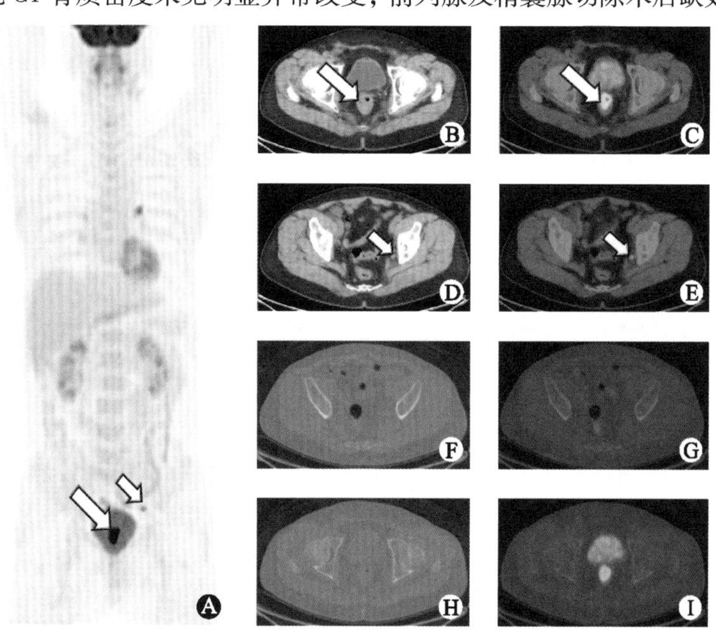

A 为 MIP 图；B、D、F、H 为 CT 图；C、E、G、I 为 PET 与 CT 融合图。直肠局部壁增厚伴高代谢（长箭头），左侧盆壁小淋巴结伴高代谢（短箭头），左髂骨、左髋臼未见异常代谢灶。

图 39 - 1 ^{18}F-FDG PET/CT

【^{18}F-PSMA PET/CT 所见】

^{18}F-PSMA（^{18}F-DCFPyL）PET/CT 提示：直肠局部肠壁增厚，未见明显放射性浓聚；左侧盆壁大小约 6 mm × 8 mm 淋巴结，未见明显放射性浓聚；左侧髂骨及左髋臼局部放射性浓聚，SUV_{max}分别为 9.9 和 3.5（图 39 -2）。

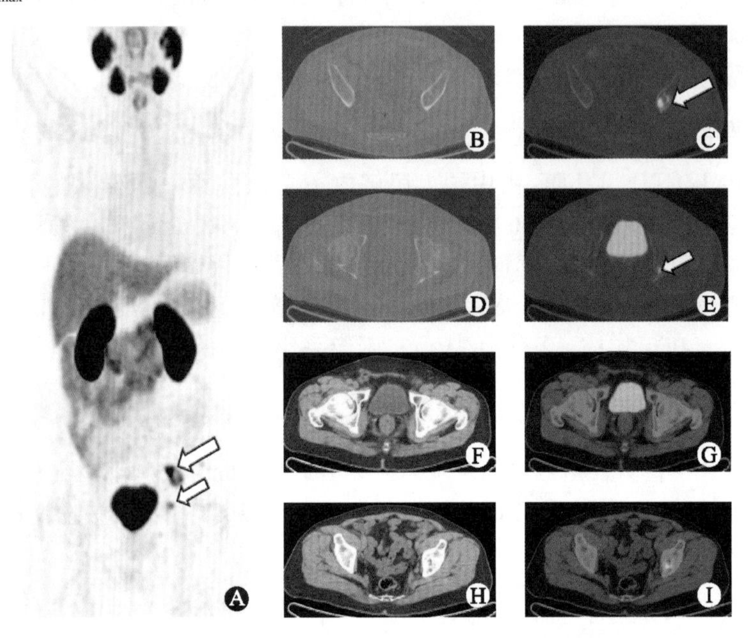

A 为 MIP 图；B、D、F、H 为 CT 图；C、E、G、I 为 PET 与 CT 融合图。左侧髂骨^{18}F-PSMA 浓聚灶（长箭头）；左侧髋臼 ^{18}F-PSMA 浓聚灶（短箭头）；直肠局部肠壁增厚，左侧盆壁小淋巴结，均未见明显^{18}F-PSMA 浓聚。

图 39 -2　^{18}F-PSMA（^{18}F-DCFPyL）PET/CT

【^{18}F-PSMA（^{18}F-DCFPyL）及^{18}F-FDG PET/CT 诊断意见】

1. 前列腺癌术后，左侧髂骨及髋臼 PSMA 高表达灶（无明显异常葡萄糖代谢），考虑前列腺癌骨转移灶。

2. 直肠局部肠壁增厚伴葡萄糖高代谢（无明显 PSMA 表达）、左侧盆壁小淋巴结伴葡萄糖高代谢（无明显 PSMA 表达），考虑直肠癌伴淋巴结转移。

病例讨论

论点 1：患者前列腺癌术后常规盆腔 MRI 复查，发现直肠占位，经肠镜组织活检病理学证实为直肠腺癌。MRI 同时发现的左髂骨及左髋臼异常信号考虑为转移瘤。判断是否为骨转移灶及骨转移来源对治疗决策至关重要。

论点 2：患者为老年男性，前列腺癌术后 2 年，近期复查 PSA 逐渐升高，最近一次为 3.47 ng/mL，提示存在生化复发，体内有新增转移或复发灶。PSMA 显像是针对前列腺特异性膜抗原的一类特异性显像剂，左侧髂骨及髋臼见^{18}F-PSMA 放射性异常浓聚，考虑为前列腺癌转移可能性大。直肠肠壁增厚伴 FDG 明显浓聚，符合直肠癌表现；左盆壁淋巴

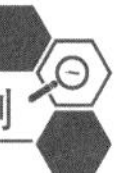

结未见 PSMA 摄取，但 FDG 异常高摄取，倾向为直肠癌转移，需与淋巴结炎性增生鉴别。

论点 3： 双原发癌相对少见。晚期前列腺癌可以侵犯邻近直肠壁，前列腺癌术后（尤其切缘阳性）术区局部复发亦可累及直肠。本患者肠镜及活检病理诊断原发直肠癌明确，同时^{18}F-FDG PET/CT 提示伴有淋巴结转移；该患者前列腺癌术后生化复发诊断明确，MRI 探测到了骨异常信号，^{18}F-PSMA PET/CT 高摄取，提示该骨转移瘤来源于前列腺癌。

【病例讨论小结】

患者前列腺癌根治术后 2 年，近期复查提示生化复发，能否探测并精准定位复发或新增转移病灶是精准治疗的关键。MRI 及 PET/CT 检查发现左侧盆壁 1 枚稍增大淋巴结及左侧髂骨、髋臼病变。鉴于患者近期又发现直肠癌，左盆壁淋巴结及骨病变是否为转移，以及是哪种肿瘤转移需进一步明确。患者左侧髂骨及髋臼 PSMA 高表达（无明显异常葡萄糖代谢），考虑前列腺癌骨转移；直肠局部肠壁增厚伴葡萄糖高代谢（无明显^{18}F-DCFPyL 摄取）、左侧盆壁小淋巴结伴葡萄糖高代谢（无明显^{18}F-DCFPyL 摄取），考虑直肠癌伴淋巴结转移。^{18}F-PSMA（^{18}F-DCFPyL）及^{18}F-FDG PET/CT 两种显像剂联合有利于寻找生化复发病灶，根据病灶对 2 种显像剂的摄取程度有利于区分转移灶来源，可为临床精准治疗提供诊断依据。

病理诊断

肠镜及活检病理：直肠（距肛门 5 cm 处）中分化腺癌。

临床随访

患者肠镜活检明确诊断为直肠癌（外院），结合 PET/CT 显像结果，考虑存在盆腔淋巴结转移。左侧髂骨及髋臼转移考虑为前列腺癌转移。直肠病变、盆腔淋巴结及骨病变放射治疗，替吉奥胶囊同步化疗。放疗后 3 个月，总 PSA 从 3.47 ng/mL 下降至 0.64 ng/mL。患者拒绝直肠手术治疗，2 年后病故。

前列腺癌合并肝内胆管细胞癌

病历摘要

【基本信息】

患者，男性，60 岁。

主诉： 确诊前列腺癌 50 天，发现肝占位 10 天。

现病史： 50 天前于当地医院体检发现前列腺特异性抗原升高，无尿频、尿急、尿痛及血尿等不适，行经直肠前列腺穿刺活检术，病理为前列腺癌（Gleason 评分：3 + 3 = 6 分）。10 天前术前行 CT 检查提示肝占位。

既往史与家族史：否认肝炎、结核、疟疾等传染病病史，否认高血压、心脏病、糖尿病、脑血管疾病、精神疾病病史。20 年前因右侧脚踝骨折行钢钉内固定治疗，否认其他手术史。否认家族遗传病病史，其他无特殊。

查体：全身皮肤黏膜正常，无黄染，无皮疹、皮下出血、皮下结节、瘢痕，毛发分布均匀，皮下无水肿，无肝掌、蜘蛛痣。全身浅表淋巴结无肿大及压痛。

【辅助检查】

影像学检查。腹部超声：肝 S_6 段大小约 41 mm × 35 mm 不均质回声结节，边界清晰，CDFI 未见明显血流信号，考虑转移灶。

实验室检查：总 PSA 11.7 ng/mL。血、尿、便常规未见异常。癌胚抗原、甲胎蛋白、CA125、CA19-9、CA15-3、CA72-4 均在正常范围内。HIV 抗原、抗体测定阴性，乙型肝炎表面抗原、丙型肝炎抗体、梅毒血清特异性抗体阴性。

【临床初步诊断】

①前列腺癌；②肝转移?

【临床关注点】

患者前列腺癌诊断明确，肝占位性质如何考虑，良性还是恶性？转移或原发?

PET/CT检查

【操作流程与参数】

^{18}F-FDG PET/CT：^{18}F-FDG 由中国人民解放军总医院第一医学中心自行合成，放射化学纯度 >95%。患者检查前禁食 6 h 以上，空腹血糖小于 6.5 mmol/L。静脉注射 7.26 mCi ^{18}F-FDG 1 小时后行躯干部 PET/CT 检查。PET/CT 仪器采用美国通用（GE Discovery VCT）。扫描范围从听眦线至大腿根部。采集参数：CT 扫描管电压 120 kV，管电流 100 mAs，螺距 0.9，层厚 5 mm。PET 扫描，2 分钟/床位。图像采用 CT 扫描数据衰减矫正，图像重建采用有序子集最大期望值迭代法。

^{18}F-PSMA（^{18}F-DCFPyL）PET/CT：^{18}F-FDG PET/CT 检查后隔日行 ^{18}F-PSMA PET/CT 检查。^{18}F-DCFPyL 由中国人民解放军总医院第一医学中心自行合成，放射化学纯度 >95%。患者无须禁食，静脉注射 7.72 mCi ^{18}F-DCFPyL 1 小时后行 PET/CT 扫描。扫描仪器及参数同前。

【^{18}F-FDG PET/CT 所见】

^{18}F-FDG PET/CT 提示：肝右叶见大小约 47 mm × 38 mm 低密度区，边界尚清晰，平均 CT 值约 34 HU，伴放射性浓聚，SUV_{max} 为 4.3；前列腺内未见明确放射性浓聚灶（图 39 – 3）。

【^{18}F-PSMA PET/CT 所见】

^{18}F-PSMA（^{18}F-DCFPyL）PET/CT 提示：前列腺内见异常 PSMA 浓聚灶；肝右叶低密度区未见明显 PSMA 浓聚（图 39 – 4）。

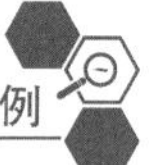

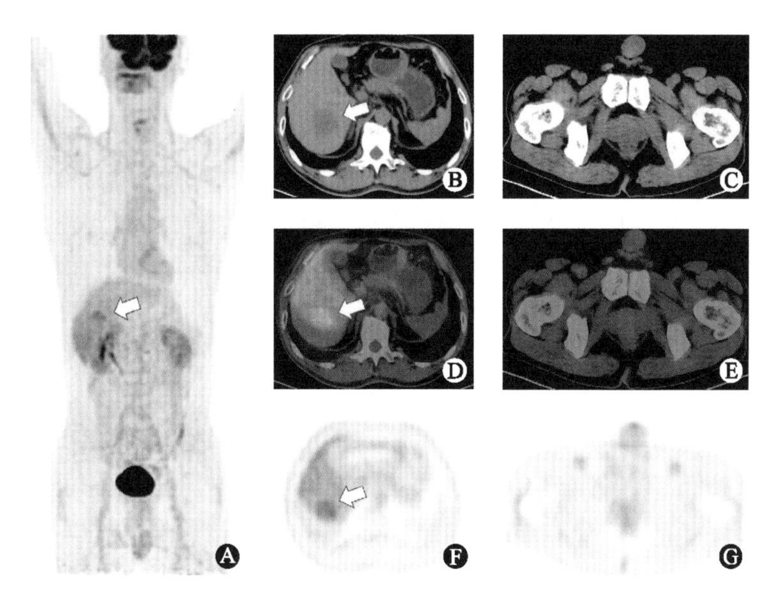

A 为 MIP 图；B、C 为 CT 图；D、E 为 PET 与 CT 融合图；F、G 为 PET 图。肝脏低密度占位见异常 FDG 浓聚（箭头），前列腺内未见异常放射性浓聚灶。

图 39－3 ^{18}F-FDG PET/CT

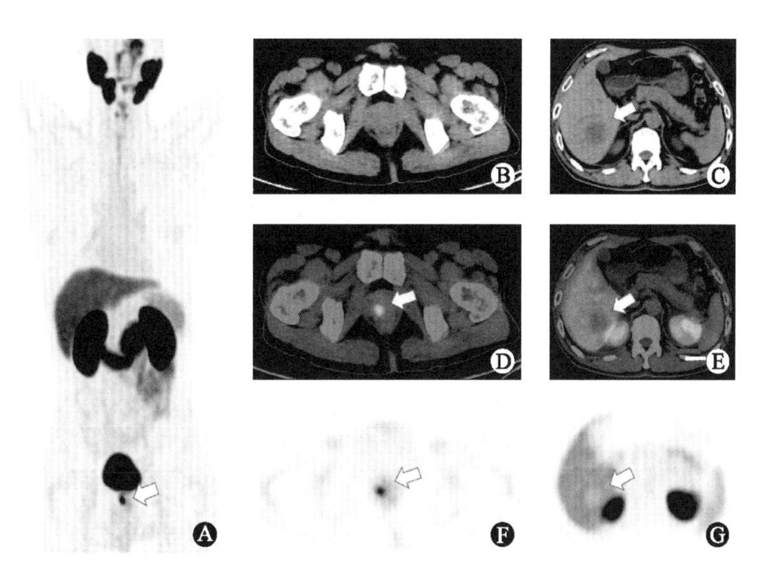

A 为 MIP 图；B、C 为 CT 图；D、E 为 PET 与 CT 融合图；F、G 为 PET 图。前列腺见^{18}F-PSMA 浓聚灶（D、F 箭头）；肝内低密度病灶，未见^{18}F-PSMA 浓聚（C、E、G 箭头）。

图 39－4 ^{18}F-PSMA（^{18}F-DCFPyL）PET/CT

【^{18}F-PSMA（^{18}F-DCFPyL）及^{18}F-FDG PET/CT 诊断意见】

1. 前列腺内 PSMA 高表达灶（无明显异常葡萄糖代谢征象），符合前列腺癌表现。

2. 肝右叶低密度肿块伴葡萄糖高代谢（无明显 PSMA 表达），考虑肝原发肿瘤（非前列腺癌来源），建议穿刺活检以明确诊断。

3. 余躯干部未见明显异常葡萄糖代谢或异常 PSMA 高表达征象。

病例讨论

论点 1：该患者为老年男性，体检发现 PSA 升高，经前列腺穿刺活检明确诊断前列腺癌。术前基线检查，发现肝占位，考虑前列腺癌肝转移而暂停原手术治疗计划。前列腺癌可以伴有肝转移，且发生内脏器官转移的前列腺癌患者往往预后较差。该患者的肝占位是否为前列腺癌转移灶及其他部位是否存在转移灶，对其后续精准有效治疗影响重大。

论点 2：^{18}F-FDG PET/CT 显像会漏诊部分前列腺癌，尤其是分化好的前列腺癌。本例前列腺癌患者^{18}F-FDG PET/CT 显像前列腺阴性，肝占位显像阳性，提示双原发病变可能性大。^{18}F-PSMA 显像前列腺发现阳性病灶，而肝占位无异常浓聚，进一步提示肝占位非前列腺癌来源。肝脏低密度区伴 FDG 高代谢，可以排除血管瘤。患者无高热、寒战等症状，肝脓肿基本可以排除。尽管患者无乙型肝炎病史，甲胎蛋白及 CA19-9 均在正常范围内，但仍不能排除肝细胞癌，肝内胆管细胞癌及肝脏少见恶性肿瘤也有可能。

论点 3：^{18}F-DCFPyL 为^{18}F 标记的以 PSMA 为靶标的 PET 显像剂中的一种。该患者在^{18}F-DCFPyL PET/CT 显像中，前列腺 PSMA 阳性表达，而肝占位 PSMA 阴性表达，支持肝占位不是前列腺癌转移灶，结合^{18}F-FDG PET/CT 显像考虑原发肝肿瘤（首先肝细胞癌？肝内胆管细胞癌、肝脏少见恶性肿瘤待除外），最终需穿刺活检以明确诊断。

【病例讨论小结】

患者为老年男性，前列腺癌诊断明确，术前检查发现肝脏孤立病变，无明确淋巴结转移或其他脏器明确占位。肝占位性质的判断对前列腺癌治疗方案的制订尤为重要。两种显像剂检查，前列腺癌灶与肝占位对显像剂摄取行为表现不一致，提示 2 个病变不具有同源性，肝肿块非前列腺癌来源。肝脏病变直径约 4 cm，类圆形，稍低密度，FDG 代谢异常增高，常见良性病变如囊肿、血管瘤不会出现 FDG 高摄取，可以排除；肝细胞癌多具有 AFP 升高、中高分化肝细胞癌 FDG 多为假阴性，因此，仍存在低分化/未分化肝细胞癌或胆管细胞癌的可能，增强影像有助于上述几种类型的鉴别，当然也有可能是其他少见恶性肿瘤。前列腺特异性膜抗原在前列腺癌细胞表面为高表达，是前列腺癌诊疗的理想靶点，PSMA PET 显像既有利于原发灶定位，还有助于评估肝内病灶是否为前列腺癌转移，评估全身其他部位有无前列腺转移灶，能为该患者提供更多的诊断信息。

病理诊断

肝脏 S_6 段低回声病灶穿刺活检：肝脏 S_6 段穿刺的肝组织内见腺癌浸润。免疫组化结果：PD-L1(22C3)(肿瘤细胞 +30%)，CK34βE12(+)，p504S(-)，PD-1（淋巴细胞 +5%，肿瘤细胞 +20%），p63(-)，PSA(-)，CK7(胆管 +)，Hepatocyte(-)，GPC-3(-)，Arg-1(-)，CK18(+)，CK19(+)，Ki-67(+50%)，CEA(-)，CDX-2(+)，CK20(-)，TTF-1(-)，GATA-3(-)，NapsinA(-)，CA19-9(-)，Villin(+)。结合免疫组化结果考虑肝内胆管细胞癌（图 39-5）。

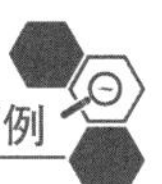

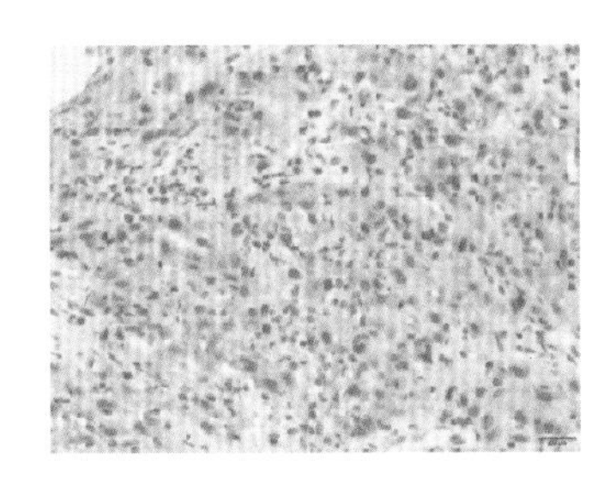

图 39－5　胆管细胞癌（HE 染色，×400）

临床随访

患者肝脏病灶射频消融术 2 个月后，行前列腺根治性切除术，术后恢复良好。

特邀专家点评

这两例均为双显像剂分别显示体内双原发肿瘤的病例。同一个体发生双（多）源肿瘤的情况，特别是同时发生者并不是太多见，所以尽管临床上经常遵循一元论原则解释患者的症状体征和影像表现，但对明显不合"常理"的病例，还是不应拘泥于"一元论"，硬把不同的症状体征与临床征象归结为同一病灶。而且，不同显像剂的体内生物行为不同，反映的异常生物过程不同，除了对同一病灶提供互补的信息外，宜要重视其对不同病灶的诊断意义。根据临床疑问选择合适的显像剂是十分重要的，此两例患者，因有前列腺癌病史，同时伴有难以用前列腺癌解释的临床表现（第 1 例大便带血，第 2 例肝内病变），因此选择 FDG 和 PSMA 双探针显像是有必要的。

讨论与文献综述

前列腺癌是男性生殖系统常见的恶性肿瘤，2020 年一项全球数据显示，全球每年约有 140 万前列腺癌新发病例，约 38 万人死于前列腺癌，前列腺癌的发病率居男性恶性肿瘤第 2 位，仅次于肺癌。在我国，前列腺癌的发病率低于欧美国家，但呈逐年增高趋势，成为影响我国男性生命健康的重要问题。前列腺癌根治性切除术是治疗早期前列腺癌的重要手段，大多数患者可以达到治愈目的。因早期前列腺癌缺乏特异性临床症状、人们规律体检意识弱及常规检测手段不足等因素，我国在确诊前列腺癌时多数已为中晚期。中晚期前列腺癌主要以雄激素剥夺疗法为主。因此前列腺癌患者的精准分期至关重要。

前列腺癌发病率随着年龄增高而逐渐增加，数据显示 2020 年我国男性 40 岁前发病率较低，60 岁后发病率明显上升，60～69 岁及 70 岁以上男性前列腺癌发病率分别为 51.8/10 万和 152.2/10 万。前列腺癌家族史、乳腺癌家族史、前列腺炎及良性前列腺增生病史是前列腺癌发生的危险因素。随着磁共振、功能成像的进展，改进风险分层及生物标志物的出现，对前列腺癌的诊断及分期越来越精准，组织活检仍是诊断金标准。前列腺特异性抗原（prostate specific antigen，PSA）是早期筛查前列腺癌的血清学指标，也是前列腺癌治疗后评估疗效及检测复发的可靠指标。对于筛查发现 PSA 异常，可疑前列腺癌的人群可进一步用影像手段进行评估。多参数磁共振成像（mpMRI）广泛用于前列腺癌的诊断，能够很好地显示前列腺解剖结构及前列腺癌侵犯范围。前列腺癌 T_1WI 与正常前列腺组织均表现为低信号，DWI 为高信号，发生于外周带的前列腺癌 T_2WI 表现为高信号的外周带内出现低信号，但要注意与钙化、出血鉴别。磁共振灌注成像的定量参数转运常数 K^{trans}、速率常数 K^{ep} 在外周带前列腺癌的鉴别诊断中具有重要价值，前列腺癌组织的 K^{trans}、K^{ep} 均高于正常前列腺组织，多数前列腺癌在动态增强早期明显强化，信号较均匀。全身骨扫描成本低，广泛用于评估骨转移，具有良好敏感性，为 75%～95%，然而特异性较低，假阴性率为 60%～75%。^{18}F-FDG PET/CT 显像在肿瘤诊断方面应用广泛，但因部分前列腺癌（尤其是高分化前列腺癌）病灶对葡萄糖利用率较低，使得常规 PET 显像剂 ^{18}F-FDG 在前列腺癌方面的应用受限。

前列腺特异性膜抗原是前列腺上皮细胞分泌的一种Ⅱ型跨膜糖蛋白，它几乎在所有前列腺癌细胞中过度表达，前列腺癌细胞表达的 PSMA 是正常组织的 100～1000 倍，在更高级别的肿瘤及去势抵抗力增加的情况下，PSMA 的表达更高，是前列腺癌精准诊疗的理想靶点。目前，^{68}Ga 或 ^{18}F 标记 PSMA 小分子抑制剂的技术已十分成熟，代表性的显像剂有 ^{18}F-DCFPyL、^{68}Ga-PSMA-11、^{18}F-PSMA-1007、^{68}Ga-PSMA-617，其中 ^{18}F-DCFPyL、^{68}Ga-PSMA-11 已获美国食品药品监督管理局批准。^{177}Lu-PSMA-617 用于治疗转移去势抵抗性前列腺癌患者也展现出良好的应用前景，2022 年 3 月获得食品药品监督管理局批准。PSMA 显像剂是前列腺癌诊断及监测复发的有力工具，极大提高了影像学诊断前列腺癌的敏感性和特异性，在前列腺癌的诊断、分期及再分期中表现出良好的价值。

PSMA PET/CT 联合多参数磁共振可进一步提升前列腺癌的检出率，PSMA PET/CT 较多参数磁共振在诊断前列腺癌方面有更高的诊断效能。李宇等学者研究发现 ^{68}Ga-PSMA-617 PET/CT 检查诊断前列腺癌的敏感性及特异性为 95.59%、88.89%；多参数 MRI 检查则为 91.18%、63.89%。一项 296 例患者的前瞻性多中心队列研究显示，PSMA PET/CT 联合前列腺 mpMRI 检查与单用 mpMRI 相比，可提高阴性预测值和敏感性。PSMA PET/CT 术前诊断前列腺癌区域淋巴结转移也具有很高的灵敏度，有利于术前精准诊断区域淋巴结转移，对指导判断是否需要进行淋巴结清扫及确定清扫范围意义重大。PSMA PET/CT 能够发现传统影像学（如 MRI、CT 和骨扫描）不能发现的淋巴结及远处转移灶，从而更好地指导治疗。一项前瞻性研究纳入 37 例传统影像学诊断为非转移性前列腺癌的患者，通过 PSMA 及 FDG PET/CT 显像，检出 29 例患者共 114 个阳性病灶（73% 为转移淋巴结或远处转移灶），其中 PSMA 显像阳性摄取 84 个。

多项研究结果显示 PSMA PET 显像对前列腺癌的应用价值优于 FDG 及胆碱显像。王道英等学者的研究指出 PSMA PET/CT 对于前列腺癌病灶及转移灶的检出率均高于 FDG PET/CT，PSMA PET/CT 对前列腺癌诊断的敏感性及准确性为 90.2%、90.2%，FDG PET/CT 则为 60.8%、65.6%，PSMA PET/CT 对骨转移和淋巴结的检出率为 88.9%、84.6%，FDG PET/CT 则为 66.7%、46.2%。一项荟萃分析对比 PSMA PET/CT、Choline PET/CT、NaF PET/CT、MRI 和全身骨扫描 5 种检查方式在前列腺癌骨转移检出方面的差异，结果显示 PSMA PET/CT 的诊断能力最佳，诊断骨转移的敏感性和特异性分别为 97% 和 100%。^{18}F-DCFPyL 为 ^{18}F 标记 PSMA（^{18}F-PSMA）PET 显像剂中的一种，研究表明其显像的图像质量和对小病灶的探测能力优于 ^{68}Ga 标记的 PSMA。

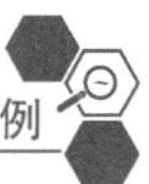

前列腺根治性切除术是前列腺癌最常用的治疗方法，但前列腺癌治疗后患者的复发比例很大。前列腺癌术后生化复发的诊断标准：前列腺根治性切除术后患者两次不同时间测量的血清 PSA 值 >0.2 ng/mL，并有上升趋势。对于生化复发患者是否已存在临床复发，如已临床复发，则判断属局部复发还是区域淋巴结转移或远处转移是治疗关键。前列腺癌常见的转移部位是区域淋巴结及骨，肝脏及肺的内脏转移相对少见，但当出现内脏转移时，患者的生存质量明显下降，生存期明显缩短。因此寻找一种能够早期探测前列腺癌生化复发病灶的影像学检查方法，对于进一步提高前列腺癌患者的治愈率和生存质量具有十分重要的意义。

目前常规的检查手段在生化复发患者中的应用存在一定的不足，尚不能满足临床的要求。常规影像学手段，如超声、CT 及 MRI 是诊断淋巴结转移较好的非侵入性手段，主要根据淋巴结形态学改变判断其有无转移，通常将短径 >10 mm 的椭圆形淋巴结或直径 >8 mm 的圆形淋巴结视为转移淋巴结。然而，早期转移淋巴结通常较小，且大多数为正常大小淋巴结。全身骨扫描是筛查骨转移的常用手段，尽管其灵敏度较高，但特异性较差。^{18}F-PSMA 及^{68}Ga-PSMA 在寻找前列腺癌生化复发病灶中展现出很好的诊断效能，二者在不同 PSA 水平探测的敏感性有一定差异。一项研究纳入 191 例生化复发的前列腺癌患者，其中 ^{18}F-DCFPyL PET/CT 显像 62 例，^{68}Ga-PSMA PET/CT 显像 129 例，当 PSA 在 0.5 ~ 3.5 ng/mL 范围内时，^{18}F-DCFPyL 检出病灶的敏感性较高，分别为 88% 和 66%，当 PSA >3.5 ng/mL 时，两者敏感性高达 91%、84%，当 PSA <0.5 ng/mL 时，两种显像剂对病灶检出能力有限，分别约 13% 和 11%。一项纳入 125 例生化复发的前列腺癌患者研究显示，^{18}F-胆碱显像检出率为 74.4%，胆碱显像阴性组进一步行 PSMA 显像，43.8% 发现复发灶，总检出率升至 85.6%。

PSMA PET 显像对前列腺癌及其转移灶具有很高的灵敏度和特异度，但随着 PSMA PET 显像的应用增加，学者发现一些非前列腺肿瘤亦可表现为 PSMA 高表达的阳性结果，如肾上腺腺瘤、甲状腺肿瘤、胶质瘤、直肠癌、前列腺原发性外周原始神经外胚层肿瘤等。当内脏器官出现 PSMA 显像剂高摄取时，还应注意鉴别第 2 原发肿瘤的可能性，切忌一概而论耽误患者治疗。

本章第 1 例前列腺癌根治术后生化复发患者，经^{18}F-PSMA 和^{18}F-FDG PET/CT 检查，除明确前列腺癌骨转移外，同时发现第 2 原发肿瘤直肠癌合并淋巴结转移。第 2 例前列腺癌患者经常规检查及双核素（^{18}F-FDG 及^{18}F-PSMA）PET/CT 检查，基本可以排除肝脏病灶为前列腺癌转移，临床选择经肝病变穿刺活检及热消融治疗手段确诊并同步治疗肝内胆管细胞癌，2 个月后进行前列腺根治性切除术，改变了最初治疗决策并使患者受益，实现个体化精准治疗。

参考文献

1. SUNG H, FERLAY J, SIEGEL R L, et al. Global cancer statistics 2020: GLOBOCAN estimates of incidence and mortality worldwide for 36 cancers in 185 countries [J]. CA Cancer J Clin, 2021, 71(3): 209 - 249.

2. 刘亚超，刘家金，张晓军，等. ^{18}F-DCFPyL PET/CT 术前诊断前列腺癌区域转移淋巴结 [J]. 中国医学影像技术，2020，36(6)：868 - 872.

3. 刘亚超，牛少曦，王保军，等. 不同 PSA 水平的去势抵抗性前列腺癌患者^{18}F-DCFPyL PET/CT 显像特征

[J]. 中华泌尿外科杂志, 2021, 42(9): 675 - 678.
4. FERLAY J, ERVIK M, LAM F, et al. Global cancer observatory: cancer today[EB/OL]. [2021-09-28]. https://gco. iarc. fr/today.
5. ADHYAM M, GUPTA, A K. A review on the clinical utility of PSA in cancer prostate [J]. Indian J Surg Oncol, 2012, 3(2): 120 - 129.
6. 方俊华, 闵祥德, 冯朝燕, 等. 磁共振灌注加权成像定量参数在前列腺外周带前列腺癌鉴别诊断中的价值 [J]. 磁共振成像, 2015, 6(2): 136 - 140.
7. PALMEDO H, MARX C, EBERT A, et al. Whole-body SPECT/CT for bone scintigraphy: diagnostic value and effect on patient management in oncological patients [J]. Eur J Nucl Med Mol Imaging, 2014, 41(1): 59 - 67.
8. 王道英, 王治民, 庞燕, 等. ^{18}F-PSMA-1007 与^{18}F-FDG PET/CT 对前列腺癌诊断的初步对比研究 [J]. 影像诊断与介入放射学, 2022, 31(2): 101 - 107.
9. PIANOU N K, STAVROU P Z, VLONTZOU E, et al. More advantages in detecting bone and soft tissue metastases from prostate cancer using ^{18}F-PSMA PET/CT [J]. Hell J Nucl Med, 2019, 22(1): 6 - 9.
10. 李宇, 康飞, 武鹏, 等. ^{68}Ga-PSMA-617 PET/CT 与多参数 MRI 对初诊前列腺癌诊断价值的比较 [J]. 中华泌尿外科杂志, 2018, 39(12): 916 - 921.
11. EMMETT L, BUTEAU J, PAPA N, et al. The additive diagnostic value of prostate-specific membrane antigen positron emission tomography computed tomography to multiparametric magnetic resonance imaging triage in the diagnosis of prostate cancer (PRIMARY): a prospective multicentre study [J]. Eur Urol, 2021, 80(6): 682 - 689.
12. WANG B, LIU C, WEI Y, et al. A prospective trial of ^{68}Ga-PSMA and ^{18}F-FDG PET/CT in nonmetastatic prostate cancer patients with an early PSA progression during castration [J]. Clin Cancer Res, 2020, 26(17): 4551 - 4558.
13. ZHOU L, GOU Z X, WU R H, et al. Comparison of PSMA-PET/CT, choline-PET/CT, NaF-PET/CT, MRI, and bone scintigraphy in the diagnosis of bone metastases in patients with prostate cancer: a systematic review and meta-analysis [J]. Skeletal Radiol, 2019, 48(12): 1915 - 1924.
14. DIETLEIN M, KOBE C, KUHNERT G, et al. Comparison of ^{18}F-DCFPyL and [68Ga]Ga-PSMA-HBED-CC for PSMA-PET imaging in patients with relapsed prostate cancer [J]. Molecular Imaging and Biology, 2015, 17(4): 575 - 584.
15. 王印达, 李学东. PSMA PET 在前列腺癌复发患者诊断及治疗中的应用 [J]. 临床肿瘤学杂志, 2021, 26(5): 460 - 464.
16. CUI P F, CONG X F, GAO F, et al. Prognostic factors for overall survival in prostate cancer patients with different site-specific visceral metastases: a study of 1358 patients [J]. World J Clin Cases, 2020, 8(1): 54 - 67.
17. 刘亚超, 刘家金, 张晓军, 等. ^{18}F-DCFPyL PET/CT 术前诊断前列腺癌区域转移淋巴结 [J]. 中国医学影像技术, 2020, 36(6): 868 - 872.
18. DIETLEIN F, KOBE C, NEUBAUER S, et al. PSA-stratified performance of ^{18}F-and ^{68}Ga-PSMA PET in patients with biochemical recurrence of prostate cancer [J]. J Nucl Med, 2017, 58(6): 947 - 952.
19. BLUEMEL C, KREBS M, POLAT B, et al. ^{68}Ga-PSMA-PET/CT in patients with biochemical prostate cancer recurrence and negative ^{18}F-Choline-PET/CT [J]. Clin Nucl Med, 2016, 47(7): 515 - 521.
20. PEPER J G K, SRBLJIN S, VAN DER ZANT F M, et al. High ^{18}Fluor-DCFPyL uptake in adrenal adenomas [J]. Clinical nuclear medicine, 2017, 42(11): 862 - 864.
21. KANTHAN G L, DRUMMOND J, SCHEMBRI G P, et al. Follicular thyroid adenoma showing avid uptake on

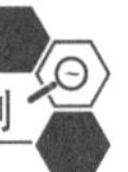

^{68}Ga PSMA-HBED-CC PET/CT [J]. Clinical nuclear medicine, 2016, 41(4): 331-332.
22. SALAS FRAGOMENI R A, MENKE J R, HOLDHOFF M C, et al. Prostate-specific membrane antigen-targeted imaging with ^{18}F-DCFPyL in high-grade gliomas [J]. Clinical nuclear medicine, 2017, 42(10): 433-435.
23. STOYKOW C, HUBER-SCHUMACHER S, ALMANASREH N, et al. Strong PSMA radioligand uptake by rectal carcinoma: who put the "S" in PSMA? [J]. Clinical nuclear medicine, 2017, 42(3): 225-226.
24. LIU Y, AND XU B. Primary peripheral primitive neuroectodermal tumor of the prostate on ^{18}F-DCFPyL PET/CT [J]. Clinical nuclear medicine, 2020, 45(5): 249-251.

（刘亚超　符珍敏　整理）

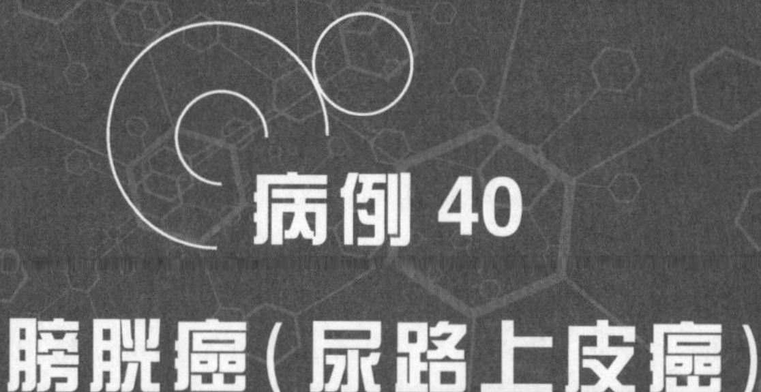

病例 40 膀胱癌(尿路上皮癌)

病历摘要

【基本信息】

患者，男性，74 岁。

主诉：全程肉眼血尿 15 天。

现病史：患者 15 天前无明显诱因出现肉眼血尿，伴尿痛、尿急，无腰腹部疼痛及会阴区放射痛，无低热、盗汗，无消瘦、乏力。自行口服“阿莫西林、六味地黄丸”药物，无明显改善。门诊行泌尿系彩超显示膀胱右侧壁稍强回声突起，前列腺增大并钙化。发病以来患者精神状态良好。

既往史与家族史：既往体健，无其他特殊病史，无家族性遗传病及传染病病史。

查体：双肾区平坦无膨隆，无红肿、压痛及叩击痛，双肾区未闻及血管杂音，双肾下极未触及；耻骨上膀胱区平坦，无压痛，双侧输尿管走行区无压痛。外生殖器检查未见明显异常。

【辅助检查】

影像学检查。盆腔增强 CT：膀胱充盈欠佳，右侧壁不规则增厚，呈结节状突向膀胱腔内，基底部较宽，边缘可见点条状钙化灶。增强 CT：较均匀强化，延迟扫描膀胱腔内充盈对比剂，膀胱右侧壁见不规则充盈缺损，最大截面约 3.3 cm × 1.0 cm（图 40 - 1）。

实验室检查。血常规、便常规、肝功能、肾功能各项指标均在正常范围内。尿常规沉渣：白细胞计数 44 个/μL↑，红细胞计数 24 529.6 个/μL↑，细菌 395.66 个/μL↑。肿瘤标志物：SCCA、CYFRA21-1、CEA、NSE、Pro-GRP、AFP、CA72-4、CA19-9、CA125，以及 PSA 均在正常范围内。

【临床初步诊断】

膀胱癌。

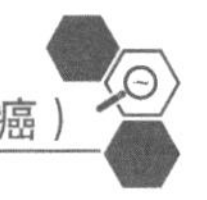

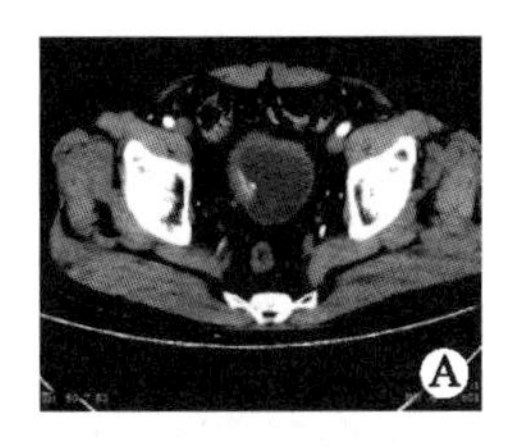
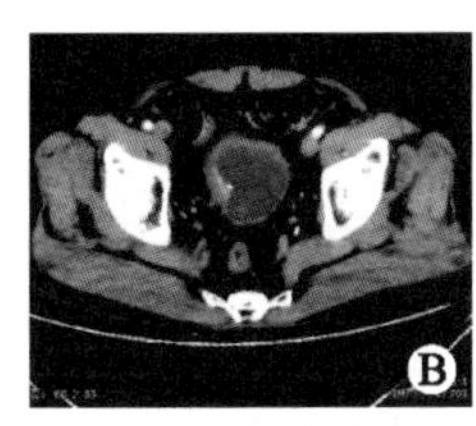
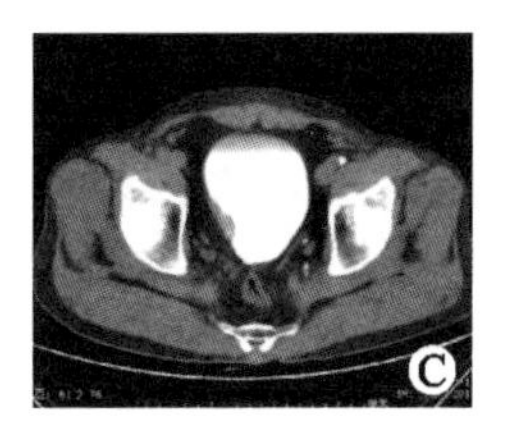

A～C分别为动脉期、静脉期、延迟期图像，膀胱右侧壁软组织密度，较均匀强化，延迟扫描膀胱腔内充盈对比剂，局部见不规则充盈缺损。

图40－1 盆腔增强CT

【临床关注点】

患者为老年男性，临床表现为无明显诱因肉眼血尿，伴尿痛、尿急。影像学检查提示膀胱右侧壁增厚，局部形成不规则软组织密度，边缘可见钙化，首先考虑膀胱癌。重点关注病灶的性质是什么？如为恶性，有没有远处转移？以便进一步确定适合的治疗方案。

PET/CT检查

【操作流程与参数】

患者检查前禁食4～6小时，空腹血糖控制在11.1 mmol/L以下。^{18}F-FDG剂量：5.55～7.40 MBq/kg。注射后患者避光，平静休息60分钟，行PET/CT显像。PET/CT检查采用德国Siemens Biography 16 PET/CT扫描仪，扫描范围为颅顶至股骨中上段，CT扫描参数为：电压120 kV，电流50 mAs，0.5秒/周，螺距0.75，矩阵512×512，用三维模式采集PET图像，采集7个床位，2分钟/床位。图像采用CT扫描数据衰减矫正，图像重建采用有序子集最大期望值迭代法。嘱患者大量饮水排尿3次后，充盈膀胱状态下行盆腔延迟显像。

【PET/CT所见】

膀胱右侧壁局限性不均匀增厚，见最大横截面约3.2 cm×1.4 cm的不规则软组织密度，向腔内凸出，边缘见点状钙化，病灶区域^{18}F-FDG代谢程度与尿液代谢程度相近（膀胱内尿液SUV_{max}为11.2）。大量饮水排尿3次后充盈膀胱行膀胱延迟显像，提高观察窗阈值显示，膀胱右侧壁病灶区呈结节样^{18}F-FDG明显高代谢，病灶显示清晰，SUV_{max}为16.0（膀胱内尿液SUV_{max}为7.6）（图40－2）。

【PET/CT诊断意见】

1. 膀胱壁局部向内突出的软组织肿块并^{18}F-FDG代谢增高，考虑膀胱癌。

2. 余躯干及脑部PET/CT检查未见明显异常代谢征象。

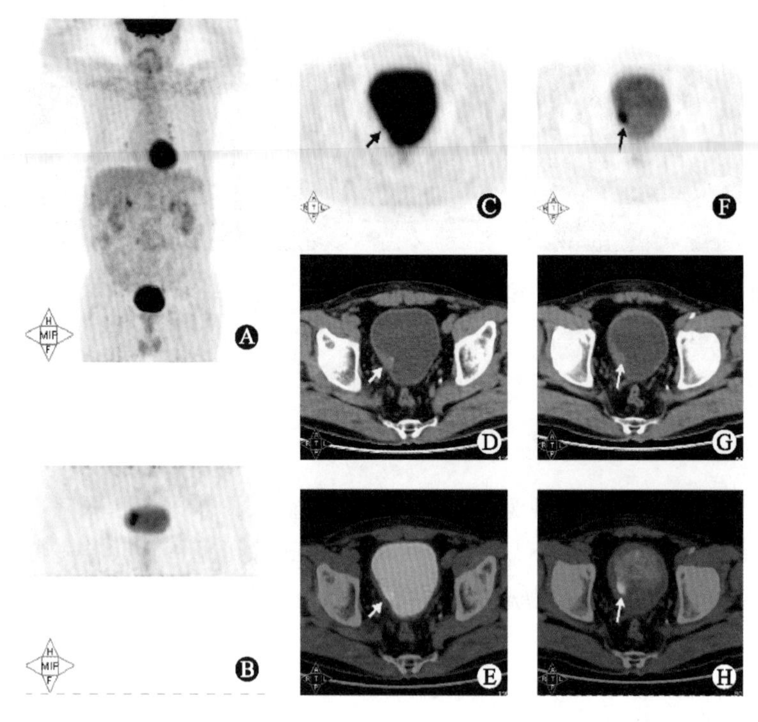

A、B 为常规显像及延迟显像 PET MIP 图像；C～H 分别为常规显像和延迟显像为 PET、CT 及 PET/CT 融合图像，膀胱右侧壁病灶常规显像^{18}F-FDG 代谢程度与尿液相近，延迟显像代谢明显增高，病灶显示清晰。

图 40－2 ^{18}F-FDG PET/CT

病例讨论

论点 1：患者为老年男性，无明显诱因出现全程肉眼血尿，伴尿急、尿痛，有较为明显的膀胱刺激症状，肾区、输尿管区无压痛、叩击痛，考虑膀胱病变。超声显示膀胱右侧壁稍强回声突起，可能为膀胱肿瘤或膀胱结石。膀胱结石可有尿频、尿急、尿痛等膀胱刺激症状，并小腹及膀胱区疼痛，结石在膀胱内活动造成膀胱黏膜损伤，进而表面毛细血管破裂出血，出现血尿，甚至堵塞尿道口造成排尿困难，可通过变动体位进行鉴别。

论点 2：患者的临床表现不具有特异性，大多数泌尿系统疾病均有血尿与膀胱刺激症状。尿常规提示白细胞计数增高，提示存在泌尿系感染。CT 增强检查提示膀胱充盈欠佳，右侧壁增厚，呈结节状突向膀胱腔内，边缘可见点条状钙化灶。可考虑为膀胱癌，也可考虑腺性膀胱炎。腺性膀胱炎常伴有膀胱刺激征，病灶多单发，呈片状增厚型或结节状增厚型表现，少见钙化，增强扫描呈轻度渐进性强化，其临床表现、CT 增强表现和膀胱癌非常相似，需重点甄别。膀胱癌的好发年龄高于腺性膀胱炎，常伴无痛血尿，病灶好发于侧后壁且多呈“菜花状”表现，病灶边缘可伴有结节状或“蛋壳样”钙化，增强扫描呈明显渐进性强化，综合考虑该患者膀胱癌可能性较大。

论点 3：该患者^{18}F-FDG PET/CT 检查见膀胱右侧壁局限性不均匀增厚，有软组织密度向腔内凸出，常规显像由于尿液高放射性的掩盖，不易评估病变 FDG 摄取程度，此次检查采用常规显像后患者大量饮水，多排尿，以降低尿液^{18}F-FDG 积聚，排尿 3 次后再次充盈膀胱进行延迟显像，获得了较好的显像效果。该病例延迟显像与常规显像相比，尿液中生理性^{18}F-FDG 的 SUV_{max}明显降低，膀胱病灶明显 FDG 摄取，二者对比明显，通过 CT 表现结合葡萄糖代谢程度，考虑恶性，倾向膀胱癌。同时膀胱延迟显像选择在充盈膀胱状态下进行，相较于常规情况下排空尿液进行显像，更有助于观察膀胱壁是否有增厚、病变。

【病例讨论小结】

患者为老年男性，临床表现为全程肉眼血尿，有膀胱刺激症状；CT 显示膀胱右侧壁局限性增厚，边缘可见“蛋壳样”钙化；PET/CT 显示膀胱壁病灶呈明显^{18}F-FDG 代谢增高；综合考虑膀胱癌，最终需病理学确诊。由于显像剂^{18}F-FDG 主要经泌尿系统排泄，因此泌尿系统的生理性摄取成为影响病灶检出的主要障碍。故大部分泌尿系统肿瘤在进行^{18}F-FDG PET/CT 显像时需要进行延迟显像，目的是减少泌尿系统显像剂生理性积聚的影响，提高病灶的检出率。该患者主要鉴别诊断：①腺性膀胱炎，多见于老年男性，临床表现以膀胱刺激症状和血尿为主，是一种呈肿瘤样表现的黏膜增生性病变；形态上多表现为膀胱三角区结节状或片状增厚；增强扫描呈轻度渐进性强化，其表面可见完整、连续的黏膜强化。而膀胱癌多表现为无痛性肉眼血尿，好发于膀胱侧后壁，且多呈“菜花样”表现，病变边缘可见结节状或“蛋壳状”钙化，增强扫描呈明显渐进性强化，可显示局部向肌层浸润。^{18}F-FDG PET/CT，腺性膀胱炎可呈弥漫性的^{18}F-FDG 代谢轻度增高，有时与膀胱癌鉴别困难。②膀胱结核，膀胱可明显缩小，呈“挛缩膀胱”改变，轮廓毛糙，且多伴肾脏、输尿管等部位相应改变，膀胱镜是诊断的首选和必要方法，可帮助确定肿瘤的位置、数目、大小等。

此外，^{18}F-FDG PET/CT 显像在膀胱癌分期中具有其他影像学无法比拟的优势，能为临床治疗方案的选择提供更准确的依据。

病理诊断

患者行经尿道膀胱肿瘤电切术治疗，病理为（膀胱右侧壁肿瘤）高级别浸润性尿路上皮癌伴钙化，大小 2 cm × 1.8 cm × 1 cm，侵达肌层（图 40 – 3）。免疫组化结果：GATA-3（+）、p63（+）、p53（野生型）、CK7（–）、CK20（–）、CD31、D2-40（标记脉管）、Ki-67（热点区约 40% +）、Syn（–）、CgA（–）、CD56（–）。

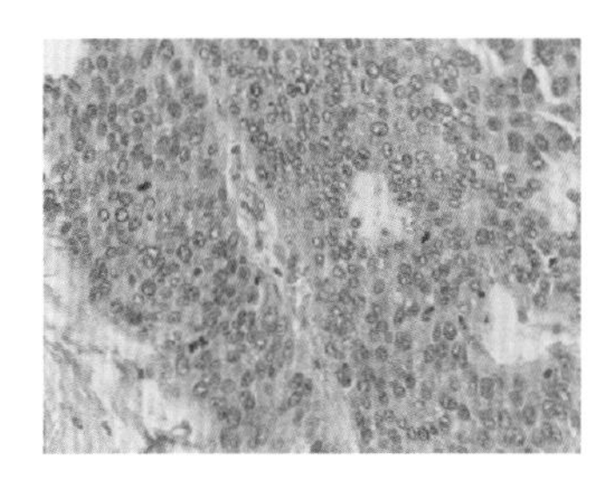

图 40 – 3 膀胱高级别浸润性尿路上皮癌（HE 染色，×400）

临床随访

患者术后 7 个月复诊提示膀胱癌复发，行腹腔镜下膀胱根治性切除术及输尿管皮肤造口术，病理为高级别浸润性尿路上皮癌伴大量钙化。

特邀专家点评

膀胱癌是泌尿系统常见的恶性肿瘤之一，由于其典型的临床表现和影像学表现，因此得出明确诊断并不是非常困难。但由于^{18}F-FDG 注射后不能被近曲小管重吸收而排泄至尿液中，因此膀胱中尿液^{18}F-FDG 活度较高，如果仅注意 FDG 高摄取灶的话，很可能因膀胱内含大量放射性尿液可以掩盖原发肿瘤，尤其是小的局限于黏膜层的病灶。通过各种介入手段，如注射利尿剂、导尿管辅助、延迟显像等，能够在一定程度上克服上述缺陷。

本例患者采用常规显像后大量饮水，觉憋尿时排尿，以促进尿液排空与^{18}F-FDG 代谢，排尿 3 次后再次充盈膀胱进行延迟显像，有助于更好地观察膀胱壁的改变，并提高病灶与本底之间的对比度，获得了较好的显像效果。另外，膀胱恶性肿瘤多数呈高^{18}F-FDG 摄取，但由于尿液中的^{18}F-FDG 活度也高，若应用常规 SUV_{max} 阈值，即使膀胱壁病灶活度高于尿液也不能显示，而将阈值提高至上限，高于尿液活度时，如果病灶活度高于尿液，即可清晰显示。这在一定程度上提高了检出率。

由于生殖系统肿瘤常常邻近泌尿系统，尿道及膀胱的^{18}F-FDG 活度也会干扰盆腔的影像，本例患者采用提高 SUV_{max} 显示阈值并结合大量饮水、多次排尿后再次充盈膀胱行延迟显像的方法，不但可用于可疑膀胱肿瘤及膀胱肿瘤治疗后的^{18}F-FDG PET/CT 显像，也同样适用于盆腔其他可疑恶性肿瘤患者，有效提高盆腔（尤其是膀胱壁）病灶的检出率和诊断准确性。基于此，在患者预约中提示检查前一晚和检查当日均充分水化（禁食但嘱患者多饮水），也有助于减少膀胱内尿液生理性摄取对盆腔显像的影响。

讨论与文献综述

膀胱癌（bladder cancer，BC）是最常见的泌尿系恶性肿瘤之一，男性发病率为女性的 4 倍，吸烟是其危险因素，年龄和家族史是最重要的危险因素。膀胱肿瘤根据组织类型可分为上皮性和非上皮性肿瘤，上皮性肿瘤包括尿路上皮癌、鳞状细胞癌、腺癌、肉瘤样癌和神经内分泌肿瘤；非上皮起源的肿瘤包括肉瘤、副神经节瘤、黑色素瘤和淋巴瘤等，大多数病例发生于膀胱上皮组织。根据 TNM 分期可分为非肌层浸润性膀胱癌（non-muscle-invasive bladder cancer，NMIBC）和肌层浸润性膀胱癌（muscle-invasive bladder cancer，MIBC）。约 30% 的膀胱癌为 MIBC，具有远处转移的高风险。

BC 的常见症状是无痛性肉眼血尿，为诊断的主要依据，可伴有尿频、尿急和尿痛等膀胱刺激症状，血块阻塞膀胱出口则出现排尿困难。膀胱癌易发生在三角区和两侧壁，表面常凹凸不平，可有溃疡，少数种类尚有钙化，CT 对钙化的检出率为 5% ~ 7%，腺癌相较于其他类型更易出现钙化。肿瘤晚期形成较大肿块，内有坏死，侵犯膀胱壁全层，进而累及膀胱周围组织和结构，常发生局部淋巴结和远处转移。

BC 的 PET/CT 影像表现为^{18}F-FDG 代谢增高，其增高程度可提示 BC 的恶性程度，文献显示尿路上皮癌比非尿路上皮癌代谢率高，与其恶性程度高度一致。由于^{18}F-FDG 经泌尿系统代谢，膀胱内聚集大量高放射性尿液，可能掩盖尿路和膀胱中的肿瘤，影响图像质量。目前有许多研究通过各种手段来减少尿液中的^{18}F-FDG 活性对肿瘤显像的干扰，如膀

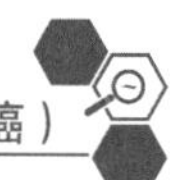

胱盥洗、导尿、双时相显像、早期显像、排尿后延迟显像、口服水化及注射利尿剂等，加强病灶诊断的清晰度和准确度。本病例经提高 SUV_{max} 显示阈值，结合饮水并多次排尿后再充盈膀胱，行延迟显像，病灶显示为明显的 ^{18}F-FDG 代谢增高，与尿液对比清晰。尽管应用上述方法提高了膀胱病变的检出率，但 ^{18}F-FDG PET/CT 在检测原发膀胱肿瘤方面与 MR 和 CT 相比并不具有明显优势，最近欧洲泌尿外科学会 - 欧洲放射肿瘤学学会指南中提到，^{18}F-FDG PET/CT 越来越多地用于膀胱癌的淋巴结分期。在 BC 患者中，淋巴结的转移并不都会导致淋巴结的肿大，而 CT 和 MR 检测主要以大小为依据，因此假阴性率较高。一项研究以淋巴结大于 10 mm 和 SUV_{max} 大于 2 为标准来检测淋巴结转移，结果显示 ^{18}F-FDG PET/CT 检测的准确性优于单独 CT。在预后价值评估方面，^{18}F-FDG PET/CT 显示可疑膀胱外转移病灶的患者总生存率和疾病特异性生存率显著低于无膀胱外病灶患者，在多变量分析中，^{18}F-FDG PET/CT 发现膀胱外病变的存在是死亡率的独立预后指标。^{18}F-FDG PET/CT 在 BC 分期上具有优势，为后续临床治疗方案的选择提供依据，相较于其他影像检查手段而言，可以更准确地评估盆腔淋巴结状态，有助于检测盆腔外复发或远处转移。在治疗上，MIBC 多采用根治性膀胱切除术并盆腔淋巴结清扫，术前可予以新辅助化疗。应用 ^{18}F-FDG PET/CT 鉴别膀胱癌经尿道电切术后的病变性质的研究表明，SUVmean 和病变厚度是膀胱癌患者肿瘤治疗后残留肿瘤的预测因素，当膀胱充盈量超过 250 mL 时，膀胱充盈对膀胱壁厚度的影响最小，SUVmean 大于 8.7、病变厚度大于 12.8 mm 是区分残留膀胱肿瘤和术后炎症反应的最佳阈值。另有小规模研究的初步结果表明，^{18}F-FDG PET/CT 可能在新辅助化疗、诱导化疗和免疫治疗的反应评估中发挥作用。

鉴别诊断主要有以下疾病。①膀胱乳头状瘤，膀胱乳头状瘤好发于老年男性，主要症状表现为尿频、尿急、尿痛及血尿等。CT 增强扫描，膀胱癌患者总体强化程度要高于乳头瘤患者，在形态学上，膀胱乳头状瘤绝大部分为单发，好发于膀胱三角区及颈部，病灶呈窄基底，可有蒂与正常膀胱壁相连并向腔内突起，表现为绒毛状或乳头状肿物。而膀胱癌则好发于侧壁，外形多为不规则分叶状肿块，生长速度快，多为较宽基底，与周围正常膀胱壁分界不清，并可向周围肌层浸润，当发现异常肿大的盆腔淋巴结则更有利于膀胱癌的诊断。②膀胱结核，膀胱结核的典型临床表现为尿频、尿痛、脓尿和血尿，初期可发现膀胱壁不规则、增厚、形成肉芽肿，需要与膀胱癌进行鉴别，结合临床和实验室检查不难鉴别。③腺性膀胱炎（cystitis glandular，CG），腺性膀胱炎是一种呈肿瘤样表现的黏膜增生性病变，CG 多见于中老年，常伴有膀胱刺激征，病灶多单发，呈片状增厚型或结节状增厚型表现，好发于膀胱三角区，少见钙化，增强扫描呈轻度渐进性强化。与之相比，BC 的好发年龄高于 CG，常伴无痛血尿，病灶好发于侧后壁且多呈“菜花状”表现，病灶边缘可伴有结节状或“蛋壳样”钙化，增强扫描呈明显渐进性强化。

本文提供的病例为老年男性，全程肉眼血尿，伴有尿痛、尿急。CT 可见膀胱壁增厚，有明显的腔内突起结节，常规显像病灶的 ^{18}F-FDG 代谢程度与尿液相当，不易显示，通过大量饮水和多次排尿后充盈膀胱延迟显像，并提高 SUV_{max} 阈值，可以清晰显示高代谢的肿瘤病灶。此外 ^{18}F-FDG PET/CT 检查在淋巴结及远处转移的检测、术后肿瘤复发的监测及疗效评估方面均具有一定的优势。

参考文献

1. OMORPHOS N P, GHOSE A, HAYES J D B, et al. The increasing indications of FDG-PET/CT in the staging

and management of Invasive Bladder Cancer [J]. Urol Oncol, 2022, 40(10): 434 -441.

2. SUNG H, FERLAY J, SIEGEL R L, et al. Global cancer statistics 2020: GLOBOCAN estimates of incidence and mortality worldwide for 36 cancers in 185 countries [J]. CA Cancer J Clin, 2021, 71(3): 209 -249.

3. KIM S K. Role of PET/CT in muscle-invasive bladder cancer [J]. Transl Androl Urol, 2020, 9(6): 2908 - 2919.

4. KUMAR S, MODI P R, PAL B C, et al. Calcification in transitional cell carcinoma of urinary bladder: does it have any implication on calcium metabolism and its management? [J]. J Cancer Res Ther, 2015, 11(4): 1028.

5. TAGLIABUE L, RUSSO G, LUCIGNANI G. ^{18}F-FDG PET/CT in bladder cancer [J]. Clin Nucl Med, 2016, 41(12): 522 -524.

6. HIGASHIYAMA A, KOMORI T, JURI H, et al. Detectability of residual invasive bladder cancer in delayed ^{18}F-FDG PET imaging with oral hydration using 500 mL of water and voiding-refilling [J]. Ann Nucl Med, 2018, 32(8): 561 -567.

7. 任春玲. 双时相^{18}F-FDG PET/CT 显像在膀胱癌诊断中的应用价值分析 [J]. 影像研究与医学应用, 2021, 5(11): 117 -118.

8. WONDERGEM M, VAN DER ZANT F M, RAFIMANESH-SADR L, et al. Effect of forced diuresis during ^{18}F-DCFPyL PET/CT in patients with prostate cancer: activity in ureters, kidneys and bladder and occurrence of halo artefacts around kidneys and bladder [J]. Nuclear Medicine Communications, 2019, 40(6): 652 -656.

9. BOUCHELOUCHE K. PET/CT in bladder cancer: an update [J]. Semin Nucl Med, 2022, 52(4): 475 -485.

10. YOON H J, YOO J, KIM Y, et al. Enhanced application of ^{18}F-FDG PET/CT in bladder cancer by adding early dynamic acquisition to a standard delayed PET protocol [J]. Clin Nucl Med, 2017, 42(10): 749 -755.

11. WITJES J A, BABJUK M, BELLMUNT J, et al. EAU-ESMO consensus statements on the management of advanced and variant bladder cancer-an international collaborative multistakeholder effort (†): under the auspices of the EAU-ESMO guidelines committees [J]. Eur Urol, 2020, 77(2): 223 -250.

12. WITJES J A, BRUINS H M, CATHOMAS R, et al. European Association of Urology Guidelines on Muscle-invasive and Metastatic Bladder Cancer: summary of the 2020 guidelines [J]. Eur Urol, 2021, 79(1): 82 - 104.

13. GIRARD A, ROUANNE M, TACONET S, et al. Integrated analysis of ^{18}F-FDG PET/CT improves preoperative lymph node staging for patients with invasive bladder cancer [J]. Eur Radiol, 2019, 29(8): 4286 -4293.

14. MERTENS L S, MIR M C, SCOTT A M, et al. ^{18}F-fluorodeoxyglucose—positron emission tomography/computed tomography aids staging and predicts mortality in patients with muscle-invasive bladder cancer [J]. Urology, 2014, 83(2): 393 -398.

15. 廖栩鹤, 赵媛, 王荣福. PET/CT 检查在膀胱癌诊断中的应用价值 [J]. 中华泌尿外科杂志, 2015, 36(1): 72 -74.

16. 卢文斌, 王尉, 聂海波, 等. 膀胱癌的诊疗研究进展 [J]. 中国医药科学, 2022, 12(13): 62 -65, 130.

17. 焦阳, 冯对平. 肌层浸润性膀胱尿路上皮癌的治疗进展 [J]. 现代肿瘤医学, 2022, 30(12): 2280 -2286.

18. YAN H, ZHOU X, WANG X, et al. Delayed ^{18}F FDG PET/CT imaging in the assessment of residual tumors after transurethral resection of bladder cancer [J]. Radiology, 2019, 293(1): 144 -150.

19. 王亚奇, 高斌, 夏春华, 等. 基于 CT 影像组学模型在鉴别膀胱乳头状瘤与膀胱癌中的应用价值 [J]. 临床放射学杂志, 2021, 40(2): 315 -319.

20. 倪晓琼, 范国华. 腺性膀胱炎与膀胱尿路上皮癌的 CT 鉴别诊断 [J]. 临床放射学杂志, 2019, 38(9): 1708 -1712.

(许儆迪　整理)

病例 41

下颌骨骨内鳞状细胞癌

病历摘要

【基本信息】

患者，男性，42 岁。

主诉：发现右侧下颌骨肿物 1 年余。

现病史：患者 1 年前无明显诱因发现右侧下颌骨肿胀及“黄豆粒”大小颈部肿物，伴疼痛，颈部肿物逐渐增大至花生米样大小，5 个月前于当地社区医院行消炎治疗（具体药物及剂量不详），未见明显疗效，1 个月前于外院行右侧颈部淋巴结探查术 + 右侧下颌骨囊肿开窗引流术，术中送检淋巴结一组，术后病理符合转移性鳞状细胞癌。患者精神状态良好，食欲可，睡眠良好，大小便正常，体重无明显变化。

既往史与家族史：患者平素身体健康，否认肝炎病史，无结核病史，否认疟疾病史，“高蛋白过敏”，否认药物过敏史，无其他特殊病史。无家族遗传病病史。

查体：右侧下颌区稍肿胀，双侧颞下颌关节无压痛及弹响。开口度三指，开口型无异常，口腔卫生差，牙石(++)，45 缺失，咬合关系一般，43 ~ 46 颊侧前庭沟肿胀伴触痛。双侧腮腺导管口无红肿，分泌清亮液体，舌体居中、活动自如，伸舌无偏斜、无麻木，咽无充血，扁桃体无肿大，右侧下颌下触及一结节，大小约 1 cm × 1 cm，质韧、活动度可、边界尚清，左侧颌下及颈部未触及明显肿大淋巴结。

【辅助检查】

影像学检查：颅脑 CT 平扫检查未见明显异常。MRI 平扫及增强检查下颌骨体右侧可见囊性病变，T_1WI 低信号，T_2WI 高信号，无强化；囊壁 T_1WI 等信号，T_2WI 稍高信号，增强囊壁呈轻度强化（图 41 - 1）。

实验室检查：血常规、尿常规、AST、ALT、胆红素测定、离子六项均未见异常。肿瘤标志物 CEA、AFP、PSA、NSE、ProGRP、CA19-9、CYFRA21-1 在正常范围内。乙型肝炎 e 抗体、乙型肝炎核心抗体阳性，HIV 抗原、抗体测定阴性，丙型肝炎抗体、梅毒血清特异性抗体阴性。

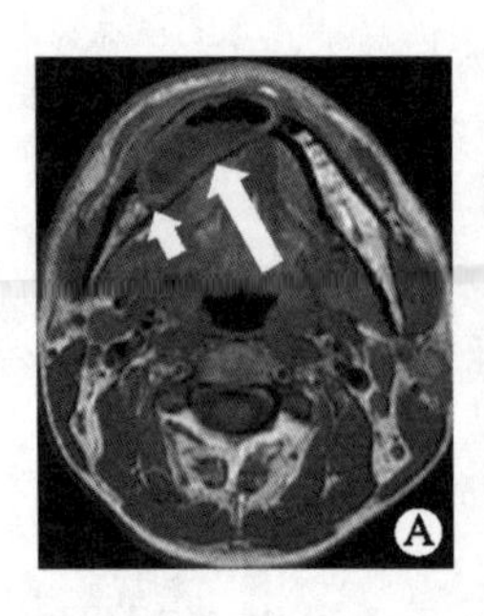
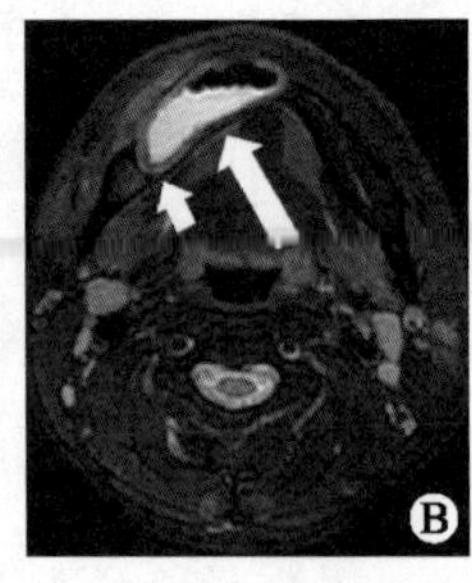
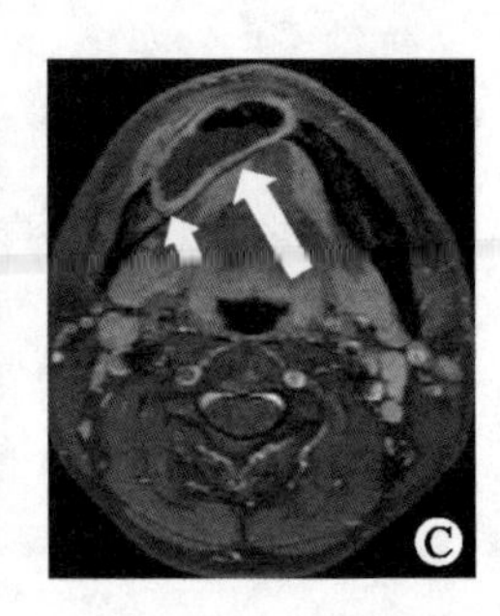

A～C 分别为 T_1WI、T_2WI、T_1WI 增强序列图像，下颌骨体右侧可见囊性病变，中心囊性信号无强化（长箭头），囊壁轻度强化（短箭头）。

图 41－1　MRI 平扫及增强

【临床初步诊断】

①下颌骨肿物；②右侧颈部淋巴结探查术＋下颌骨囊肿开窗引流术后。

【临床关注点】

中年男性，慢性病程，感染指标及肿瘤标志物无明显异常。颈部淋巴结为鳞状细胞癌淋巴结转移；患者下颌骨病变的性质如何考虑？淋巴结转移原发灶在哪里？二者是否有关联？

PET/CT检查

【操作流程与参数】

患者检查前禁食 4～6 小时，空腹血糖控制在 11.1 mmol/L 以下。^{18}F-FDG 剂量：5.55～7.40 MBq/kg，注射后患者避光，平静休息 60 分钟，然后行头及体部 PET/CT 显像。采用德国 Siemens Biography 16 PET/CT 仪，^{18}F-FDG 由美国 RDS Ⅲ型回旋加速器及 FDG4 化学合成模块生产，产物 pH 值 6.0～7.0，放化纯＞95%。PET/CT 扫描范围为颅顶至股骨中上段，CT 扫描参数为：电压 120 kV，电流 50 mAs，0.5 秒/周，螺距 0.75，矩阵 512×512，用三维模式采集 PET 图像，采集 6～7 个床位，2 分钟/床位。图像采用 CT 扫描数据衰减矫正，图像重建采用有序子集最大期望值迭代法。

【PET/CT 所见】

下颌骨体右侧见膨胀性骨质破坏区，内见囊性密度影，累及邻近牙根尖，最大截面约 4.5 cm×2.4 cm，呈环形 FDG 代谢增高，SUV_{max} 为 10.2，中心见斑片样^{18}F-FDG 代谢缺损。右颈部（Ⅰ区）见 0.9 cm 的淋巴结，^{18}F-FDG 代谢增高，SUV_{max} 为 6.6（图 41－2）。

【PET/CT 诊断意见】

1. 下颌骨体右侧骨质破坏区（累及牙根尖）并 FDG 代谢增高，考虑恶性并右颈部淋巴结转移。

2. 余躯干及脑部 PET/CT 检查未见明显异常代谢征象。

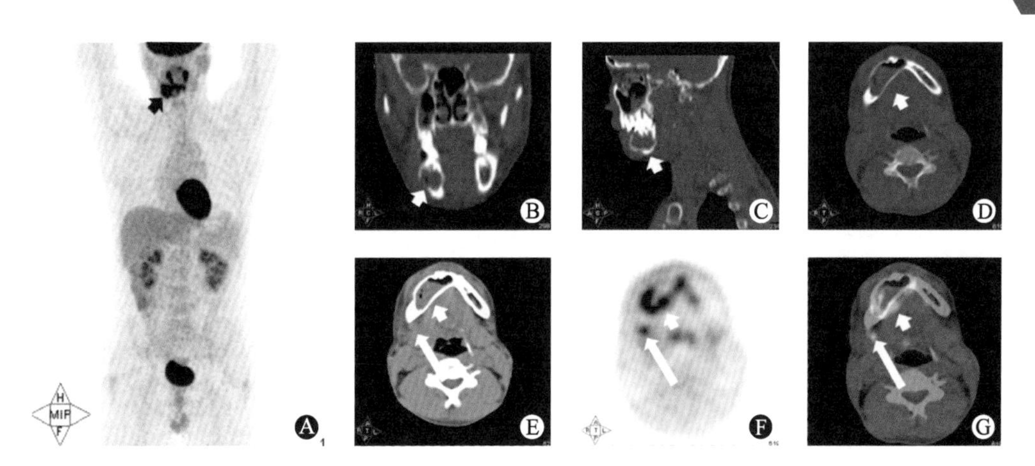

A 为 MIP 图；B～E 为 CT 图；F 为 PET 图；G 为 PET/CT 融合图。下颌骨体右侧膨胀性骨质破坏，环形 ^{18}F-FDG 高代谢（短箭头），中央 ^{18}F-FDG 代谢缺损，右颈部淋巴结 FDG 高代谢（长箭头）。

图 41-2　^{18}F-FDG PET/CT

病例讨论

论点 1：中年男性，下颌肿大 1 年余，MRI 显示下颌骨区膨胀性囊性病变，囊壁信号较均匀，最大径与下颌骨的长轴一致，怀疑其沿着颌骨长轴生长，考虑为下颌骨来源的囊性病变。下颌骨的囊性病变主要包括牙源性角化囊肿、含牙囊肿和根尖周囊肿。三者在 CT 上多表现为单房型的颌骨内圆形或类圆形的低密度骨质破坏区，其中牙源性角化囊肿破坏区常在颌骨内沿长轴生长，牙根吸收少见，主要表现为颌骨的斜面状吸收，由于牙源性角化囊肿的内容物多为角化蛋白，其在 MRI 上表现信号强度多不均匀，而本病变 MRI 信号较为均匀，与本病例不太符合；含牙囊肿常表现为卵圆形单囊性病变，多位于牙冠方，而该病变位于牙根方，暂不考虑；根尖周囊肿常位于病灶牙的牙根方，呈边缘光滑的类圆形囊性低密度影，边缘较为锐利，囊壁显示不清晰，而本病例也位于牙根方，但其沿着下颌骨长轴生长，而根尖周囊肿多为圆形或类圆形低密度区，与本病例不太相符。本病例的囊性病变，其囊壁较厚，与常见的囊肿病变不符，但当下颌骨源性的囊肿合并感染时，会引起囊壁的增厚，故不能排除下颌骨囊肿并感染的可能。

论点 2：患者为中年男性，下颌肿物在 MRI 上表现为一囊性病变，单房型的造釉细胞瘤表现为囊性膨胀性病变，可穿破骨皮质，边界清楚，一般不形成软组织肿块，囊壁有轻中度的强化，内部则无强化，呈良性或低度恶性，具有侵袭性生长的特点，其 PET/CT 上多表现为 FDG 无或代谢轻度增高，虽本病例为明显高代谢，仍需进一步排查。

论点 3：该患者发病以来右侧颈部淋巴结逐渐增大，病理提示为鳞状细胞癌淋巴结转移。易出现颈部淋巴结转移性鳞状细胞癌的恶性肿瘤多见于口咽部、鼻咽部、喉咽部，但专科查体、MRI 及 PET/CT 影像检查上述部位未见恶性肿瘤征象。综合考虑下颌骨病变为原发恶性肿瘤可能性大，同时伴有淋巴结转移。

【病例讨论小结】

该患者为中年男性，PET/CT 上该病灶表现为下颌骨体右侧骨质破坏并边缘 ^{18}F-FDG 代谢增高，说明该病变细胞代谢较为活跃，而单纯的囊肿并不会表现为 ^{18}F-FDG 代谢增高，故可以排除下颌骨单纯囊肿的可能。患者行右侧颈部淋巴结探查术发现转移性鳞状细胞癌，^{18}F-FDG PET/CT 检查并未发现除下颌骨病变及颈部高代谢淋巴结以外的 FDG 代谢增高区，故原发性下颌骨骨内鳞状细胞癌转移至颈部淋巴结可能性大。源于下颌骨囊肿的下颌骨骨内鳞状细胞癌，影像上表现为颌骨的膨胀性骨质破坏区，中心可表现为囊性密度或信号，囊壁可轻度强化，并且在 PET/CT 上呈明显^{18}F-FDG 代谢增高，与本病例相符合。而对于下颌单房的造釉细胞瘤，其多为良性，在^{18}F-FDG PET/CT 表现为无 FDG 代谢增高或轻度 FDG 代谢增高，代谢征象不太支持。下颌骨骨内鳞状细胞癌与下颌骨囊肿及下颌骨造釉细胞瘤在常规影像上有时不易鉴别，但当病变发生转移或者恶变时，^{18}F-FDG PET/CT 具有明确的优势。

病理诊断

右侧下颌骨肿物原发灶：低分化癌，结合免疫组化结果，考虑低分化鳞状细胞癌（范围为 4 cm × 3.7 cm），侵达深部肌肉组织（侵袭深度 DOI：1 cm；最差侵袭方式：WPOI-4；小巢），侵及部分骨组织，未累及骨断端。肿物周围淋巴结内见癌转移（1/4）（图 41－3）。

免疫组化结果：p40（＋），p16（＋），p53（＋＋～＋＋＋，70%，突变型），EGFR（＋），VEGF（－），PD-L1（22C3）（CPS 约 30），S-100 显示未见确切神经侵犯，CD31 及 D2-40 显示脉管内未见确切癌栓，Ki-67（＋，60%）。

左颈清及剩余组织：涎腺组织未见癌累及，另可见淋巴结 4 枚，未见癌转移（0/4）。

右颈清及剩余组织：纤维脂肪组织未见癌累及，另可见淋巴结 4 枚，未见癌转移（0/4）。

送检左颈部Ⅰ区（0/4）、左颈部Ⅱa 区（0/9）、左颈部（0/8）、右颈部Ⅱa 区（0/8）、右颈部Ⅱb 区（0/2）、右颈部Ⅳ区（0/7）及右颈部Ⅴ区（0/2）淋巴结内均未见癌转移。

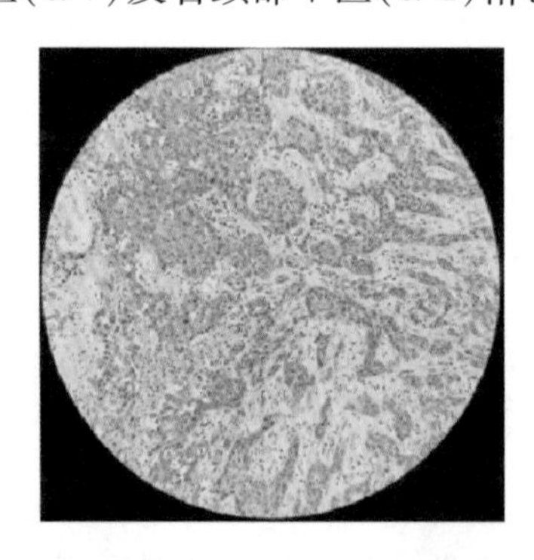

图 41－3 下颌骨鳞状细胞癌（HE 染色，×200）

临床随访

该患者行“右侧下颌骨肿物扩大切除术＋下颌骨节段性切除术＋游离腓骨肌皮瓣转移修复术＋双侧改良根治性颈淋巴结清扫术”，病理诊断为下颌骨鳞状细胞癌并淋巴结转移。术后进行同步放化疗。半年后电话随访患者家属，未见明显转移和复发。

特邀专家点评

该患者为中年男性，1 年前无明显诱因发现右侧下颌骨肿物，伴颈部肿物，消炎治疗未见明显疗效，MRI 显示下颌骨区可见囊性病变，增强囊壁轻度强化。右侧颈部淋巴结探查术发现转移性鳞状细胞癌。为寻求淋巴结转移的来源，行^{18}F-FDG PET/CT 检查发现：下颌骨体右侧部件膨胀性骨质破坏，累及邻近牙根尖，呈环形^{18}F-FDG 代谢增高，与 MRI 上囊壁部分一致，应考虑到下颌骨恶性肿瘤的可能。患者检查前已发现淋巴结转移性鳞状细胞癌，并且 PET/CT 检查并未发现其他 FDG 代谢增高区，故下颌骨病变为原发病变，要考虑到原发性下颌骨鳞状细胞癌的可能，其在影像上主要分为 2 种：①实性肿瘤，②颌骨囊肿。而本病例比较符合源于颌骨囊肿的下颌骨鳞状细胞癌，其在常规影像上不典型，极易被误诊为颌骨囊肿，而^{18}F-FDG PET/CT 上呈不均匀的^{18}F-FDG 明显代谢增高，有助于鉴别。下颌骨常见的囊性病变主要包括牙源性角化囊肿、含牙囊肿和根尖周囊肿。当囊肿合并感染时，其囊壁可见^{18}F-FDG 代谢增高，多较均匀。造釉细胞瘤单房型少见。下颌骨单房型的造釉细胞瘤可见表现为单房的囊状影，边缘呈分叶状、有切迹，倾向唇颊侧膨胀生长，具有侵袭性生长的特点，增强扫描多为病变边缘强化，在^{18}F-FDG PET/CT 上多表现为轻度摄取增高。

讨论与文献综述

原发性颌骨内鳞状细胞癌（primary intraosseous squamous cell carcinoma，PIOSCC）是一种罕见的恶性肿瘤，发生于上下颌骨，由残余的牙源性上皮、牙源性囊肿发展而来，颌骨内鳞状细胞癌（squamous cell carcinoma，SCC）发病率低，临床首发症状较多，无明显特点，诊断较困难且预后较差。2005 年，WHO 将原发性颌骨内鳞状细胞癌分为 3 型：①侵犯骨髓腔并导致颌骨吸收的实性肿瘤；②牙源性角化囊性瘤（keratocystic odontogenic tumor，KCOT）来源的 PIOSCC；③牙源性颌骨囊肿（odontogenic cyst）来源的 PIOSCC；并将牙源性角化囊肿（odontogenic keratocyst，OKC）更名为牙源性角化囊性瘤（KCOT）。在 2017 年，第 4 版《WHO 头颈部肿瘤分类》中，PIOSCC 被原发性颌骨骨内癌所替代，没有其他分类，并将 KCOT 重新归类为 OKC。

PIOSCC 好发于 40 ~ 60 岁，男性多于女性，多发生于下颌骨磨牙后部，初诊时多以拔牙及囊肿摘除术后肿胀、疼痛、创口、溢脓为主诉就诊。最常见的临床表现是面部肿胀、疼痛、面部不对称畸形、颌骨弥漫性膨胀、颊舌侧骨板变薄，骨皮质穿孔性破坏时可出现波动感。颌骨大量骨质破坏可引起牙齿松动，但少见牙根吸收及牙齿移位。当肿瘤侵及神经时可导致嘴唇及面部麻木，患者出现神经症状包括麻木及感觉异常时应高度怀疑恶变的可能。早期临床表现可与牙科疾病相似，如根尖周炎等，容易误诊而延误病情，晚期 PIOSCC 主要转移至颌下区淋巴结，出现颌下区及颈部肿大淋巴结。

由于 PIOSCC 发病率低，缺乏典型的影像学表现，容易被误诊，尤其囊肿来源的 PIOSCC 患者极易被误诊为颌骨囊肿。影像学检查对 PIOSCC 的早期发现、辅助诊断及早期治疗依旧具有重要意义。实性型下颌骨骨内鳞状细胞癌在 CT 上表现为颌骨骨质破坏，骨缺损区充满软组织，局部可稍膨隆，边界不清，周围骨质呈虫蚀样、锯齿样改变或明显骨质缺如，MRI 上表现为 T_1WI 不均一的等低信号，T_2WI 为高信号，增强扫描显示为不均匀强化；源于牙源性囊肿的 PIOSCC，其 X 线片常表现为颌骨大小不等、边界不清、形态不规则的溶骨性破坏或囊性阴影，早期病损局限于根尖区，骨皮质之内。CT 上通常表现为颌骨颊舌侧膨胀，骨皮质变薄，甚至出现骨皮质穿洞性破坏，同时有不清晰或不完整的边缘。CT 分期标准：T1 期：局限于颌骨内；T2 期：已经发生了骨皮质的破坏，但尚未侵犯周围软组织；T3 期：侵犯周围软组织。CT 的高分辨率及三维重建有助于尽早显示轻微骨质缺损，观察肿瘤边界、病变侵犯程度及颈部淋巴结受累的情况，从而起到指导治疗的作用。^{18}F-FDG PET/CT 可进一步了解肿瘤代谢程度，PIOSCC 实性部分呈 FDG 高摄取，囊性部分 FDG 代谢缺损，有助于与同囊肿鉴别；既往有文献报道，PIOSCC 在^{18}F-FDG PET/CT 上表现为 FDG 高摄取，若在牙根周围容易被误诊为牙周炎症。^{18}F-FDG PET/CT 不但有助于 PIOSCC 的早期诊断及鉴别诊断，在评价有无淋巴结转移及远处转移方面同样具有良好的应用价值，还可用于评估患者术后有无复发。

在鉴别诊断方面，需要同以下几种疾病鉴别。①牙源性角化囊肿，是发育性的牙源性囊肿，可来源于牙板残余或错构的口腔黏膜基底细胞，具有浸润性生长和潜在侵袭性的生物学行为，其在影像上表现为单房型（多见）和多房型，颌骨内圆形或类圆形的低密度骨质破坏区，边缘锐利，破坏区常在颌骨内沿长轴生长，牙根吸收少见，主要表现为斜面状吸收，在 MRI 上信号表现为囊性信号，囊内容物多为角化蛋白，信号强度不均。②含牙囊肿，来源于牙源性上皮组织的发育性囊肿，其发病原因可能是，在牙的胚胎发育期，在缩余釉上皮和牙冠之间液体异常积聚所致，其特点就是囊肿包围着一个未萌出牙的牙冠，囊壁附着于该牙的牙颈部，影像上常为膨胀性生长的卵圆形单囊性病变，囊腔呈均一水样密度，CT 增强扫描无强化，周围骨硬化缘光整，囊腔内包含一个或多个发育不同阶段的牙齿，囊肿的中心多位于牙冠方，受累牙的牙冠朝向囊腔，当发生感染时，囊腔内可出现气体，有时可出现骨缺损。③根尖周囊肿，是颌骨内最常见的牙源性囊肿，其发病原因主要是根尖慢性炎症刺激引起根尖周肉芽肿内的上皮残余增生，属感染性囊肿，多出现在上颌骨前牙区，其在影像上病变多为单房型，常位于病灶牙的牙根方，呈边缘光滑的类圆形囊性低密度影，如病变累及上颌窦，可见病变上颌窦之间有骨密质线分隔，根尖周囊肿易继发感染，可见骨质吸收和硬化。上述 3 种颌骨囊肿均为良性，其在^{18}F-FDG PET/CT 上均表现无 FDG 异常代谢增高。最后需要鉴别造釉细胞瘤，造釉细胞瘤是一种起源于牙源性上皮的良性颌骨肿瘤，占所有牙源性肿瘤的 13%～58%，是最常见的牙源性良性肿瘤，呈局部浸润生长，其在影像上包括单房型和多房型（多见），多房型造釉细胞瘤可见分房大小不等，间隔厚薄不均，单房型呈单发囊状影，边缘呈分叶状有切迹，有对唇颊侧膨胀生长的倾向，增强扫描为边缘强化或实性部分结节状强化。造釉细胞瘤具有侵袭性生长的特点，其在^{18}F-FDG PET/CT 可表现为轻度 FDG 代谢增高。

外科手术是治疗 PIOSCC 的首选治疗方法，手术范围较一般软组织恶性肿瘤更加彻底和广泛，局限于一侧的病变通常需要施行半侧下颌骨切除。外科手术方法包括病变肿块切除、颌骨部分或全部切除及根治性或功能性颈部淋巴结清扫术。颌骨囊肿来源的 PIOSCC 的颈部淋巴结转移率低，因此无确切的淋巴结转移时，可以保守切除局部病损。术后缺损的组织可以通过游离皮瓣再造，包括血管化的游离腓骨皮瓣、前臂桡侧皮瓣、双折叠游离桡侧前臂皮瓣、舌瓣、胸大肌皮瓣，也可以通过重建钛板修复。术后放化疗可以有效减少局部复发和远处转移，提高患者生存率。淋巴结包膜外浸润阳性或手术切缘阳性时应结合放化疗。放化疗通常用于以下 3 种情况：①通过术后放化疗控制恶性程度较高的肿瘤局部复发；②患者不能承受或不适合外科手术时作为首选治疗方法；③持续性或复发性恶性肿瘤的姑息疗法。

由于 PIOSCC 发病率低，囊肿来源的 PIOSCC 患者极易被误诊为颌骨囊肿，临床中，当发现不明原因的淋巴结鳞状细胞癌转移时，若下颌骨区出现囊性病变，要考虑到下颌骨骨内鳞状细胞癌的可能性。

参考文献

1. 马于斐，赵志国，刘维贤. 原发性颌骨内鳞状细胞癌的研究现状［J］. 现代肿瘤医学，2020，28(3)：492 -497.
2. EVERSOLE L R, SIAR C H, VANDER W I, et al. Primary intraosseous squamous cell carcinomas in pathology and genetics: head and neck tumours WHO classification, head and neck tumours [M]. Lyon: IACR, 2005: 290 -291.
3. ODELL E W, ALLEN C M, RICHARDSON M, et al. "Primary intraosseous carcinoma, NOS, " in WHO classification of head and neck tumours [M]. Lyon: IARC, 2017: 68 -77.
4. KIKUCHI K, IDE F, TAKIZAWA S, et al. Initial-stage primary intraosseous squamous cell carcinoma derived from odontogenic keratocyst with unusual keratoameloblastomatous change of the maxilla: a case report and literature discussion [J]. Case Rep Otolaryngol, 2018, 2018: 7959230.
5. NARUSE T, YANAMOTO S, SAKAMOTO Y, et al. Clinicopathological study of primary intraosseous squamous cell carcinoma of the jaw and a review of the literature [J]. Oral Maxillofac Surg, 2016, 74(12): 2420 - 2427.
6. YANG C F, TSENG C H, CHEN Y K, et al. Primary intraosseous carcinoma of the mandible [J]. Dent Sci, 2020, 15(2): 236 -238.
7. DE MORAIS E F, CARLAN L M, DE FARIAS MORAIS H G, et al. Primary intraosseous squamous cell carcinoma involving the jaw bones: a systematic review and update [J]. Head Neck Pathol, 2021, 15(2): 608 -616.
8. FAN Q, WANG R, TIAN R, et al. Primary intraosseous squamous cell carcinoma of the mandible mimicking inflammation on FDG PET/CT [J]. Clin Nucl Med, 2022, 47(2): 156 -158.
9. BORGHESI A, NARDI C, GIANNITTO C, et al. Odontogenic keratocyst: imaging features of a benign lesion with an aggressive behaviour [J]. Insights Imaging, 2018, 9(5): 883 -897.
10. ALVES D B M, TUJI F M, ALVES F A, et al. Evaluation of mandibular odontogenic keratocyst and ameloblastoma by panoramic radiograph and computed tomography [J]. Dentomaxillofac Radiol, 2018, 47(7): 20170288.
11. ZHANG G H, WU W J, HUANG M W. Recurrent adamantinoma of the mandible [J]. Int J Oral Maxillofac Surg, 2021, 50(8): 1023 -1026.
12. YE P, WEI T, GAO Y, et al. Primary intraosseous squamous cell carcinoma arising from an odontogenic keratocyst: case series and literature review [J]. Med Oral Patol Oral Cir Bucal, 2021, 26(1): 49 -55.
13. SHEN Q, CHEN Y, GOKAVARAPU S, et al. Primary intraosseous squamous cell carcinoma of the mandible: locoregional control and survival is significantly reduced if the tumour is more than 4 cm in size [J]. Br J Oral Maxillofac Surg, 2018, 56(1): 48 -53.
14. HEGDE U, SHESHANNA S H, JAISHANKAR H P, et al. Primary intraosseous squamous cell carcinoma ex-odontogenic cyst [J]. J Cancer Res Ther, 2020, 16(3): 683 -685.

（林帅　王艳丽　整理）

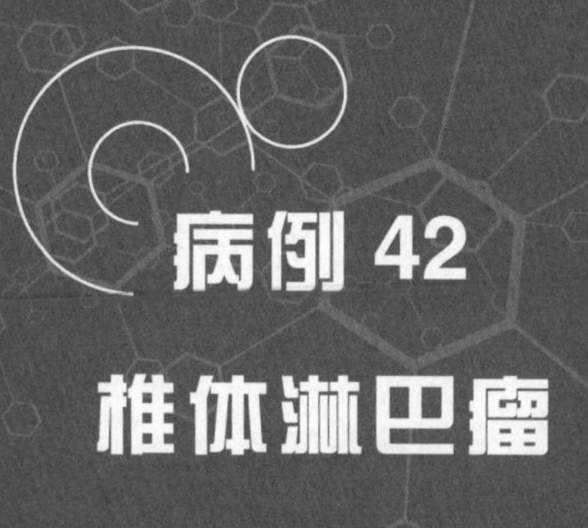

病例 42 椎体淋巴瘤

病历摘要

【基本信息】

患者，男性，78 岁。

主诉：腰痛 2 月余。

现病史：患者 3 年前偶有腰部不适，伴左下肢轻度放射痛，腰椎 MRI 检查提示 L_1 椎体信号异常，未予重视。1 个月前无明显诱因出现腰骶部疼痛，夜间疼痛较白天明显，影响睡眠，呈针刺样，并向双下肢放射，左侧明显，并自觉左下肢皮肤触觉较右下肢减弱。平路步行时无跛行，无“脚踩棉花感”等。曾就诊于我院骨科门诊，考虑骨质退行性变，予以“活血止痛膏、汉防已甲素片”对症治疗，觉效果不佳后自行停药。后上述症状仍持续存在，夜间疼痛加重，再次就诊于骨科。磁共振检查：①T_{12} ~ L_2 椎体、附件信号异常，周围软组织肿块，考虑恶性；②腰椎左侧侧弯，骨质增生，L_4 椎体向前Ⅰ度滑脱，L_3 ~ L_4 椎体部分附件融合；③L_1 ~ L_2、L_2 ~ L_3、L_4 ~ L_5、L_5 ~ S_1 椎间盘膨出。ECT 全身骨扫描：T_{12}、L_1 椎体放射性异常浓聚灶。患者目前一般情况可，睡眠质量一般，食欲一般。

既往史与家族史：既往体健。否认肝炎、结核等传染病病史，否认“高血压”等病史，否认手术史，否认外伤史，否认输血史，否认药物、食物过敏史。

查体：左下肢股二头肌肌力Ⅳ级，左小腿三头肌Ⅳ级。右下肢肌力正常。双侧肌张力正常。左下肢直腿抬高试验 50°(+)，增强试验(+)。右下肢直腿抬高试验及增强试验均阴性。双侧“4”字试验(-)。双侧膝反射、跟腱反射存在，双侧巴宾斯基征(-)。

【辅助检查】

影像学检查。腰椎磁共振检查（2017 年 6 月）：L_1 椎体信号异常（图 42 - 1）。腰椎磁共振检查（2020 年 6 月）：T_{12} ~ L_2 椎体、附件信号异常，周围软组织肿块，考虑恶性；腰椎左侧侧弯，骨质增生。L_4 椎体向前Ⅰ度滑脱，无峡部裂。L_3 ~ L_4 椎体部分附件融合；L_1 ~ L_2、L_2 ~ L_3、L_4 ~ L_5、L_5 ~ S_1 椎间盘膨出（图 42 - 1）。ECT 全身骨扫描：T_{12}、L_1 椎体放射性异常浓聚灶，结合本院 2020 年 6 月 10 日腰椎 MR，考虑肿瘤性病变可能性大，

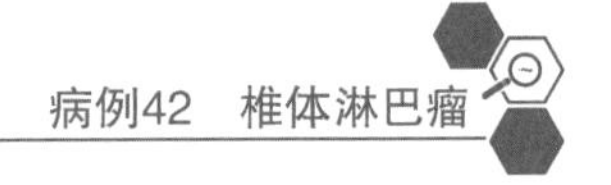

不除外神经源性肿瘤累及，建议进一步检查（图 42－2）。

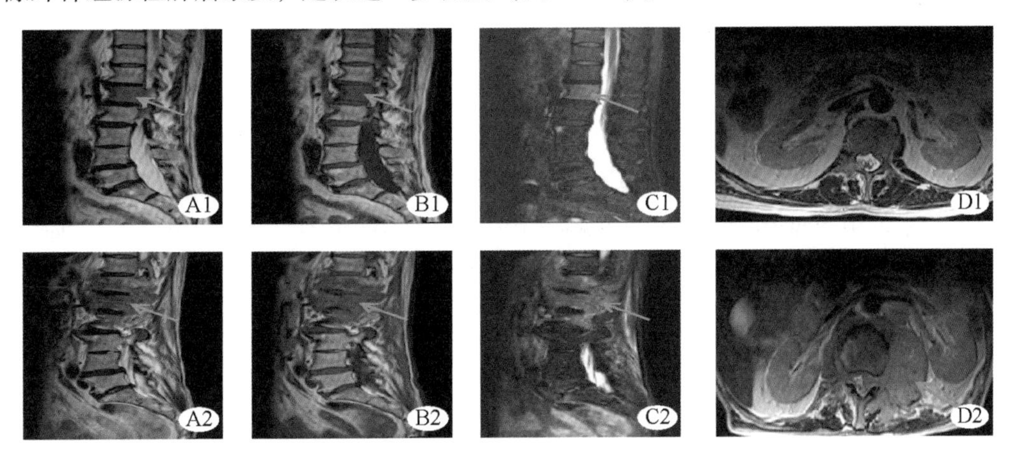

A1～D1 为 2017 年 6 月检查结果，A2～D2 为 2020 年 6 月检查结果。A 为 T_2WI，B 为 T_1WI，C 为 T_2 压脂，D 为 T_2WI 横断位。腰椎病灶范围较前增大，椎旁软组织肿块形成（箭头）。

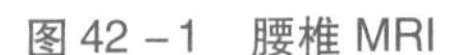

图 42－1 腰椎 MRI

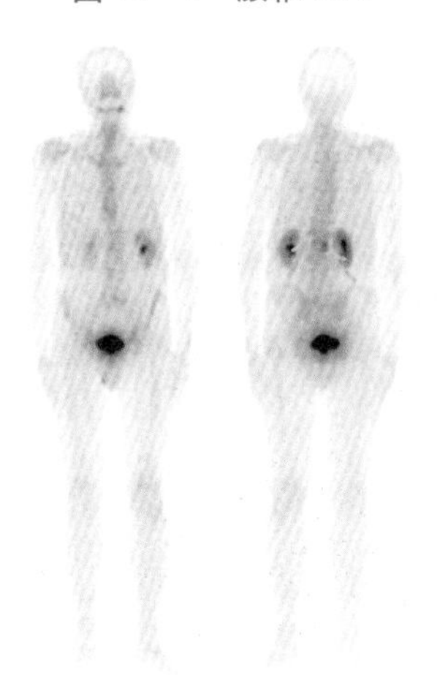

图 42－2 全身骨扫描

实验室检查。尿常规：红细胞（沉渣）117.50 个/μL↑、红细胞(高倍视野)21.20 个/HPF↑、小圆细胞 10.9 个/μL↑、结晶 3654.9 个/μL↑；血常规：白细胞计数 5.10×10^9/L、血红蛋白 110 g/L↓、血小板计数 302×10^9/L、嗜中性粒细胞绝对值 3.49×10^9/L；血生化：葡萄糖 7.9 mmol/L↑、脂蛋白（a）375 mg/L↑、β_2 微球蛋白 3.91 mg/L↑、总蛋白 63.1 g/L↓、白蛋白 36.4 g/L↓、乳酸脱氢酶 460 U/L↑、α-羟丁酸脱氢酶 378 U/L↑、铁测定 3.7 μmol/L↓、铁蛋白 588 μg/L↑、肝肾功能正常。

【临床初步诊断】

脊柱旁占位。

【临床关注点】

老年男性，慢性病程，感染指标及肿瘤标志物无明显异常，椎体骨质破坏，病变性质及诊断如何考虑?

PET/CT检查

【操作流程与参数】

患者检查前禁食 6 h 以上，体重 60 kg，空腹血糖 5.3 mmol/L。^{18}F-FDG 剂量 6.73 mCi，注射后 1 小时检查。^{18}F-FDG 由中国原子能科学研究院同位素研究所提供，放化纯 >95%。PET/CT 检查采用 Siemens Biograph Sensation 16HR PET/CT 扫描仪。采集参数：CT 扫描电压 120 kV，电流采用自动毫安秒，螺距 0.6，层厚 5 mm。PET 扫描，2 分钟/床位。扫描范围从颅顶至大腿中段。图像采用 CT 扫描数据衰减矫正，图像重建采用有序子集最大期望值迭代法。

【PET/CT 所见】

T_{12} ~ L_2 椎体左旁巨大形态不规则软组织密度肿块，累及左侧腰大肌，范围约 114 mm × 83 mm × 46 mm，边界欠清晰，FDG 代谢明显升高，病灶 SUV_{max} 为 16.1，延迟显像显示 FDG 代谢进一步升高，SUV_{max} 为 33.2。T_{12} ~ L_1 椎体左侧半骨质部分破坏，FDG 代谢升高。膈下贲门后方、腹腔干周围、腹膜后腹主动脉左旁见多发肿大并 FDG 高代谢淋巴结，SUV_{max} 为 13.0，最大者位于贲门后方，大小约 31 mm × 11 mm。左侧胸腔少量液性密度影，L_3 ~ L_4 椎体部分融合，未见异常放射性浓聚（图 42－3）。

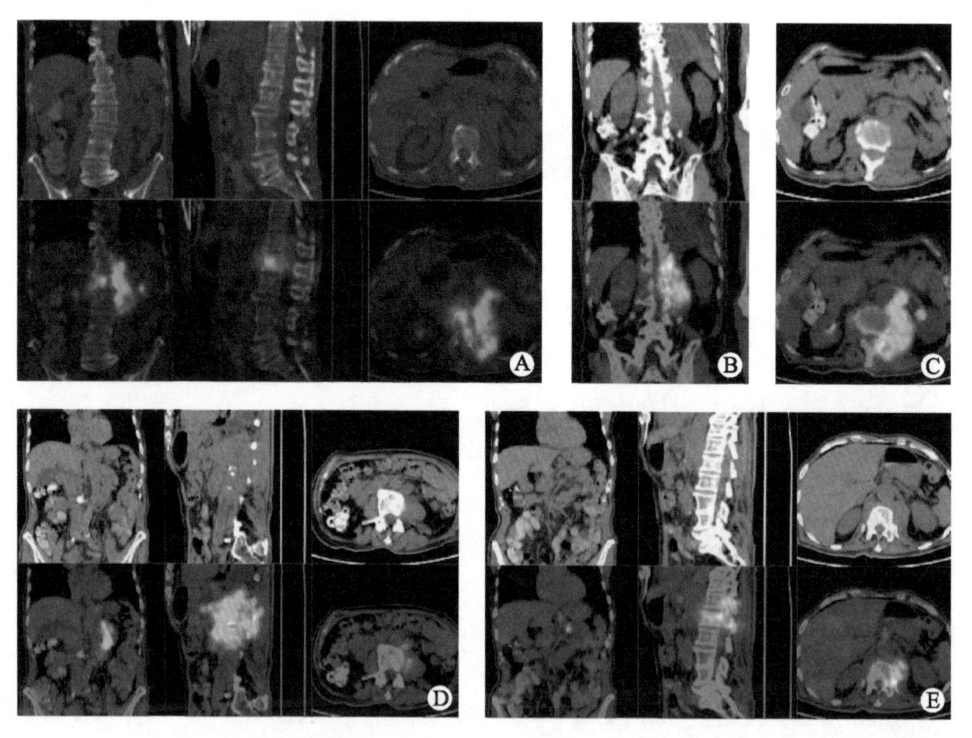

A 显示 T_{12} ~ L_1 椎体左侧半骨质部分破坏伴 FDG 代谢明显增高；B、C 显示 T_{12} ~ L_2 椎体左旁不规则高代谢肿物；D、E 显示膈下贲门后方、腹腔干周围、腹膜后腹主动脉旁多发高代谢肿大淋巴结。

图 42－3　^{18}F-FDG PET/CT

【PET/CT 诊断意见】

1. T_{12} ~ L_1 椎体破坏，T_{12} ~ L_2 椎体左旁巨大 FDG 高代谢软组织肿块、腹腔及腹膜后多发 FDG 高代谢淋巴结，考虑为淋巴瘤（Ⅱ期）。

2. 左侧胸腔积液；L_3 ~ L_4 椎体部分融合。

病例讨论

论点1：患者腰椎骨质破坏，伴软组织肿块形成并累及附件，腹膜后多发 FDG 代谢异常增高的肿大淋巴结，病程较长且脊柱病灶增大，需警惕侵袭性淋巴瘤多部位累及可能。

论点2：该患者为老年男性，须考虑到转移瘤可能，但脊柱转移瘤常累及多个椎体，呈“跳跃征”，椎间盘不受累，椎间隙正常，病变椎体可为多发或单发溶骨性破坏、成骨性或混合性改变，以溶骨性破坏多见，病变多累及椎弓根及椎体后部；椎旁软组织肿块较局限，常累及脊髓。由于中老年人骨髓中脂肪含量较高，正常骨髓 T_1WI 信号较高，而转移瘤病灶 T_1WI 大多为低信号，STIR 序列呈均匀片状高信号。该患者 MRI 病变脊柱信号不能排除转移瘤。

论点3：该患者脊柱病变，须鉴别脊柱结核可能。脊柱结核好发于儿童及青年人，男多于女，多继发于其他器官结核，脊柱结核可有椎间盘破坏、椎间隙变窄，该患者已经出现多个锥体信号异常，但椎间隙尚存，椎旁软组织代谢明显均匀增高，未见坏死的放射性稀疏区，与椎旁冷脓肿也不相符，所以脊柱结核暂不考虑。同时患者腹腔、腹膜后见多个高代谢淋巴结，乳酸脱氢酶增高，肿瘤标志物未见异常，综上，淋巴瘤可能性最大。

【病例讨论小结】

本例患者为老年男性，病程时间较长，3 年前已有 MRI 影像信号异常表现，但未予明确性质，且当时无明显症状而未引起足够重视。2020 年 6 月患者有持续不缓解的腰痛，MRI 提示腰椎局部骨质破坏伴周围软组织肿块形成，虽然 MRI 上 T_1 等低、T_2 等高的异常信号有提示淋巴瘤可能，但肿物跨椎管内外生长仍不能排除神经源性肿瘤可能。进一步行全身 PET/CT 提示除 T_{12} ~ L_1 椎体左侧半骨质部分破坏伴 FDG 代谢升高之外，膈下贲门后方、腹腔干周围、腹膜后腹主动脉旁见多发 FDG 高代谢肿大淋巴结，淋巴瘤证据相对充足，其代谢特点提示 B 细胞来源的侵袭性淋巴瘤可能性大。

病理诊断

腹膜后腰椎脊柱旁穿刺，组织内见异型淋巴浸润，部分瘤细胞中等大小，部分瘤细胞大，并见瘤巨细胞形成，符合侵袭性 B 细胞淋巴瘤，倾向为弥漫大 B 细胞瘤。免疫组化结果显示：Vimentin(＋)，CK(＋)，CK8/18(－)，CD20(弥漫＋)，CD30(＋)，CD3(＋，T 细胞＋)，CD34(－)，Desmin(－)，Ki-67 指数(80%)（图 42－4）。

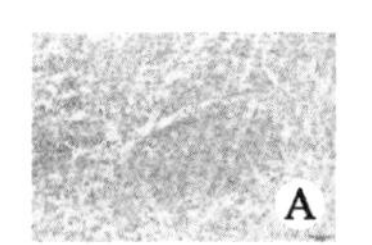

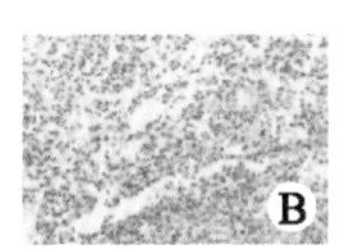

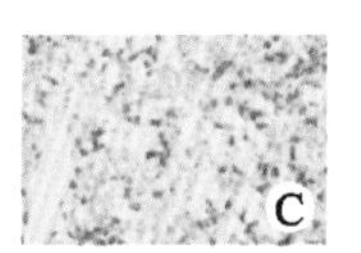

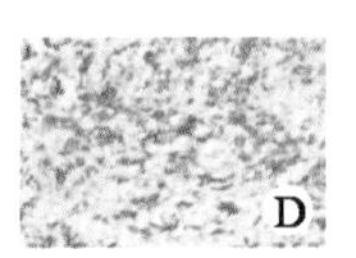

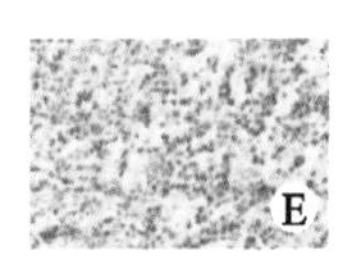

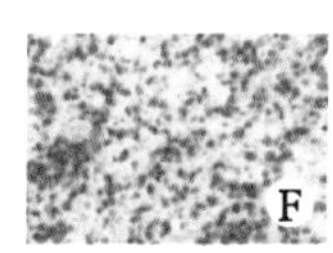

A 为 HE 染色（×200）；B 为 HE 染色（×400）；C 为 CD3 阳性（×400）；D 为 CD20 阳性（×400）；E 为 PAX-5 阳性（×400）；F 为 Ki-67（指数为 80%）。

图 42－4　弥漫大 B 细胞淋巴瘤

临床随访

患者用 R-CHOP 方案化疗 6 个周期，复查 PET/CT 提示达到完全缓解。4 个月后患者感右侧腰腹部不适，PET/CT 提示 T_{11} ~ T_{12} 椎体右旁新发不规则高代谢肿块，再次穿刺病理明确复发。改用 GEMOX 方案 3 个周期，PET/CT 提示部分缓解，之后局部放疗，并口服来那度胺维持治疗。8 个月后 PET/CT 提示右腋窝、前中纵隔多发高代谢肿大淋巴结，均为新发，提示整体病情进展。

特邀专家点评

纵观本例患者的病情发展与治疗过程，PET/CT 的发现在临床明确诊断、治疗方案、疗效评估、复发监测等方面的作用得到了充分证实。尽管患者在确诊前 3 年，就曾有临床症状及影像学异常表现，但 FDG 的高摄取提示了病变的恶性特征，并因骨病灶外淋巴结的异常摄取而排除了其他类型恶性肿瘤，从而锁定了淋巴瘤诊断，并据此协助临床在制订和实施针对性治疗过程中积极为临床提供诊治证据。骨的原发恶性肿瘤多首先出现血行转移，故多发、非引流区的异常淋巴结摄取，提示其他骨肿瘤的可能性极低。这提示我们，对于异常 PET/CT 表现，分析判断时，应充分掌握 PET/CT 鉴别诊断的要点，并及时与临床医生沟通，提高核医学的服务质量。

讨论与文献综述

原发性骨淋巴瘤（primary lymphoma of bone，PLB）是一种发生于髓腔的结外淋巴瘤，1928 年 Oberling 首次描述该病，1939 年 Parker 首次将其作为一类独立疾病报道，当时将其命名为骨原发性网织细胞肉瘤，后因免疫组织化学的应用被证实起源于骨髓淋巴细胞，世界卫生组织将其分类为骨恶性淋巴瘤。PLB 多表现为局限性、单发性病变，占所有原发性恶性骨肿瘤的3%~7%，占所有恶性淋巴瘤的1%，约占所有结外淋巴瘤5%，可发生于任何年龄段，但好发于中老年人，平均年龄为 45 ~60 岁，男性略多于女性。PLB 主要是非霍奇金淋巴瘤，最常见的亚型是 B 细胞起源，而原发性骨霍奇金淋巴瘤罕见。PLB 首发于骨骼部位，可以累及单骨，亦可以累及多部位骨骼。大部分 PLB 患者表现为病变部位疼痛，伴局部软组织肿胀或肿块形成，15%~20% 患者合并病理性骨折，严重者出现脊髓压迫症状，而 B 细胞起源的症状通常不明显。PLB 病变主要累及四肢长骨，散发于骨盆、脊柱、颌骨、锁骨，而手部和脚部的骨骼很少受累。

目前公认的原发性骨淋巴瘤的诊断标准：①肿瘤首发部位在骨骼；②临床或其他辅助检查加影像学检查未发现骨骼以外部位的淋巴瘤；③在骨内病灶确诊为淋巴瘤后 6 个月，骨外仍未发现其他淋巴瘤病灶；④病理组织形态学和免疫组化证实。

MRI 更适用于评估脊柱受累和脊髓压迫的情况。脊柱淋巴瘤 MRI 表现特征：多见于胸椎，多先侵犯单个椎体；也可同时侵犯多个相邻椎体或呈跳跃性，可累及附件，椎间盘一般不受累。椎体骨质改变主要表现为斑片状或斑点状溶骨性破坏，常压缩呈楔形，向前后突起；也可有椎体形态无明显改变，受累椎体 T_1WI 呈稍低信号、T_2WI 呈稍高或高信号；椎管内和椎旁软组织肿块信号近似同平面肌肉信号，增强扫描见肿块强化较明显。常伴有椎管内硬膜外及椎旁软组织肿块；椎管内软组织肿块围绕脊膜生长，矢状面显示肿块上下径范围较大，呈长条状，可达2个节段以上椎体；椎旁软组织肿块可经椎间孔与椎管内肿块相连。

免疫病理显示淋巴瘤瘤体由瘤细胞单克隆增生组成，瘤体细胞成分较多，间质少，进而水分较少，因而决定大部分淋巴瘤的信号改变，与脊髓相比，T_1WI呈略低或等信号，T_2WI加权呈等或略高信号。增强后多表现为轻至中度强化，均匀或不均匀增强，少见明显均匀强化。探讨其机制，前两者可能为淋巴瘤血供不丰富，瘤体主要由大量均匀的瘤细胞构成，供造影剂分布的细胞外间隙较窄，因而瘤体呈中等度的增强，弥漫生长者易产生坏死和出血，表现出不均匀强化。

全身核素骨扫描与CT和MRI相比优势在于发现病灶时间短，特异性更高。^{18}F-FDG PET/CT是诊断PLB的一种较好的影像学检查方法，比全身核素骨扫描有更高的灵敏度和特异度，尤其是CT表现为密度正常和轻度改变的病灶及无症状患者，对评估病变的严重程度和治疗效果有重要意义。PET的诊断率高于CT（98.9% *vs.* 43.2%），差异有统计学意义，并且能够指导分期，PET/CT的结外淋巴瘤分期灵敏度、特异度和准确度分别为97%、100%和98%，而CT的灵敏度、特异度和准确度分别为87%、85%和84%。因肿瘤生长活跃，葡萄糖代谢旺盛，FDG摄取增加，PET显示放射性摄取增高，在CT无骨质密度异常改变未见能检出病灶的情况下，PET能够显示出更多骨髓受侵病灶。^{18}F-FDG PET/CT的临床价值主要为：①对已确诊为淋巴瘤的患者进行临床分期时，可借助PET/CT在显示病变以外的骨髓区域进行骨髓穿刺；②当化疗结束后，可通过比较前后的标准摄取值判断治疗效果。

由于PLB是一种可治愈的疾病，因此将其与其他溶解性骨病变（如癌和其他原发性骨肿瘤）进行鉴别是很重要的。原发性脊柱淋巴瘤需与脊柱转移瘤、脊柱结核等进行鉴别诊断。骨转移瘤：常有明确原发肿瘤，呈“跳跃征”累及多个椎体、椎弓根及椎体后部，椎间盘不受累，椎间隙正常，椎旁软组织肿块较局限；病变椎体可为溶骨性破坏、成骨性或混合性改变，溶骨性转移瘤骨破坏边缘多无硬化；MRI表现为T_1WI呈低信号，T_2WI加权呈高信号（信号强度高于淋巴瘤）。PLB病变的MR特点在T_2WI上显示以中等信号及不均匀信号为主，具有一定的特征性。脊柱结核：脊柱结核好发于青年，常有骨质破坏伴椎旁脓肿形成，分为中心型、边缘型、韧带型、附件型；中心型多表现为椎体内骨质破坏区伴“沙粒状”小死骨，边缘型表现为病变于椎体上下缘向椎体和椎间盘发展的骨破坏伴椎间隙狭窄，韧带型表现为始于前纵韧带下的病变累及椎体前缘、多个椎体及椎间盘，附件型表现为脊柱附件骨质破坏（骨小梁模糊，骨皮质模糊中断）。脊柱结核灶的MR特点为T_1WI上多呈均匀或混杂的低信号，T_2WI多呈混杂高信号。上述病变PET/CT均可表现为FDG代谢摄取异常增高。

影像检查对诊断有帮助但不能定性，如果临床或影像学疑诊PLB，须通过活检进行病理检查。手术活检尽量避免完整切除，活检组织较多会增加病理骨折风险，CT引导下穿刺活检亦有因组织碎小而难以通过病理诊断及分型的困难。骨原发淋巴瘤极易被误诊，因此诊断需借助多参数形态分析、免疫组织化学、流式细胞学、分子检测、临床及放射学等多种检查进行综合判断。

参考文献

1. ZHOU H Y, GAO F, BU B, et al. Primary bone lymphoma: a case report and review of the literature [J]. Oncol Lett, 2014, 8(4): 1551 – 1556.
2. 杨珍珍, 张明智, 张旭东, 等. 原发性骨淋巴瘤临床特点及预后分析 [J]. 白血病·淋巴瘤, 2017, 26(9): 519 – 522, 532.
3. MüLLER A, DREYLING M, ROEDER F, et al. Primary bone lymphoma: clinical presentation and therapeutic considerations [J]. J Bone Oncol, 2020, 25: 100326.
4. BINDAL P, DESAI A, DELASOS L, et al. Primary bone lymphoma: a case series and review of literature [J]. Case Rep Hematol, 2020: 4254803.
5. MESSINA C, CHRISTIE D, ZUCCA E, et al. Primary and secondary bone lymphomas [J]. Cancer Treat Rev, 2015, 41(3): 235 – 246.
6. 李元吉, 李玉富, 杜建伟, 等. 11 例原发性骨淋巴瘤临床分析 [J]. 中华血液学杂志, 2017, 38(7): 597 – 601.
7. STEFANINI F S, GOIS F W C, DE ARRUDA T C S B, et al. Primary bone lymphoma: pictorial essay [J]. Radiol Bras, 2020, 53(6): 419 – 423.
8. 丁洋, 王晓萌. 原发性骨淋巴瘤的影像学及临床病理特征 [J]. 白血病·淋巴瘤, 2011, 20(6), 380 – 381.
9. 张信信, 刘燕, 郝跃文. 原发性脊柱淋巴瘤的 MRI 特点 [J]. 实用放射学杂志, 2014, 30(12): 2027 – 2029.
10. KRISHNAN A, SHIRKHODA A, TEHRANZADEH J, et al. Primary bone lymphoma: radiographic-MR imaging correlation [J]. Radiographics, 2003, 23(6): 1371 – 1383.
11. LIU Y. The role of ^{18}F-FDG PET/CT in staging and restaging primary bone lymphoma [J]. Nucl Med Commun, 2017, 38(4): 319 – 324.
12. 谢齐, 郑汉朋, 邱乾德. 原发性脊柱淋巴瘤 MRI 表现特征 [J]. 中华血液病学杂志, 2016, 37(3): 253 – 256.

（李斌　整理）

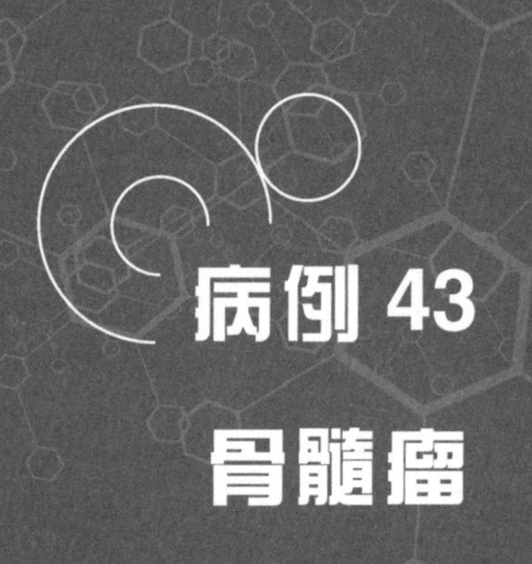

病例 43
骨髓瘤

病历摘要

【基本信息】

患者，女性，79 岁。

主诉：颈背部疼痛伴左上肢麻木 2 个月。

现病史：2 个月前无明显诱因出现颈背部疼痛伴左上肢麻木、疼痛，呈阵发性。行颈椎磁共振显示 C_6 ~ C_7 椎间盘突出并椎管狭窄，入院后行胸部 CT 检查发现肺部小结节及多发肋骨骨质破坏，考虑恶性肿瘤伴多发转移。

既往史与家族史：高血压病史 2 年余，冠心病病史 20 余年。无家族遗传病及传染病病史。

查体：四肢肌力、肌张力正常，颈背部疼痛，左上肢麻木，颈肩部皮肤无明显水肿，双下肢感觉正常，双手、双足及躯干皮肤无明显异常。

【辅助检查】

影像学检查：胸部 CT 显示双肺多发散在结节，双侧肋骨多发骨质破坏。颈椎磁共振显示 C_6 ~ C_7 椎间盘突出并椎管狭窄。

实验室检查：肿瘤标志物未见明显异常，血常规及生化全套未见明显异常。

【临床初步诊断】

①肩背部疼痛原因待查；②双肺结节，性质待定；③双侧肋骨多发溶骨性破坏原因待查。

【临床关注点】

老年男性，感染指标及肿瘤标志物无明显异常，胸部 CT 发现双肺多发小结节及双侧肋骨骨质破坏，肺结节与骨破坏性质如何考虑，恶性肿瘤并多发转移?

PET/CT检查

【操作流程与参数】

患者检查前禁食 6 h 以上，空腹血糖 6.4 mmol/L。^{18}F-FDG 剂量 7.23 mCi，注射后 1 小时检查，延迟扫描为注射后 2 小时开始。PET/CT 检查采用 uMI 510 PET/CT 扫描仪（联影公司）。采集参数：CT 扫描电压 120 kV，电流采用自动毫安秒，螺距 5.625，层厚 3 mm。PET 扫描，3 分钟/床位。扫描范围从颅顶至股骨中段。图像采用 CT 扫描数据衰减矫正，图像重建采用有序子集最大期望值迭代法。

【PET/CT 所见】

双肺见多发小结节，最大约 5 mm × 6 mm，未见明显异常代谢；右侧肩胛骨及肱骨、脊柱多发椎体、胸骨、双侧多发肋骨及骨盆多发溶骨性骨质破坏，其中右侧肱骨及肩胛骨、双侧多发肋骨髓腔内病灶破坏骨皮质后形成软组织肿块呈高代谢，SUV_{max} 为 5.6，部分溶骨性病灶未见明显代谢；双侧肺门及纵隔可见多发稍高代谢淋巴结影，最大者位于纵隔 4R 区，大小约 16 mm × 9 mm，SUV_{max} 为 7.3（图 43 - 1）。

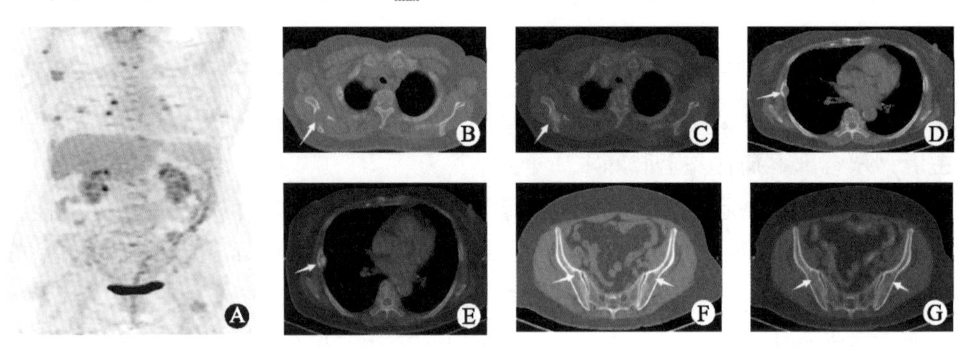

A 为 MIP 图；B、C 显示右侧肩胛骨骨质破坏伴软组织肿块，SUV_{max} 为 4.8；D、E 显示右侧第 7 肋骨膨胀性骨质破坏，SUV_{max} 为 5.6；F、G 显示双侧髂骨溶骨性骨质破坏，SUV_{max} 为 1.7。

图 43 - 1　^{18}F-FDG PET/CT

【PET/CT 诊断意见】

1. 全身多发骨质破坏（溶骨性），部分病灶周围软组织并高代谢，考虑骨髓瘤可能性大。

2. 双肺多发结节，纵隔及双肺门稍高代谢淋巴结，考虑炎性病变可能性大。

3. 余躯干及脑部 PET/CT 检查未见明显异常代谢征象。

病例讨论

论点 1：老年男性，颈背部疼痛伴左上肢麻木 2 个月，MRI 提示 C_6 ~ C_7 椎间盘突出并椎管狭窄，可以表现为左上肢麻木；PET/CT 提示颈椎、右侧肱骨及肩胛骨骨质破坏可造成患者颈背部疼痛。患者全身多发骨质破坏，双肺多发无代谢小结节，双肺门多发高代谢淋巴结，结合老年患者特点，一元论考虑恶性肿瘤并双肺及肺门、纵隔淋巴结、全身多发骨转移可以解释，虽 PET/CT 未发现原发病灶，尚不能除外隐匿性恶性肿瘤可能。

论点2：该病例 PET/CT 表现以多发溶骨性骨质破坏为特征，骨髓瘤常见于老年患者，以溶骨性骨质破坏为主要表现，形成周围软组织肿块时，呈高代谢改变，仅局限于骨质内时常无明显代谢，该患者以多发溶骨性骨质破坏为主要影像学特征，倾向骨髓瘤诊断。双肺无代谢结节及纵隔、双肺门高代谢淋巴结，在老年患者 PET/CT 检查中常见，考虑炎性或反应性改变可能性大，建议 6 个月后胸部高分辨 CT 随访。综上所述，第一诊断考虑骨髓瘤，第二诊断为隐匿性恶性肿瘤并多发转移，建议穿刺右侧肩胛骨病变。

论点3：该患者未见明显骨质疏松，颅骨未见穿凿样骨质破坏，不符合骨髓瘤典型表现。患者右侧肱骨髓腔内软组织密度影，双肺门及纵隔高代谢淋巴结，需要排除淋巴瘤多发骨质浸润可能。

【病例讨论小结】

患者为老年女性，平素体健，主诉颈背部疼痛伴左上肢麻木 2 月余，MRI 发现颈椎间盘突出并椎管狭窄，查体发现胸部多发小结节，临床考虑转移瘤待排后行 PET/CT 检查，发现全身多发骨质溶骨性破坏。肺部结节较小且无明显代谢，考虑为良性增生性病变。双侧肺门及纵隔淋巴结呈对称性高代谢，符合老年患者常见的非特异性改变。部分结外淋巴瘤可以累及骨质，并可以在肺内形成结节等改变，但患者肺门及纵隔淋巴结体积不大，且其他区域淋巴结无明显异常，同时脾脏不大，代谢亦不高，临床症状无发热、体重减轻等典型表现，淋巴瘤可能性较小。患者虽颅骨未见骨质破坏，未见明显骨质疏松，但影像表现以全身多发溶骨性骨质破坏为主，部分突破骨皮质形成软组织肿块，部分病灶代谢明显增高，骨髓瘤可以有此表现。该患者临床考虑恶性肿瘤并转移，未行骨髓瘤相关的实验室检查，建议临床补充相关检查。

病理诊断

骨髓穿刺：以浆细胞为主，巨核细胞易见，成熟分叶核为主特染：Ag(++)，Perls(0)，PAS 粒巨系(+)。免疫组化：CD34 个别细胞(+)，CD117 个别细胞(+)，CD42b 巨核细胞(+)，CD138 浆细胞(+)，CD20 部分细胞(+)，CD3 少量细胞(+)，Kappa 大量细胞(+)，Lambda 个别细胞(+)。诊断：浆细胞骨髓瘤（图 43-2）。

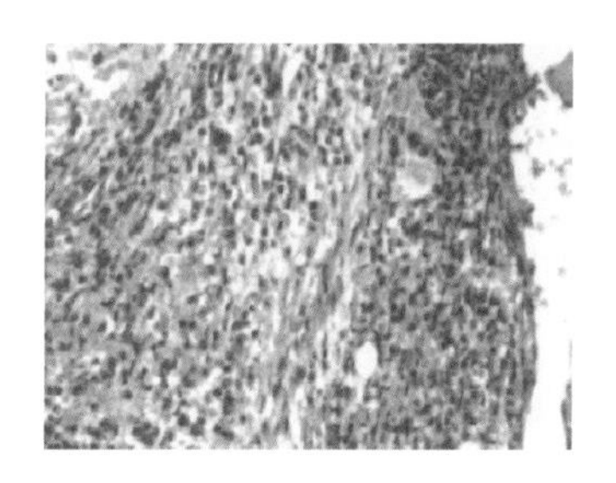

图 43-2　骨髓瘤（HE 染色，×100）

临床随访

患者住院期间补充实验室检查指标如下。IgA：1415 mg/dL；IgM：33 mg/dL；血轻链

κ定量：1610 mg/dL；血轻链λ定量：326 mg/dL；骨髓单克隆浆细胞比例：12.23%。确诊后患者到上级医院诊治。

特邀专家点评

PET/CT结果分析时，应该充分结合检查对象的流行性病学、临床、实验室和其他影像特征，主要理由包括：①FDG是“广谱”显像剂，因此需要克服其在病变诊断灵敏度和特异性方面的不足；②PET/CT因采集时间、设备技术因素，往往数据量不足，从其他方面获得证据，有助于弥补信息不足的缺欠，提高诊断信心；③所有疾病都不是单一因素、非黑即白的，多角度考虑可以更客观、系统地把握诊断主动性；④克服阅片者主观认识上的局限性。本例的正确诊断就是上述综合分析、辩证思维的例证。

讨论与文献综述

多发性骨髓瘤（multiple myeloma，MM）是一种骨髓中浆细胞的肿瘤性克隆增生的恶性疾病，其特征是重链和轻链单克隆蛋白（M蛋白）过度产生，约占血液系统恶性肿瘤的10%，在我国是血液系统第2位常见恶性肿瘤，好发于中老年人，中位年龄为66岁；常见的临床表现为血钙增高、骨痛、贫血和肾损害，特征性表现为溶骨性骨质破坏。综合参考美国国立综合癌症网络及国际骨髓瘤工作组的指南，分为意义未明单克隆免疫球蛋白增多症（monoclonal gammopathy of undetermined significance，MGUS）、冒烟型骨髓瘤（smoldering multiple myeloma，SMM）和活动性骨髓瘤（active multiple myeloma，AMM）。

骨病是骨髓瘤的典型特征，主要以局灶或多发、弥漫分布的骨骼溶骨性病变为特征性表现，髓外病变可侵及淋巴结或结外器官、组织；CT上可见典型的“穿凿样”改变，尤以发生在颅骨病变最具有特征性。病变一般从髓腔开始，部分病灶可逐渐破坏骨皮质后形成髓外软组织肿块。骨髓瘤主要累及椎体、颅骨、骨盆和肋骨，以及长骨的近端干骺端，股骨和肱骨多见，主要以膨胀性改变为主，极少出现成骨性改变，肿瘤大多边界清晰，边缘无硬化，肋骨多呈皂泡样改变，邻近胸膜常可见到结节样增厚，脊柱、骨盆多呈虫蚀样溶骨性改变，脊柱病变常为连续椎体累及，椎间盘不破坏。PET/CT多表现为弥漫性的轻度高代谢或无代谢，伴有骨皮质破坏及软组织肿块的形成的病灶多呈高代谢，而研究认为大量高代谢的病灶出现往往提示预后不佳。骨髓瘤骨质破坏伴周围软组织影是预示MM髓外浸润的一个重要影像学特征，且髓外组织的活性SUV_{max}一般会稍高于髓内病变本身的肿瘤活性。对于弥漫性骨髓浆细胞浸润性病变，MRI较^{18}F-FDG PET/CT更敏感，但^{18}F-FDG PET/CT扫描阴性的患者骨髓浆细胞浸润率最低，而混杂或弥漫性高代谢的患者浸润率最高。^{18}F-FDG PET/CT被认为是评估和监测多发性骨髓瘤治疗后代谢反应的首选影像学技术。与MRI相比，^{18}F-FDG代谢的变化可以更早评估治疗效果。

在鉴别诊断方面，主要与引起多发骨质破坏的疾病相鉴别。①骨转移瘤，PET/CT全身显像在明确诊断原发肿瘤的情况下，对于骨转移瘤的诊断相对简单；主要鉴别难度在于一些原因不明溶骨性转移瘤，有研究认为骨髓瘤较原因不明溶骨性转移瘤有着更低的SUV_{max}与更小的病灶长径，病灶代谢也多表现为弥漫性分布，同时可伴有全身性的骨质疏松，同时转移瘤很少累及颅骨，而骨髓瘤常累及颅骨。②骨淋巴瘤，不论是原发性还是继发性的骨淋巴瘤均可出现溶骨性的骨质破坏，病变边缘常不清晰，大多数病灶呈明显高代谢改变。原发性骨淋巴瘤最显著的影像学特点是病骨旁出现与骨质破坏不匹配的巨大软组织肿块，骨皮质破坏不明显，膨胀性改变少见。继发性淋巴瘤常可见到全身多部位的淋巴结肿大，亦可累及肝脾等器官。③甲状旁腺功能亢进症所致骨棕色瘤，两者影像学及PET/CT代谢表现较为相似，均容易伴随骨质疏松，且以溶骨性改变为特征，但部分棕色瘤内部可见骨嵴或呈多囊型，骨膜下骨吸收为其特征性改变。

PET/CT在骨髓瘤中的应用越来越得到权威指南推荐，依靠其全身显像的优势在诊断和临床分期方面明显优于其他影像学技术，同时功能显像可以更早地反映治疗变化及检出残存病灶，在临床诊疗决策中发挥越来越重要的作用。

参考文献

1. WANG S, XU L, FENG J, et al. Prevalence and incidence of multiple myeloma in urban area in China: a national population-based analysis [J]. Front Oncol, 2020, 9: 1513.
2. 中国医师协会血液科医师分会，中华医学会血液学分会. 中国多发性骨髓瘤诊治指南(2022年修订)[J]. 中华内科杂志, 2022, 61(5): 480-486.
3. RAJKUMAR S V, DIMOPOULOS M A, PALUMBO A, et al. International Myeloma Working Group updated criteria for the diagnosis of multiple myeloma [J]. Lancet Oncol, 2014, 15(12): 538-548.
4. 郭锐，李囡，方志伟，等. ^{18}F-FDG PET/CT在骨破坏鉴别诊断中的应用[J]. 中华肿瘤防治杂志, 2018, 25(8): 581-585.
5. 吴增杰，边甜甜，王艳丽，等. ^{18}F-FDG PET/CT显像$SUV_{max}>2.5$的病灶数及肿瘤代谢体积对多发性骨髓瘤预后评估的价值[J]. 中华核医学与分子影像杂志, 2016, 36(1): 44-47.
6. SACHPEKIDIS C, MAI E K, GOLDSCHMIDT H, et al. ^{18}F-FDG dynamic PET/CT in patients with multiple myeloma: patterns of tracer uptake and correlation with bone marrow plasma cell infiltration rate [J]. Clin Nucl Med, 2015, 40(6): 300-307.
7. CAVO M, TERPOS E, NANNI C, et al. Role of ^{18}F-FDG PET/CT in the diagnosis and management of multiple myeloma and other plasma cell disorders: a consensus statement by the International Myeloma Working Group [J]. Lancet Oncol, 2017, 18(4): 206-217.
8. 邓成文，张晓莹，吕中伟，等. ^{18}F-FDG PET/CT显像对多发性骨髓瘤与原因不明溶骨性转移瘤的鉴别诊断价值[J]. 中华核医学与分子影像杂志, 2022, 42(5): 269-273.
9. 吴枕戈，郑汉朋，邱乾德. 原发性骨淋巴瘤影像表现[J]. 中国临床医学影像杂志, 2016, 27(6): 431-434.
10. 王云钊. 中华影像医学骨肌系统卷[M]. 北京：人民卫生出版社, 2002: 604—605.

（周建立　整理）

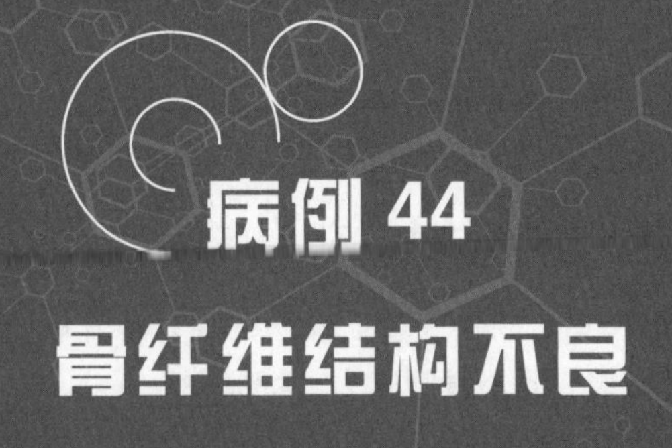

病例 44

骨纤维结构不良

病历摘要

【基本信息】

患者，女性，59 岁。

主诉： 确诊慢性肾功能衰竭（尿毒症期）5 年余，规律血液透析 4 年。

现病史： 患者 8 年前无明显诱因出现乏力、纳差，无头痛、恶心、呕吐，无皮肤瘙痒，无皮肤淤斑、鼻衄、黑便，无发热，无咳嗽、咳痰、咯血、盗汗、呼吸困难等症状。5 年前于当地医院就诊，查血肌酐 190 μmol/L，予以口服“尿毒清颗粒、百令胶囊”等药物，后血肌酐逐渐升高，最高至“900 μmol/L”，诊为“慢性肾功能衰竭，尿毒症期”。4 年前至当地医院开始行“规律血液透析治疗（每周 3 次）”。

既往史与家族史：“高血压”病史 15 年余，最高血压 160/110 mmHg，规律口服“氨氯地平、厄贝沙坦”降压药物，血压控制可；30 年前行宫外孕手术。

查体： 左前臂动静脉瘘通畅，双肾未触及，双肾区局部无隆起、无叩击痛。

【辅助检查】

影像学检查。 CT 平扫：左侧第 6 肋骨溶骨性骨质破坏并软组织肿物形成、右侧第 9 肋骨形态不规整，双侧多发肋骨、多发胸腰椎及左侧锁骨近端可见斑片状低密度影，伴周边硬化。

实验室检查。 血常规：红细胞 3.46×10^{12}/L，血红蛋白 99 g/L，血小板总数 178×10^{9}/L，白细胞 7.26×10^{9}/L，中性粒细胞百分率 81.0%；脑利尿钠肽 600.87 pg/mL；丙氨酸氨基转移酶 5 U/L，钾 5.92 mmol/L，肌酐（酶法）1149 μmol/L，天冬氨酸氨基转移酶 11 U/L，葡萄糖 6.75 mmol/L，镁 1.06 mmol/L，尿酸 433 μmol/L，无机磷 1.84 mmol/L，钙 2.29 mmol/L。女性肿瘤检验：鳞状细胞癌抗原 1.7 ng/mL；人附睾蛋白 4 1022 pmol/L；余均阴性。

【临床初步诊断】

全身多发骨病变。

【临床关注点】

中年女性，有肾功能衰竭病史，全身多发骨病变，部分肿瘤标志物升高（鳞状细胞癌抗原 1.7 ng/mL；人附睾蛋白 4 1022 pmol/L）。全身多发骨病变性质如何？与肾脏疾病是否有关联？

PET/CT检查

【操作流程与参数】

患者检查前禁食 6 h 以上，空腹血糖 5.1 mmol/L，静脉注入^{18}F-FDG 显像剂，用量为 3.70 MBq/kg，注射后 1 小时检查。PET/CT 检查采用 GE Discovery 710 Clarity PET/CT 扫描仪。采集参数：CT 扫描管电压 120 kV，管电流设置为 300 mAs，层厚 3 mm，开启三维模式，每个床位速度为 90 秒，PET 扫描 2 分钟/床位，扫描范围从颅顶至腹股沟以下。图像采用 CT 扫描数据衰减矫正，图像重建采用超级迭代法。

【PET/CT 所见】

左侧第 6 肋骨可见地图状、溶骨性骨质破坏，周围可见软组织肿块形成，软组织肿块部分 FDG 摄取增高，SUV_{max}为 5.3。左侧锁骨胸骨端、右侧第 9 肋骨、第 1 腰椎椎体可见溶骨性骨质破坏，FDG 摄取不高。右侧顶骨可见圆形骨质密度不均匀区，FDG 摄取不高。肋骨、椎体、盆骨可见多发点状、环状低密度或高密度影，FDG 摄取不高（图 44－1）。

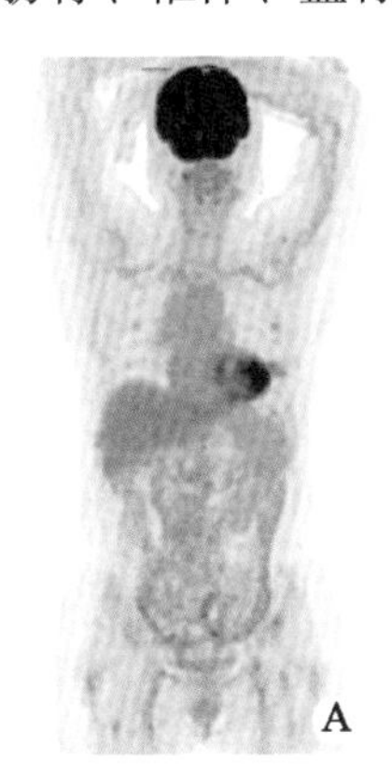

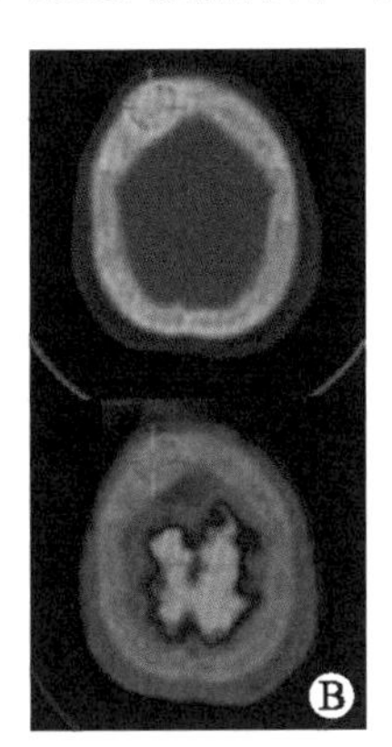

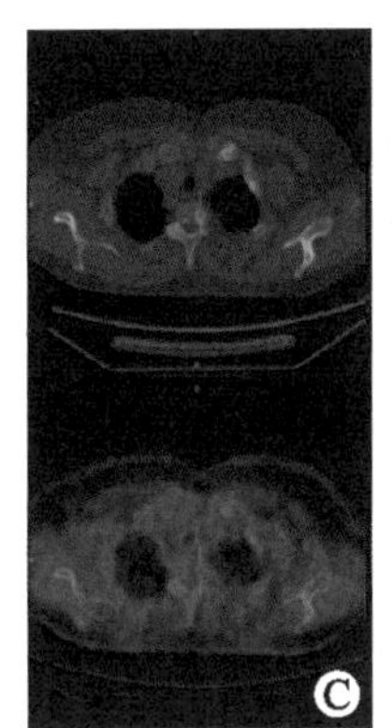

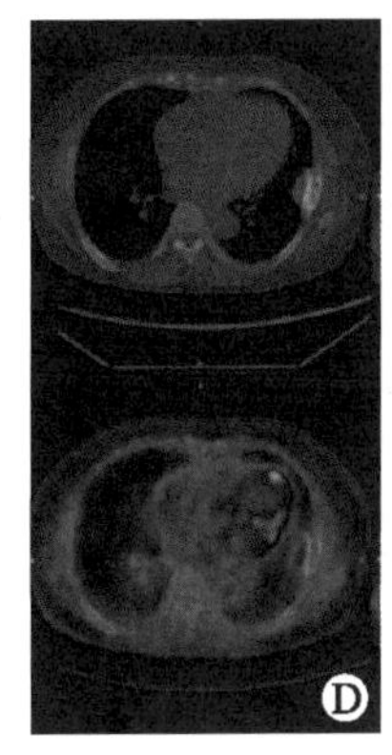

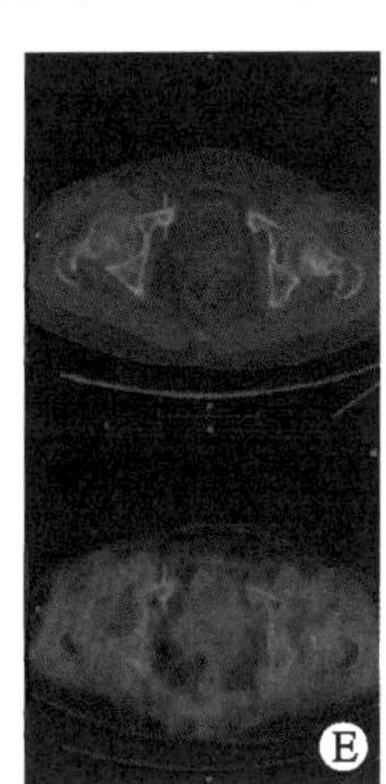

A 为体部 MIP 图；D 可见左侧第 6 肋骨局部溶骨性骨质破坏伴软组织形成，代谢异常增高；B、C、E 见右侧顶骨、部分椎体及右侧髋臼骨质破坏，代谢未见明显异常。

图 44－1　^{18}F-FDG PET/CT

【PET/CT 诊断意见】

左侧第 6 肋骨骨质破坏并软组织肿块形成，肿块部分 FDG 代谢增高；右侧顶骨、左侧锁骨胸骨端、多根肋骨、多个椎体、盆骨多处骨质破坏，FDG 代谢不高；以上首先考虑骨纤维异常增生症，建议左侧第 6 肋骨区穿刺活检。

病例讨论

论点 1：中年女性，患者有肾功能衰竭病史，CT 可见多发骨质破坏，部分病灶周边可见软组织形成，首先要注意鉴别是否存在骨髓瘤性肾病及肾性骨病的可能。骨髓瘤性肾病好发于中老年人，男性多见，患者可有多发性骨髓性的特征性表现，如骨痛、血清单株球蛋白增高、蛋白电泳 M 带及尿本周蛋白阳性等，且 CT 上多可表现为明显穿凿样骨质破坏区。当慢性肾功能不全时，患者出现一系列骨内和骨外病变；临床主要表现为纤维囊性骨炎、骨质疏松、软骨病、骨硬化及转移性钙化。肾性骨质软化表现为骨小梁模糊，骨皮质变薄，骨密度降低，多发且对称的假骨折线是诊断骨质软化的重要征象。骨质硬化可见骨密度弥漫性增高，四肢长骨对称性硬化。本例患者临床症状、全身多发溶骨性及部分膨胀性骨病灶与上述不符合，暂排除骨髓瘤性肾病及肾性骨病的可能。

论点2：患者全身多发骨病变，我们首先判断骨病变的性质，做好病灶良恶性的鉴别。骨恶性病变包括骨原发性恶性肿瘤和转移瘤。原发性恶性骨肿瘤会因为肿瘤病灶增生状态的不同而出现不同程度的 FDG 代谢增高灶，但在 CT 上恶性骨肿瘤病灶较少出现硬化，并且具有 CT 影像特点及好发部位，如溶骨样破坏、骨膜反应及软组织肿块的形成等。骨多发转移瘤在 CT 上一般少有膨胀性改变及丝瓜瓤样改变，而且在 PET/CT 上可检出原发肿瘤病灶。本病例中多个骨病灶周边可见到骨质硬化边形成，且 FDG 摄取不高，由此来看，考虑骨良性病变可能性大。由于左侧第 6 肋骨周边可见有明显软组织形成，建议行穿刺活检取病理以明确诊断。

论点3：该患者无骨痛等恶性肿瘤的临床症状，全身多发骨病灶可见硬化边形成，且 FDG 摄取不高，考虑骨良性病变可能性大，但骨良性病变种类众多，每种病变都具有自身 CT 影像特点及好发部位，要注意鉴别。骨嗜酸性肉芽肿：破坏区位于骨髓腔，呈膨胀性生长，边缘清楚，少有硬化边，常伴有层状骨膜反应；PET/CT 上显示 FDG 摄取增高。本例患者表现为骨皮质变薄、中断，呈地图状、溶骨性骨质破坏，可见硬化边，部分病灶 FDG 代谢增高，不能除外多发骨纤维结构不良的可能。

【病例讨论小结】

全身多发骨占位病例，考虑多发性骨髓瘤、骨多发转移瘤、骨纤维结构发育不良等。该患者为中年女性，以多发溶骨性骨质破坏为主要发现，部分部位可呈膨胀性改变且伴软组织肿块形成，FDG 代谢程度为轻度增高。病灶周边无骨膜反应，部分病灶可见硬化边，其典型的 CT 影像与多发性骨转移瘤不符。多发性骨髓瘤在临床上会出现骨痛，以中轴骨多见，CT 的典型征象为穿凿样骨质破坏，无硬化边，与本例患者表现不同，暂不考虑。经讨论最后排除骨恶性病变。对于本例患者，还是要对骨的一些良性的骨病变来进行鉴别，采取左侧第 6 肋骨病灶进行活检应该能得到指导性的临床诊断。

病理诊断

肋骨肿物穿刺活检送检显示增生的纤维组织和骨组织，骨小梁排列不规则，无极性，被纤维组织分割，大部分骨小梁周围缺乏骨母细胞，病变考虑为纤维结构不良（图 44－2）。

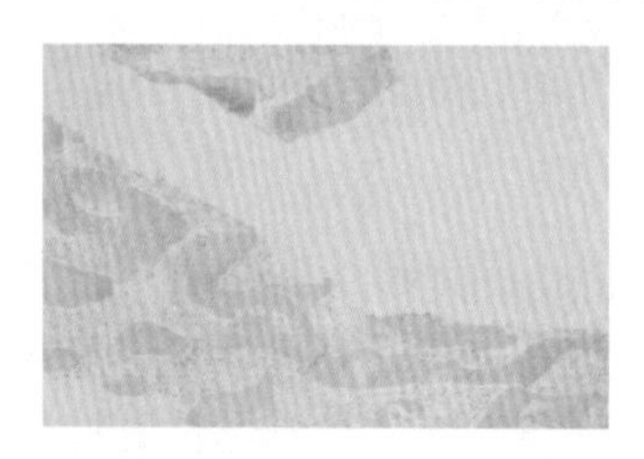

图 44－2　骨纤维结构不良（HE 染色，×40）

临床随访

该患者肋骨活检诊断为骨纤维结构不良。3 个月后电话随访，患者自诉未有明显不适，且于外院再次行影像学检查考虑良性病变后未做特殊处理。

特邀专家点评

该患者为中年女性，全身多发地图状、溶骨性骨质破坏伴硬化边，病变部呈不均匀低密度，参考 CT 值约为 150 HU，无骨皮质破坏、骨膜反应等恶性征象，^{18}F-FDG PET/CT 全身显像显示部分骨病灶代谢轻度增高，无原发性恶性肿瘤的阳性表现，患者无骨相关临床症状（骨痛等）、无代谢性骨病的实验室检查异常（如低血钙、高血磷等），综合评判，考虑为良性骨肿瘤可能性更大。良性骨肿瘤中骨纤维结构不良、多发内生软骨瘤均可多发。多发内生软骨瘤在 CT 上常呈水样低密度，常无硬化边，部分病灶内可见点状、弧形，甚至环形钙化。内生软骨瘤在^{18}F-FDG PET/CT 显像上表现为无或轻微 FDG 摄取。骨纤维结构不良的典型 CT 表现为磨玻璃改变，骨内膜贝壳征，周边有硬化边形成；CT 低密度区 FDG 摄取较高，均匀的较高密度区几乎无 FDG 摄取。综上所述，倾向于骨纤维结构不良。通过对左侧第 6 肋骨病灶的穿刺活检可明确诊断。

讨论与文献综述

骨纤维异常增殖症（fibrous dysplasia，FD）又名骨纤维结构不良，可发生在人体骨骼任何部位，并可累及单个骨或多个骨，累及多个骨称为多骨性纤维异常增殖症（polyostotic fibrous dysplasia，PFD）。本病好发于 3～60 岁，约 70% 发生于 11～30 岁，男女之比约为 1.5：1。该病进展较慢，病程可为数年至数十年。研究表明：90% 的 FD 病例涉及颅面区域，颅面部因解剖结构复杂，临床表现也有所差异，最常见的表现为局部无痛性肿块、头面部膨隆畸形、邻近结构扭曲及头颅不对称。典型 FD 在青春期后稳定或减缓，小病变只需活检排除其他病变。FD 的诊断主要基于临床表现、影像学、组织病理学检查。

FD 的 X 线片特征性表现主要分为囊状膨胀改变、磨玻璃样改变、丝瓜瓤样改变、虫蚀状改变及硬化改变，部分患者可合并病理性骨折，但一般不出现骨膜反应。CT 检查对病灶内囊变、破坏、钙化和骨化等结构更为精确敏感。一般情况下 CT 表现为以一种类型为主、多种类型并存的状态，各种征象可发生相互间转化。病变不同的骨样组织、纤维组织、骨小梁成分比例会使得 MRI 信号表现发生明显差异，所以能够利用 MRI 信号表现来对病理成分进行准确判断。若是主要为纤维骨样组织时，MRI 会表现出 T_1WI 中、低信号，T_2WI 高、较高信号，进行增强后可存在不同程度的强化。在病变表现出主要为纤维组织时，MRI T_1WI、T_2WI 上均呈低信号，若是病灶中存在大量骨小梁和少量的纤维组织，MRI 则会表现出明显的 T_1WI 低信号、T_2WI 高信号，并且表现出膨胀样改变，周围存在骨硬化边缘，周围软组织出现比较显著的肿胀，目前在临床上该类型比较常见。MRI 较 CT 具有以下优势：①病变组织的病理特征可通过其 MRI 信号特征评价；②MRI 能更清楚地显示周围软组织的受累情况；③病灶与髓腔的边界能够清晰区分。

核医学多模态分子影像代表性技术，^{99m}Tc-MDP 全身骨显像及^{18}F-FDG PET/CT 在 FD

的诊断中有重要作用。全身骨显像具有较高的灵敏度，对判断病变程度、疗效预测均有帮助。在 Gundgurthi 等研究的病案中，全身骨显像能显示出未被 X 线片或 MRI 发现的病灶，观察到 1 例 FD 患者的脊柱有多个溶骨性和膨胀性的病变，在前后位骨显像中，放射性浓聚出现在 FD 相应的病灶中。虽然全身骨显像较 X 线片更灵敏，但是多种良性溶骨性病变与骨转移的骨显像表现非常相似，这降低了其特异性。即便如此，全身骨显像仍是识别骨骼受累程度的最好方法，特别是多骨型 FD。Su 等对 FD 患者行 ^{18}F-FDG PET/CT 显像研究发现，不同病灶的 FDG 摄取具有较大的异质性，SUV_{max} 为 1.23 ~ 9.64；除此，研究发现 CT 上表现为低密度灶的病变 FDG 摄取较高，而表现为均匀较高密度病变几乎无 FDG 摄取。Strobel 等研究认为其 FDG 摄取差异是由不同患者在不同阶段骨组织重塑过程中，骨转换及成纤维细胞增殖程度不同所致：以矿化为主的成骨过程，表现为 CT 高密度，骨显像呈阳性表现，而 FDG 摄取相对较低；以成纤维细胞增殖为主的病灶，多表现为低密度，骨显像摄取相对较低，而 FDG 摄取可呈明显阳性表现。相关研究认为，在恶性肿瘤并发 FD 患者中，^{18}F-FDG PET/CT 对于恶性肿瘤的鉴别非常有价值。当有肿瘤病史的 FD 患者行 PET/CT 检查时，对 SUV 增加的病灶诊断需谨慎，对可疑的 FD 病例，必须做出鉴别诊断及组织病理诊断。今年来部分学者将 Na^{18}F PET/CT 用于 FD 患者中，认为其定量数据可作为 FD 治疗效果的参考指标。

在临床中，骨纤维结构不良应与以下疾病鉴别。①内生软骨瘤。病灶发生于骨髓腔或骨皮质内，膨胀程度不一，表现为溶骨性破坏，其内均有钙化，囊状透亮影内的钙化是诊断内生软骨瘤的重要依据。^{18}FDG PET/CT 显像上表现为无或轻微 FDG 摄取。②骨巨细胞瘤，多发者少见。CT 上表现为膨胀性、溶骨性骨质破坏，呈偏心生长，达到关节面下，病灶呈软组织密度，无钙化，骨膜新生骨少见；病灶内可见分隔；边缘清楚，有完整或不完整的硬化边，其在 PET/CT 显像上通常表现为高代谢灶。③单纯骨囊肿（simple bone cyst，SBC）及动脉瘤样骨囊肿（aneurysmal bone cyst，ABC），常见于儿童和青少年的单发囊性病变。SBC 好发于长骨干骺端，CT 图像表现为单发、边界清楚的囊性病变，部分有分隔，较易诊断。合并病理性骨折时，可出现“碎片陷落征”。PET/CT 显像，SBC 多数表现为低或轻微 FDG 摄取，少数可为明显摄取。ABC 的 CT 图像表现为骨质膨胀、骨皮质受压变薄、溶骨性骨质破坏、液 - 液平面及病变内分隔；PET/CT 显像表现为轻中度 FDG 摄取，SUV_{max} 为 1.1 ~ 6.9。

^{18}F-FDG PET/CT 是集功能成像和解剖成像于一体的多模态分子影像的代表性技术，既可以观察病变的形态学改变，也可全面反映疾病累及的范围，有利于病情评估的同时还能为临床活检起到指导性作用。

参考文献

1. LEE J S, FITZ GIB BON E J, CHEN Y R, et al. Clinical guidelines for the management of craniofacial fibrous dysplasia [J]. Orphanet J Rare Dis, 2012, 7 (suppl 1): S2.
2. KAYNAK B A. Conservative treatment of fibrous dysplasia [J]. Pak J Med SCI, 2019, 35(3): 873 - 876.
3. 何春. 骨纤维异常增殖症的影像学表现探讨 [J]. 医药前沿, 2016, 6(29): 111 - 112.
4. 孔祥泉. 肿瘤影像与病理诊断 [M]. 北京: 人民卫生出版社, 2009: 684—685.
5. 杜海峰, 孙百胜, 姜辉, 等. CT 和 MRI 检查诊断颅面骨骨纤维异常增殖症六例报告 [J]. 临床误诊误治, 2010, 23(7): 667-668.
6. 肖铮, 孙勇, 顾亚律, 等. 锁骨嗜酸性肉芽肿伴骨纤维组织增生 1 例 [J]. 中国医学影像学杂志, 2009, 17(6): 479-480.
7. ANITHA N, SANKARI S L, MALATHI L, et al. Fibrous dysplasia-recent concepts [J]. J Pharm Bioallied SCI, 2015, 7(SUPPL 1): 171-172.
8. GUNDGURTHI A, GARG M K, BHARDWAJ R, et al. Spinal polyostotic fibrous dysplasia in two adults: does only biopsy unravel the mystery [J]. Indian J Endocrinol Metab, 2013, 17(6): 1108-1113.
9. ZHANG Y, ZHAO C, LIU H, et al. Multiple metastasis-like bone lesions in scintigraphic imaging [J]. J Biomed Biotechnol, 2012, 2012: 957364.
10. 钟建秋, 张金赫, 尹吉林, 等. 骨纤维异常增殖症及其影像学诊断的研究进展 [J]. 中国中西医结合影像学杂志, 2017, 15(2): 238-241.
11. SU M G, TIAN R, FAN Q P, et al. Recognition of fibrous dysplasia of bone mimicking skeletal metastasis on ^{18}F-FDG PET/CT imaging [J]. Skeletal Radiol, 2011, 40(3): 295-302.
12. STROBEL K, BODE B, LARDINOIS D, et al. Pet-positive fibrous dysplasia-a potentially misleading incidental finding in a patient with intimal sarcoma of the pulmonary artery [J]. Skeletal Radiol, 2007, 36 (Suppl 1): 24-28.
13. KIM M, KIM H S, KIM J H, et al. ^{18}F-FDG PET-positive fibrous dysplasia in a patient with intestinal non-hodgkin's lymphoma [J]. Cancer Res Treat, 2009, 41(3): 171-174.
14. VAN DER BRUGGEN W, HAGELSTEIN-ROTMAN M, DE GEUS-OEI L F, et al. Quantifying skeletal burden in fibrous dysplasia using sodium fluoride PET/CT [J]. Eur J Nucl Med Mol Imaging, 2020, 47(6): 1527-1537.
15. 冯瑾, 张连娜, 高璇, 等. 骨纤维异常增殖症全身骨显像影像特征分析 [J]. 标记免疫分析与临床, 2021, 28(9): 1452-1456, 1463.

(徐志英 整理)

病例 45
多发骨结核

病历摘要

【基本信息】

患者，男性，46 岁。

主诉： 胃部及背部疼痛 1 月余。

现病史： 患者 2021 年 6 月 25 日无明显诱因出现胃部疼痛，食欲减退，无恶心、呕吐等不适，于外院胃镜检查提示十二指肠溃疡，给予中药汤剂治疗 1 月余，未见明显改善。7 月下旬出现间断发热，体温最高 37.5 ℃，伴夜间盗汗。外院考虑感染，给予美罗培南及利奈唑胺抗感染，琥珀酸亚铁片纠正贫血，碳酸钙补钙，奥美拉唑抑制胃酸分泌，替普瑞酮胶囊保护胃黏膜，盐酸伊托必利片促进胃肠蠕动，给予乳果糖口服溶液口服促进排便等治疗，体温逐渐恢复正常，仍有胃部及背部疼痛。患者精神尚可，食欲稍差，睡眠正常，发病以来体重减轻约 4 千克，大小便正常。

既往史与家族史： 高血压病史 10 年，2 型糖尿病病史，冠心病病史 10 年；慢性胃炎、胃食管反流多年；否认肝炎、结核、疟疾等传染病病史，否认手术史，1993 年双侧下肢韧带撕裂病史，后经保守治疗已恢复，否认输血史，青霉素过敏，否认食物过敏史，预防接种随当地进行。

查体： 发育正常，步入病房，自动体位，查体合作，神志清楚，精神好，贫血貌。脊柱生理弯曲存在，胸椎棘突叩击痛(+)，脊柱活动受限。

【辅助检查】

影像学检查： 外院行核磁检查显示多发胸椎椎体及部分附件异常信号影，性质待定，建议进一步增强检查。头部 MRI 平扫未见明显异常。

实验室检查： 外院本周蛋白阴性。骨髓活检骨髓造血组织内未见 EB 病毒感染细胞，未见明确肿瘤性病变。本院检查，结核抗体（38 kD + 16 kD）阴性，结核抗体（38 kD）弱阳性；红细胞沉降率 94 mm/h↑，血红蛋白 93 g/L↓，血小板 516 × 10^9/L↑，C 反应蛋白 43.25 mg/L↑；白蛋白 33.0 g/L↓，总钙 2.19 mmol/L↓，免疫球蛋白 G 21.87 g/L↑，类风湿因子 60.4 IU/mL↑；糖类抗原 125 82.42 U/mL↑，β2 微球蛋白 4.01 μg/mL↑，铁蛋白 839.8 ng/mL↑。

【临床初步诊断】

①多发胸椎病变，性质待定；②胃痛待查。

【临床关注点】

中年男性，主因胃部及背部疼痛 1 月余入院，多发椎体骨质破坏，部分伴软组织影，胃窦部胃壁增厚，FDG 摄取增高，两者是否有关联，病变性质如何？

PET/CT检查

【操作流程与参数】

患者检查前禁食 6 h 以上，空腹血糖 6.47 mmol/L。^{18}F-FDG 剂量 7.6 mCi，注射后 1 小时检查。PET/CT 检查采用 Discovery VCT PET/CT 扫描仪（美国 GE 公司）。采集参数：CT 扫描电压 120 kV，电流采用自动毫安秒，重建层厚 3.75 mm。PET 扫描，3 分钟/床位。扫描范围从颅顶至大腿根部。图像采用 CT 扫描数据衰减矫正，图像重建采用有序子集最大期望值迭代法。

【PET/CT 所见】

胸骨、左侧肩胛骨，T_2、T_5、T_6、T_7 椎体，T_{12} 椎弓根、L_2 椎体及椎弓根、左侧髂骨见溶骨性骨质破坏，部分周围见硬化边，部分椎体见片状高密度影，FDG 摄取增高，SUV_{max} 为 11.3；T_8 ~ T_{11} 椎体及部分附件骨质破坏，周围见硬化边，部分见少量死骨，T_9 ~ T_{10} 椎间隙狭窄，周围伴软组织形成，内可见多发低密度影，FDG 摄取不均匀多发环形增高，SUV_{max} 为 12.9，右侧膈脚受累，T_{10} 水平相应椎管受累。胃窦部胃壁轻度增厚，FDG 摄取增高，SUV_{max} 为 4.6（图 45 - 1）。

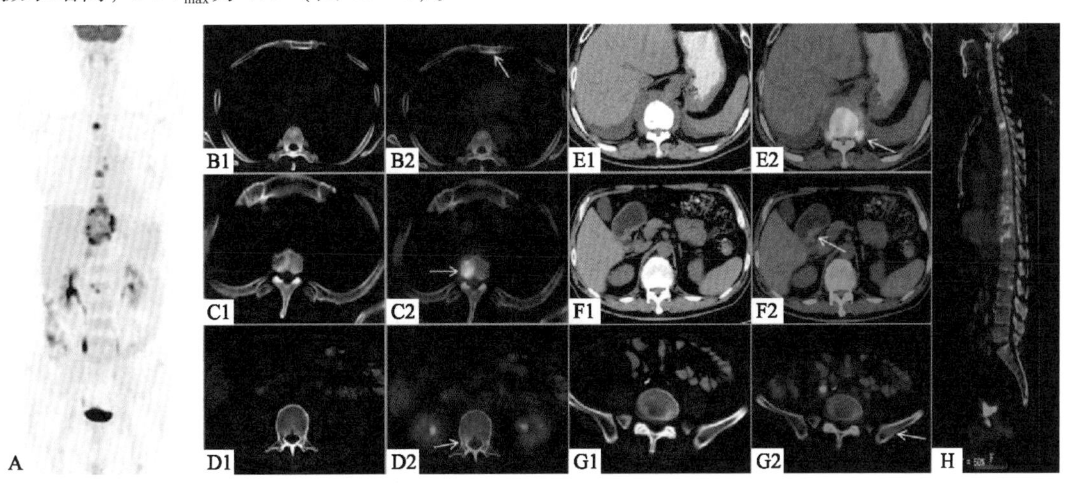

A 为体部 MIP 图；B1 ~ B2 显示胸骨骨质破坏，FDG 摄取增高（箭头），SUV_{max} 为 4.5；C1 ~ C2 显示 T_2 椎体骨质破坏，边缘可见硬化边，FDG 摄取增高（箭头），SUV_{max} 为 4.6；D1 ~ D2 显示 T_{12} 右侧椎弓根局灶性代谢增高，FDG 摄取增高（箭头），SUV_{max} 为 3.9；E1 ~ E2 显示 T_{10} 椎体周围软组织密度，FDG 摄取明显增高（箭头），SUV_{max} 为 9.9；F1 ~ F2 显示胃窦部胃壁轻度增厚，FDG 摄取增高（箭头），SUV_{max} 为 4.6；G1 ~ G2 显示左侧髂骨局灶性代谢增高，FDG 摄取增高（箭头），SUV_{max} 为 3.7；H 为全脊柱矢状位 PET/CT 融合图像。

图 45 - 1 ^{18}F-FDG PET/CT 显像结果

【PET/CT 诊断意见】

1. 全身多发骨质破坏，部分伴软组织影，FDG 摄取不均匀增高，考虑结核可能性大，建议组织病理学检查。

2. 胃窦部胃壁增厚，FDG 摄取增高，考虑炎性病变可能，建议结合内镜检查。

病例讨论

论点1：中年男性，脊柱多发骨质破坏，多考虑脊柱多发转移瘤，同时 PET/CT 上提示胃窦部胃壁增厚伴 FDG 摄取弥漫性高代谢，考虑胃癌可能，用一元论可以解释为胃癌伴多发骨转移。

论点2：该患者为中年男性，骨质疏松，全身多发骨质破坏，胃部未见明显异常增厚，FDG 摄取增高也不太明显，不太符合胃癌征象，考虑为多发骨髓瘤可能性大。

论点3：该患者脊柱多发骨质破坏，骨质破坏表现为虫蚀样、溶骨性多发骨质破坏，T_9 ~ T_{10}椎间隙狭窄，部分椎体周围可见冷脓肿形成，这些征象均为骨结核特征性征象，结合患者低热、盗汗，红细胞沉降率、CRP 高，结核抗体（38 kD）弱阳性，考虑为结核。

【病例讨论小节】

本病例以脊柱多发骨质破坏为主，主要诊断考虑转移瘤、骨髓瘤，还有考虑结核，大家统一的思路均为用一元论来解释该病例。该患者以脊柱多发溶骨性骨质破坏为主，可考虑多发骨髓瘤，但多发骨髓瘤多表现为穿凿样骨质破坏，特别是颅骨穿凿样骨质破坏，外院查本周蛋白阴性，且骨髓瘤代谢稍低，而本病例均不符合，故可排除骨髓瘤。该患者 PET/CT 可见胃窦部 FDG 摄取增高不明显，引流区域未见转移淋巴结，也不太符合胃癌征象，可排除胃癌伴多发骨转移。本例患者脊柱骨质破坏不仅表现为椎体前缘、上和下缘，还见于椎弓根、椎体附件及椎体后部，直接考虑结核有一定挑战，但仔细分析可以看到典型的结核骨质破坏，邻近椎体上、下缘及椎体前缘，周围冷脓肿及流注，其他一些孤立的骨质破坏，表现为虫蚀样、溶骨性，且大部分周围有硬化边，结合患者症状及实验室检查，结核要首先考虑。遇到多发骨质破坏，我们通常要考虑转移瘤、淋巴瘤、骨髓瘤，年龄小的患者还要考虑 LCH，还应注意鉴别结核。

病理诊断

T_{10}椎体骨软骨及纤维组织慢性炎伴急性炎，大片干酪样坏死，行抗酸杆菌染色阳性，符合结核改变。诊断：结核（图 45 -2）。

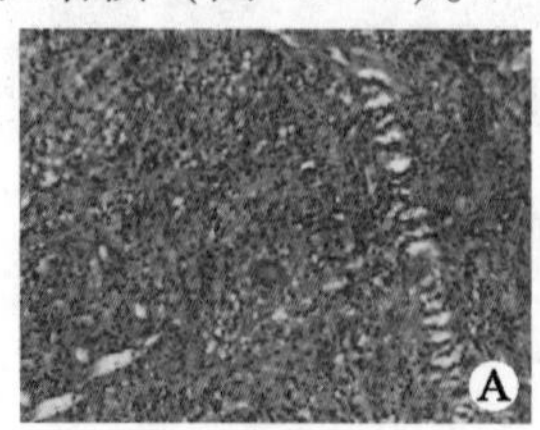

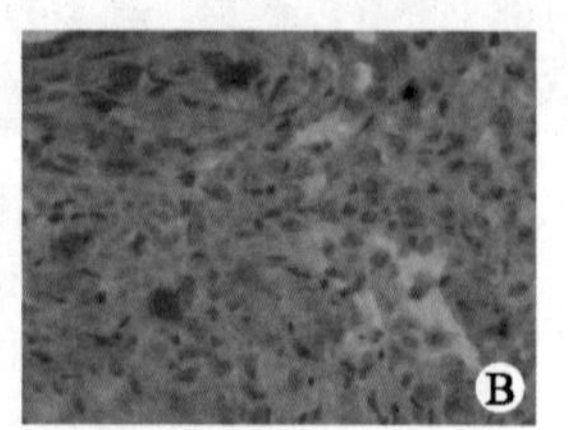

A 为 HE 染色（×100）；B 为抗酸染色（×400）。

图 45 -2　结核

临床随访

患者胃镜提示胃潴留；胃窦多发溃疡（A2 期）。病理活检提示胃（窦前壁）移行部黏膜慢性炎，胃（窦后壁）幽门型黏膜慢性炎。T_{10}椎体活检病理为结核，遂行抗结核治疗，3 个月后电话随访症状明显减轻，当地医院 CT 检查骨质破坏明显好转，继续抗结核治疗中。

特邀专家点评

椎体以松质骨为主，与皮质骨相比，血流相对较丰富，所以脊柱是骨病变的好发部位，成因比较多样，既可见于原发性恶性肿瘤和肿瘤的血行转移，也可见于损伤、炎性和其他退行性病变。多发病灶，特别是 FDG 高摄取病变，在临床诊断方面有一定难度。本病例的讨论方向基本是正确的，但仔细观察 PET/CT 图像，应该关注一些可以提供诊断信息的征象，如肿瘤一般不会侵犯椎间盘；CT 可见溶骨灶周边有明确的骨硬化边，提示骨修复过程明显，病变的“破坏”能力有限；还有椎旁软组织影，密度低于相邻软组织和脏器，提示液性成分等；这些征象均提示本病例的骨质破坏最大可能是源于骨结核。这一病例提示我们，在观察、分析 PET/CT 结果时，要关注的不仅仅是 FDG 摄取的高低和模式，也要关注同机的 CT 征象并熟悉不同疾病的图像特征（如讨论中提到的多发骨髓瘤的穿凿样骨质破坏），有助于提高对检查结果分析判断的主动性。

讨论与文献综述

在结核病患者当中，骨关节结核占 1%～10%，是发生率最高的肺外结核，其中脊柱结核又占骨关节结核 50% 以上。第 1 个有记录的脊柱结核病例可以追溯到 5000 年前的埃及木乃伊，第 1 个现代脊柱结核病例是在 1779 年由英国外科医生 Pott 描述的。脊柱的任何部分均可受累，但胸腰段是最常见的受累部位。多数脊柱结核患者具有较为典型的临床症状、实验室检查结果及影像学特征表现，如出现全身结核毒性症状、午后潮热、盗汗、乏力及消瘦等，实验室检查可发现红细胞沉降率增快、PPD 检测阳性等，影像学检查可发现相邻椎体和椎间盘破坏、椎旁脓肿、后凸畸形和脊髓受压等。20 世纪 80 年代以来，由于结核耐药菌株增加、人口老龄化、免疫抑制药物的广泛使用等问题，结核发病率再次呈现逐年增长的趋势，非典型脊柱结核的发病率也越来越高。

有学者对非典型脊柱结核各亚型的表现进行了阐述，非典型脊柱结核包括单一脊椎结核和多发性脊椎结核两种亚型。单一脊柱结核又分为中心椎体塌陷型、椎体增生或硬化型、椎弓型、全椎骨型；多发性脊柱结核又分为连续型、非连续型（跳跃型）。单个椎体结核极为罕见，鉴别局灶性结核与局灶性感染、成骨细胞瘤和嗜酸性肉芽肿等病变时，仅凭影像学检查是困难的，可以通过 CT 引导下的活检或手术来明确诊断。多椎体结核病变可以是连续性的，也可以是不连续的（跳跃型病变）。在脊柱结核中，跳跃型病变约占 10%，Polley 等报道了非典型不连续脊柱结核病变的发病率更高，约占 16.3%，并指出此类病例更容易发生神经系统并发症。本病例属于多发性脊柱结核，同时具有连续型与跳跃型病变，更加不典型。

脊柱结核在多层螺旋 CT 中的表现主要为骨质破坏并表现出斑片状虫蚀低密度区，边缘伴有模糊、硬化边，部分可出现死骨、椎旁脓肿、椎间盘受累、椎管狭窄。MRI 中破坏的锥体、椎间盘主要表现为 T_1WI 低信号，T_2WI 混杂高信号，增强不均匀强化。相较于 MRI，CT 在判断骨质破坏、死骨、钙化方面优势较明显，MRI 则在骨髓侵犯检出方面优势明显。由于 MRI 对水含量、蛋白及脂肪变化敏感性高，也能够发现更早期的结核病灶。活动性结核病变包含活化的巨噬细胞和淋巴细胞，它们具有较高的葡萄糖利用水平。^{18}F-FDG 的摄取可反映细胞糖酵解水平，并存在于活化的巨噬细胞和淋巴细胞中，是结核病 ^{18}F-FDG PET/CT 显像阳性的主要原因。^{18}F-FDG PET/CT 检查越来越多应用于非典型脊柱结核的诊断中。

非典型脊柱结核的鉴别诊断如下。①骨转移。骨转移在 PET/CT 全身扫描时可以发现原发灶，转移癌侵犯椎体后一般首先导致椎体骨质的中央性破坏，短时间内骨小梁出现骨折或溶骨性破坏，导致椎体骨内压明显增高，故疼痛症状一般较为剧烈且持续，有明显夜间痛和静息痛，休息、制动无明显作用，这类患者一般较短时间即出现症状，影像学亦表现为多点破坏，症状相当严重，需要强劲的镇痛药物，可早期出现明显的恶病质，精神差；而跳跃型骨结核患者一般病史较长，尽管影像学表现为骨质破坏严重，但因其属于慢性炎症，且破坏后坏死组织常向四周流注，不会出现骨内压明显增高的情形，其疼痛症状一般较轻，且无明显夜间痛，静息痛少，卧床休息常可缓解。②淋巴瘤。淋巴瘤和脊柱结核均可出现病变椎体骨质破坏及周围软组织受累。淋巴瘤椎旁软组织肿块一般不引起椎体形状和轮廓改变，椎间盘一般不受侵犯，且可伴淋巴结及脾肿大；而脊柱结核常不伴淋巴结和脾肿大，椎间盘也可受累。③多发性骨髓瘤。多发性骨髓瘤的骨质破坏表现为穿凿样，多伴有骨质疏松，通常不累及椎间盘；脊柱结核则以椎间盘破坏和椎体死骨为特点，且多发性骨髓瘤的 SUV_{max} 与脊柱结核相比通常较低。④嗜酸性肉芽肿。该病好发于年轻人，往往可累及整个椎体，也可累及附件，通常不侵犯椎间盘，扁平椎是嗜酸性肉芽肿的特征性表现。脊柱结核则以溶骨性骨质破坏为主，并可累及椎间盘，SUV_{max} 一般高于嗜酸性肉芽肿。

^{18}F-FDG PET/CT 全身显像，不仅能发现脊柱的病变，还可以发现其他骨、关节或全身其他部位的病变，可早于 CT 发现病变。本病例为中年男性，脊柱多发骨质破坏，有结核典型表现，也有不典型的表现，结合病史及实验室检查，需要考虑结核病变。^{18}F-FDG PET/CT 检查可较早发现病变、提供代谢特征、评价病灶活性及确定穿刺部位等，对脊柱结核患者的管理具有重要意义。

参考文献

1. RASOULI M R, MIROOHI M, VACCARO A R, et al. Spinal tuberculosis: diagnosis and management [J]. Asian Spine Journal, 2012, 6(4): 294 - 308.
2. DEBACER A I, MORTELE K J, VANSCHOUBROECK I J, et al. Tuberculosis of the spine. CT and MRI imaging features [J]. JBR-BTR, 2005, 88(2): 92 - 97.
3. PANDE K C, BABULKAR S S. Atypical spinal tuberculosis [J]. Clin Orthop Relat Res, 2002, 3(8): 67 - 74.
4. 瞿东滨，金大地. 非典型性脊柱结核 [J]. 中国脊柱脊髓杂志, 2003, 13(11): 695 - 697.

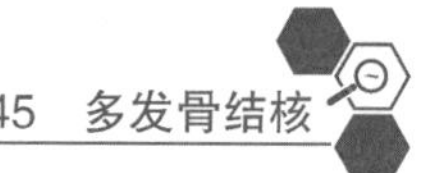

5. 谷亮，赵阳. MRI 与 MSCT 诊断脊柱结核临床价值分析［J］. 医学影像学杂志，2023，33(4)：727－729.
6. ZHEN P，L I X S，LU H. Tuberculosis of a single lumbar vertebra presenting with a solitary local osteolytic lesion in young adults：a report of 5 cases［J］. Spine，2012，1(2)：112.
7. KHATTRY N，THULKAR S，DAS A，et al. Spinal tuberculosis mimicking malignancy：atypical imaging features［J］. Indian PAEDIATR，2007，74(3)：297－298.
8. ANSARI S，AMANULLAH M F，AHMAD K，et al. POTT'S SPINE：Diagnostic imaging modalities and technology advancements［J］. AM J Med Sci，2013，5(7)：404－411.
9. POLLEY P，DUNN R. Non-contiguous spinal tuberculosis：incidence and management［J］. Eur Spine，2009，18(8)：1096－1101.
10. ANKRAH A O，GLAUDEMANS A W J M，MAES A，et al. Tuberculosis［J］. SEMIN NUCL Med，2018，48(2)：108－130.
11. VORSTER M，SATHEKGE M M，BOMANJI J. Advances in imaging of tuberculosis：the role of ^{18}F-FDG PET and PET/CT［J］. Curr Opin Pulm Med，2014，(20)：287－293.
12. ANKRAH A O，VAN DER WERF T S，DE VRIES E F，et al. PET/CT imaging of mycobacterium tuberculosis infection［J］. Clin Transl Imaging，2016，(4)：131－144.
13. 高欣，杨春山，石华铮，等. 多发非连续性脊柱结核的^{18}F-FDG PET/CT 应用价值［J］. 中国医学影像学杂志，2014，22(3)：195－199.
14. 潘中允，屈婉莹，周诚，等. PET/CT 诊断学［M］. 北京：人民卫生出版社，2009：789－802.
15. CHEN R Y，DODD L E，LEE M，et al. 3rd PET/CT imaging correlates with treatment outcome in patients with multidrug-resistant tuberculosis［J］. Sci Transl Med，2014(6)：265－266.
16. 裴思佳，张毅，陈小华，等. ^{18}F-FDG PET/CT 显像在脊柱结核中的应用价值［J］. 中国医学装备，2020，17(7)：183－187.

（周晓红　整理）

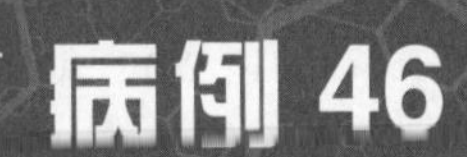

病例46

类风湿性关节炎多部位累及

病历摘要

【基本信息】

患者，女性，68岁。

主诉：左侧耻骨、髋部疼痛3月余。

现病史：患者3个月前无明显诱因出现耻骨联合部左侧疼痛，可扪及突起肿物，压痛明显，伴左侧髋部疼痛，左髋关节活动受限。无发热、盗汗、头晕、头痛，无咳嗽、咳痰，无腹痛、腹胀。外院予以抗凝、抗感染、止痛治疗，疗效欠佳。患者自发病以来饮食、睡眠可，大小便正常，体重无明显变化。

既往史与家族史：多年前行类风湿因子检测阳性，诊断类风湿性关节炎30余年。左侧股骨头坏死14年，否认有明确家族性遗传病及传染病病史。

查体：神志清、精神可，双肺呼吸音粗，未闻及明显啰音。左侧耻骨可扪及突起肿物，压痛；左髋关节活动受限，左膝关节活动受限。右膝关节活动障碍、关节固定僵直。双下肢无明显水肿。

【辅助检查】

影像学检查。胸腹盆部强化CT：左侧耻骨骨质破坏，考虑骨转移瘤；左侧髋关节发育不良合并退行性变；双肺炎症、双肺气肿、肺大泡。

实验室检查。血常规：血红蛋白109 g/L，单核细胞比率11.9%，C反应蛋白25.84 mg/L，白细胞及血小板计数正常。血清补体C1q 528 mg/L，血清白蛋白30.5 g/L。血清肿瘤标志物：CA72-4 11.66 U/mL、NSE 25.31 ng/mL、CA125 118.20 U/mL，CEA、AFP、SCC、PSA、CA125、CA19-9、CA15-3、ProGRP、HCG均正常。抗-HIV、HBsAg、抗-HCV、抗-TP均阴性。

【临床初步诊断】

①耻骨病变，性质待定；②左侧股骨头坏死；③肺气肿合并肺大泡。

【临床关注点】

老年女性、类风湿性关节炎 30 余年、多种肿瘤（CA72-4、NSE、CA125）标志物升高、耻骨骨质破坏，是否合并恶性肿瘤？耻骨突起肿物是否是骨转移瘤？原发灶为何处？

PET/CT检查

【操作流程与参数】

患者在检查前禁食 4～6 h，控制血糖在 11.1 mmol/L 以下。注射 ^{18}F-FDG 0.1 mCi/kg。注射后静卧休息 60 min 左右，排尿后行 PET/CT 全身检查。扫描范围从颅顶至大腿中上段，先行低剂量衰减校正 CT 扫描（电压 120 kV、电流 110 mAs），重建层厚 3.75 mm。然后行 PET 扫描，矩阵 128×128，每个床位采集 1.5～3 min。PET 数据经衰减矫正、迭代法进行重建。

【PET/CT 所见】

双侧耻骨溶骨性、混合性骨质破坏，局部骨质膨大，伴周围软组织增厚，显像剂摄取增高，SUV_{max} 约 5.8。腰 2、腰 3 椎体变扁，密度增高，未见异常显像剂浓集。左侧肘关节、双侧肩关节、左侧第 6 肋椎关节周围斑片状显像剂摄取增高，SUV_{max} 约为 2.6，相应 CT 层面未见异常。左侧股骨头形态失常，内见斑片状高密度灶及囊泡状低密度灶，邻近髂骨面骨质硬化、毛刺，关节间隙变窄，显像剂摄取轻度增高，SUV_{max} 约为 3.3（图 46－1）。

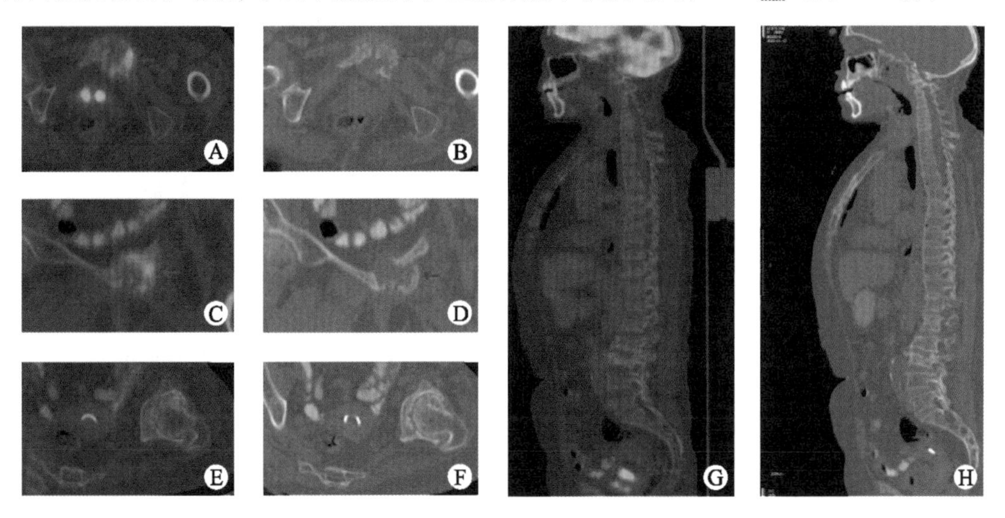

A、B（横断位）及 C、D（冠状位）显示双侧耻骨溶骨性、混合性骨质破坏，局部骨质膨大，伴周围软组织增厚，代谢增高，SUV_{max} 约为 5.8（箭头）；E、F 显示左侧股骨头形态失常，内见斑片状高密度灶及囊泡状低密度灶，邻近髂骨面骨质硬化、毛刺，关节间隙变窄，代谢轻度增高，SUV_{max} 约为 3.3；G、H 显示腰 2、腰 3 椎体变扁，密度增高，未见异常代谢。

图 46－1 ^{18}F-FDG PET/CT

双肺对称性间质增厚，伴多发牵拉性支气管轻度扩张，壁增厚，沿支气管束多发索条及斑片状密度增高影，显像剂轻度摄取，SUV_{max} 约为 1.8（图 46－2）。

【PET/CT 诊断意见】

1. 双侧耻骨溶骨性、混合性骨质破坏，局部骨质膨大，伴周围软组织增厚，代谢增高，暂不考虑转移瘤，建议临床首先排除类风湿相关骨损坏。

2. 双肺多发支气管轻度扩张，壁增厚，沿支气管束多发斑片、索条、结节，代谢轻度增高，考虑类风湿相关性间质性肺炎和（或）纤维化。

3. 左侧肘关节、双侧肩关节、左侧第6肋椎关节周围斑片状轻度代谢增高，相应CT层面未见异常，考虑类风湿性关节炎相关骨关节病变。

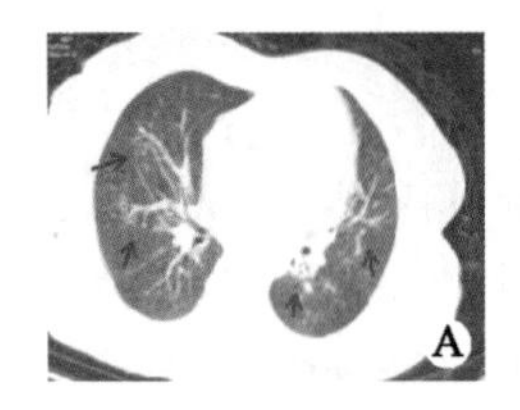

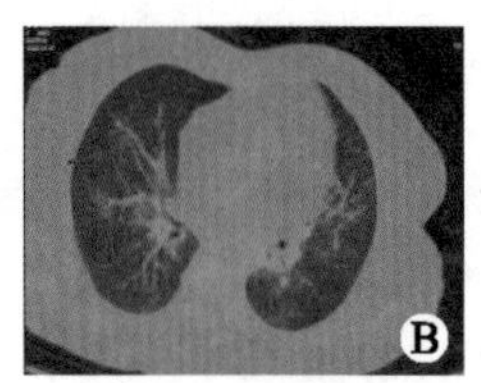

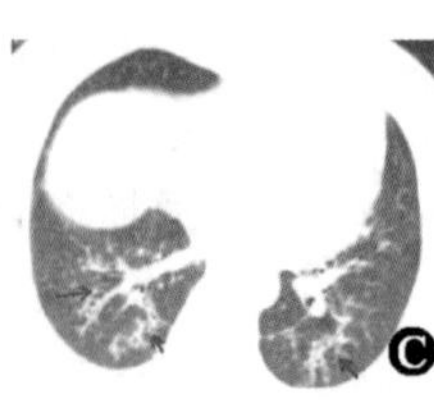

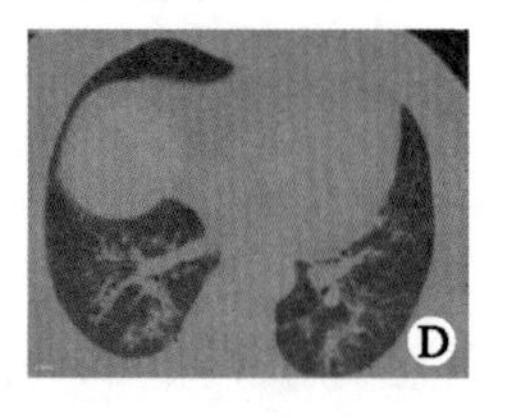

双肺对称性间质增厚，伴多发牵拉性支气管轻度扩张，壁增厚，沿支气管束多发索条及斑片状密度增高影，代谢轻度增高，SUV_{max}约1.8。

图46－2 ^{18}F-FDG PET/CT

病例讨论

论点1：老年女性，多种肿瘤标志物轻微升高。双侧耻骨溶骨性、混合性骨质破坏，局部呈膨胀性骨质改变，伴周围软组织增厚，代谢增高，院外CT考虑此处为骨转移瘤。

PET/CT显像全身无明确原发恶性肿瘤病灶，也未发现耻骨以外骨质破坏病灶，诊断骨转移瘤的可能性显著降低。耻骨病变是否为骨原发肿瘤？由于此患者为老年女性，所以好发于儿童的骨肉瘤、尤因肉瘤基本排除。此例双侧耻骨病变特点：溶骨性骨质破坏，局部呈膨胀性骨质改变，边缘伴骨质硬化，周围伴软组织肿胀，病变以左侧耻骨为著，其中右侧耻骨可见骨皮质缺损，呈骨皮质吸收表现，提示病变早期骨质破坏特点，推测左侧耻骨骨质破坏也是由此演变过来的，以上病变特点提示此处病变过程可能为一个慢性进展性的过程。而骨淋巴瘤病情进展快，较典型的表现为溶骨性骨质破坏，边界较清，或伴有软组织密度肿块形成，代谢明显增高。此例与骨淋巴瘤不符。此外还会考虑到的鉴别诊断为骨髓瘤，其典型表现为弥漫性骨质疏松基础上伴多发溶骨性骨质破坏，此例似乎并不相符，但骨髓瘤中有种特殊类型——硬化性骨髓瘤，硬化性骨髓瘤可表现不同程度骨质硬化，但往往表现为多发椎体上类圆形的骨质密度增高影，而表现为关节骨的骨质破坏伴骨质硬化的情况并不多见。所以此例耻骨病变暂不考虑恶性肿瘤。

论点2：老年女性，虽然存在部分肿瘤标志物升高的情况，但是该患者有类风湿性关节炎30余年病史。虽然缺少滑膜炎证据，但是耻骨病变符合肉芽组织纤维渗出表现。耻骨病变特点：溶骨性、膨胀性，发生在关节间隙。其鉴别诊断：①结核，但是结核的破坏力会强一些，此外，结核菌经血行到达骨或关节，停留在血运丰富的松质骨内，如椎体、干骺端或关节滑膜处，以溶骨性骨质破坏为主，骨质硬化和骨膜反应少见，代谢程度也会更高一些，此例不符；②免疫相关性病变，如类风湿性关节炎，这一类的骨改变多发生在小关节及末端关节，关节间隙受累，但发生在大关节处较少见。双肺内表现呈间质性肺炎表现，不除外类风湿性关节炎疾病累及。综上所述，此例耻骨病变应首先考虑类风湿性关节炎的累及。

论点3：此例主要讨论的核心内容是耻骨的病变如何定性。耻骨病变临床考虑骨转移瘤的可能，PET/CT检查未发现明确原发灶，转移瘤基本排除。原发骨肿瘤中能考虑到的鉴别诊断是孤立性浆细胞瘤，多发生于中老年男性，男女比例约2∶1。孤立性浆细胞瘤最常见部位是椎体，骨质破坏表现为单房或多房型溶骨性骨质破坏，伴膨胀性的骨质改变，骨质破坏区会伴软组织密度肿块形成，可见局部骨皮质中断，此例病变特点、病变部位都与孤立性浆细胞瘤不是特别相符。此例除了关注耻骨的病变特点以外，还应注意股骨头的病变特点。一般的缺血性坏死引起的股骨头的坏死会有塌陷、骨质破坏的表现，此例左侧股骨头表现不是典型股骨头缺血坏死表现，此例左侧髋关节间隙变窄，同时左侧股骨头形态异常，软骨下骨质硬化，负重区左侧股骨头内见斑片状高密度灶及囊变，邻近髂骨面骨质硬化、毛刺，但无死骨出现，左侧股骨头并没有发生塌陷，伴有关节强直，代谢增高。所以推测此例左侧髋关节病变是风湿性髋关节炎最终导致的髋关节破坏与畸形。此外左侧肘关节、双侧肩关节、左侧第6肋椎关节都有关节炎表现。肺内表现主要是肺间质改变，提示类风湿性关节炎的肺部累及。综合考虑耻骨局部病变特点、患者类风湿关节炎30年病史、多关节炎表现、左侧髋关节风湿性髋关节炎表现、类风湿关节炎累及的肺间质性改变等表现，整体倾向于类风湿性关节炎多部位累及。

【病例讨论小结】

老年女性，耻骨部疼痛、局部隆起压痛，多种肿瘤标志物轻微升高，CT提示骨转移瘤，临床怀疑恶性肿瘤并骨转移，这是常见的、正确的临床诊断思维，因此，我们申请了^{18}F-FDG PET/CT检查寻找原发灶、评价骨病变。^{18}F-FDG PET全身显像除了耻骨病变外，仅发现关节病变和肺间质病变，未发现其他器官的恶性肿瘤；耻骨病变跨耻骨联合，右侧耻骨可见骨皮质吸收缺损，无代谢；左侧耻骨溶骨性骨质破坏、但边缘硬化显著，软组织成分轻度代谢，软组织中心包绕的骨似乎是“死骨”且无代谢。同时，也可以确定该例为单骨、单发骨病变。分析骨病变的特点，骨转移瘤的可能性非常小，再结合肺部间质改变表现和患者的病史，考虑类风湿关节炎的证据更充分一些。

病理诊断

病理（左侧耻骨穿刺组织）增生的纤维肉芽组织及破碎的软骨组织及碎骨片，伴大片纤维素性渗出，部分区域可见组织细胞及淋巴细胞浸润（图46－3）。

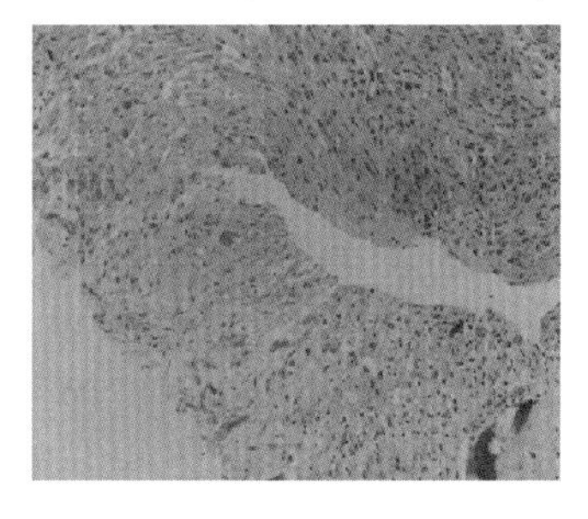

增生的纤维肉芽组织及破碎的软骨组织及碎骨片，伴大片纤维素性渗出，部分区域可见组织细胞及淋巴细胞浸润。

图46－3　病理（HE，×200）

临床随访

患者病理确诊类风湿性关节炎后口服中药、补充钙剂治疗，病情平稳，由于气候变暖等因素，患者左髋部疼痛较前减轻，症状有所缓解。患者髋关节变形，活动不灵，全身多关节有晨僵表现。

特邀专家点评

这是一例经病理诊断确诊，因长期反复发作的类风湿性关节炎累及骨产生主诉病变的病例。中老年患者临床出现骨病变，CT 诊断为骨转移，核医学显像医生如果能受到临床思维和影像诊断的影响，就很容易误诊为原发性骨肿瘤或骨转移瘤。但是认真分析影像表现，包括对骨病变的分析、肺内异常和全身状态分析，指向恶性骨肿瘤就非常勉强。这提示我们，核医学显像医生应该克服传统的“^{18}F-FDG PET 高摄取即恶性病变”的思维模式，避免为其他诊断意见左右，应该结合形态特征综合诊断核医学显像。同时这一例也提示我们，全面和系统地掌握类风湿性关节炎累及多系统的基本知识非常重要。影像诊断医生大多只了解类风湿性关节炎为自身免疫性疾病、主要病理为滑膜炎等基本知识，对类风湿性关节炎累及软骨和骨的印象不深，对类风湿性关节炎导致骨质破坏的经验和认识都不足，遇到这种情况往往容易考虑恶性肿瘤。所以，核医学融合显像需要核医学诊断医生具有丰富的影像诊断技能和基础理论知识。

讨论与文献综述

类风湿性关节炎（rheumatoid arthritis，RA）是临床常见的全身性自身免疫性疾病，其基本病理特征为持续性滑膜炎和血管翳生成，导致滑膜增生及骨骼和软骨的渐进性破坏，晚期可出现关节畸形。目前，RA 的病因尚不明确，其发病机制可能是遗传、环境及免疫因素之间复杂的相互作用导致免疫系统失调和自身免疫耐受缺失。RA 病理显示病变累及滑膜组织、软骨和骨。大部分关节表面都有滑膜覆盖，正常情况下滑膜是一层薄薄的结缔组织。在关节中，滑膜附着于骨和软骨表面，并靠近软骨附近的骨膜部位，主要由 A 型滑膜细胞（来源于巨噬细胞）和 B 型滑膜细胞（来源于成纤维细胞）组成。成纤维样滑膜细胞由 2～3 层细胞组成，占正常人滑膜中全部滑膜细胞的 75%～80%。滑膜炎是 RA 的一个基本病理改变，可伴明显增多的滑膜细胞，其中含有大量的成纤维样滑膜细胞。成纤维样滑膜细胞可表达一系列炎症介质，如 Toll 样受体，包括 TLR2、TLR3、TLR4 和 TLR9，并不断产生许多炎性细胞因子，如 IL-6、IL-1β、肿瘤坏死因子-α 等。这些炎症介质和炎性细胞因子可在一定程度上促进血管生成及滑膜增生，也可以促进成骨细胞的表达，并且可调节破骨细胞的分化增殖，促进骨的吸收，造成骨破坏，直接使破骨细胞参与炎性骨侵蚀。RA 的另一病理特征是滑膜血管翳。在 RA 病理过程中，不可控的新生血管形成可以导致炎细胞浸润、滑膜组织增生，最终导致软骨和骨破坏。RA 中的新生血管密度及分布通常处于不均衡的状态，表浅部位的血管分布少，导致局部微环境缺氧改变，而缺氧反过来又会引起血管增生，这些变化最终均会引起 RA 的病情进展。

RA 关节破坏表现为局部的骨质流失，最初涉及皮质骨，破坏了骨外组织及骨髓腔的小梁间隙之间的天然屏障。当血管翳侵入到皮质骨、软骨下骨和邻近的骨髓腔时，最终骨小梁也会消失。而 RA 骨代谢失衡导致骨破坏，主要由破骨细胞介导。当破骨细胞活性增加时，骨吸收增加，从而使骨密度降低，最后骨小梁消失、骨脆性增加，因此 RA 患者骨代谢的特点是骨吸收增强而骨形成不足。炎症关节的关节端骨量减少，进而影响骨重建而发生全身性骨量减少和骨质疏松症。RA 引起的滑膜病变，使其丧失了正常滑膜的生理机能，软骨面失去了关节活动的“润滑剂”，使得关节端骨质遭受应力集中和软骨下骨质的磨损，骨质变性后，压缩明显，小梁破坏严重，最终导致了骨质的坏死。同时，关节内积液增多，血管翳的入侵，导致关节内压力急骤上升，破坏了骨内的营养血运和关节周围的毛细血管血运，最终也造成了骨质的缺血、坏死。

RA 的典型影像学表现为多发性、对称性关节病变，骨质疏松，CT 可显示关节周围软组织肿胀、关节积液、关节囊肥厚及骨端软骨下骨质破坏。关节面的骨皮质侵蚀性破坏，骨性关节面模糊、中断，软骨下骨质吸收，关节边缘部位出现囊状骨质缺损，关节间隙变窄。晚期关节可出现不同程度的僵硬畸形，并伴有骨和骨骼肌的萎缩。目前诊断 RA 的常规影像学检查主要包括 X 线片、MRI 和高频超声等。X 线片检查可发现疾病中晚期病变，包括关节间隙狭窄、关节融合或脱位等，对滑膜和软骨病变的显示能力较差。MRI 可显示关节炎性反应初期出现的骨膜增生、骨髓水肿和轻度关节面侵蚀。高频超声检查对滑膜和腱鞘的改变显示较好，其与 MRI 联合可发现较早期疾病的病理改变，有利于 RA 的早期诊断。但是病变的炎性介质浸润往往早于组织形态学改变，常规影像学检查不能检测到更早期疾病的炎性改变。此外，虽然 MRI 在显示 RA 的滑膜炎及骨髓水肿方面具有很高的敏感性，由于受体线圈长度和移床的限制，难于全身显像显示所有病变。^{18}F-FDG PET/CT 是全身显像，而且其 PET 图像能够显示病变的代谢异常，CT 图像能够准确显示病变位置，SUV 值还能反映病变代谢异常的严重程度，^{18}F-FDG 的摄取可反映 RA 疾病进展的病理改变，如血管翳形成和骨破坏。全身显像能够把病灶全部显示出来，有利于综合分析、综合诊断，并能显示病情受累范围及程度。此外，^{18}F-FDG PET/CT 显像在 RA 的疾病活动性检测及疗效评估中具有明显优势，有研究证实，受累关节对 FDG 的摄取率可反映 RA 的活动性，与临床上常用参数一致；而且^{18}F-FDG PET/CT 显像在识别急性活动期关节方面的灵敏度较临床症状更高。

此外，类风湿性关节炎是一种全身性的自身免疫性疾病，除了最常见的关节受累以外，关节外也可受累，如皮肤、肺脏、心脏、神经系统等。RA 肺脏受累的临床常表现为肺间质病变，其发病机制认为与肺脏沉积多种免疫复合物有关，体内补体激活，同时致敏的淋巴细胞和抗体依赖细胞介导细胞毒性淋巴细胞激活等引起肺损伤和小血管炎。

本例患者为老年女性，双侧趾骨溶骨性、混合性骨质破坏，局部呈膨胀性骨质改变，伴周围软组织增厚，代谢增高，因为局部骨质破坏范围较大，同时伴部分肿瘤标志物升高，易误诊为骨恶性肿瘤。考虑到患者类风湿性关节炎病史，骨质破坏特点在一定程度上反映慢性进行性发展过程，整体诊断倾向于类风湿性关节炎累及的诊断。双肺间质性病变，也倾向于类风湿性关节炎的肺部累及。综上所述，^{18}F-FDG PET/CT 检查在诊断一些自身免疫性疾病时需要综合患者临床表现、实验室检查、既往病史、PET/CT 局部表现特点等各方面因素，综合分析，合理诊断，为临床进一步诊疗提供重要价值。

参考文献

1. SCHWARTZ S T. Rheumatoid arthritis[M]//ADAM E M E, CRAIG P E, ALAN J D. Essential orthopedic review. Switzerland: Springer, 2018: 335 - 336.
2. PELECHAS E, KALTSONOUDIS E, VOULGARI P V, et al. Illustrated Handbook of Rheumatic and Musculo-Skeletal Diseases [M]. Switzerland: Springer, 2019: 45 - 76.
3. 伍沙沙，王延，徐婷，等. 成纤维样滑膜细胞在类风湿关节炎发病机制中的作用 [J]. 风湿病与关节炎，2022，11(2)：43 - 47.
4. BUSTAMANTE M F, GARCIA-CARBONELL R, WHISENANT K D, et al. Fibroblast-like synoviocyte metabolism in the pathogenesis of rheumatoid arthritis [J]. Arthritis Res Ther, 2017, 19(1): 110.
5. GANESAN R, RASOOL M. Fibroblast-like synoviocytes-dependent effector molecules as a critical mediator for rheumatoid arthritis: current status and future directions [J]. Int Rev Immunol, 2017, 36(1): 20 - 30.
6. NEGOESCU A, OSTOR A J. Early recognition improves prognosis in elderly onset R A [J]. Practitioner, 2014, 258(1767): 11 - 14.
7. 章敏，高梅，陈镜宇，等. 类风湿性关节炎血管增生的机制研究进展 [J]. 安徽医科大学学报，2018，53(4)：649 - 652.
8. DIMITROULAS T, NIKAS S N, TRONTZAS P, et al. Biologic therapies and systemic bone loss in rheumatoid arthritis [J]. Autoimmun Rev, 2013, 12(10): 958 - 966.
9. 任丽民，张莉芸，马丹. ^{18}F-FDG PET/CT 在风湿性疾病中的应用 [J]. 中华核医学与分子影像杂志，2017，37(2)：111 - 114.
10. KUBOTA K, ITO K, MOROOKA M, et al. FDG PET for rheumatoid arthritis: basic considerations and whole-body PET/CT [J]. Ann N Y Acad Sci, 2011, 1228: 29 - 38.
11. DUARTE A C, PORTER J C, LEANDRO M J. The lung in a cohort of rheumatoid arthritis patients-an overview of different types of involvement and treatment [J]. Rheumatology, 2019, 58(11): 2031 - 2038.
12. 何善智，丁菱，王敏，等. 类风湿关节炎合并肺部类风湿结节的危险因素分析 [J]. 实用医学杂志，2017，33(10)：1665 - 1668.
13. CHOI H K, HERNAN M A, SEEGER J D, et al. Methotrexate and mortality in patients with rheumatoid arthritis: a prospective study. Lancet, 2002, 359(9313): 1173 - 1177.

（王洋洋　王振光　整理）

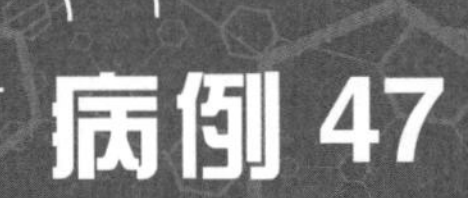

病例 47 多发性骨髓瘤合并 POEMS 综合征

病历摘要

【基本信息】

患者，女性，44 岁。

主诉：四肢麻木伴步态不稳 4 月余，加重 13 天。

现病史：患者 4 个月前出现双足底麻木，症状进行性加重，范围逐渐扩大至膝关节以下，并出现双手麻木、走路不稳、脚踩棉花感。考虑“慢性炎性脱髓鞘性多发性神经根神经病”，给予激素及免疫球蛋白冲击治疗，症状有所好转，继续口服激素并逐渐减量，先后两次免疫球蛋白治疗，并于当地医院继续理疗针灸。患者自觉在第 2 次免疫球蛋白冲击治疗后症状加重（当时甲泼尼龙剂量 36 mg/d），出现下肢远端力量差，行走步态明显异常。为求进一步诊治，以“慢性炎性脱髓鞘性多发性神经根神经病?”再次收入院。入院时患者自觉乏力，多汗，精神状态可，体重无明显变化，大便正常，排尿正常。患者自诉发病以来感觉皮肤较前变黑，小腿腿毛增多、增粗。

既往史与家族史：无高血压病史，无其他慢性病病史，近期无外伤，无手术史。无吸烟史、饮酒史。1 姐，9 岁时出现手脚无力，11 岁死亡，死因不明。1 兄 2 弟健在，父母健在。否认家族遗传病及传染病病史。

查体：双下肢远端肌肉容积减少、肌张力减低，小腿腿毛较多、较粗。左侧上肢近端肌力 5 级，远端肌力 4 + 级；左侧下肢近端肌力 4 级，远端肌力 3 级；右侧上肢近端肌力 5 级，远端肌力 5 - 级；右侧下肢近端肌力 4 + 级，远端肌力 3 级。跨域步态。双手、双足底痛觉减退。双下肢音叉振动觉减退。双侧指鼻试验欠稳准，双侧跟 - 膝 - 胫试验欠稳住。四肢腱反射未引出。双侧病理征(+)。颈软，脑膜刺激征(-)。

【辅助检查】

影像学检查。头颅磁共振：双侧额顶叶少许缺血灶。臂丛、腰骶丛神经磁共振平扫：臂丛、腰骶丛神经磁共振平扫未见明显异常，骶管多发囊肿，双侧髂骨见多发斑片长 T_2 信号影。肌电图：上、下肢周围神经明显受损（感觉、运动均受损），下肢著。

实验室检查。血常规：嗜酸性粒细胞 0.001 ×10^9/L↓，血小板计数 514 ×10^9/L↑，余无特殊。肝功能、肾功能、血清离子：胱抑素 C 1.52 mg/L↑，总蛋白 54.7 g/L↓，血清白蛋白 27.1 g/L↓，血清钙 2.11 mmol/L↓，余无特殊。甲状腺功能测定（八项）：甲状腺素 61.27 nmol/L↓，余无特殊。自身抗体十四项：抗 SS-A 弱阳性，余无异常。抗核抗体、抗中性粒细胞胞浆抗体无异常。红细胞沉降率、肿瘤标志物（CEA、AFP、CA125、CA19-9、CA15-3、CA72-4、CYFRA21-1、NSE、SCC、HE4、ProGRP）、凝血功能、尿、粪便常规均在正常范围。脑脊液检测：无色、透明，细胞总数及白细胞数在正常范围，蛋白定性试验（阳性），蛋白 1044.00 mg/L↑，葡萄糖、氯化物在正常范围，IgA 2.7 mg/dL↑，IgG 16.2 mg/dL↑，IgM 0.3 mg/dL↑。脑脊液细菌涂片无异常。

【临床初步诊断】

慢性炎性脱髓鞘性多发性神经根神经病？

【临床关注点】

①中年女性，近期出现周围神经病变并逐渐加重，经激素及丙种球蛋白治疗后，早期症状减轻但后期症状再次加重，提示疗效欠佳。②脑脊液检测提示多项免疫球蛋白抗体异常升高，蛋白定量明显增高。③肌电图检查提示上、下肢周围神经明显受损。患者脑脊液免疫球蛋白升高如何解释？慢性炎性脱髓鞘性多发性神经根神经病诊断成立吗？是否合并肿瘤？后续诊疗方案如何制订？这都是临床需要关注的方面。

PET/CT检查

【操作流程与参数】

患者检查前禁食 6 h 以上，空腹血糖 5.15 mmol/L。^{18}F-FDG 剂量 6.67 mCi，注射后 1 小时检查。PET/CT 检查采用 Biograph mCT PET/CT 扫描仪（德国 Siemens 公司）。采集参数：CT 扫描电压 120 kV，电流采用自动毫安秒，螺距 0.6，层厚 5 mm。PET 扫描，2 分钟/床位。扫描范围从颅顶至足底。图像采用 CT 扫描数据衰减矫正，图像重建采用有序子集最大期望值迭代法。

【PET/CT 所见】

肝脏体积增大，肝右叶见多处低密度放射性浓聚影，最大约 12 mm × 15 mm，SUV_{max} 为 4.7；脾脏体积增大，约 7 个肋单元；门静脉周围、腹膜后多个肿大淋巴结，最大约 9 mm × 23 mm，伴异常放射性浓聚，SUV_{max} 为 5.5。C_2 椎体、C_7 椎体、T_2 椎体及右侧附件、T_{10} 椎体、T_{11} 椎体、L_5 椎体、双侧髂骨、左侧髋臼见多处骨质密度减低区，大部分边缘见骨质硬化，伴不同程度异常放射性浓聚，SUV_{max} 为 12.7。左侧骶孔及骶管见囊性低密度影，最大横截面约 21 mm × 22 mm，放射性分布稀疏。双肺见散在斑片、条索状影，双肺下叶较为明显，部分伴轻度放射性摄取，SUV_{max} 为 1.2；双侧胸腔见少量液性密度影。双侧小腿肌肉对称性萎缩，未见异常放射性浓聚（图 47 – 1）。

【PET/CT 诊断意见】

1. 全身多发高代谢溶骨性病变，大部分边缘硬化；肝内多发高代谢灶；肝大；脾大；门静脉周围、腹膜后多发代谢增高的增大淋巴结；双侧胸腔少量积液；结合临床，考虑

POEMS 综合征，建议针对右髂骨病变穿刺活检以除外伴发骨髓瘤可能。

2. 左侧骶孔及骶管囊肿，双肺散在慢性炎症，双侧小腿肌肉萎缩。

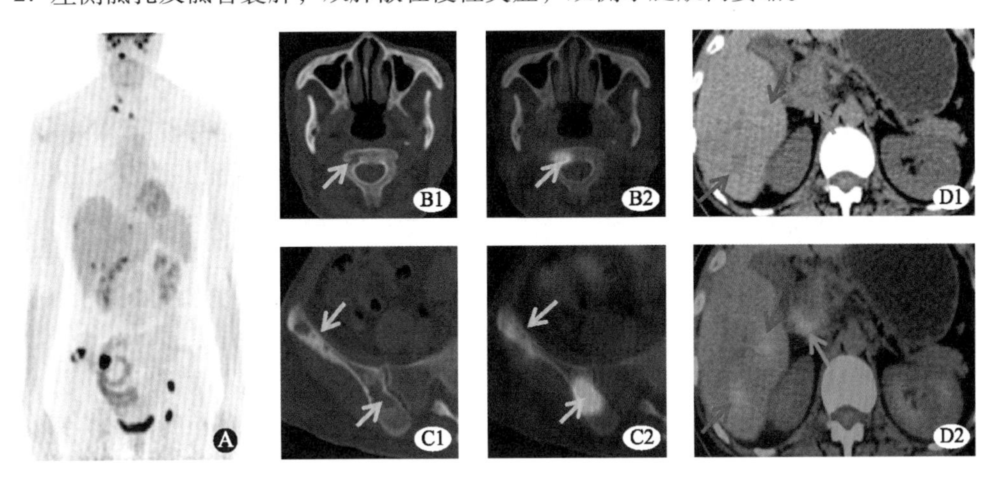

A 为 MIP 图，全身多处异常 FDG 浓聚影；B1 ~ C2 显示椎体、髂骨多处骨质破坏，FDG 异常浓聚（黄色箭头）；D1、D2 显示肝右叶稍低密度结节伴 FDG 异常浓聚（红色箭头），腹膜后肿大淋巴结伴 FDG 异常浓聚（绿色箭头）。

图 47－1 ^{18}F-FDG PET/CT

病例讨论

论点 1：患者为中年女性，PET/CT MIP 图见多发结节样高代谢病灶，因四肢麻木、无力、肌力下降入院。PET/CT 上看，高代谢病灶主要分布在骨骼，部分表现为溶骨性，部分伴有边缘硬化。首先需与恶性肿瘤骨转移鉴别，该患者全身其他部位未见明显原发肿瘤，因此转移瘤可能性较小。从常见病来说，多发性骨髓瘤待排，患者突出的周围神经病相关临床表现与多发性骨髓瘤似乎没有直接联系，对于骨髓瘤能否合并周围神经病变，通过查阅资料了解到骨髓瘤患者可出现周围神经病变的症状，患者四肢运动、感觉功能受损的情况，可能是由于浆细胞分泌增多累及神经，进而导致神经功能受损。综上，骨髓瘤诊断可能性较大。建议临床进一步完善相关化验、骨病灶穿刺活检证实或排除骨髓瘤诊断。

论点 2：骨髓瘤通常以虫噬样溶骨性破坏为主，患者皮下无明显水肿，多发 FDG 浓聚灶主要位于骨质上，大部分边缘见骨质硬化，虽全身未见明确实体肿瘤样病变，但不能完全除外原发灶隐匿尚未检出的情况，多发骨质破坏首先考虑骨转移。另外，该患者还存在肝、脾大，肝异常高代谢结节，腹腔肿大淋巴结，血液系统其他恶性肿瘤也需进一步鉴别。

论点 3：患者病程超过 4 个月，以双足麻木为首发症状，逐渐加重，向近端蔓延并出现双手麻木，脑脊液检测提示蛋白－细胞分离。就临床表现上易诊断为慢性炎性脱髓鞘性多发性神经根神经病（chronic inflammatory demyelinating polyneuropathy，CIDP），但 CIDP 大多对免疫治疗有效，不会出现多系统受累，且该病不伴 M 蛋白，完善血清免疫球蛋白电泳有利于进一步鉴别诊断。对于该患者，同时还存在内分泌功能异常（甲状腺激素降低），脑脊液免疫球蛋白升高，皮肤颜色较前变黑，小腿腿毛增多增粗，综合考虑该患者与 POEMS 综合征（polyneuropathy organmegaly endocrinopathy Mprotein skin changes syndrome）

比较吻合，POEMS 综合征主要包括多发性神经病变、器官肿大、内分泌功能异常、血清 M 蛋白和皮肤改变，POEMS 多见硬化型骨质破坏，所以首先考虑 POEMS 综合征，建议进一步髂骨病灶穿刺明确是否合并骨髓瘤。

【病例讨论小结】

该患者 PET/CT 表现以多发骨破坏为主，伴有肝大、脾大，腹腔多发肿大淋巴结。对于多发骨质破坏，首先要考虑有无多发骨转移瘤的可能，该患者全身无明确原发灶，骨转移可能性相对较低。中年女性，多发骨破坏，细看该患者骨病变既有硬化边的成骨性改变，也有虫噬性骨破坏，实验室检查发现免疫球蛋白异常，骨髓瘤诊断还是应该放第 1 位，鉴别其他浆细胞病造成的免疫球蛋白异常及伴发的临床症状。对于 POEMS 综合征，此类患者均具有多发性周围神经病和单克隆浆细胞增殖，主要诊断标准有 Castleman 病、骨硬化病或囊性骨硬化病、血清或血浆血管内皮生长因子升高，次要标准有器官肿大、内分泌紊乱、皮肤改变等。该患者临床表现上具有周围神经病，器官肿大，脑脊液异常免疫球蛋白，骨破坏，考虑 POEMS 综合征这一诊断思路也可行。对于此类患者，建议临床完善血清免疫固定电泳及髂骨病灶穿刺进一步明确诊断。

病理诊断

右髂骨穿刺病理活检：送检骨髓组织内可见肿瘤，肿瘤细胞由大量浆细胞构成（图 47－2）。免疫组化结果：肿瘤细胞 CD38（+++），CK（+），Lambda（+++），Kappa（－），MPO（－），CD117（－），CD20（－），CD34（－），CD43（－），CD3（－），CD8（－），CD1a（－），Ki-67（+,15%）。结合形态及免疫组化标记，符合浆细胞骨髓瘤。肿瘤性浆细胞单克隆表达 Lambda。

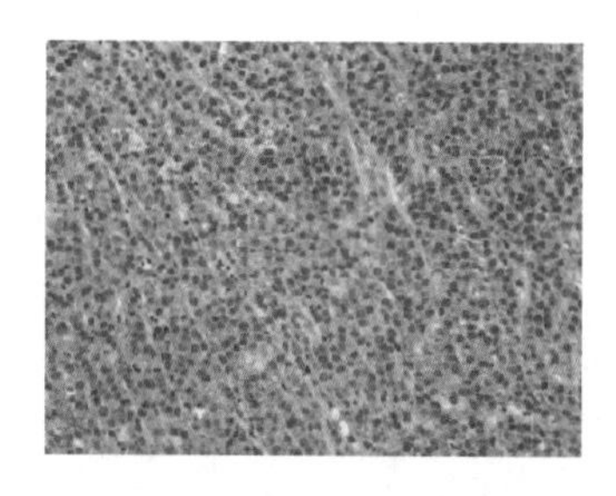

图 47－2　浆细胞骨髓瘤（HE 染色，×200）

临床随访

患者 CT 引导下穿刺右侧髂后上棘病灶，诊断为浆细胞骨髓瘤。血免疫固定电泳显示 IgG-λ（+），M 蛋白 3.91%，定量为 2 g/L。血 β2 微球蛋白 0.272 mg/dL。最终诊断为多发性骨髓瘤 IgG-λ 型 ISS Ⅱ期，R-ISS Ⅱ期，POEMS 综合征。进行 2 疗程 RVD 方案化疗后双下肢麻木加重，进而改用 RID 方案化疗 2 个疗程，双手、下肢麻木症状较前好转，目前病情平稳。

特邀专家点评

本病例有多发周围型神经病、肝脾肿大、内分泌异常、多项免疫球蛋白抗体升高、蛋白定量增高、皮肤颜色变黑、腿毛增多增粗等临床表现，结合骨髓穿刺病理诊断等综合结果分析，诊断多发性骨髓瘤继发 POEMS 综合征比较明确，但该病例仍需加强后期治疗过程中的临床随访以获取最终结果。单纯从 FDG-PET/CT 显像看，本病例并不具备多发性骨髓瘤的典型表现，常规影像分析诊断思路上应首先排除原发灶隐匿的转移瘤，对右侧髂骨代谢活跃处病变活检的建议是正确的。同时，骨髓病变处瘤灶的 FDG 摄取程度提示肿瘤细胞相对成熟、侵袭性较强或恶性程度较高，而骨髓瘤中的浆细胞性肿瘤细胞多数情况下较为幼稚或不成熟，对 FDG 的摄取程度能达到本病例所见程度的并不多见，同时结合肝脏多发 FDG 摄取阳性病灶，除考虑肝脏骨髓瘤的髓外浸润外，也需要考虑到淋巴组织肿瘤如淋巴浆细胞性淋巴瘤的可能性。影像表现主要是“分析”，还需结合临床，特别是临床转归，才能得到最有价值的判断依据。

讨论与文献综述

多发性骨髓瘤（multiple myeloma，MM）是指起源于骨髓的多灶性浆细胞恶性肿瘤，是继非霍奇金淋巴瘤的第二大常见血液系统恶性肿瘤，老年人多见，中位年龄 65 岁，本病特点是骨髓见克隆浆细胞浸润，血清和（或）尿液中存在单克隆免疫球蛋白。部分患者可没有任何症状，部分患者会出现血钙升高、肾脏受损、贫血、骨质破坏等。症状性多发性骨髓瘤诊断首先满足骨髓克隆性浆细胞比例≥10%，或经活检诊断为浆细胞瘤，同时具有下列至少 1 种情况：①矫正血清钙＞2.75 mmol/L［矫正血清钙(mmol/L)＝血清总钙(mmol/L)－0.025×血清白蛋白浓度(g/L)＋1.0 mmol/L］；②肾功能损害（血清肌酐＞177 μmol/L）或肌酐清除率＜40 mL/min；③贫血（血红蛋白＜100 g/L 或血红蛋白低于正常下线超过 20 g/L）；④X 线片、CT、MRI 或 PET/CT 发现 1 个或多个溶骨性病变；⑤骨髓克隆性浆细胞≥60%；⑥受累/非受累血清游离轻链比≥100 且受累血清游离轻链浓度≥100 mg/dL；⑦MRI 检测有＞1 处 5 mm 以上的局灶性骨质破坏。MM 大多数局限于骨髓内，脊椎、肋骨最常见。影像学上 MM 典型表现为骨质疏松伴多发溶骨性骨质破坏，极少数为成骨性骨质破坏，称为硬化性骨髓瘤。MM 髓外浸润较少见。

髓外浸润与疾病进展有相关性，总生存期较无髓外浸润的 MM 患者明显缩短。随着治疗技术的进步，髓外浸润的发病率有所下降，1942 年的一篇报道，尸检发病率高达 70%。2010 年 Varettoni 等学者的研究报告中，MM 患者在疾病过程中出现髓外浸润的发病率为 6%～20%。淋巴结、肝、肾、皮肤、皮下、胸膜等部位均可受累，PET/CT 和 MRI 有利于病灶检出。潘博等学者对 MM 继发髓外浸润的特点进行分析，结果淋巴结受累最常见，其次还可累积肺、胃、脾脏、肾脏等器官，受累部位均有不同程度 FDG 摄取，最大 SUV_{max} 可达 21.2，最低为 2.1；骨髓病变 SUV_{max} 的区间范围为 2.4～33.5。该患者髂骨病灶穿刺提示为浆细胞骨髓瘤，根据 MM 诊断标准，多发性骨髓瘤诊断明确。肝脏出现异常高代谢低密度结节，骨髓瘤髓外浸润可能性较大。

该患者另外存在多系统病变，包括多发性周围神经病（运动、感觉功能障碍）、M 蛋白（IgG-λ 型）、骨病变、脏器肿大（肝、脾、淋巴结肿大）、内分泌异常（甲状腺激素水平降低）、皮肤改变（肤色发黑，腿毛增多、增粗）、血管外溶液增加（胸腔积液）、血小板升高，符合浆细胞恶性增生的一种罕见副肿瘤综合征——POEMS 综合征。

POEMS 综合征是一种由浆细胞肿瘤引起的副肿瘤综合征，累及多系统的疾病。发病高峰为中年人。诊断主要标准包括多发性周围神经病、单克隆浆细胞异常增殖、硬化性骨病变、血管内皮生长因子增高、castleman 病，次要标准包括器官肿大、内分泌失调、特征性皮肤变化、视盘水肿、血管外溶液增加和血小板增多。可能出现的其他症状体征，如消瘦、多汗等。诊断 POEMS 综合征必须满足多发性周围神经病和单克隆浆细胞异常增值 2 条主要标准，还需至少满足其他 1 条主要标准和 1 条次要标准。多发性周围神经病主要表现为四肢麻木、疼痛、无力，以下肢为主。单克隆浆细胞产生的 M 蛋白多为 λ 型。器官肿大以肝大、脾大、淋巴结肿大最常见。Li jian 等学者的分析报告中显示近 58% 的淋巴结活检病理常表现为 Castleman 病表现。内分泌异常可表现为性腺轴异常、甲状腺功能减退、糖尿病、肾上腺轴异常等。皮肤改变，如皮肤色素沉着发黑、体毛增多。血管外溶液增多可表现为外周水肿、胸腔积液、腹水。Francisca Caimari 等学者通过系统分析 75 例 POEMS 综合征患者的内分泌功能，发现最常见的内分泌异常是性腺功能减退（68%），其次是高泌乳素血症（56%）、甲状腺功能减退（54%）、糖代谢异常（24%）、肾上腺功能不全（17%）和 IGF-1 水平高（15%）。Qingqing Pan 等学者对 90 例 POEMS 综合征患者治疗前的^{18}F-FDG PET/CT 影像进行分析，发现肝/脾大患者约占 72%，存在浆膜腔患者约占 51%，溶骨型组 FDG 摄取平均 SUV_{max}最高，单纯硬化型最低。

POEMS 综合征患者常表现为四肢远端对称性感觉障碍和肌无力，逐渐向近端发展，初诊患者易误诊为 CIDP。本文病例初诊考虑 CIDP，疗效欠佳。CIDP 不会出现多系统受累，骨影像学检查、骨髓穿刺、肌电图、神经活检、血管内皮生长因子及血小板测定等有利于二者鉴别。Elie Naddaf 等对 136 例 POEMS 综合征患者和 67 例 CIDP 患者的血小板计数进行比较，发现 POEMS 综合征患者中 53. 7% 出现血小板增多，而 CIDP 患者仅占 1.5%。

骨病变是 POEMS 综合征重要的影像学表现，以单纯硬化性和混合型最为常见，小部分为溶骨性，病变主要分布于脊椎、骨盆、肋骨等，四肢附属骨少见，混合性和溶骨性可见 FDG 明显浓聚，单纯硬化性骨病灶绝大多数 FDG 摄取无升高。临床上需与多发性骨转移鉴别。MM 椎体内多发小圆形骨质破坏发生率明显高于转移瘤。多数 MM 患者可有明确骨质疏松，而骨转移瘤患者伴随骨质疏松及膨胀性改变的情况少见。转移瘤分布多与血供有关，不同部位原发肿瘤其转移瘤分布有一定特点，如前列腺骨转移好发于骨盆，其次是脊柱。MM 椎体受累时常具有连续多发椎体累及。邓成文等学者的一项对比研究中发现，MM 骨病变长径及 FDG 摄取程度明显低于溶骨性转移瘤，MM 骨病变以 FDG 弥漫性分布多见，而溶骨性转移瘤组则以不均匀分布多见。

症状性 MM 患者若存在 del(17p)、t(4;14)、t(14;16)、t(14;20)、1q 扩增或 *p53* 突变被认为是高危多发性骨髓瘤。治疗方面，对有机会进行自体干细胞移植的患者先采取诱导治疗，可选用来那度胺、硼替佐米、地塞米松（RVD 方案），给予 3 ~ 4 个周期，然后进行自体干细胞移植。高危患者则选用达雷妥尤单抗、来那度胺、硼替佐米、地塞米松（Dara-RVD 方案）替代 RVD 方案。不适合移植的患者可选择 RVD 方案或 DRD 方案（达雷妥尤单抗、来那度胺、地塞米松）治疗，对于老年衰弱患者，选择治疗时可先予两药，待一般情况改善后在选择三药联合。POEM 综合征治疗方面以克隆性浆细胞病为病因治疗，血液科、神经内科、康复科等多科室联合进行神经营养和对症支持等相关治疗。一项研究中指出，POEMS 综合征的患者，10 年生存率约 62%，年龄小、白蛋白大于 3.2 g/dL、血液指标完全缓解是预后良好的相关因素。对于髂骨穿刺未发现骨髓浆细胞浸润的孤立性（或是 2～3 个）骨破坏 POEMS 综合征患者，推荐放疗，当骨髓穿刺提示骨髓浸润，疾病广泛播散时，建议进行全身治疗，对于明显的溶骨性破坏可进行辅助放疗。Zhao 等学者对近 350 例接受美法仑 + 地塞米松、自体干细胞移植或来那度胺 + 地塞米松治疗的 POEMS 患者进行了回顾性研究，发现自体干细胞移植的缓解率最高，其次是来那度胺 + 地塞米松组，最后是美法仑 + 地塞米松，所有纳入病例 3 年总体无进展生存率约 80.5%，3 年总生存率约 90.8%。

MM 是起源于骨髓的多灶性浆细胞恶性肿瘤，POEMS 综合征是浆细胞肿瘤引起的副肿瘤综合征，本质上是浆细胞异常增值所致，两者具有相关性，但疾病特点又有不同。在临床工作中，^{18}F-FDG PET/CT 发现多发 FDG 异常摄取的骨质破坏，尤其是以硬化型或混合型破坏为主的病变，伴有四肢远端麻木、肌力下降、脏器肿大等多系统病变时，应向临床建议排查是否为骨髓瘤伴 POEMS 综合征。^{18}F-FDG PET/CT 通过全身评估，不但可以了解骨质受累的情况，也可对骨外其他器官病变进行综合评估，了解病变代谢状况，有助于 POEMS 综合征及多发性骨髓瘤的诊断、评估、随访。

参考文献

1. SEVCIKOVA S, MINARIK J, STORK M, et al. Extramedullary disease in multiple myeloma—controversies and future directions [J]. Blood Rev, 2019, 36: 32 - 39.
2. 黄晓军. 中国多发性骨髓瘤诊治指南(2022 年修订) [J]. 中华内科杂志, 2022, 61(5): 480 - 487.
3. 潘博, 汪世存, 展凤麟, 等. ^{18}F-FDG PET/CT 显像在多发性骨髓瘤继发骨髓外浸润中的应用价值 [J]. 中国实验血液学杂志, 2022, 30(1): 189 - 194.
4. DISPENZIERI A. POEMS syndrome: 2021 Update on diagnosis, risk-stratification, and management [J]. Am J Hematol, 2021, 96(7): 872 - 888.
5. 葛义俊, 戴映, 高建国. POEMS 综合征的临床特征及诊疗分析 [J]. 临床神经病学杂志, 2018, 31(2): 107 - 110.
6. LI J, ZHOU D B, HUANG Z, et al. Clinical characteristics and long-term outcome of patients with POEMS syndrome in China [J]. Ann Hematol, 2011, 90(7): 819 - 826.
7. ALI T, QAZILBASH M H. POEMS syndrome: a multisystem clonal disorder [J]. Eur J Haematol, 2021, 106(1): 14 - 18.
8. CAIMARI F, KEDDIE S, LUNN M P, et al. Prevalence and Course of Endocrinopathy in POEMS Syndrome [J]. J Clin Endocrinol Metab, 2019, 104(6): 2140 - 2146.
9. PAN Q, LI J, LI F, et al. Characterizing POEMS Syndrome with F-18-FDG PET/CT [J]. The Journal of Nuclear Medicine, 2015, 56(9): 1334 - 1337.
10. NADDAF E, DISPENZIERI A, MANDREKAR J, et al. Thrombocytosis distinguishes POEMS syndrome from chronic inflammatory demyelinating polyneuropathy [J]. Muscle Nerve, 2015, 52(4): 658 - 659.
11. 姜阳, 董楚宁, 吕鑫, 等. ^{18}F-FDG PET/CT 在 POEMS 综合征中的应用价值 [J]. 临床放射学杂志, 2019, 38(12): 2375 - 2380.
12. 邓成文, 张晓莹, 吕中伟, 等. ^{18}F-FDG PET/CT 显像对多发性骨髓瘤与原因不明溶骨性转移瘤的鉴别诊断价值 [J]. 中华核医学与分子影像杂志, 2022, 42(5): 269 - 273.
13. RAJKUMAR S V. Multiple myeloma: 2022 update on diagnosis, risk stratification, and management [J]. Am

J Hematol, 2022, 97(8): 1086 - 1107.
14. KOURELIS T V, BUADI F K, KUMAR S K, et al. Long-term outcome of patients with POEMS syndrome: an update of the Mayo Clinic experience [J]. Am J Hematol, 2016, 91(6): 585 - 589.
15. HUMENIUK M S, GERTZ M A, LACY M Q, et al. Outcomes of patients with POEMS syndrome treated initially with radiation [J]. Blood, 2013, 122(1): 68 - 73.
16. LI H Z X H. What is the best first-line treatment for POEMS syndrome: autologous transplantation, melphalan and dexamethasone, or what is the best first-line treatment for POEMS syndrome: autologous transplantation, melphalan and dexamethasone, or lenalidomide and dexamethasone? [J]. Leukemia, 2019, 33: 1023 - 1029.

（符珍敏　王卉　整理）

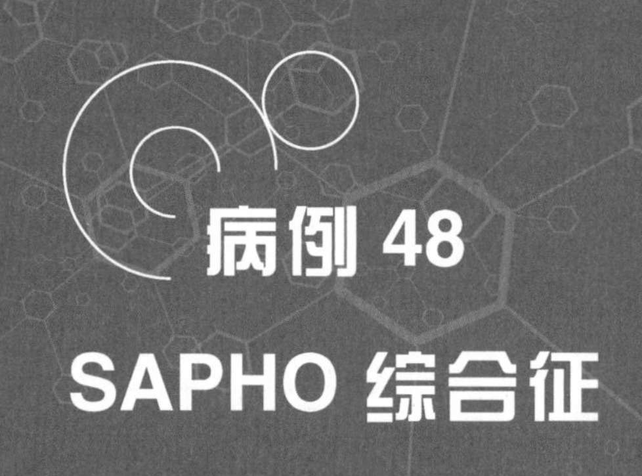

病例 48 SAPHO 综合征

病历摘要

【基本信息】

患者，男性，61 岁。

主诉：腰部疼痛不适 3 个月，加重 1 周。

现病史：患者 3 个月前出现腰部疼痛不适，考虑腰椎间盘突出症，未做处理。1 周前疼痛加重，行腰椎 MRI 检查，发现腰椎多节椎体异常信号，考虑转移可能，为确诊行 PET/CT 检查。

既往史与家族史：患者平素体健，无基础病。父母无恶性肿瘤病史。否认遗传病病史。

查体：四肢肌力、肌张力正常，腰部疼痛，后背无明显水肿，双下肢感觉正常，双手、足及躯干皮肤无明显丘疹、结节。

【辅助检查】

影像学检查：L_3-S_1 椎体可见长 T_1 长 T_2 信号，椎体边缘软组织亦可见长 T_1 长 T_2 信号（图 48－1）。

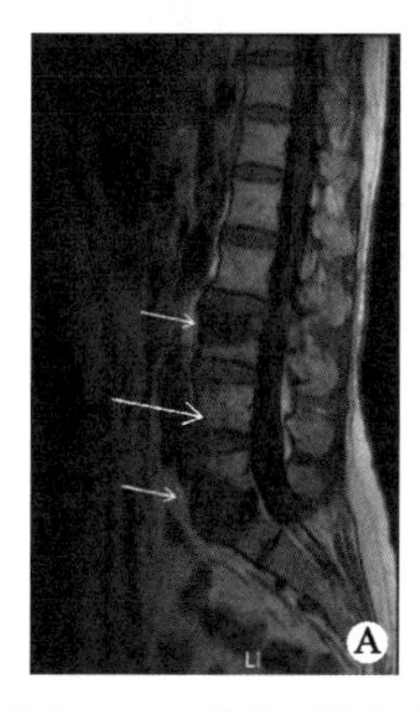

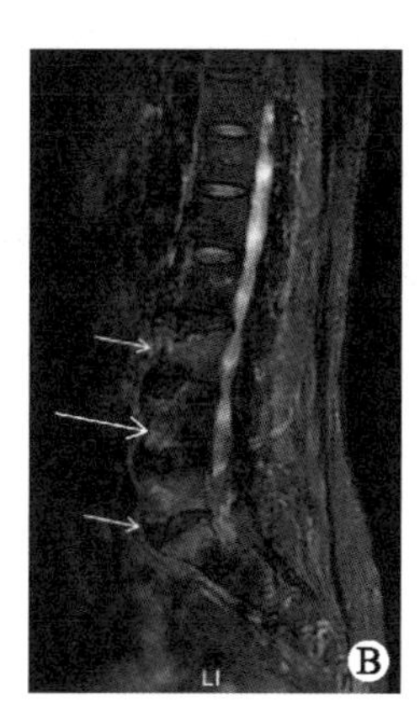

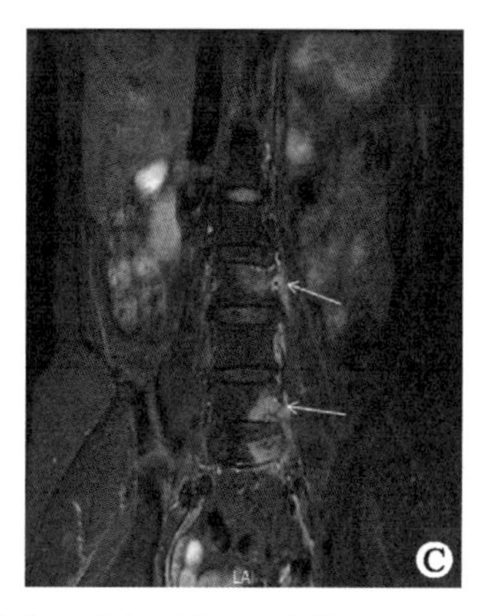

A：T_1WI 矢状位，L_3-S_1 椎体可见大片状低信号；B：T_2WI 矢状位，对应区域呈现高信号；C：T_2WI 冠状位，显示紧贴椎体左侧的软组织高信号。

图 48－1　腰椎 MRI

【临床初步诊断】

①腰骶椎多发转移；②腰骶椎结核。

【临床关注点】

患者为老年男性，平素体健，MRI 检查椎体及附件软组织异常信号，提示转移瘤可能，但不排除结核可能，需进一步确诊或查找原发灶。

PET/CT检查

【操作流程与参数】

患者检查前禁食 6 h 以上，空腹血糖 6.4 mmol/L。^{18}F-FDG 剂量 7.23 mCi，注射后 1 小时检查，延迟扫描为注射后 2 小时开始。PET/CT 检查采用 uMI 510 PET/CT 扫描仪（联影公司）。采集参数：CT 扫描电压 120 kV，电流采用自动毫安秒，螺距 5.625，层厚 3 mm。PET 扫描，3 分钟/床位。扫描范围从颅顶至股骨中段。图像采用 CT 扫描数据衰减矫正，图像重建采用有序子集最大期望值迭代法。

【PET/CT 所见】

右侧第 1 前肋近胸肋关节处可见骨质密度增高，并可见膨胀性改变，周边软组织可见肿胀，糖代谢可见增高，SUV_{max} 为 8.8；左侧第 1 前肋近胸肋关节处骨质密度减低、骨皮质似欠连续，糖代谢可见增高，SUV_{max} 为 4.5（图 48－2）。腰 3、腰 4 椎体左上缘、腰 5 骶 1 相对缘不规则骨质破坏，周围软组织轻度增厚，糖代谢条片状增高，SUV_{max} 分别为 9.8、6.4、5.6（图 48－3），延迟 2 小时 SUV_{max} 分别为 14.5、7.0、5.7。

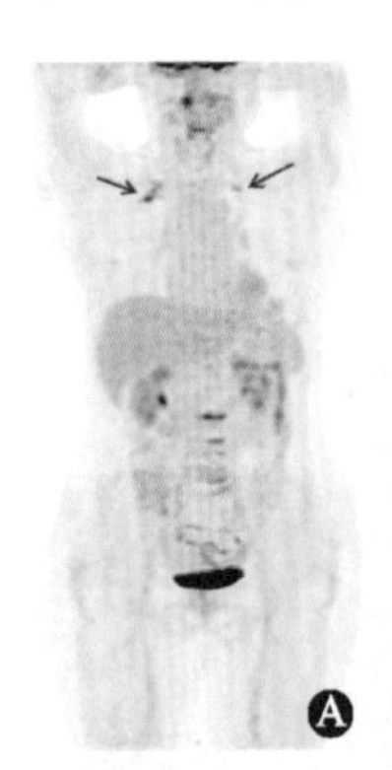

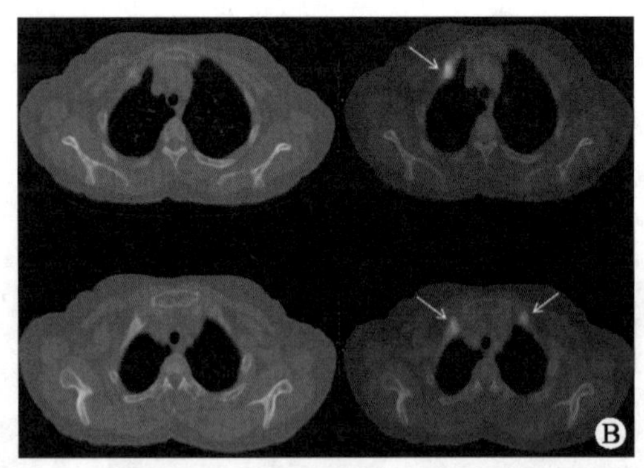

右侧第 1 前肋近胸肋关节处骨质密度增高，并可见膨胀性改变，周边软组织肿胀，糖代谢增高，SUV_{max} 为 8.8；左侧第 1 前肋近胸肋关节处骨质密度减低、骨皮质似欠连续，糖代谢增高，SUV_{max} 为 4.5。

图 48－2　^{18}F-FDG PET/CT

【PET/CT 诊断意见】

双侧第 1 前肋近胸肋关节、腰 3 及腰 4 椎体左上缘、腰 5 和骶 1 相对缘异常改变并高代谢，考虑特殊类型感染可能性大，建议在右侧第 1 前肋近胸肋关节处穿刺活检。

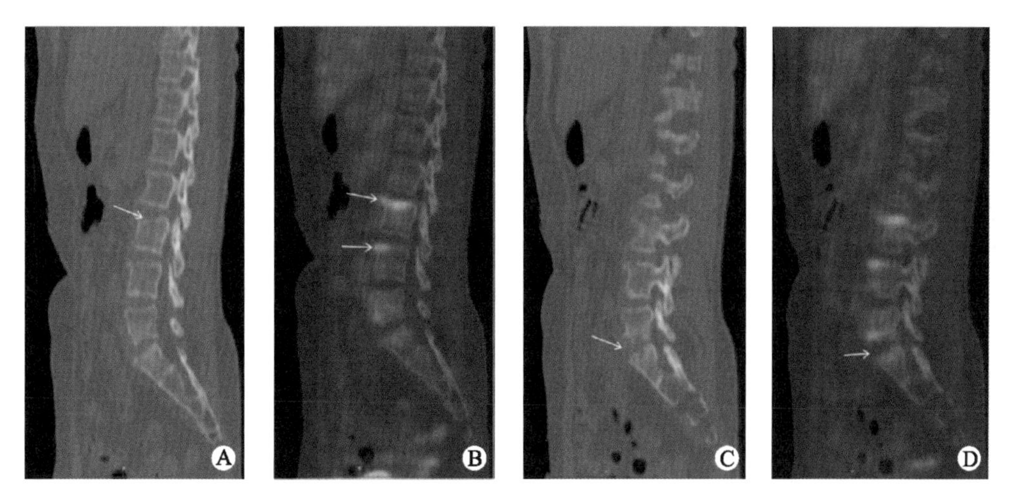

腰3及腰4椎体左上缘、腰5和骶1相对缘不规则骨质破坏，周围软组织轻度增厚，糖代谢条片状增高。病变特点为连续椎体出现“边角征”，累及终板及关节面为主，腰5和骶1呈现“对吻征”。

图48－3 ^{18}F-FDG PET/CT

病例讨论

论点1：患者为老年男性，平素体健，无糖尿病病史，无发热、咳嗽症状，PET/CT提示病变累及部位相对局限于椎体边缘及关节面或终板部位，周围软组织轻度水肿，同时CT征象可见脊柱骨质破坏区域边界较清，累及胸肋关节周围骨质可见较大范围的硬化区。骨结核累及椎体附件区，部分可形成椎旁脓肿，坏死区常可见沙砾样死骨，且患者无明显结核病史及症状，考虑可以排除结核可能；同时患者其他器官PET/CT未见明显异常代谢，且椎体转移瘤累及终板区域少见，周围常无硬化区，可以排除转移瘤；综上考虑特殊类型的感染，需要结合穿刺活检。

论点2：转移瘤尚不能排除，部分来源于胃肠道的恶性肿瘤及前列腺癌等PET/CT可能显示不佳，同时骨质破坏与硬化应可见于成骨及溶骨混合性转移，如前列腺癌，建议完善血清PSA检查等。

论点3：布鲁菌感染可累及骨及周围软组织，需结合患者有无畜牧养殖经历，近期有无感染症状等，同时进行病原学检查。

论点4：虽然患者骶髂关节、四肢关节无明显病变，但仍需要考虑强直性脊柱炎、类风湿性关节炎等风湿免疫类疾病，建议结合HLA-B27、RF相关检查。

论点5：病变累及前胸壁及脊柱的特点非常符合SAPHO（synovitis acne pustulosis hyperostosis osteitis）综合征的表现，但患者无皮肤损害表现，建议追问病史或随访。

【病例讨论小结】

患者为老年男性，平素体健，主诉腰疼，MRI发现腰椎异常信号，首先待排转移瘤，PET/CT发现双侧胸肋关节附近高代谢，未见明显原发灶，总结发现的阳性征象均为骨质及周围软组织高代谢，转移可能性小；进一步鉴别结核，患者无糖尿病等基础疾病，无发热征象，双肺内亦无阳性发现，结核的可能性较小，但仍不能排除，需结合T-SPOT检查；

此时还需要考虑一些特殊感染或炎性的病变，布鲁菌病及强直性脊柱炎需要考虑，追问患者病史无畜牧养殖经历，患者双侧骶髂关节无阳性发现，可能性较小；排除其他诊断后最符合病变分布特征的就是SAPHO综合征，通过追问病史，患者出现过手掌的脓疱疹，对症处理后消失，患者临床及影像学特征均符合此诊断。

诊断

患者未进行穿刺活检，根据病例随访及治疗经过做出的临床诊断，考虑为SAPHO综合征。

临床随访

追问病史，患者PET/CT检查前4个月左右手掌出现过脓疱疹，皮肤科对症处理后消失。外院专家会诊也考虑SAPHO综合征，经过小剂量激素及非甾体抗炎药物治疗后腰部疼痛症状明显好转。患者1年后复查骨扫描检查呈现“牛头征”及椎体受累表现（图48－4）。

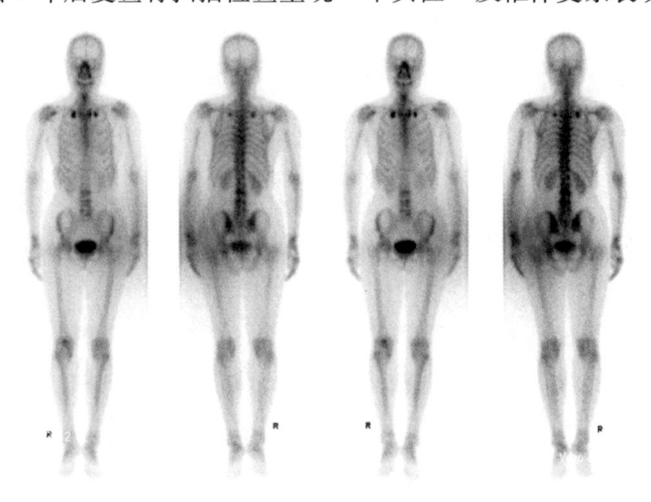

双侧第1胸肋关节及腰3～腰5节椎体放射性浓聚灶。

图48－4　全身骨扫描

特邀专家点评

此病例体现出了检查后进一步追问病史的重要性。检查后的图像仅在双侧胸锁关节处及多个椎体关节面出现骨质密度和糖代谢增高的改变，炎性病变可能性大，但究竟是感染还是非感染炎症所致难以直接从影像中准确判断；应当结合实验室检查和临床表现鉴别结核、系统性风湿免疫疾病，结合个人史和居住地流行病资料鉴别布鲁菌病等特殊病原感染，此外还应进一步结合肿瘤标志物除外不典型肿瘤性病变可能。本例中，患者经追问病史和临床表现，更倾向于风湿免疫性疾病，加之双侧胸锁关节处骨硬化的特征性表现，为最终SAPHO综合征的诊断提供了依据。

讨论与文献综述

SAPHO 综合征是由法国风湿免疫学家 Chamot 等学者在 1987 年首次提出的概念，是以滑膜炎、痤疮、脓疱病、骨肥厚、骨髓炎为主要特征的临床症候群，发病率约为 0.1‰，男女发病率相近，女性略多。诊断主要参照 2013 年 Carneiro 等所确立的标准：①骨关节表现 + 痤疮、暴发性痤疮或化脓性汗腺炎；②骨关节表现 + 掌跖脓疱病；③骨肥厚（前胸壁、肢端骨、脊柱）伴或不伴皮肤损害；④慢性多灶性复发性骨髓炎，包含中轴或外周骨，伴或不伴皮肤损害，满足以上 4 个条件之一即可确诊。目前病因及发病机制不明，主要有自身免疫、感染及遗传易感性 3 种假说。

SAPHO 综合征是一种累及皮肤、骨和关节的慢性疾病，两种表现均可为首发症状，时间间隔多数少于 2 年，亦有少部分患者不伴有皮肤损害。有研究认为发病年龄越大，骨关节表现为首发症状的比例越大，提示不同年龄组的发病机制存在异质性。SAPHO 综合征皮肤病变，以掌跖脓疱病（palmoplantra pustulosis，PPP）和严重的痤疮（severe acne，SA）多见，还可合并寻常性银屑病，较少见的还有坏疽性脓皮病和 Sweet 皮疹；骨和关节表现最常累及的部位为前胸壁（接近 100%）、脊柱、骶髂关节及下颌骨，部分年轻患者常累及长骨，大多数情况下，病变常累及全身多处骨关节，可伴随周围软组织水肿。累及脊柱主要表现为局部骨质破坏，随时间迁延逐渐以骨质肥厚为主，早期即可伴随滑膜炎、骨髓炎，临床症状为受累部位骨关节反复发作的疼痛、压痛、活动受限，症状可持续数月至数年。

本病的特征性影像学表现为“牛头征”，主要表现为骨扫描检查中，双侧胸肋关节、双侧胸锁关节、胸骨柄对造影剂摄取增高，呈“牛头样”表现。但常规 X 线片、CT、MRI 检查为一线的检查方法，视野相对局限，诊断相对困难。有学者研究提出 SAPHO 综合征患者的脊柱病变应当归属于韧带附着点炎性改变，逐步累及椎体骨质。部分研究认为椎体骨质病变多起源于椎体角，随即病变向邻近终板和椎间盘扩散，认为边角侵蚀征象是诊断本病的重要征象。累及骨性关节面或终板的侵蚀破坏程度与其周围骨质增生硬化往往呈“不匹配”性改变——骨侵蚀相对较小，而其周围骨硬化范围相对较大，部分骨硬化甚至累及整个椎体，可能与炎症反复和长期慢性过程有关。病变大多累及多个连续椎体，表现为“对吻征”样改变或相邻椎体受累联合形成半圆形或曲线形的影像学改变，可能为本病影像学特征性诊断的依据。PET/CT 扫描范围较大，能更加准确的显示疾病累及的部位和范围，同时能发现更多隐匿性病灶及活动性炎性病灶并能有效排除肿瘤。

鉴别诊断如下。①椎体转移瘤：常累及椎体中后部及椎弓根，同时转移瘤周围骨质硬化少见，而 SAPHO 综合征周围骨硬化范围相对较大，部分骨硬化甚至累及整个椎体。②强直性脊柱炎：强直性脊柱炎 Romanus 病变的骨髓水肿局限在前纵韧带附着点周围，而 SAPHO 综合征椎体角病变会发展到椎体终板和前缘，并且连续多个椎体角受累，同时累及前胸壁骨质。③结核性脊柱炎：结核引起的骨髓水肿常伴有椎体变形、沙粒样死骨、椎间盘受累、腰大肌脓肿。④脊柱退行性变：SAPHO 综合征引起的骨质硬化多累及胸椎，且常位于椎体关节面或终板，表现为“对吻症”，而退行性变多见于腰椎和颈椎，少见于胸椎。

参考文献

1. CARNEIRO, SAMPAIO-BARROS P D. SAPHO syndrome [J]. Rheum Dis Clin North Am, 2013, 39(2): 401-418.
2. 吴遐，李忱，李丽. SAPHO综合征的皮肤表现及其进展 [J]. 国际皮肤性病学杂志, 2017, 43(4): 212-215.
3. 赵冰彬，吴遐，李忱，等. SAPHO综合征164例首发症状临床分析 [J]. 中华风湿病学杂志, 2018, 22(5): 298-302.
4. 李忱，徐文睿，刘晋河，等. SAPHO综合征的临床表现和影像学评估的研究进展 [J]. 医学研究杂志, 2016, 45(4): 181-183.
5. 刘记存，陈勇，崔建岭. SAPHO综合征的影像表现 [J]. 中国医学影像技术, 2011, 27(8): 1684-1687.
6. 郝新忠，武志芳，武萍，等. SAPHO综合征^{18}F-FDG PET/CT显像和临床分析 [J]. 国际放射医学核医学杂志, 2015, 39(6): 447-451.
7. 于梅艳，唐莹，刘军莲，等. 基于22例SAPHO综合征患者全脊柱病变的MRI表现 [J]. 磁共振成像, 2020, 11(12): 1143-1147.
8. NGUYEN M T, BORCHERS A, SELMI C, et al. The SAPHO syndrome [J]. Semin Arthritis Rheum, 2012, 42(3): 254-265.
9. LAREDO J D, VUILLEMINBODAGHI V, BOUTRY N, et al. SAPHO syndrome: MR appearance of vertebral involvement [J]. Radiology, 2007, 242(3): 825-831.
10. XU W, LI C, ZHAO X, et al. Whole-spine computed tomography findings in SAPHO syndrome [J]. J Rheumatol, 2017, 44(5): 648-654.
11. MCGAUVRAN A M, KOTSENAS A L, DIEHN F E, et al. SAPHO syndrome: imaging findings of vertebral involvement [J]. Am J Neuroradiol, 2016, 37(8): 1567-1572.
12. RUAN D D, WANG R L, HU Y N, et al. Clinical and imaging features of six Han patients with SAPHO syndrome [J]. Acta Radiol, 2022, 12: 2841851221142783.

（周建立　刘宏伟　整理）

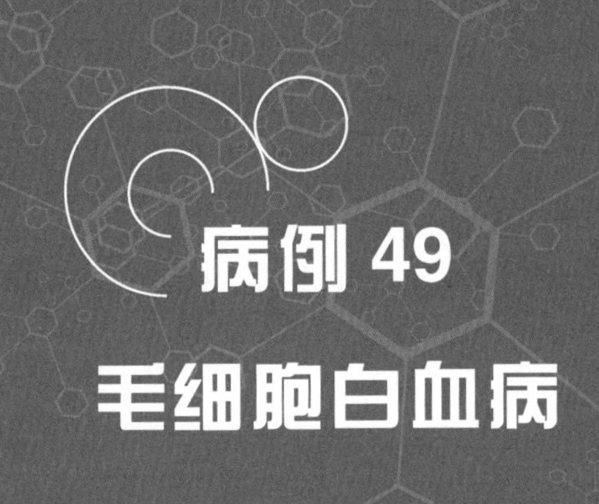

病例 49 毛细胞白血病

病历摘要

【基本信息】

患者，男性，86 岁。

主诉：乏力 4 年余，加重伴胸闷 2 个月。

现病史：患者 4 年前无明显诱因反复出现乏力，伴便血，就诊于当地医院，胃镜提示消化道溃疡，给予对症支持治疗后出院。近 2 个月乏力症状加重，伴胸闷，为进一步诊治收入院。患者精神状态一般，病程中无发热、盗汗及体重下降。

既往史与家族史：2016 年胃镜提示消化性溃疡。否认外伤史，有输血史，否认药物、食物过敏史，预防接种史不详。否认有明确家族性遗传病及传染病病史。

查体：贫血貌，表情自然，自主体位，神志清醒，查体合作。全身皮肤黏膜苍白，无黄染，双上肢及前胸散在少量出血点及淤斑。肝脏未触及。脾脏可触及，平脐，超前正中线，质硬，边缘规则，无压痛。左足水肿。

【辅助检查】

影像学检查。胸部 CT：①双肺多发间质性炎性改变；②双侧少量胸腔积液、右侧少量叶间胸膜积液；③贫血可能。腹部 CT：①巨脾，实质内稍低密度灶；②腹水。

实验室检查。血常规：白细胞计数 27.60 $\times 10^9$/L↑、中性粒细胞 5%↓、淋巴细胞 8%↓、红细胞计数 2.62 $\times 10^{12}$/L↓、血红蛋白测定 73 g/L↓、血小板计数 23 $\times 10^9$/L↓、异常细胞 83%↑；血生化（肝功能、肾功能、离子六项）：总胆红素 35.7 μmol/L↑、直接胆红素 21 μmol/L↑、血清白蛋白 33.3 g/L↓、无机磷 0.88 mmol/L↓，余无明显异常；贫血四项显示血清转铁蛋白 177 mg/dL↓，叶酸 2.75 ng/mL↓；血浆 D-二聚体测定 3092 ng/mL↑；C 反应蛋白测定 0.85 mg/dL↑，白细胞介素-6 16.64 pg/mL↑；粪便潜血（+）；尿常规无异常。

【临床初步诊断】

①血常规异常待查；②低白蛋白血症；③高胆红素血症。

【临床关注点】

老年男性，慢性病程，感染指标及血常规异常，双上肢及前胸散在少量出血点及淤斑，肺、腹部 CT 提示肺部炎症，以及肝、脾肿大，多种病变指标是否有关联，可否用一元论解释？

PET/CT检查

【操作流程与参数】

患者检查前禁食 4 小时以上，空腹血糖 4.68 mmol/L。^{18}F-FDG 剂量 7.62 mCi，注射后 1 小时检查。PET/CT 检查采用 Biograph mCT PET/CT 扫描仪（德国 Siemens 公司）。采集参数：CT 扫描电压 120 kV，电流采用自动毫安秒，螺距 0.6，层厚 5 mm。PET 扫描，2 分钟/床位。扫描范围从颅顶至大腿上段。图像采用 CT 扫描数据衰减矫正，图像重建采用有序子集最大期望值迭代法。

【PET/CT 所见】

双肺散在斑片、条索影，大部分轻度异常放射性摄取，SUV_{max} 为 1.8。心腔密度低于心肌。肝脏体积增大，超过肋弓下缘约 7 mm，肝实质内放射性分布稍欠均匀，SUV_{max} 为 2.5。脾脏体积明显增大，下极超过脐水平约 4 mm；脾脏中部近包膜处见不规则密度减低区，较大层面约 45 mm × 25 mm，伴明显异常放射性摄取，SUV_{max} 为 6.6；余脾脏实质放射性摄取弥漫性增高，SUV_{max} 为 3.0。右侧锁骨区、双侧腋窝、下腹部及盆腔见多个增大淋巴结，最大者约 17 mm × 8 mm，无或轻度异常放射性摄取，SUV_{max} 为 2.5；纵隔多发增大淋巴结，最大约 14 mm × 15 mm，放射性摄取轻中度增高，SUV_{max} 为 4.3。双侧胸腔见液性密度影，右侧著；肝、脾周围、结肠旁沟、盆腔见少量积液。全身骨髓放射性摄取弥漫轻度增高，SUV_{max} 为 2.7，同机 CT 骨质密度减低，未见明确骨质破坏征象。全身皮下见液性密度渗出影。（图 49 - 1）

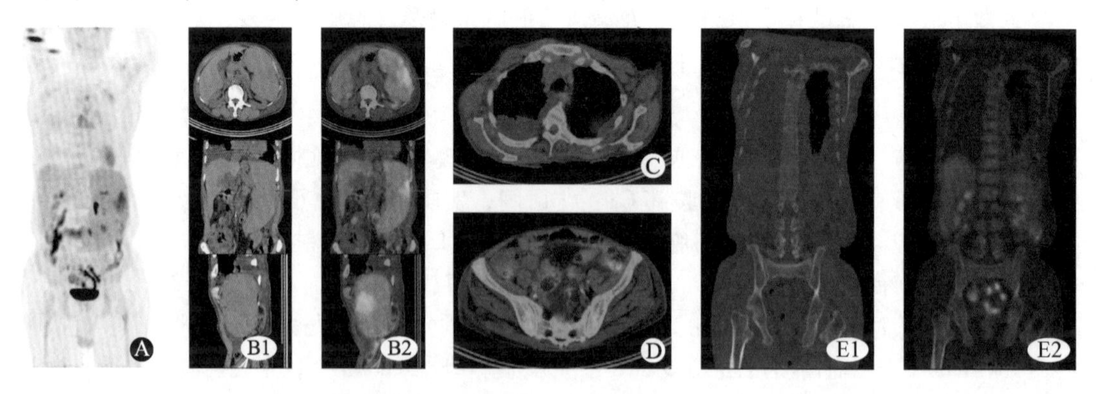

A 为 MIP 图；B1、B2 见巨脾，局部密度稍减低伴明显高代谢（箭头）；C、D 见稍增大淋巴结，代谢轻度增高（箭头）；E1、E2 见骨髓代谢轻度增高，未见骨质破坏。

图 49 - 1　^{18}F-FDG PET/CT

【PET/CT 诊断意见】

1. 肝大，巨脾，脾脏代谢增高、局部见明显高代谢区，全身骨髓代谢增高，多考虑血液系统恶性肿瘤，建议结合骨髓穿刺及临床其他检查。

2. 右侧锁骨区、纵隔、双侧腋窝、下腹部及盆腔多发肿大淋巴结，部分代谢增高，倾向血液系统肿瘤累及。

3. 双肺炎症；心室腔密度减低，提示贫血。

4. 双侧胸腔积液，右侧显著；腹、盆腔少量积液；全身皮下水肿；骨质疏松。

病例讨论

论点1：患者为老年男性，病程中以乏力、便血为主要症状就诊，查体皮下见出血点、脾大，血常规提示白细胞明显升高，异常细胞占83%。^{18}FDG PET/CT 见巨脾，同时合并肝大、多部位淋巴结肿大、骨髓代谢增高，根据临床表现、血常规及影像结果，高度怀疑血液系统疾病，白血病可能性大，需要考虑慢性淋巴细胞白血病（chronic lymphocytic leukemia，CLL）。CLL 为成人最常见的白血病，好发于老年群体，男性易患，早期常无症状或出现乏力、易疲劳等非特异性表现，可出现无痛性淋巴结肿大、脾大或不明原因的淋巴细胞绝对值升高。随着病情进展，还可表现为体重减轻、反复感染、出血和贫血等症状。

论点2：同意白血病作为第一诊断，但暂不考虑 CLL，因为 CLL 为成熟 B 淋巴细胞克隆增殖，该患者虽然白细胞比例明显升高，但淋巴细胞比例并无升高，考虑为其他慢性白血病。同时，患者存在脾大尤为明显，局部还可见稍低密度区，代谢异常增高，需鉴别脾淋巴瘤。可结合骨髓象、免疫分型等进一步甄别。

论点3：患者为老年男性，巨脾。脾脏作为全身最大淋巴器官，是白血病和淋巴瘤常累及的器官。该患者脾脏增大显著，且局部见明显高代谢区，首先考虑原发性脾淋巴瘤，如脾脏边缘区淋巴瘤，肝大、骨髓代谢增高、淋巴结肿大，考虑淋巴瘤侵犯所致。原发性脾淋巴瘤多见于中老年男性，常表现为脾大，可伴有自身免疫性溶血性贫血和原发性血小板减少性紫癜，符合该患者临床表现，建议进一步骨髓穿刺，与白血病鉴别。

【病例讨论小结】

该患者为老年男性，长期便血、乏力症状，血常规显示白细胞明显升高，成熟粒细胞、淋巴细胞比例显著降低，血小板、血红蛋白减少严重，查体发现皮下出血点、脾大征象，根据该患者临床表现、检验指标，可以判别患者存在造血、凝血功能异常、慢性失血，结合影像学检查，特别是 PET/CT 检查多系统影像发现，大家考虑为血液系统恶性肿瘤，这一思路是正确的。巨脾常见于慢性白血病，但脾内局灶性低密度及高代谢灶需要与原发脾淋巴瘤鉴别。患者全身骨髓代谢不均匀增高，淋巴瘤进展累及骨髓可能性大。最终诊断需结合骨髓穿刺活检。

诊断

骨髓形态：①骨髓有核细胞增生活跃，粒红比值 = 1.67；②粒系比例占1%，细胞形态未见明显异常；③红系比例占0.6%，幼红细胞及成熟红细胞形态未见明显异常；④淋巴瘤细胞比例占96%，该类细胞胞体呈类圆形或不规则形，胞核多呈类圆形，可见切迹/凹陷/扭曲，核染色质呈粗块状，未见明显核仁，胞浆量多较丰富，可见毛状突起，染淡蓝色，颗粒少见；⑤全片未见巨核细胞，血小板呈单个分布；⑥未见寄生虫；⑦病理细胞化学：POX-阴性(－)；酯酶双染色：AS-DNCE-阴性，α-NBE-阴性。意见：淋巴瘤细胞白血病骨髓象。流式细胞术：送检标本中可见约81.9%的成熟B淋巴细胞，其免疫表型为CD19(＋)，CD20(－)，CD23(－)，CD10(－)，CD79b(－)，FMC7(－)，CD103(＋)，(CD25＋部分)，CD123(－)，CD11c(＋)，CD200(－)，FCS较大，胞膜/胞内免疫球蛋白Kappa/Lambda轻链表达不明显。流式结果符合CD5阴性CD10阴性成熟B细胞淋巴瘤/白血病免疫表型，表型信息提示不排除HCL；具体结合骨髓活检和IHC检查信息综合考虑。基因突变检测：*BCOR*(＋)、*BRAF*(＋)、*ATM*(＋)、*BCORL1*(＋)、*FBXO11*(＋)、*MPL*(＋)。骨髓活检（图49－2）：①骨髓有核细胞增生活跃（造血容量约55%），未见典型ALIP及热点现象；②可见少量偏成熟阶段粒细胞；③可见少量中晚幼红细胞；④巨核细胞数量在正常范围，各种形态均可见；⑤淋巴细胞显著增生，呈大片状、弥漫性分布，以成熟小淋巴细胞为主；⑥骨髓间质可见胶原纤维化，未见骨硬化。肿瘤细胞：CD3(－)、CD5(－)、CD10(－)、CD20大片状(＋)、PAX-5大片状(＋)、Bcl-2大片状(＋)、Bcl-6少数(＋)、CD25部分(＋)、Cyclin-D1(－)、Annexin A1散在(＋)、Ki-67(20%＋)。

诊断：结合免疫组化、流式细胞术、骨髓细胞学及*BRAF*基因检测，诊断为毛细胞白血病。

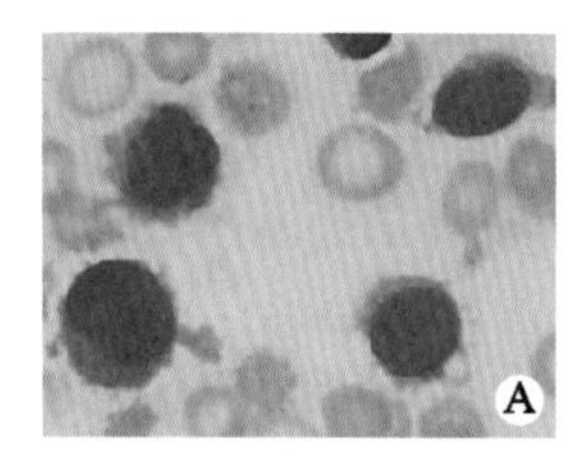

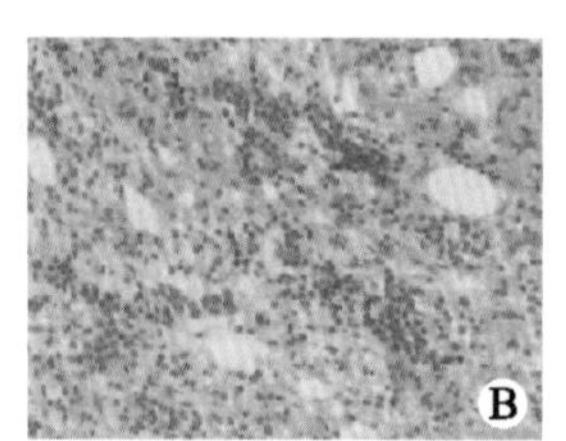

A为骨髓染色涂片，淋巴瘤细胞呈类圆形或不规则形，胞浆量多较丰富，可见毛状突起，染淡蓝色，颗粒少见；B为骨髓活检，淋巴细胞显著增生。

图49－2　毛细胞白血病

临床随访

该患者确诊为毛细胞白血病后，行克拉屈滨治疗，脾脏明显回缩，肋下不可触及，复查外周血涂片及流式细胞学均未见异常细胞。1年半后电话随访患者家属，病情复发，血小板减少，脾大，未规律治疗。

特邀专家点评

此病例最典型的特点就是巨脾的表现；^{18}FDG PET/CT发现巨脾伴葡萄糖代谢不均匀增高，同时合并肝大、多部位淋巴结肿大、骨髓代谢增高，根据临床表现、血常规及影像结果，首先考虑为血液系统恶性肿瘤。巨脾常见于慢性白血病，但脾内局灶性低密度及^{18}FDG PET/CT高代谢灶需要与原发脾淋巴瘤鉴别，进一步分类、分型需结合骨髓形态、免疫表型、基因检测等多种检查手段，避免延误治疗。

讨论与文献综述

毛细胞白血病（hairy cell leukemia，HCL）是一种少见的惰性 B 淋巴细胞增殖为主的恶性血液系统肿瘤，占白血病的 2%～3%。HCL 在欧美国家年发病率约为 2.9/100 万，男性比较常见，男女比例为 4∶1，中位发病年龄为 55 岁（18～95 岁）。该病以毛细胞增殖、外周血循环淋巴细胞增生并浸润骨髓伴明显的脾脏肿大为主要特征。HCL 发病机制复杂，易被误诊为其他淋巴系统的疾病，需要结合多种检查才能确诊。在细胞遗传学上，HCL 最常见的异常克隆是 14q+，此外还有 12p 的异常、14q－和 IgH 基因重排，但目前未发现较特异的指标。最近有研究表明，BRAF 丝氨酸/苏氨酸蛋白激酶基因（*BRAF V600E*）的突变，以及 *BRAF V600E* 造成 RafMEK 细胞外信号调节激酶通路的活化，是使 HCL 突变的关键。

HCL 起病隐匿，临床症状可表现为乏力、腹胀和消化不良等，其中脾脏体积增大最为突出，多为中重度肿大，部分患者可有肝脏增大和深部淋巴结肿大，浅表淋巴结肿大罕见，极少数患者会存在纵隔或腹腔的巨大肿块。HCL 根据免疫表型、侵袭性及治疗反应等分为经典型（HCL-C）和变异型（HCL-V）两类。外周血涂片观察具有特征性的毛细胞（细胞表面有不规则的突起和微绒毛丛）是诊断第一步。细胞免疫表型可用三色流式细胞仪进行分析，采用 CD45/SSC 设门法，标记 CD19、CD20、CD21、CD22 等 B 淋巴细胞表型和 HCL 特异性表型 CD11c、CD103 和 CD25。HCL-C 通常会有 CD22、CD20 和 CD11c 强表达，CD25、CD19、CD103 和 CD123 呈阳性，约 85% 出现 *BRAF V600E* 基因突变；HCL-V 则不表达 CD25，且膜联蛋白 A1、TRAP、*BRAF V600E* 均为阴性，治疗反应差。该患者血涂片可观察到毛细胞，肿瘤细胞表达 CD103、CD25、CD11c，*BRAF V600E* 基因突变，不表达 CD5、CD10，结合患者临床表现、细胞形态、免疫表型及基因测序等进行综合分析，诊断为经典型 HCL。

白血病以肝脾肿大、椎体、淋巴结浸润最为常见，常规影像学主要有以下表现：①脾脏、肝脏、淋巴结等器官浸润，表现为体积增大；②白血病脊柱浸润，在 CT 上可表现为椎体的骨质破坏，骨质破坏区 MRI 上呈斑片状 T_1 低信号，T_2 压脂序列稍高信号，严重时可引发病理性骨折及畸形；③颅骨骨质破坏和颅内出血，影像上主要表现为软组织肿块（绿色瘤），骨质破坏多呈毛刷状、日光状；④泪腺和眼眶内肿块，表现为眼眶壁的骨质破坏，眼外肌受累，眼球受压移位。白血病细胞可累及中枢神经系统的软脑膜、硬脑膜及脑实质，MRI 在这方面诊断的敏感性、特异性明显优于 CT，MRI 多表现为软组织肿块，MRI 呈 T_1WI 低信号、T_2WI/FLAIR 高信号、DWI 高信号，明显强化。^{18}F-FDG PET/CT 在白血病髓外复发方面具有较高诊断价值，其对髓外复发诊断的敏感度、特异度、准确度达 90% 以上。中轴骨骨髓是白血病较易早期侵犯的部位，但因为 FDG 的摄取程度与病理类型及恶性细胞的增殖率相关，部分肿瘤患者 FDG 的摄取程度相对较低，甚至无摄取，骨髓反应性增生也可表现为明显摄取，导致其评价骨髓浸润的能力一直有争议。孙涛涛等学者收集 62 例 ^{18}F-FDG PET/CT 怀疑肿瘤但仅表现为骨髓代谢明显增高的患者，其中良性病变组包括骨髓反应性增生、骨髓增生大致正常、骨髓增生稍活跃等，恶性组大多由淋巴瘤及白血病侵犯所致。毛细胞白血病是白血病的一种罕见类型，脾大是最常见临床体征，较少出现骨质破坏，Pawel Robak 等学者报道 1 例多处骨骼受累的 HCL 患者，PET/CT 上均表现 FDG 明显高摄取，骨质为成骨及溶骨混合性破坏，经腰骶部放疗及 1 周期克拉屈宾治疗后，复查 PET/CT 原高 FDG 摄取骨病灶未见异常代谢。本案例骨髓浸润在 PET/CT 上表现为代谢轻度增高，骨质密度尚未出现明显异常，诊断需结合骨髓活检。

本文提供病例，在鉴别诊断方面，需与其他血液系统疾病相鉴别。①慢性淋巴细胞白血病，早期无症状，体检发现白细胞和（或）淋巴细胞异常增高，部分患者可触及淋巴结肿大，20%～50% 的患者肝、脾肿大。②慢性粒细胞白血病，患者的显著特征为白细胞异常升高、脾肿大，部分患者可有头晕、纳差、淋巴结肿大，发热、盗汗、下肢水肿、各类出血等。HCL-C 还必须与其他 HCL 样疾病相鉴别，包括 HCL-V，约占所有 HCL 的 10%，脾弥漫性红髓淋巴瘤（splenic diffuse red pulp lymphoma，SDRPL）和脾边缘区淋巴瘤（splenic marginal zone lymphoma，SMZL），因为它们的治疗方案是不一样的。HCL-C 几乎存在 *BRAF V600E* 基因突变，而 HCL-V 和 SDRPL 不会出现该基因突变，SMZL 发生突变概率极低。HCL-V 细胞不表达 CD25，CD123 弱表达或无表达。SDRPL 通常可在外周血中观察到大量（中位数为 60%）中小型绒毛淋巴细胞的均匀浸润，绒毛呈极性分布，单克隆 B 细胞表达 CD11c（97%）和 CD103（38%），很少表达 CD123（16%）或 CD25（3%）。SMZL 白细胞和淋巴细胞计数通常高，瘤细胞可见浆细胞样分化或极性绒毛，通常不表达 CD103 和 CD123，脾脏主要累及白髓。此外，CD200/CD180 中值荧光强度（MFI）比值可能有助于区分 HCL 和 SDRPL，比值为 0.5 或更小倾向 SDRPL。

治疗方面，约 10% 的无症状 HCL-C 患者选择定期随访观察，当出现症状或血细胞参数出现异常时需要进行治疗，症状性脾大可作为治疗适应证。HCL-C 对嘌呤类似物药物治疗敏感，目前初治患者一线治疗方推荐使用嘌呤类似物药物，如克拉屈滨和喷司他丁，在二线治疗中，高危 HCL 患者可考虑嘌呤类似物和利妥昔单抗的联合化学免疫治疗。初次复发患者可以继续予嘌呤类似物药物或联合利妥昔单抗进行化学免疫治疗。多次复发或难治性 HCL 患者可以有以下治疗方案选择，包括靶向 CD22 的重组免疫偶联物、BRAF 抑制剂和 BCR 抑制剂。Chihara 等学者的一项临床研究中，纳入初治 HCL（59 例）、复发/难治性 HCL（14 例）及 HCL-V 患者（7 例），予以连续 5 天口服 2-氯脱氧腺苷，1 个月后继续给予 8 周利妥昔单抗（375 mg/m^2 每周）治疗，最终 3 组患者完全缓解率分别为 100%、100% 和 87%，中位随访 60 个月后，5 年无进展生存期分别为 95%、100% 和 64%，5 年总生存期分别为 97%、100% 和 61%。

本文提供病例，^{18}F-FDG PET/CT 根据影像表现，结合临床资料，可以提出大方向诊断思路，即血液系统恶性肿瘤，重点鉴别白血病与脾脏淋巴瘤，进一步分类、分型需要结合骨髓形态、免疫表型、基因检测等多种检查手段。

参考文献

1. HOFFMAN M A. Clinical presentations and complications of hairy cell leukemia [J]. Hematol Oncol Clin North Am, 2006, 20(5): 1065 – 1073.
2. QUEST G R, JOHNSTON J B. Clinical features and diagnosis of hairy cell leukemia [J]. Best Pract Res Clin Haematol, 2015, 28(4): 180 – 192.
3. 王燕婴，李增军，易树华，等. 40 例毛细胞白血病临床特征分析 [J]. 临床血液学杂志，2011，24(7):

411 -413.
4. 殷君，朱松山，黎华. 多毛细胞发病机制及实验室诊断的研究进展 [J]. 海南医学，2018，29(9)：1269 -1271.
5. PANDE P, YELIKAR B R, KUMAR U M. A hairy cell leukaemia variant—arare case report [J]. J Clin Diagn Res, 2013, 7(2): 358 -360.
6. 安万花，王万里，郭淑利，等. 老年复发难治性变异型毛细胞白血病 1 例并文献复习 [J]. 河南医学研究，2021，30(22)：4220 -4222.
7. KREITMAN R J. Hairy cell leukemia: present and future directions [J]. Leuk Lymphoma. 2019, 60(12): 2869 -2879.
8. 周仲佑，陈武标，葛湛，等. 白血病的 CT，MRI 诊断价值 [J]. 中国医学影像技术，2009，25(S1)：111 -113.
9. 田颖，陈淑霞，胡青竹. 40 例中枢神经系统白血病的影像表现研究 [J]. 中国 CT 和 MRI 杂志 [J]. 2017，15(12)：15 -18.
10. 李河北，王茜，赵赟赟，等. (18)F-FDG PET/CT 对急性白血病髓内及髓外复发的诊断 [J]. 中国医学影像学杂志，2018，26(2)：140 -143，147.
11. 杜立华，徐秀月，李鑫，等. (18)F-FDG PET/CT 诊断急性白血病髓外复发的临床价值 [J]. 中国 CT 和 MRI 杂志，2021，19(2)：165 -167.
12. 孙涛涛，胡志辉，王淑侠. ^{18}F-FDG PET/CT 诊断早期骨髓浸润的临床价值 [J]. 循证医学，2015，15(6)：358 -362.
13. ROBAK P, JESIONEK-KUPNICKA D, KUPNICKI P, et al. Multifocal osteolytic lesions in hairy cell leukemia-the importance of PET/CT in diagnosis and assessment [J]. Annals of Hematology, 2020, 100 (Suppl 5): 1 -5.
14. PAILLASSA J, TROUSSARD X. Biology and Treatment of Hairy Cell Leukemia [J]. Curr Treat Options Oncol, 2020, 21(6): 44.
15. FAVRE R, MANZONI D, Traverse-Glehen A, et al. Usefulness of CD200 in the differential diagnosis of SDRPL, SMZL, and HCL [J]. Int J Lab Hematol, 2018, 40(4): 59 -62.
16. PAILLASSA J, TROUSSARD X. Biology and Treatment of Hairy Cell Leukemia [J]. Curr Treat Options Oncol, 2020, 21(6): 44.
17. CHIHARA D, KANTARJIAN H, O'BRIEN S, et al. Long-term durable remission by cladribine followed by rituximab in patients with hairy cell leukaemia: update of a phase II trial [J]. Br J Haematol, 2016, 174(5): 760 -766.

（吴永京　杨超　整理）

病例 50 HIV 阴性卡波西肉瘤

病历摘要

【基本信息】

患者，男性，70 岁。

主诉：双足多发丘疹、结节 3 年，加重半年。

现病史：患者 3 年前无明显诱因出现双下肢肿胀，左足逐渐出现散在紫红色丘疹、结节，无痒痛感，皮疹数量渐增多，肿胀逐渐加重，且右足出现类似皮疹。半年前双手掌、手背亦可见类似大量紫红色丘疹、结节，伴轻压痛，逐渐加重。外院曾诊断“多形红斑”，予以“糖皮质激素、丁酸氢化可的松乳膏”治疗，疗效欠佳。入院时患者精神状态良好。

既往史与家族史：高血压 10 年余，痛风性关节炎、痛风性肾病 3 年，诊断冠心病、地中海贫血 1 月余，发现血糖升高 1 月余。否认有明确家族性遗传病及传染病病史。

查体：双足、双手见大量紫红色结节、丘疹，部分融合成片，表面无明显渗出、糜烂，双足、双手水肿，左小腿著（图 50－1）。四肢肌力、肌张力正常，躯干皮肤无明显丘疹、结节。

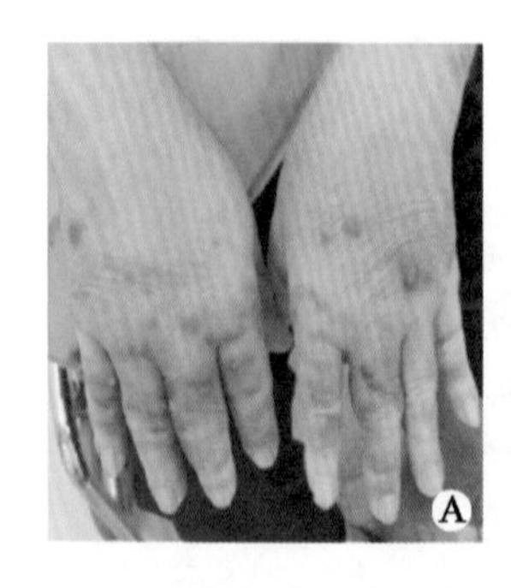

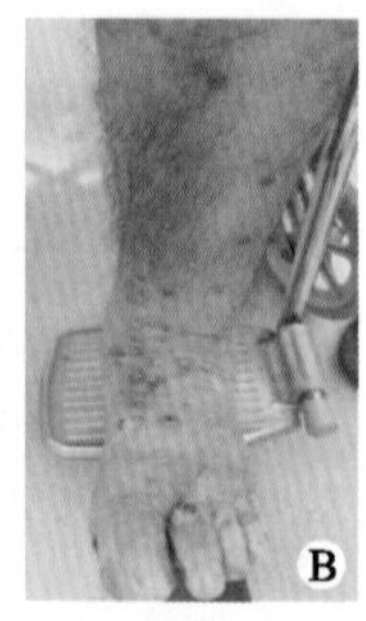

图 50－1　手、足水肿，皮肤大量紫红色、褐色结节、丘疹

【辅助检查】

影像学检查：胸部 CT 提示双肺多发散在结节；彩超提示双肾囊肿、前列腺增生伴钙化、轻度脂肪肝，胆囊、脾脏、胰腺未见明显异常。

实验室检查：血常规示血红蛋白 104 g/L，白细胞及血小板计数正常。血清尿酸 528 μmol/L，肌酐 147 μmol/L，血清白蛋白 28.4 g/L。血清肿瘤标志物显示鳞癌抗原 2.0 ng/mL，胃泌素释放肽前体 73 ng/L，CEA、AFP、PSA、CA125、CA19-9、CA15-3、CA72-4、CYFRA21-1、NSE 在正常范围内。HIV 抗原、抗体测定阴性，乙型肝炎表面抗原、丙型肝炎抗体、梅毒血清特异性抗体阴性。谷草转氨酶、谷丙转氨酶、胆红素测定、离子六项、葡萄糖测定、风湿检测四项、抗 ENA 抗体谱 7 项、自身抗体测定 2 项、免疫球蛋白 3 项、补体二项（C3、C4）、超敏 C 反应蛋白、降钙素原、过敏原 20 项检均未见异常。

【临床初步诊断】

①皮疹待查；②双肺结节，性质待排。

【临床关注点】

老年男性，慢性病程，感染指标及肿瘤标志物无明显异常。四肢皮肤多发结节、丘疹，同时肺 CT 提示双肺多发结节，二者是否有关联，可否用一元论解释？病变的性质如何考虑？

PET/CT检查

【操作流程与参数】

患者检查前禁食 6 h 以上，空腹血糖 5.3 mmol/L。^{18}F-FDG 剂量 6.73 mCi，注射后 1 小时检查。PET/CT 检查采用 Biograph mCT PET/CT 扫描仪（德国 Siemens 公司）。采集参数：CT 扫描电压 120 kV，电流采用自动毫安秒，螺距 0.6，层厚 5 mm。PET 扫描，2 分钟/床位。扫描范围从颅顶至足底。图像采用 CT 扫描数据衰减矫正，图像重建采用有序子集最大期望值迭代法。

【PET/CT 所见】

双肺多发不规则结节，沿肺纹理分布，最大约 10 × 15 mm，轻度放射性浓聚，SUV_{max} 为 1.9，气管血管旁间质增厚；纵隔、双肺门见多个短径 10 mm 以下淋巴结，放射性浓聚增高，SUV_{max} 为 4.5。双下肢皮肤多发不规则结节状增厚，双足多见，放射性异常浓聚，SUV_{max} 为 8.0，双下肢水肿（图 50 - 2）。

【PET/CT 诊断意见】

1. 双下肢、双足皮肤多发增厚、局部伴皮下结节，代谢明显增高，恶性待排，建议活检。

2. 双肺多发结节、类结节，部分代谢轻度增高，不除外转移；纵隔及双肺门多发反应性增生淋巴结。

3. 余躯干及脑部 PET/CT 检查未见明显异常代谢征象。

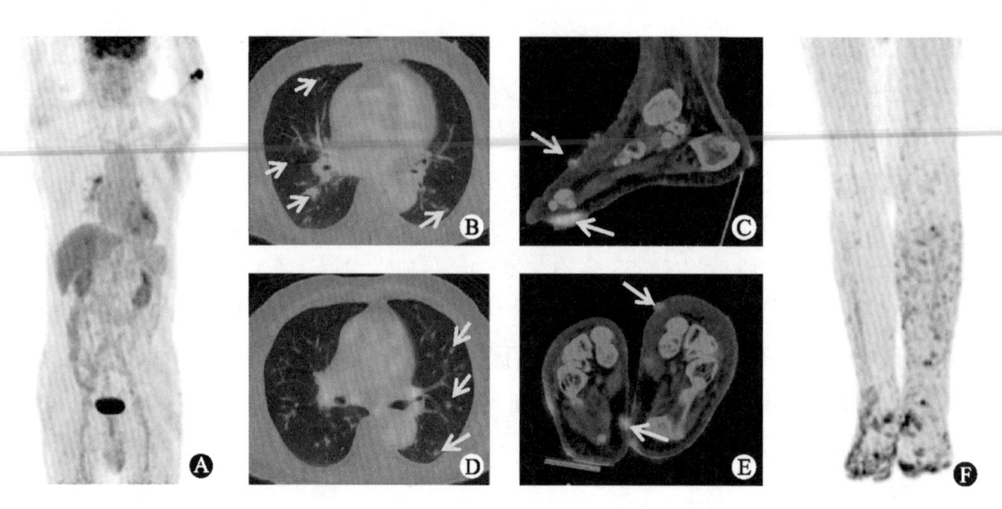

A、F 为体部及下肢 MIP 图，下肢见多发异常高代谢结节；B、D 见双肺多发结节，大部分形态不规则，沿肺纹理分布，轻度代谢（箭头）；C、E 见双足皮肤多发不规则、结节增厚，代谢增高（箭头）。

图 50－2　^{18}F-FDG PET/CT

病例讨论

论点 1：老年男性，慢性病程，四肢皮肤多发结节、丘疹，肺 CT 提示双肺多发沿肺纹理分布的不规则结节，未见钙化，倾向一元论考虑，考虑为结缔组织病或自身免疫相关性疾病，同时累及肺间质。其次考虑血液系统疾病（如皮肤淋巴瘤、T 细胞淋巴瘤）可以累积皮肤及其他器官，左下肢肿胀，考虑累及皮下脂肪及软组织可能性大。还需要排除特殊感染，如结核。

论点 2：该患者双肺多发结节，结节的形态、分布特征倾向炎性病变；下肢病变病程比较久，逐渐累及双手，倾向自身免疫性疾病，自身免疫性疾病可以同时解释双下肢病变和肺内病变，另外皮肤多发皮损也要与淋巴瘤鉴别。综上所述，第一诊断自身免疫性疾病，第二诊断皮肤淋巴瘤伴肺内炎性病变。

论点 3：病情较复杂，梅毒检查阴性，皮肤淀粉样变相关免疫指标未查，皮肤淀粉样变通常无明显早期症状，偶见皮肤针头大的褐色斑疹、丘疹等，数毫米至数厘米结节或斑块罕见，建议检查完善淀粉样变相关检查。另外下肢肿胀明显，不排除淋巴来源，需要与淋巴瘤进行鉴别。也需与结节病鉴别，部分结节病可出现皮肤受累，但该患者曾予糖皮质激素、丁酸氢化可的松乳膏治疗，疗效不佳，治疗反应不太支持该诊断。

【病例讨论小结】

这是一例相对特殊的罕见病例，大家基本排除实体瘤病变，这一点的诊断思路是一致的。该患者为老年男性，四肢多发皮损，可能的诊断考虑包括自身免疫性疾病、淀粉样变、淋巴瘤、结节病等。患者皮损形态、分布部位与皮肤淀粉样变不符。临床检验结果，风湿检测四项、抗 ENA 抗体谱 7 项、自身抗体测定 2 项、补体二项（C3、C4）、免疫球蛋白 3 项均未见异常，自身免疫性疾病诊断证据不多。皮肤淋巴瘤确实难以排除。但患者肺部多发结节，代谢不高，与皮肤结节高代谢改变有反差，很难用一元论解释。原发性肺淋巴瘤常表现为大片实变影，继发性肺淋巴瘤常表现为单发或多发的结节/肿块，病灶葡萄糖代谢高。用结节病可以解释部分影像表现，但该患者激素治疗疗效不佳。还有一种罕见病例，虽然该患者没有感染 HIV，卡波西肉瘤可以解释目前出现的阳性症状、体征，以及肺内结节的分布特点。

病理诊断

皮肤（右足外侧）活检：真皮层见有梭形瘤细胞纵横交错排列，梭形细胞被含有红细胞的裂隙样腔隙分隔，呈筛孔状或蜂窝状，在梭形细胞质内或细胞外可见嗜伊红色透明小体，梭形细胞轻-中度异型，可见少量核分裂象，未见肿瘤性坏死。免疫组化：HHV8（个别细胞+），CD34（+），CD31（+），Fli-1（+），Ki-67（阳性率10%），诊断：卡波西肉瘤（图50-3）。

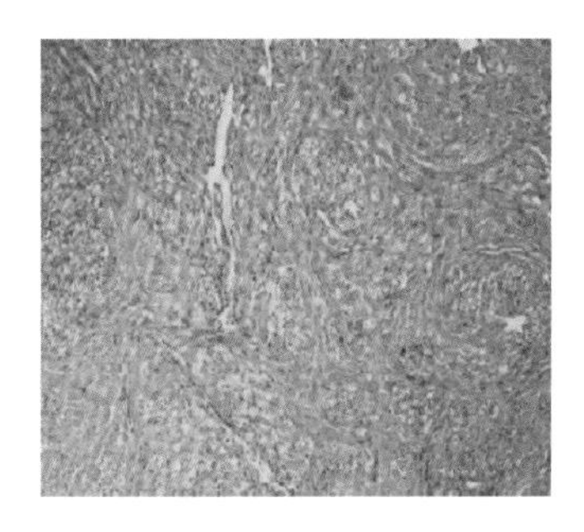

图50-3 卡波西肉瘤（HE 染色，×100）

临床随访

该患者肺部结节未进行穿刺，结合肺结节的形态、分布特点，卡波西肉瘤转移的可能性大。1 年后电话随访患者家属，患者行 1 周期化疗后，双手结节基本消失，下肢结节稍减少，3 周后拟行 2 次化疗时因体质较弱，未进行后续化疗，约 5 个月后因疾病进展死亡。最后一次住院期间检查提示肺内病灶增多，肝脏新增转移灶。

特邀专家点评

本例患者为老年男性，以四肢皮肤多发丘疹、结节为主诉，PET/CT 显示皮肤多发高代谢结节，其分析基本思路沿用排除法是合理的。皮损无明显痛、痒，曾用激素治疗无效，不支持临床常见的毛囊炎、疖肿、药物性皮疹、湿疹等，也不支持结节病。痛风性关节炎如伴痛风石形成，主要位于外周骨及软组织，常发生于四肢关节及皮下，与本例病变部位不相符。累及皮肤与双肺的肿瘤性病变需要考虑卡波西肉瘤和皮肤淋巴瘤。卡波西肉瘤最常累及部位是皮肤，典型皮损为暗红色或棕红色的斑片、斑块和结节，逐渐增大融合，后期可累及黏膜和内脏器官（如肺、淋巴结、胃肠道等）PET/CT 病灶代谢增高。皮肤淋巴瘤也是以皮肤损害为主的恶性淋巴瘤，大多数皮肤病灶为红色到紫色的结节或斑块，还可表现为类似溃疡、湿疹或皮炎的改变，形态多样。该患者感染指标阴性，临床无明显咳嗽、咳痰，双肺结节轻度代谢，形态不规则、沿肺纹理分布，有“火焰征”改变，间质增厚，具有肺部卡波西肉瘤的影像特点。该患者皮肤结节、双肺结节更倾向于用卡波西肉瘤一元论解释。若考虑非同源性疾病，肺内结节还需与结核、真菌感染、上皮样血管内皮瘤等相鉴别。对疑难或存疑大的病例，可能需要通过对皮肤结节、肺结节进一步穿刺活检明确诊断。

讨论与文献综述

卡波西肉瘤（Kaposi's Sarcoma，KS）是一种少见的以梭形细胞增生和血管瘤样结构为特征的恶性肿瘤，起源于内皮细胞的血管性肿瘤。其发生认为与人类疱疹病毒 8 型（human herpes virus 8，HHV8）有相关性。HHV8 也称为卡波西肉瘤相关疱疹病毒，非洲和中东地区阳性率在 14%～86%，其中非洲撒哈拉沙漠以南区域最高。美国和北欧总体阳性率低，在 HIV 阳性的男同性恋者中阳性率为 30%～60%。KS 根据地理分布和临床来源分 4 型，分别为经典型 KS、地方性 KS、医源性 KS 和 AIDS 相关型 KS。经典型 KS 通常是惰性的，进展缓慢，主要见于老年男性，最早是 Moritz Kaposi 博士在地中海和东欧的老年人皮肤上发现的一种罕见皮疹病变。AIDS 相关型 KS 是最常见的亚型，20 世纪 80 年代初，KS 在 AIDS 患者中的发病率超过 50%。AIDS 相关型 KS 的皮肤结节与经典型 KS 相比，小而且数量不多，皮损主要分布于躯干与头面部。地方性 KS 比经典 KS 更具攻击性，在 20 世纪 60 年代首次在撒哈拉以南地区被发现，好发人群是儿童与青年人，主要以淋巴结侵害为主。医源性 KS 在免疫抑制患者中被发现，例如接受移植手术的患者。95% 以上的健康人感染 HHV8 后终生无症状，而免疫抑制者可出现严重症状甚至死亡，提示免疫抑制也是与 HHV8 协同诱发 KS 的重要因素之一。

KS 的首发症状经常是皮肤黏膜损害，皮损表现多样，为斑片、斑块、结节或肿物块状，按压无痛，表面有色素沉着，颜色从粉红到紫色、棕色和棕黑色；还可出现广泛内脏器官受累，常见的有肺部、淋巴结，其次是胃肠道、肝、脾、骨等。发生于胃肠道的病变可以表现为恶心、呕吐、腹泻等症状。眼睑、结膜、口腔、会厌、骨骼肌等也可以受累，可伴有疼痛、出血等表现。KS 在 PET/CT 上的影像表现多是个案报道的形式，多篇文献报道的 KS 病灶高摄取 ^{18}F-FDG。本病例皮肤结节呈明显高代谢，SUV_{max} 为 8.0，肺结节呈轻度代谢增高，SUV_{max} 为 1.9。^{18}F-FDG PET/CT 可用于评估 KS 内脏及淋巴结受累的情况，进行初步分期，还可以用于治疗后的疗效评价。鉴别诊断方面，皮肤 KS 需与原发性皮肤淋巴瘤鉴别，原发性皮肤淋巴瘤是以皮肤损害为原发或主要表现的一组异质性的、表现复杂的恶性淋巴增殖性疾病，属结外第二常见非霍奇金淋巴瘤。如蕈样肉芽肿，是原发性皮肤 T 细胞淋巴瘤中最常见的类型，约占所有皮肤淋巴瘤的 50% 左右，恶性程度较低，表现为皮肤斑片、斑块或肿块，多分布于躯干。原发性皮肤弥漫大 B 细胞淋巴瘤（腿型）占原发性皮肤淋巴瘤的 10%～20%，常见于老年人，临床表现为快速生长的结节或斑块，可单发或多发，通常这些病变出现在单侧腿部。原发性皮肤边缘区淋巴瘤属于 B 细胞淋巴瘤，约占皮肤 B 细胞淋巴瘤的 30%，是一种惰性淋巴瘤，通常表现为粉红色、红色或紫色的结节、斑块或丘疹，多见于手臂、躯干。原发性皮肤淀粉样变是淀粉样蛋白沉积于正常皮肤的一种慢性皮肤病，苔藓型和斑状型最常见。苔藓型主要见于胫前侧，其次是上臂伸侧，表现为皮肤褐色米粒大小的丘疹，丘疹密集分布但不融合；斑状型主要位于背部，呈"波状纹"的色素沉着斑，部分可融合。根据皮肤典型的皮损，刚果红实验阳性，组织病理检查证实有淀粉样蛋白沉积可确诊。皮肤 KS 还需与毛囊炎、黑色素细胞痣、皮肤癌等鉴别，皮损部位进行活检结合免疫组化是诊断金标准。肺部 KS 在 CT 上特征性表现为沿支气管血管束分布的"火焰样"结节及斑片影，常伴支气管血管束及小叶间隔增粗。原发性肺淋巴瘤，病灶常表现为大片实变影；继发性肺淋巴瘤常表现为单发或多发的结节/肿块，周边渗出，PET/CT 病灶高代谢。相较于肺部结节型淋巴瘤，肺部 KS 结节相对更小，边界更不规则，结节内较少出现空洞及支气管充气征，PET/CT 检查通过观察全身病灶累及的范围、代谢程度有利于二者鉴别。真菌感染以曲霉菌及隐球菌多见，常表现为多发实变、空洞性病变，典型肺曲霉菌空洞呈"新月征"；卡氏肺孢子虫肺炎主要表现为双肺磨玻璃影、网格影或条索影，大多数以中央部或肺门对称分布；肺结核多发生于上叶尖后段及下叶背段，具有"三多三少"的特点，即多灶性、多态性、多钙化性，少肿块性、少结节堆积性、少增强，^{18}F-FDG PET/CT 在出现干酪样坏死的结核病灶中代谢程度通常较低。结核患者常有低热、盗汗，结合结核菌素试验、结核杆菌检测有利于鉴别。肺上皮样血管内皮瘤是一种非常罕见的血管肿瘤，属于间叶性肿瘤，多发生于中青年女性，结节内钙化并沿血管分布是其特征性表现。结节病是非干酪性肉芽肿为病理特征的多系统受累疾病，约 90% 患者有肺部病变，20%～35% 患者可出现皮损，发病高峰是青年期及 50 岁以上中年期，胸内结节病的典型影像改变是两侧对称性肺门和（或）纵隔淋巴结肿大，肺内以结节样改变最常见，多沿肺门旁支气管血管束周围间质分布，首选糖皮质激素治疗。当 KS 累及胃肠道、骨等部位时，可见软组织肿块，PET/CT 有利于精准定位，诊断上需要原发肿瘤相鉴别。治疗上基于化疗，阿霉素、长春新碱、博来霉素和依托泊苷常作为单一药剂使用或联合使用，紫杉醇作为二线治疗方案选择，放射疗法或手术则用于孤立病变。AIDS 相关型 KS，建议进行 ART 抗病毒治疗。

本文提供的病例为老年男性，四肢多发紫红色结节，HIV 检测阴性，否认免疫抑制剂使用及器官移植史，属经典型 KS。临床上如果发现患者皮肤多发褐色、紫红色结节，即使患者 HIV 阴性，也应考虑是否为 KS，建议重点对肺、肝、胃肠道等进行影像学检查，早期诊断并及时进行治疗，推荐行^{18}F-FDG PET/CT 检查，用于全身评估，也可作为疗效评价的手段。

参考文献

1. IFTODE N, RĂDULESCU M A, ARAMĂ S, S, et al. Update on Kaposi sarcoma-associated herpesvirus (KSHV or HHV8)—review [J]. Rom J Intern Med, 2020, 58 (4): 199－208.
2. 杨洪亮，张志蓉，艾比拜・杰力力，等. 卡波西肉瘤流行病学特征、发病机制及治疗的研究进展 [J]. 中国慢性病预防与控制，2020，28（10）：798－800.
3. 赵兴云，魏春波，袁柳凤，等. AIDS 相关型卡波西肉瘤 6 例临床分析 [J]. 临床皮肤科杂志，2018，47（8）：536－540.
4. REUTER S, VRACHIMIS A, HUSS S, et al. A challenging case of rapid progressive Kaposi sarcoma after renal transplantation: diagnostics by FDG PET/CT [J]. Medicine (Baltimore), 2014, 93 (11): e67.
5. OZDEMIR E, POYRAZ N Y, KESKIN M, et al. 18F-FDG PET/CT findings in a case with HIV (－) Kaposi Sarcoma [J]. Rev Esp Med Nucl Imagen Mol, 2014, 3 (33): 175－177.

6. MANKIA S K, MILLER R F, EDWARDS S G, et al. The response of HIV-associated lymphadenopathic Kaposi sarcoma to highly active antiretroviral therapy evaluated by ^{18}F-FDG PET/CT [J]. Clin Nucl Med, 2012, 37 (7): 692 – 693.
7. 赵辨. 临床皮肤病学 [M]. 南京: 江苏科学技术出版社, 2001: 1662 – 1668.
8. SWERDLOW S H. Cutaneous marginal zone lymphomas [J]. Semin Diagn Pathol, 2017, 34 (1): 76 – 84.
9. HOPE C B, PINUCUS L B. Primary Cutaneous B-cell Lymphomas [J]. Clin Lab Med, 2017, 37 (3): 547 – 574.
10. 张玉玲, 杨超, 吕萍, 等. OSMR 基因突变与原发性皮肤淀粉样变 174 例的临床表型分析 [J]. 中国皮肤性病学杂志, 2020, 34 (1): 5 – 10.
11. 王艳, 宋玉霞, 邓江玲, 等. 艾滋病相关肺部卡波西肉瘤的临床与 CT 表现 [J]. 中国医学影像学杂志, 2019, 27 (9): 670 – 673.
12. 张岩岩, 王杏, 李宏军. 艾滋病合并肺部卡波西肉瘤的影像表现 [J]. 中国艾滋病性病, 2020, 26 (12): 1336 – 1338.
13. 王晓梅, 王靖红, 吴重重, 等. 以肺内病变为首发症状的淋巴瘤多层螺旋 CT 与 PET/CT 表现 [J]. 中国医学影像学杂志, 2015, 23 (9): 677 – 681.
14. 岳炫彤, 邬颖华, 王涛, 等. 艾滋病合并卡氏肺孢子虫肺炎与其合并肺结核的 CT 诊断 [J]. 中国临床医学影像杂志, 2018, 29 (10): 696 – 698.
15. 张海琴, 程齐俭, 万欢英. 结节病的诊治进展 [J]. 临床肺科杂志, 2015, 20 (4): 732 – 734.

（符珍敏　整理）

病例 51
IgG4 相关性疾病

病历摘要

【基本信息】

患者，女性，61 岁。

主诉：右颈部淋巴结肿大 10 年，左颈部淋巴结肿大 4 年。

现病史：10 年前右侧颈部及面部肿胀，于外院行“淋巴结切除术”，病理结果不详。近 4 年自觉双侧颈部及面部淋巴结肿大，半年前外院行“双侧颌下腺摘除 + 左侧局部淋巴结切除术”，淋巴结病理显示“淋巴组织反应性增生”，术后自觉肿大淋巴结仍在。

既往史与家族史：10 年前手部患有湿疹，自服“消炎药”，涂抹“药膏”(药物名不详）治愈。

查体：左侧腮腺、颈上部可触及多个肿大淋巴结，最大 2 cm × 2 cm，无触压痛，活动度好，质地硬，皮肤红。左侧下颌角及耳后可见 10 cm 瘢痕，左侧耳屏前可见 5 cm 瘢痕。

【辅助检查】

影像学检查。MRI 腮腺增强（3T）：双侧颌下腺术后缺如，术区及双侧腮腺区结构紊乱，双侧腮腺显示不清，见多发不规则稍长 T_1 稍长 T_2 信号影，左侧为著，DWI 呈稍高信号影，增强扫描较明显强化。双侧颈部可见多发增大淋巴结影，强化尚均匀。颈胸腹盆 CT 平扫 + 增强：①双侧颌下腺缺如，双侧腮腺区见多发类圆形结节影，界较清晰，增强扫描较明显强化，双侧颈部可见多发稍大淋巴结影，强化尚均匀；②纵隔内可见肿大淋巴结影，部分内伴点状钙化，大者短径约 17 mm；③右侧肾稍饱满，右侧肾窦及中上段输尿管壁见软组织密度影，增强扫描明显不均匀强化，肾周及输尿管周围脂肪间隙模糊，见多发条片影，右侧肾盂轻度扩张；④肠系膜周围、骶前、直肠系膜区筋膜增厚，盆腔内腹膜增厚，局部与膀胱左侧壁分界欠清，增强扫描不均匀强化；⑤腹膜后及双侧髂血管周围见多发增大淋巴结影，大者位于左侧髂血管周围，直径约为 11 mm，部分增强扫描强化欠均匀。臀部皮下软组织多发钙化灶。双侧肾动脉 CTA：双侧肾动脉开口正常，管壁未见明显斑块，管腔未见明显狭窄。

实验室检查。血细胞分析＋异常细胞检查：嗜酸细胞百分率9.6%↑，嗜酸细胞绝对值 $0.82\times10^9/L$↑，余（－）；补体C3 0.564 g/L↓，补体C4 0.086 g/L↓，IgG4 38.900 g/L↑；尿液分析＋尿沉渣：白细胞938.0个/μL↑，白细胞169个/HPF↑，上皮细胞7个/HPF↑，白细胞（+++）；生化（－），女性肿瘤检验系列（－）；自身抗体检验（－）。

【临床初步诊断】

①右肾盂癌/肾集合管癌/肾淋巴瘤？其他？累及输尿管上段、颈部、腹膜后、盆腔淋巴结转移？②膀胱左侧壁肿物。

【临床关注点】

老年女性，肿瘤标志物无明显异常。全身多发肿大淋巴结；双侧腮腺弥漫性增大；右侧肾盂及中上段输尿管可见占位并周围渗出性改变；膀胱左侧壁增厚；盆腔内腹膜增厚，病变之间是否有关联，可否用一元论解释？病变的性质如何考虑？肾脏恶性肿瘤伴全身多发继发改变？IgG4相关性疾病？淋巴瘤？

PET/CT检查

【操作流程与参数】

患者检查前禁食6 h以上，空腹状态下静脉注入 ^{18}F-FDG显像剂，用量为3.70～5.18 MBq/kg，注射后1小时检查。PET/CT检查采用GE Discovery PET/CT扫描仪。采集参数：CT扫描管电压120 kV，管电流设置为300 mAs，层厚3 mm，开启三维模式，PET图像采集7～8个床位，90秒/床位，最后融合CT和PET图像。扫描范围从颅顶至大腿上段。

【PET/CT所见】

面部软组织肿胀，双侧面部皮下及双侧腮腺区多发结节样、斑片状密度增高影，FDG摄取增高，SUV_{max}为8.5。鼻咽部软组织增厚，咽隐窝消失，FDG摄取增高，SUV_{max}为8.3。双侧颈部可见多发肿大淋巴结，最大者位于左侧颈动脉鞘旁，最大截面约为33 mm×22 mm，FDG摄取增高，SUV_{max}为8.7。双侧锁骨上窝、纵隔内及双肺门多发肿大淋巴结影，最大截面约为21 mm×12 mm，FDG摄取增高，SUV_{max}为10.5。右肾盂及输尿管中上段管壁不规则增厚，伴斑片状软组织影，肾周筋膜增厚，脂肪间隙密度增高，SUV_{max}为12.0。腹膜后、双侧髂血管走行区及盆腔内多发肿大淋巴结影，最大者直径约为20 mm，FDG摄取增高，SUV_{max}为7.8。骶前间隙、直肠周围筋膜及盆腔腹膜可见结节样、饼样增厚，周围脂肪间隙模糊，FDG摄取异常增高，SUV_{max}为10.3。膀胱左侧壁明显增厚，伴周围斑片影，FDG摄取增高，SUV_{max}为6.4。

【PET/CT诊断意见】

双侧面部皮下及双侧腮腺区结节、斑片影；鼻咽部软组织增厚；双侧颈部、双侧锁骨上窝、纵隔内、双肺门、腹膜后、双侧髂血管走行区及盆腔内多发肿大淋巴结；右肾盂及输尿管中上段占位，伴周围渗出性改变；骶前间隙、直肠周围筋膜及盆腔腹膜增厚；膀胱左侧壁改变；以上代谢均异常增高，结合病史，优先考虑IgG4相关性疾病，淋巴瘤不能完全除外，请结合临床（图51－1）。

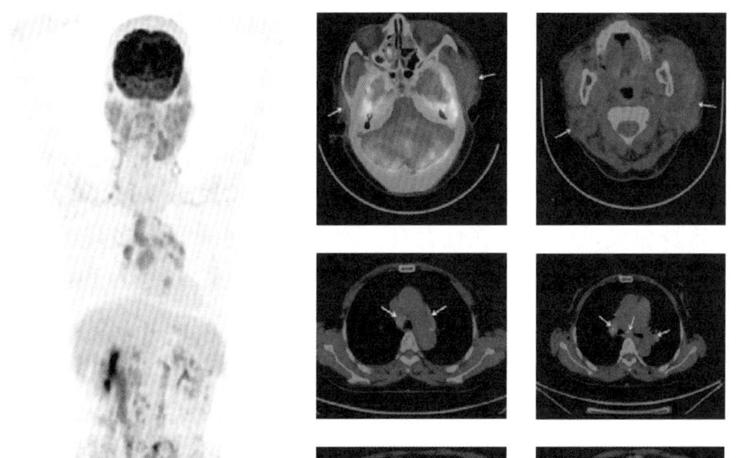
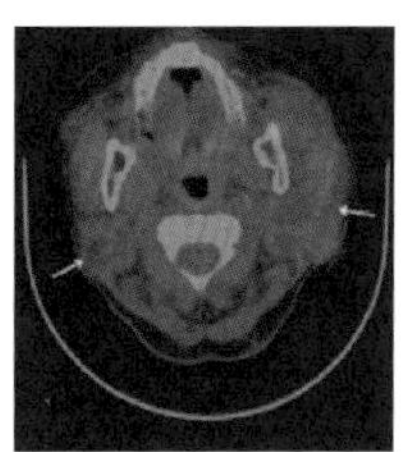
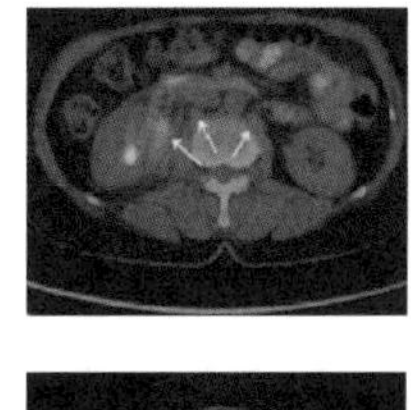
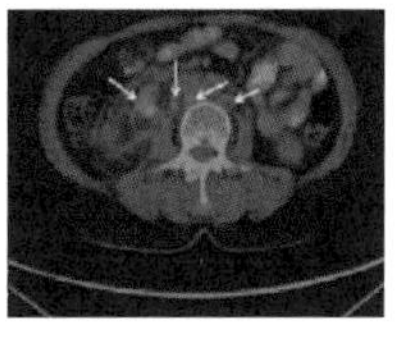
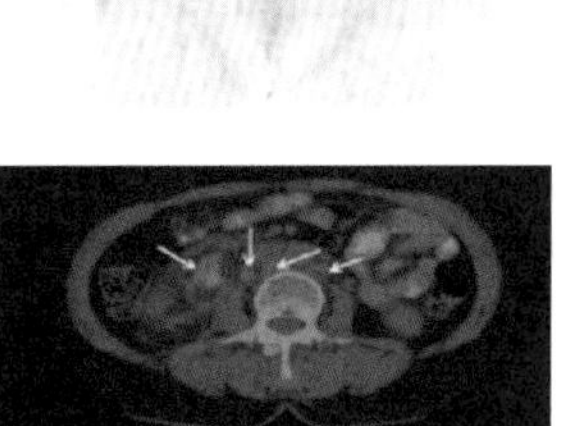
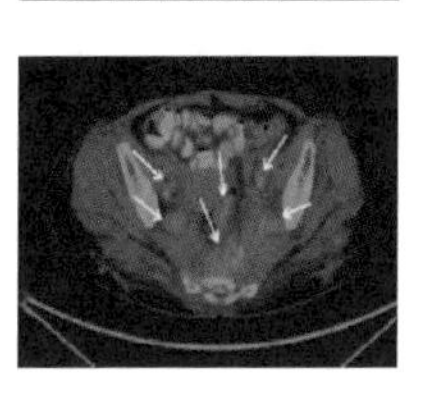
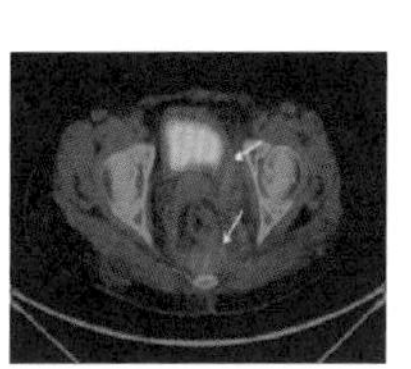

双侧面部皮下及双侧腮腺区结节、斑片影；双侧颈部、双侧锁骨上窝、纵隔内、双肺门、腹膜后、双侧髂血管走行区及盆腔内多发肿大淋巴结；骶前间隙、直肠周围筋膜及盆腔腹膜增厚；以上病灶 FDG 代谢均增高。

图 51－1 ¹⁸F-FDG PET/CT

病例讨论

论点 1：老年女性，CT 可见右侧肾窦软组织密度肿块，右侧输尿管上段壁增厚毛糙，肾周筋膜增厚毛糙，病变 FDG 摄取增高，不能排除肾恶性肿瘤的可能，肾淋巴瘤？肾盂癌累及输尿管？腹膜后及双侧髂血管走行区肿大淋巴结，局部与膀胱左侧壁分界欠清，膀胱左侧壁增厚，FDG 摄取也增高，考虑恶性肿瘤累及可能。但肾盂癌早期即可出现无痛肉眼血尿及肾盂积水，该患者不符合典型的肾盂癌临床表现，且肌酐及尿素氮均阴性，暂不考虑肾盂癌，但不能排除淋巴瘤可能。

论点 2：病情较复杂，该患者全身多发肿大淋巴结为其主要特征，伴双侧腮腺弥漫性肿大、右侧肾盂及右侧输尿管管壁增厚及腹盆腔多发炎性渗出等改变，FDG 代谢增高，考虑自身免疫性疾病可能性大，结合临床检验指标，IgG4 显著升高（38.90 g/L），不排除 IgG4 相关疾病的可能。另外需与淋巴瘤、Castleman 病相鉴别。

论点 3：IgG4 升高，全身多发肿大淋巴结，且病灶累及颌面部、唾液腺及泌尿系统等多部位，FDG 摄取程度较为一致，倾向于一元论。IgG4 相关性疾病及 Castleman 病均可有 IgG4 轻－中度升高及全身肿大淋巴结的表现，但 Castleman 病常伴有发热、体重减轻、皮疹、肝脾大等临床症状，诊断证据不足，但也不能排除，建议进一步行颈部淋巴结穿刺取病理组织以明确诊断。

【病例讨论小结】

该患者为老年女性，双侧腮腺、颌面部皮下弥漫性肿胀，肿瘤标志物阴性，右侧肾盂无扩张积液，无血尿，与肾盂癌不符。右侧肾盂及右侧输尿管上段不规则增厚，腹盆腔腹膜斑片样增厚，自身免疫性疾病可能性存在。对于这种特殊罕见多系统受累的病例，结合临床检验相关指标来考虑是极为必要的。该患者 IgG4 升高，并且可见全身多发肿大淋巴结，FDG 代谢均升高，IgG4 相关性疾病及 Castleman 病均可引起这种表现。IgG4 相关性疾病同时伴有全身其他多发脏器组织受累的概率较大，Castleman 病及淋巴瘤难以完全排除，采取颈部淋巴结活检应该能得到指导性的临床诊断。

病理诊断

颌下淋巴结活检：送检显示增生的淋巴组织，滤泡间区见多量浆细胞，免疫组化显示 CD3（滤泡间区 +），CD20（滤泡 +），CD21 显示 FDC 网存在，Ki-67 显示生发中心高表达，Bcl-6（生发中心 +），CD10（生发中心 +），Bcl-2（生发中心外 +），CD5（滤泡间区 +），CD38（浆细胞 +），CD138（浆细胞 +），IgG4 阳性浆细胞/IgG 阳性浆细胞 >40%，IgG4 阳性浆细胞 >10 个/HPF，IgG 阳性浆细胞 >50 个/HPF，病变符合 IgG4 相关淋巴结病（图 51 －2）。

左侧腮腺穿刺活检：送检涎腺组织，间质纤维脂肪组织增生伴多量淋巴组织、浆细胞灶性浸润，免疫组化显示 CD3（滤泡间区 +），CD20（滤泡 +），CD21 显示 FDC 网存在，Ki-67 显示生发中心高表达，Bcl-6（生发中心 +），CD10（生发中心 +），Bcl-2（生发中心外 +），CD5（滤泡间区 +），CD38（浆细胞 +），CD138（浆细胞 +），IgG4 阳性浆细胞/IgG 阳性浆细胞 >40%，IgG4 阳性浆细胞 >10 个/HPF，IgG 阳性浆细胞 >50 个/HPF，病变符合 IgG4 相关硬化性涎腺炎（图 51 －2）。

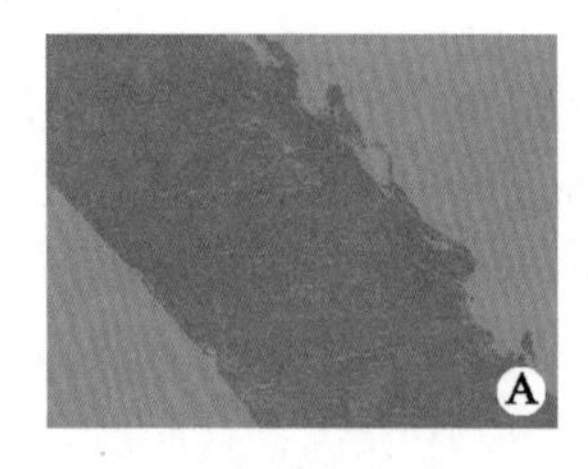

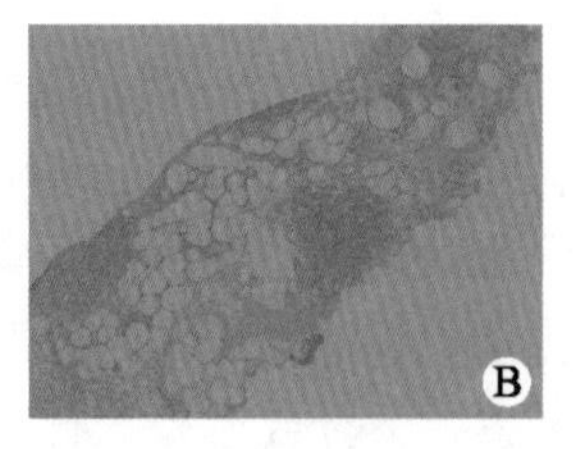

A 为颌下淋巴结活检病理图，送检显示增生的淋巴组织，滤泡间区见多量浆细胞（HE 染色，×40）；B 为左侧腮腺穿刺活检病理图，送检涎腺组织，间质纤维脂肪组织增生伴多量淋巴组织、浆细胞灶性浸润。

图 51 －2　病理检查（HE 染色，×40）

临床随访

该患者通过颌下淋巴结及左侧腮腺活检诊断为 IgG4 相关性疾病。5 个月后电话随访，患者应用免疫抑制剂泼尼松口服治疗，面部肿胀及左颈肿大淋巴结明显好转。

特邀专家点评

虽然临床上申请 PET/CT 检查的主要原因与肿瘤相关，但近年来免疫系统相关非肿瘤性病变在 PET/CT 上表现 FDG 高摄取的报道有不断增多的趋势。特别是累及全身多部位、多器官的高代谢病灶，除淋巴瘤外，IgG4 相关性疾病及 Castleman 病越来越受到临床关注。本例患者为老年女性，病史较长，全身多发淋巴结受累，虽然影像学发现右侧肾盂及输尿管增厚，代谢增高，但临床症状及肾功能均不支持肾盂癌，且难以一元论解释颌面部皮下、腮腺、膀胱及腹盆腔腹膜病灶。所以本病例分析时考虑 IgG4 相关疾病是有道理的，最后的病理结果与临床转归也证实了 PET/CT 检查与分析结果的正确。

讨论与文献综述

IgG4 相关性疾病（IgG4-related disease，IgG4-RD）是一种由免疫介导的系统性慢性炎性疾病，病理特征为以 IgG4 阳性浆细胞为主的淋巴浆细胞浸润、席纹状纤维化及闭塞性静脉炎，受累器官肿大、纤维化，常伴有血清 IgG4 水平增高。IgG4-RD 好发于中老年男性，发病率低，本病为系统性疾病，可累及人体任何器官（胰腺、涎腺、泪腺、眶周组织、甲状腺、胆道、肺脏、肾脏、腹膜后间隙、精囊腺等），并可出现很严重的并发症。受累器官常表现为弥漫性或局限性肿大或形成肿块，易误诊为恶性肿瘤。

IgG4-RD 诊断标准（2011 年）：①临床检查提示单个或多个器官特征性的弥漫性或局限性肿大或肿块形成；②血清血检查显示 IgG4 升高（ >1350 mg/L）；③病理学检查：大量浆细胞或淋巴细胞浸润，伴纤维化；浆细胞浸润的组织中 IgG4 阳性浆细胞与浆细胞的比例 >40%，且 IgG4 阳性浆细胞 >10 个/HPF。同时满足① ~ ③，即可诊断 IgG4-RD；满足① + ③为 IgG4-RD 可能；满足① + ②为可疑。血清 IgG4 及组织中 IgG4 阳性浆细胞浸润亦可出现在部分肿瘤性疾病中，故非特异性指标。

目前，IgG4-RD 没有标准化的治疗方案，首选糖皮质激素治疗，大多数患者对激素治疗敏感，治疗期间病情及相关症状得到改善及缓解。因此，准确地进行诊断和评价全身受累情况对于 IgG4-RD 的治疗决策和预后评估至关重要。

传统影像技术反映的多为器官与组织解剖形态学变化，^{18}F-FDG PET/CT 显像能够从分子水平反映器官与组织的功能代谢情况，从而更早地发现 IgG4 相关性疾病的阳性病灶，相对于传统 CT、MRI 和超声成像，^{18}F-FDG PET/CT 对 IgG4 相关性疾病阳性病灶的探测具有更高的灵敏度。并且，^{18}F-FDG PET/CT 显像可一次获取患者全身图像，能够完整地显示病灶在全身的累及部位及分布特点。既往研究报道的 IgG4 相关性疾病几乎可累及全身各个器官、组织，分布主要以胰腺、泪腺和唾液腺为主，同时或不同时间伴有其他部位自身免疫性疾病，如慢性甲状腺炎、硬化性胆囊炎、肺炎性假瘤、腹膜后纤维化和淋巴结肿大等。IgG4 相关性疾病通常具有一定的影像学特征，主要表现为受累器官或组织弥漫性、对称性肿大或多个局灶性病灶呈散在分布等。再者，通过联合所有病灶在患者全身分布的影像学特征可提高 IgG4 相关性疾病的诊断准确率。

PET/CT 显示受累脏器^{18}F-FDG 摄取均增高，其中胰腺和胆管系统受累较具有特征性。①胰腺受累表现为 CT 图像上胰腺弥漫性或节段性的肿大，胰管无明显扩张，胰周可以看见小淋巴结影，PET 图像表现为^{18}F-FDG 摄取的增高，融合图像可见代谢增高区域与胰腺形态学肿胀区域是相互匹配的，胰周小淋巴结亦表现为轻度代谢增高，与胰腺癌肿块样高代谢伴胰管扩张，胰周淋巴结转移不同。胰腺的这种表现称为 IgG4 相关性自身免疫性胰腺炎（autoimmune pancreatitis，AIP），PET/CT 相关的病例报道较多；②IgG4-RD 累及胆管系统致硬化性胆管炎，常与 AIP 同时发生，也有报道某些患者没有 AIP 的表现，胆管系统受累在 CT 图像上表现为胆管扩张，融合图像上可见沿扩张胆管分布条样、斑片样^{18}F-FDG 摄取增高；③唾液腺受累，表现为唾液腺腺体肿大，FDG 摄取增高，文献亦有相似报道，临床表现为无痛性唾液腺及泪腺肿胀、双眼干燥，即 Mikulicz's 病（mikulicz's disease，MD）；④肺部的 PET/CT 表现较为多样，可以表现为支气管血管周围增厚、肺野网格样改变，也可表现为肺内结节，即炎性假瘤改变，^{18}F-FDG 摄取亦会增高，需要与肺部恶性肿瘤相鉴别；⑤大动脉炎最常累及腹主动脉，并沿腹主动脉累及髂动脉，表现为血管壁的增厚，^{18}F-FDG 摄取增高；⑥文献报道 IgG4-RD 可累及腹膜后，致腹膜后纤维化（retroperitoneal fibrosis，RPF），认为 IgG4 增高是导致继发性 RPF 的重要原因之一。RPF 在 PET/CT 图像上表现为腹膜后软组织肿块包绕腹主动脉，常常累及输尿管，致肾脏积水，^{18}F-FDG 摄取增高，研究报道 SUV_{max}高达 12.3，SUV_{max}值的大小与 C 反应蛋白有很好的相关性，可以反映炎性程度；⑦前列腺受累表现为单侧叶或双侧叶^{18}F-FDG 摄取增高，有研究发现前列腺倒“V”形高摄取，在 AIP 胰腺外前列腺受累中有一定的特征性。^{18}F-FDG 全身 PET/CT 显像不仅可以显示 IgG4-RD 累及全身脏器的情况，还有利于指导临床选择穿刺部位，避免不必要的手术治疗；通过治疗前后图像比较，可较好的监测和评价激素治疗的疗效。

IgG4 相关性疾病因其多变的组织学表现需要与下列多种疾病相鉴别。

（1）IgG4-RD 和多中心 Castleman 病（multicentric castleman disease，MCD）组织学特征存在部分重叠，所以有时很难区分二者，但前者一般呈现轻至中度淋巴结肿大，很少有除贫血外的其他全身症状，而后者常伴有发热、体重减轻、皮疹、肝脾大，甚至更严重的全身症状。IgG4-RD 通常出现血清 IgG、IgE 升高和偶尔升高的红细胞沉降率，而 MCD 可能出现 IgA、IgM、白细胞介素-6 和 C 反应蛋白水平升高，并且其中一个重要亚型可能与人类疱疹病毒-8 感染有关，而 IgG4-RD 出现的 IgG4 阳性浆细胞显著增加和嗜酸性粒细胞增多在 MCD 中通常不存在。此外，与 IgG4-RD 相比，MCD 眼部、唾液腺或胰腺等受累并不常见，对激素治疗不敏感，死亡率更高。

（2）反应性淋巴结病与各种感染相关的反应性淋巴结病，可表现出与 IgG4-RD 亚型重叠的特征，特别是其中的滤泡扩张型、滤泡增生型和生发中心进行性转化（PTGC）。反应性淋巴增生症一般其受累淋巴结中不会出现 IgG4 阳性浆细胞数量增加及血清 IgG4 水平升高。

（3）恶性肿瘤，IgG4-RD 与肿瘤尤其是淋巴瘤的鉴别至关重要。两者都可以显示结构畸变，血管增加和混合细胞群，但在血管免疫母细胞性 T 细胞淋巴瘤中，存在具有不规则细胞核的克隆性 CD10 阳性非典型 T 细胞，分散的 Epstein-Barr 病毒阳性淋巴细胞，以及扩大的 CD21 阳性滤泡树突细胞网状结构，而无 IgG4/IgG 比例升高。

作为多模态分子影像的代表性技术，^{18}F-FDG PET/CT 全身显像集功能成像和解剖成像于一体，其应用贯穿于 IgG4 相关性疾病诊断、治疗与复发监测各环节。^{18}F-FDG PET/CT 一次检查获得的全身图像可全面反映疾病累及的范围，有利于病情评估的同时还能有效指导临床活检以便尽早确诊。另外，由于 IgG4 相关性疾病患者大部分对糖皮质激素治疗敏感，该病仍存在一定的复发性，因此，^{18}F-FDG PET/CT 也成为 IgG4 相关性疾病的疗效评估与复发监测中不可或缺的重要手段。

参考文献

1. STONE J H, KHOSROSHAHI A, DESHPANDE V, et al, Recommendations for the nomenclature of IgG-related disease and its individual organ system manifestations [J]. Arthritis Rheum, 2012, 64(10): 3061 -3067.
2. OPRITA R, OPRITA B, BERCEANU D, et al. Overview of IgG4—Related Disease [J]. J Med Life, 2017, 10(4): 203 -207.
3. YADLAPATI S, VERHEYEN E, EFTHIMIOU P. IgG4—related disease: a complex under—diagnosed clinical entity [J]. Rheumatol Int, 2018, 38(2): 169 -177.
4. UMEHARA H, OKAZAKI K, MASAKI Y, et al. Comprehensive diagnostic criteria for IG4-related disease (IgG4-RD), 2011 [J]. Mod Rheumatol, 2012, 22(1): 21 -30.
5. LI Y, ZHANG J, SHEN T, et al. IgG4—related diseases: a comprehensive review [J]. Xi Bao Yu Fen Zi Mian Yi Xue Za Zhi, 2019, 35(1): 83 -88.
6. EBBO M, GRADOS A, GUEDJ E, et al. Usefulness of 2-^{18}F-fluror- 2 deoxy-D-glucose-positron emission tomography/computed tomography for staging and evaluation of treatment response in IgG4-related disease: a retrospective multicenter study [J]. Arthritis Care Res (Hoboken), 2014, 66(1): 86 -96.
7. MAHAJAN V S, MATTOO H, DESHPANDE V, et al. IgG4-Related disease [J]. Annu Rev Pathol, 2014, 9(4): 315 -347.
8. MULLER R, HABERT P, EBBO M, et al. Thoracic involvement and imaging patterns in IgG4-related disease [J]. Eur Respir Rev, 2021, 30(162): 210078.
9. PROCTOR RD, ROFE C J, BRYANT T, et al. Autoimmune pancreatitis: An illustrated guide to diagnosis [J]. Clin Radiol, 2013, 68(4): 422 -432.
10. SANTHOSH S, MITTAL BR, BHASIN D A, et al. Role of ^{18}F-fluorodeoxyglucose positron emission tomography/computed tomography in the characterization of pancreatic masses: Experience from tropics [J]. J Gastroenterol Hepatol, 2013, 28(2): 255 -261.
11. ZHANG J, SHAO C, WANG J, et al. Autoimmune pancreatitis: whole-body 18 F-FDG PET/CT findings [J]. Abdom Imaging, 2013, 38(3): 543 -549.
12. PIPITONE N, VERSARI A, VAGLIO A, et al. Role of ^{18}F-fluorodeoxyglucose positron emission tomography in the workup of retroperitoneal fibrosis [J]. Clin Exp Rheumatol, 2011, 29(64): 72 -78.
13. VIEN X N, GIOVANNI D P, BA D N. Usefulness of PET/CT imaging in systemic IgG4-related sclerosing disease. A report of three cases [J]. J Pancreas, 2011, 12(3): 297 -305.
14. SASAKI T, AKIYAMA M, KANEKO Y, et al. Distinct features distinguishing IgG4-related disease from multicentric Castleman's disease [J]. RMD Open, 2017, 3(1): 324 -328.
15. BOOKHOUT CE, ROLLINS-RAVAL M A. Immunoglobulin G4-Related Lymphadenopathy [J]. SurgPatholClin, 2016, 9(1): 117 -122.
16. TAKAHASHI H, YAMASHITA H, MOROOKA M A, et al. The utility of FDG PET/CT and other imaging techniques in the evaluation of IgG4 related disease [J]. Joint Bone Spine, 2014, 81(4): 331 -336.
17. TANG C Y L, CHUA W M, CHENG L TLJ, et al. 18F-FDG PET/CT Manifestations of IgG4-related Disease [J]. Br J Radiol, 2021, 94(1124): 20210105.

（林乐军　整理）

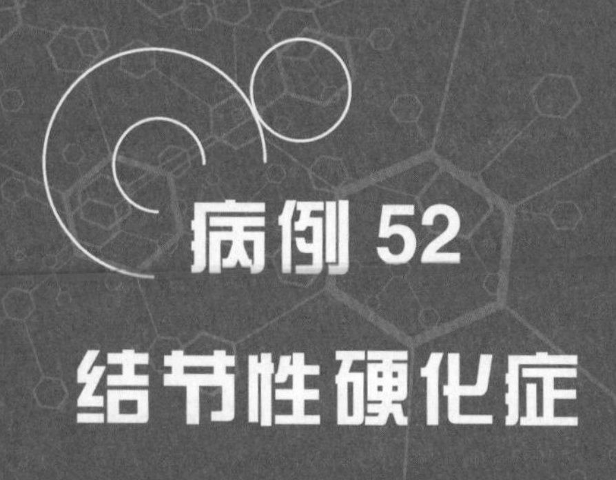

病例 52

结节性硬化症

病历摘要

【基本信息】

患者，男性，52 岁。

主诉： 双肾占位、多发性骨质密度增高 1 月余。

现病史： 患者 1 个月前因外伤，在外院 CT 检查发现双肾占位，多发性骨质密度增高，临床考虑多发骨转移，建议进一步检查寻找原发灶。

既往史： 平素健康状况良好；否认肝炎、结核、疟疾病史；无高血压、心脏病病史，无糖尿病、脑血管疾病、肺部疾病病史，无癫痫及智力低下等。

家族史：母亲患结节性硬化症（图 52－1A，图 52－1B）；孙子发现“室管膜下巨细胞星形细胞瘤”2 年余（图 52－2）。

查体： 患者精神状态良好，颜面部可见散在血管纤维瘤结节（图 52－1C），双肾区无压痛及叩击痛，四肢肌力、肌张力正常。患者趾甲周见多发纤维瘤结节（图 52－1D）。

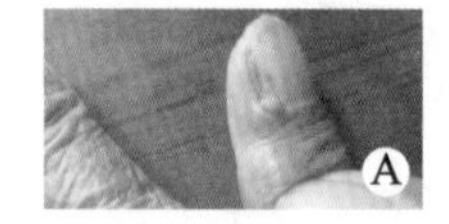

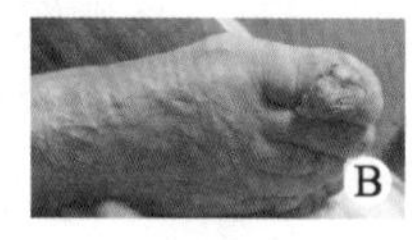

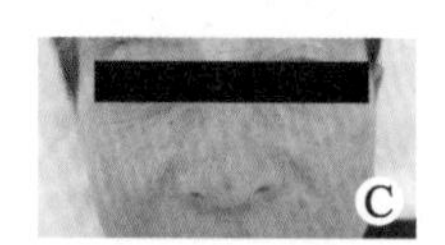

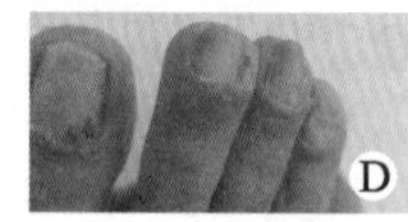

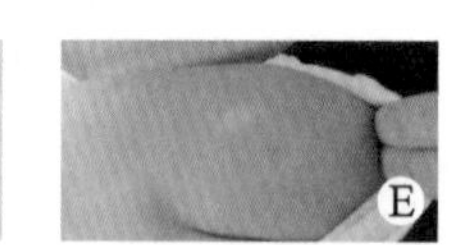

A、B 为患者母亲指、趾甲周纤维瘤；C 为患者颜面部血管纤维瘤；D 为患者趾甲周纤维瘤；E：患者孙子臀部皮肤色素脱失斑。

图 52－1　患者及其家属的临床特征

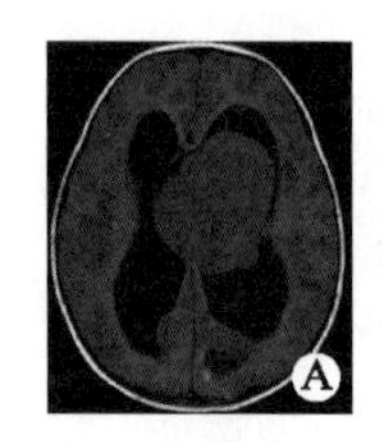

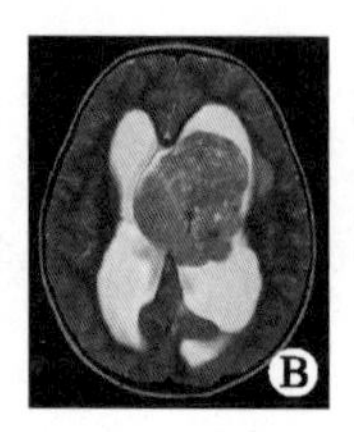

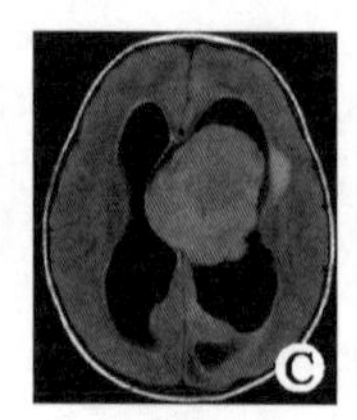

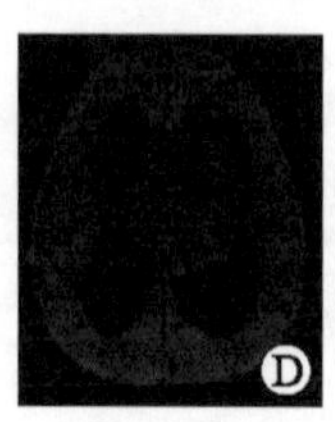

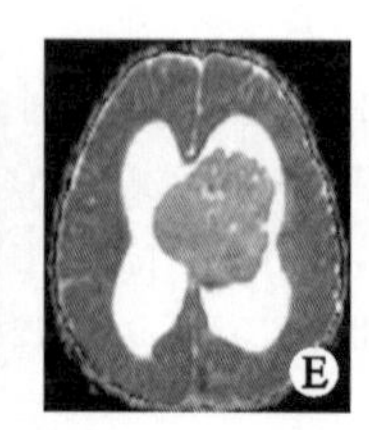

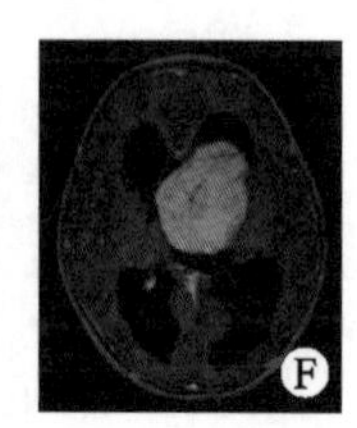

图 52－2　患者孙子室管膜下巨细胞星形细胞瘤

【辅助检查】

影像学检查：腹部 CT 显示双肾占位；胸、腰椎多发骨质密度增高；胸部 CT 未见明显异常。

实验室检查：血清肿瘤标志物 CEA、CA125、CA19-9、CA15-3、AFP、PSA 均在正常范围内。其余实验室检查无明显异常。

【临床初步诊断】

①双肾占位；②多发骨质密度增高，不除外骨转移。

【临床关注点】

中年男性，平素健康；外伤后偶然发现双肾占位，脊柱、骨盆及部分肋骨多发性骨质密度增高，肿瘤标志物无明显异常，患者无相关的临床症状，病变性质如何考虑？如考虑恶性肿瘤，原发灶在哪里？肾脏占位与骨质异常改变是否有关联？与家族史有无关系？

PET/CT检查

【操作流程与参数】

患者检查前禁食 6 h 以上，空腹血糖 5.4 mmol/L。^{18}F-FDG 剂量 6.5 mCi，注射后 1 小时检查。PET/CT 检查采用德国 Siemens 公司 Biograph mCTs40-Flow PET/CT。采集参数：CT 扫描电压 120 kV，电流采用自动毫安秒，螺距 1.2，层厚 3 mm。PET 采集采用连续扫描，1.3 cm/min。扫描范围从颅顶至大腿中段。PET 图像采用 CT 扫描数据衰减矫正，图像重建采用有序子集最大期望值迭代法。

【PET/CT 所见】

双侧侧脑室室管膜下见散在斑点状高密度灶，边界清晰，局限性向脑室内突出，FDG 无摄取。双肾体积增大，形态不规则，其内见多发大小不等的类圆形、结节状不均匀密度影，可见斑片状或多房状低密度脂肪影，CT 值为 -78 ~ -17 HU，FDG 摄取无异常增高。颅骨，部分颈、胸、腰椎体及部分附件骨，部分肋骨，骶骨，双侧髂骨见散在斑点状、絮状高密度灶，边界清晰，FDG 无摄取（图 52 -3）。

【PET/CT 诊断意见】

室管膜下结节，双肾血管平滑肌脂肪瘤，多发骨质密度增高，以上病变不伴高代谢，结合家族史，符合结节性硬化症。

病例讨论

论点 1：中年男性，偶然发现全身多发的病变。肾脏病变为双侧、多发且体积较大，病变内可见多房状、大小不等、边界较清楚的脂肪成分，并可见条索状软组织成分，其中肿瘤内含脂肪成分是肾血管平滑肌瘤的特征性表现；皮肤病变，颜面部淡红色丘疹样隆起，表面光滑，无明显渗出及分泌物；指（趾）甲周不规则结节；骨骼病变，可见颅骨、椎体、肋骨、骨盆骨的结节状骨质硬化灶，多位于松质骨，边界清楚，FDG 无摄取。以上

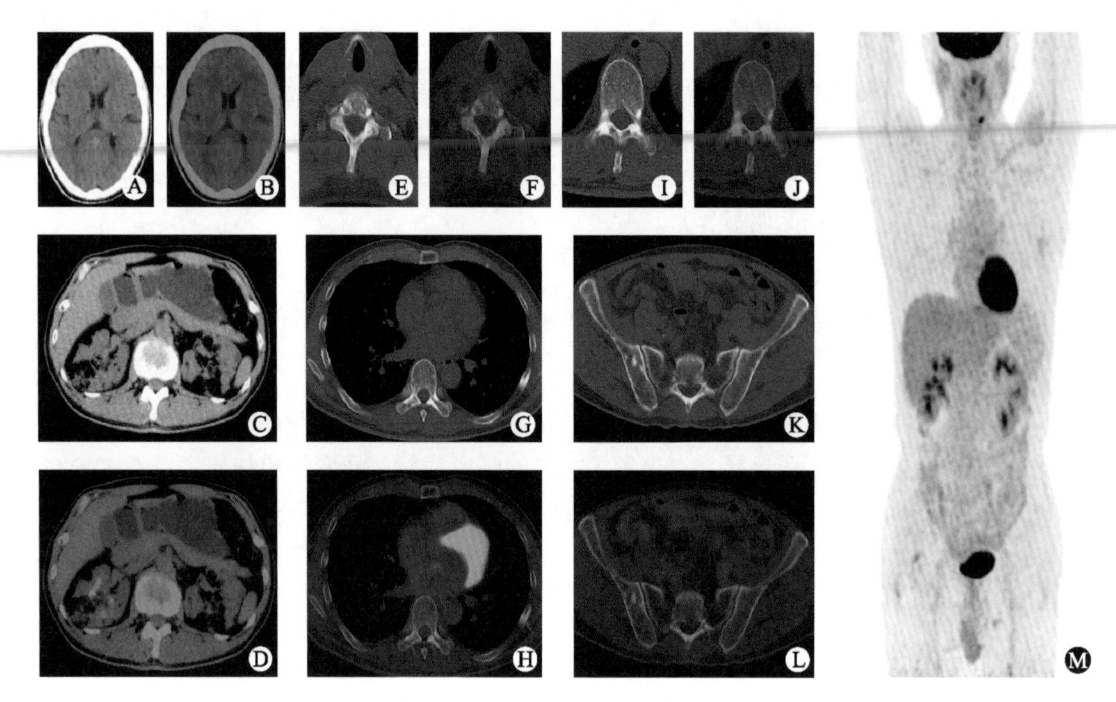

A、B 显示室管膜下非对称性高密度结节灶突向脑室内，FDG 无摄取；C、D 显示双肾多发混杂密度影，FDG 无摄取；E～L 显示椎体、肋骨、髂骨多发高密度灶，FDG 无摄取；M 为 MIP 图。

图 52－3　^{18}F-FDG PET/CT

病变倾向一元论考虑，结合家族史，考虑结节性硬化症。患者的病史、查体及相关影像检查支持本病。

论点 2：该患者双肾多发混杂密度影，FDG 无摄取增高；双颊多发的皮脂腺瘤；甲周纤维瘤；多发骨质密度增高灶；以上病变均不伴 FDG 摄取增高，且患者有明确的家族史，此患者考虑结节性硬化还是比较符合临床思路的。

论点 3：结合患者皮肤病变及影像学表现、家族史，考虑结节性硬化症，可以考虑为该家族患者行基因检测。

【病例讨论小结】

本病例结合患者病史、查体、检验及诸多影像学检查，在患者家族史的提示下，诊断结节性硬化症没有太大疑问，在诊断过程中可考虑一元化的诊断思路，同时应注意排除其他疾病，特别是肿瘤及其转移等，但患者肿瘤标志物无异常，骨多发病灶均无 FDG 高摄取，可用于鉴别和排除其他诊断。通过该病例，应重视相关临床资料的收集，如病史、家族史和查体资料等，可供诊断时参考。

病理诊断

左肾穿刺：穿刺组织为纤维脂肪组织，局部细胞有轻度异型性。免疫组化：AE1/AE3(－)，Vimentin(＋)，HMB-45(部分＋)，SOX-10(－)，CD34(血管＋)，SMA(部分＋)，S-100(部分＋)，Ki-67(2%，＋)，诊断为血管平滑肌脂肪瘤（图 52－4）。

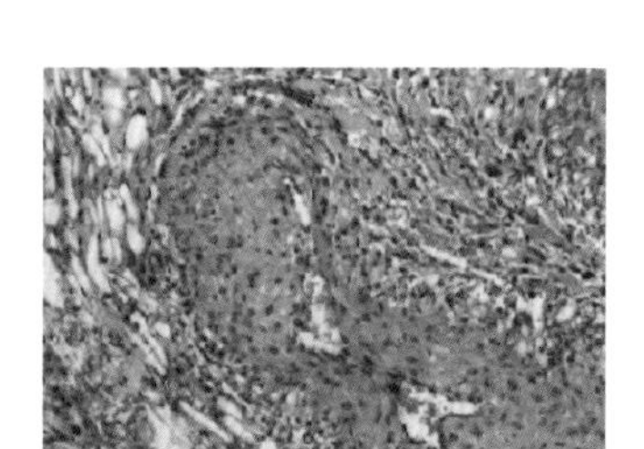

图 52－4 血管平滑肌脂肪瘤（HE 染色，×100）

临床随访

该患者通过左肾病变穿刺活检诊断为血管平滑肌脂肪瘤。室管膜下结节及甲周结节未进行穿刺，结合结节性硬化的临床特征，可以做出较为准确的诊断。2 个月后电话随访患者家属，患者身体状态良好，无明显不适，未进行任何治疗。

特邀专家点评

本例患者的检查和病例讨论的证据是比较充分的，所以最后的结果得到了病理和临床转归的证实。因此，这一病例提示我们的经验：①必须重视临床观察，虽然我们是影像医生，但若是不见患者、不掌握第一手临床资料、不重视临床印象，则会在临床诊断时增加许多不必要的麻烦和失误；②家族史很重要，特别是有遗传倾向的疾病，家族史可以提供重要的参考证据。

讨论与文献综述

结节性硬化症（tuberous sclerosis complex，TSC）是一种累及全身多系统的常染色体显性遗传性疾病，以全身多器官血管平滑肌脂肪瘤（angiomyolipomas，AML）病变为特征。TSC 几乎可以累及人体所有的系统和器官，最常见的发病部位是皮肤、脑、肾脏、肺和心脏，其特征是良性肿瘤和（或）错构瘤的全身性生长，从而导致相应系统或器官出现功能障碍。典型的临床特征为面部血管纤维瘤、癫痫和智力低下。约 1/3 的 TSC 患者有家族遗传史，主要由 9q34（*TSC1*）或 16p13.3（*TSC2*）基因发生杂合突变引起，约 2/3 的患者是散发的，由自发突变引起。TSC 的诊断主要基于 2012 年国际 TSC 共识委员会制定了 2 个独立的诊断标准，即基因诊断和临床诊断。①基因诊断：检测到 *TSC1* 或 *TSC2* 基因突变即可确诊，但常规基因检测方式有 10%～25% 无法检出基因突变，因此基因检测阴性不足以排除 TSC 的诊断。②临床诊断：TSC 的临床特征包括 11 个主要特征和 6 个次要特征（表 52－1）。共识同时将临床诊断分为两类，即确定诊断和可能诊断。确定诊断：具有 2 个主要特征，或 1 个主要特征＋大于等于 2 个次要特征；可能诊断：具有 1 个主要特征，或 2 个次要特征。需要注意的是，当仅有肾脏血管平滑肌脂肪瘤和肺淋巴管肌瘤病两个主要特征同时存在时，无其他特征不能确诊为 TSC。2020 年我国专家共识推荐：TSC 的诊断优先考虑临床诊断，不需要常规进行基因检测，对于疑似病例、家系遗传咨询及育龄期的患者，建议完善 *TSC1* 和 *TSC2* 基因测序，但是基因检测阴性不能完全排除 TSC。对于初诊的 TSC 患者，强烈推荐全面检查脑、肾、肺和心脏等重要脏器。

表 52－1　TSC 的主要临床特征和次要临床特征

主要特征（11 个）	次要特征（6 个）
色素脱失斑（≥3 处，最小直径 5 mm）	“斑斓”皮损
血管纤维瘤（≥3 个）或头部纤维斑块	牙釉质点状凹陷（＞3 处）
指（趾）甲纤维瘤（≥2 个）	口腔纤维瘤（≥2 个）
鲨革斑	视网膜色素斑
多发性视网膜错构瘤	非肾脏错构瘤
皮质发育不良（包括皮质结节或脑白质放射状移行线）	多发性肾囊肿
室管膜下结节	
室管膜下巨细胞星形细胞瘤	
心脏横纹肌瘤	
淋巴管肌瘤病	
肾血管平滑肌脂肪瘤（≥2 个）*	

*：仅有肾脏血管平滑肌脂肪瘤和淋巴管肌瘤病 2 个主要特征，无其他特征不能确诊为 TSC。

TSC 的典型三联征为面部血管纤维瘤、癫痫、智力低下，但临床工作中发现同时具备以上 3 种临床表现的患者较少。该病几乎可以累及身体的任何部位，因此临床表现主要取决于病变的累及部位，一般最常受累的是脑和皮肤，最常出现临床症状的是脑和肾脏。

脑：癫痫是大多数 TSC 患者的首诊原因，发生率约为 85%，主要病理改变为室管膜下结节、室管膜下巨细胞星形细胞瘤。室管膜下结节为沿侧脑室和（或）第三脑室室管膜内壁生长的错构瘤，随着年龄增长，有钙化的倾向。MRI 对于无钙化的室管膜下结节的显示较 CT 有优势，可见沿侧脑室或第三脑室室管膜表面的结节状等或稍长 T_1 信号，稍长 T_2 信号；伴钙化时呈短 T_1 短 T_2 信号影；CT 平扫有或无密集钙化。此临床特征的发病率虽然较高，但通常无明显的临床症状，本例患者即可见室管膜下结节，但无临床症状，PET/CT 无明显 FDG 摄取异常增高灶。室管膜下巨细胞星形细胞瘤在 TSC 患者中的发病率约为 26%，青少年为发病高峰，好发于室间孔附近，体积较大，突向脑室，形态不规则，周边可见钙化结节，且呈明显强化，可导致阻塞性脑积水。

肾脏：肾脏损伤主要包括肾血管平滑肌脂肪瘤（renal angiomyolipoma，RAML）、肾囊肿、肾癌，其主要临床表现为血尿、疼痛、血压升高。TSC 患者合并 RAML 的发病率约为 80%，常为双侧、多发性病变，体积较大，易导致出血和肾功能不全。RAML 的诊断主要依靠影像学检查，病变内可见多房状、大小不等、边界较清楚的脂肪成分，并可见条索状软组织成分，其中肿瘤内含脂肪成分是 RAML 特征性表现。

皮肤：主要包括面部血管纤维瘤、指（趾）甲周纤维瘤、色素脱失斑块、鲨鱼皮样斑。面部血管纤维瘤呈淡红色或红褐色丘疹样或融合成小斑块状隆起，表面光滑，无明显渗出及分泌物，主要分布于双颊。指（趾）甲周纤维瘤主要分布于指（趾）甲周或甲下，表现为不规则结节。约 90% 的患儿出生时即可见皮肤色素脱失斑，呈椭圆形，边界清楚。本例患者出现面部血管纤维瘤，但因无临床症状而未重视和就诊。

肺：主要为肺淋巴管肌瘤病，女性多发，主要临床表现为咳嗽、胸痛、气短，常引起自发性气胸。CT 平扫可见双肺弥漫性分布的薄壁囊肿，可见轻度小叶间隔增厚或磨玻璃影。

骨骼病变：表现为位于颅骨、椎体、肋骨、骨盆及长骨的结节状骨质硬化灶，多位于松质骨，边界清楚，一般无临床症状。CT 平扫可见骨骼多发高密度灶、牙质样骨增生或类骨纤维结构不良改变、骨皮质增生等。本例患者可见骨骼多发高密度结节灶，无临床症状。

心脏：心脏横纹肌瘤是由心肌细胞组成的错构瘤，可单发，也可多发，在儿童 TSC 患者中常见，有文献认为随着年龄的增长横纹肌瘤尺寸变小、数量减少，最终可能完全消失。肿瘤血供丰富，增强扫描与邻近心肌强化方式相似。

有关 PET/CT 检查对结节性硬化症的报道较少，周硕、任飞洋、王瑞华等均发现肾血管平滑肌脂肪瘤对^{18}F-FDG 呈低摄取，并且在全身显像中，室管膜下结节及视网膜、甲状腺、骨骼等部位可以同时受累或部分受累，均呈^{18}F-FDG 低摄取。本例患者具有典型的颅内病变合并双肾、骨骼、皮肤多器官受累，^{18}F-FDG PET/CT 均未见明显摄取，与报道相似。

本例患者具有面部血管纤维瘤、趾甲纤维瘤、室管膜下结节和肾血管平滑肌脂肪瘤这 4 个主要临床特征，可以确诊为 TSC。其母亲、孙子均罹患本病，父母非近亲结婚，父亲未患本病，符合 TSC 常染色体显性遗传。建议该家族患者行基因检测，但家属拒绝。

本例患者因外伤偶然发现双肾病变、骨骼多发高密度结节，临床怀疑肾恶性肿瘤并多发骨转移，但无明显临床症状，给诊断带来一定的困难，因此行^{18}F-FDG PET/CT 检查。在 PET/CT 检查中同时发现颅内室管膜下结节，这也体现了 PET/CT 检查对系统性疾病的诊断优势，即一次扫描可同时获得全身多器官多系统图像，有助于临床医生将多个影像学表现相互联系，从而更加全面、细致地分析疾病。

参考文献

1. GIPSON T T, PORETTI A, THOMAS E A, et al. Autism phenotypes in tuberous sclerosis complex: diagnosticand treatment considerations [J]. journal of child neurology, 2015, 30(14SI): 1871 -1876.
2. HASBANI D M, CRINO P B. Tuberous sclerosis complex [J]. Handb Clin Neurol, 2018, 148: 813 -822.
3. RANDLE S C. Tuberous Sclerosis Complex: a Review [J]. Pediatr Ann, 2017, 46(4): e166 -e71.
4. NORTHRUP H, KRUEGER D A, INTERNATIONAL TUBEROUS SCLEROSIS COMPLEX CONSENSUS GROUP. Tuberous sclerosis complex diagnostic criteria update: recommendations of the 2012 International Tuberous Sclerosis Complex Consensus Conference [J]. Pediatr Neurol, 2013, 49(4): 243 -254.
5. 中国抗癌协会泌尿男生殖系肿瘤专业委员会结节性硬化协作组. 结节性硬化症相关肾血管平滑肌脂肪瘤诊疗与管理专家共识 [J]. 中国癌症杂志, 2020, 30(1): 70 -78.
6. ROACH E S, DIMARIO F J, KANDT R S, et al. Tuberous sclerosis consensus conference: recommendations for diagnostic evaluation. National Tuberous Sclerosis Association. [J]. Jo urnal of child neurology, 1999, 14(6): 401 -407.

7. 吴灵智，陈芳，郑汉明，等. 结节性硬化症多系统受累患者临床与 CT 表现分析 [J]. 中华神经科杂志，2016，49(12)：955－959.
8. 刘红云，刘娅妮. 小儿结节性硬化症合并心脏横纹肌瘤 1 例 [J/CD]. 中国临床案例成果数据库，2022，04(1)：E01679－E01679.
9. 周硕，林美福，陈文新，等. ^{18}F-FDG PET/CT 显像在肾血管平滑肌脂肪瘤诊断中的价值 [J]. 包头医学院学报，2014(4)：39－41.
10. 任飞洋，成明富，李倩. 多系统受累结节性硬化症 ^{18}F-FDG PET/CT 显像一例 [J]. 功能与分子医学影像学杂志(电子版)，2015(2)：670－671.
11. 王瑞华，周倩. 伴肾脏病变的结节性硬化症[18]F-FDG PET/CT 显像 1 例 [J/CD]. 中国临床案例成果数据库，2022，4(1)：E02948－E02948.

（方娟娟　整理）

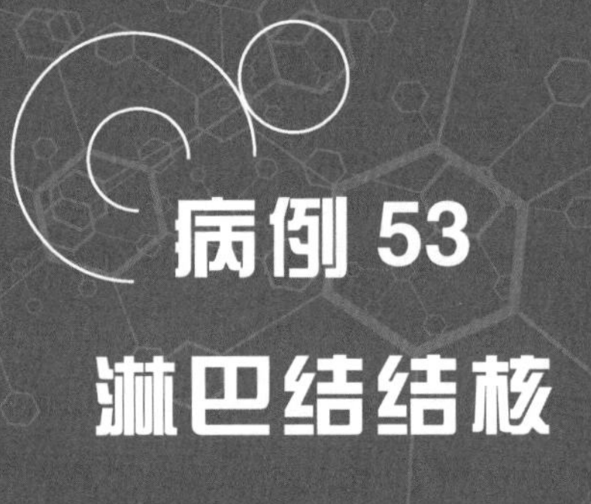

病例53 淋巴结结核

病历摘要

【基本信息】

患者，女性，66岁。

主诉：四肢关节肿痛18年，口眼干3年，午后发热半个月。

现病史：患者于18年前无明显诱因出现双腕、双手指间关节、双足趾间关节疼痛，诊断为“类风湿性关节炎”，给予“雷公藤、双氯芬酸钠、泼尼松、甲氨蝶呤”等治疗。4年前，患者右手小指关节发生畸形，伴有眼干、口干，诊断为“干燥综合征”，给予“来氟米特、泼尼松”治疗，1年半前患者停用上述药物，口服“枸橼酸托法替布片”治疗，病情控制尚可。半月余前开始反复出现发热，伴有干咳，发热后未服用退热药物可自行恢复正常，体温最高升至38.5 ℃。入院时患者神志清，精神可。

既往史与家族史：高血压史1年，食管炎、慢性非萎缩性胃炎病史半年。

查体：左手第2掌指，左手第2、第3、第5近端指间关节，右手第2、第3掌指关节、右手第3近端指间关节轻压痛，双手多指间关节纽扣花样改变，活动受限，右足第4趾畸形。左侧颌下触及大小1 cm×1 cm淋巴结，活动度可，轻压痛，余浅表淋巴结未触及肿大。双下肢无水肿，双足背动脉搏动好。

【辅助检查】

影像学检查：胸部CT提示纵隔内多发淋巴结肿大。超声提示双侧颈部及右侧腋窝多发淋巴结显示，双侧腹股沟未见明显肿大淋巴结，肝脏、胆囊、脾脏、胰腺均未见明显异常。

实验室检查：C反应蛋白20 mg/L。红细胞沉降率55 mm/h。类风湿因子、抗核抗体阳性。结核杆菌γ-干扰素检测阳性。PPD试验强阳性。血常规、肝肾功、CEA、AFP、PSA、CA125、CA19-9、CA15-3、CA72-4、CYFRA21-1、NSE在正常范围内。HIV抗原、抗体测定阴性，乙型肝炎表面抗原、丙型肝炎抗体、梅毒血清特异性抗体阴性。

【临床初步诊断】

①不明原因发热；②纵隔、颈部、腋窝多发淋巴结肿大。

【临床关注点】

老年女性，合并类风湿关节炎及干燥综合征慢性病，长期服用激素及免疫抑制剂治疗，发热原因不明确。肿大淋巴结的性质如何考虑，与结缔组织病有无直接关系？是否为长期服用药物导致免疫力低下而引发淋巴结感染？

PET/CT检查

【操作流程与参数】

患者检查前禁食 6 h 以上，空腹血糖 5.2 mmol/L。^{18}F-FDG 剂量 6.44 mCi，注射后 1 小时检查。PET/CT 检查采用 Discovery 710 PET/CT 扫描仪（美国 GE 公司）。采集参数：CT 扫描电压 120 kV，电流采用自动毫安秒，螺距 0.984，层厚 3.75 mm。PET 扫描，90 秒/床位。扫描范围从颅顶至股骨中段。图像采用 CT 扫描数据衰减矫正，图像重建采用有序子集最大期望值迭代法。

【PET/CT 所见】

纵隔内（1R、2R、3A、4R 区）见多发淋巴结伴高代谢，最大者位于 4R 区，内见低密度坏死，融合成团，最大截面约 31 mm × 28 mm，CT 值约 27 HU，SUV_{max}为 14.2。右侧腋窝见一高代谢淋巴结，短径约 4 mm，SUV_{max}为 10.8。双侧颈部（Ⅰ、Ⅱ区）见多发高代谢淋巴结，最大者位于左侧Ⅰ区，短径约 7 mm，SUV_{max}为 18.0。（图 53－1）

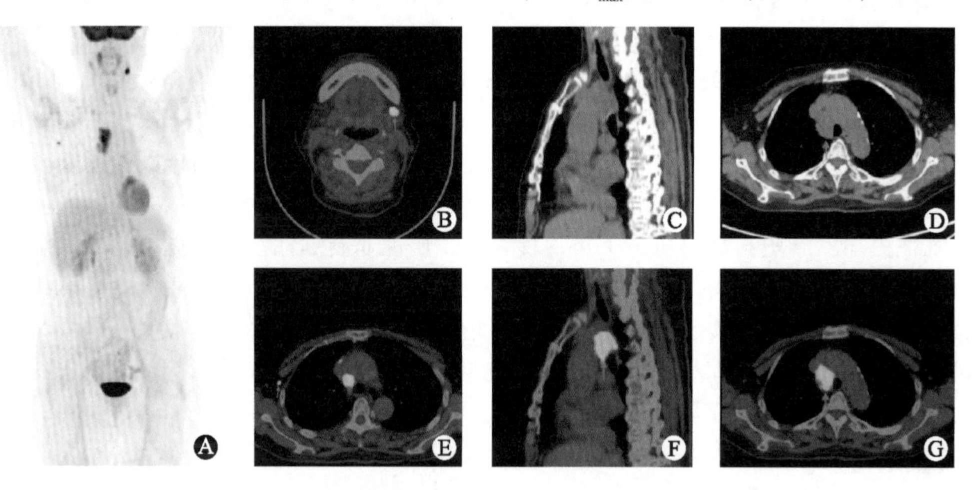

A 为体部 MIP 图；B、E 显示左侧颈部、右侧腋窝肿大淋巴结伴高代谢（箭头）；C、D、F、G 显示纵隔内 4R 组淋巴结代谢异常增高（箭头）。

图 53－1　^{18}F-FDG PET/CT

【PET/CT 诊断意见】

1. 纵隔内、右侧腋窝、双侧颈部多发高代谢淋巴结，考虑肉芽肿性病变，结核可能。
2. 余躯干及脑部 PET/CT 检查未见明显异常代谢征象。

病例讨论

论点 1：患者为老年女性，慢性病程，PET/CT 提示纵隔、腋窝、颈部多发淋巴结肿大伴高代谢。C 反应蛋白及红细胞沉降率升高提示患者可能存在感染。结核杆菌 γ-干扰素检测及 PPD 试验均为阳性。既往有类风湿性关节炎及干燥综合征风湿免疫疾病，长期服用免疫抑制剂及激素等药物可导致免疫功能下降。考虑患者发热原因可能结核感染，继而导致多组淋巴结肿大。但患者肺内无感染征象，多组淋巴结肿大还需要与淋巴瘤、结节病、转移瘤、淋巴结炎等相鉴别。

论点2：该患者纵隔淋巴结主要分布纵隔偏右侧区域，并且内部有坏死，是本病例特征性的影像表现。结节病是一种以非干酪性类上皮肉芽肿为特征的多系统疾病，几乎任何器官均可受累，胸部受累常见。肺结节病可呈现各型放射影像表现，双侧肺门淋巴结肿大最常见，其次是间质性肺病。在高分辨 CT 上肺受累的最典型表现是沿淋巴周围分布的微结节，纤维化改变和双侧肺门周围区高密度影。患者双肺无明显异常，淋巴结分布亦不是双侧对称分布，因此不考虑结节病。

论点3：肺外淋巴结结核与淋巴瘤均可出现多发淋巴结肿大，淋巴瘤多为全身淋巴结肿大，以无痛性进行性淋巴结肿大为特征，好发于颈部、纵隔及腹膜后淋巴结。淋巴结结核、淋巴瘤在 PET/CT 均可表现为高代谢。但是淋巴瘤坏死往往少见，CT 往往是密度均匀的淋巴结，多个淋巴结融合为团多见；本例纵隔淋巴结有坏死，不符合淋巴瘤密度均匀、少坏死的特点，因此淋巴瘤诊断不支持。

论点4：该患者无原发肿瘤的征象，长期口服激素及免疫抑制剂等因素可能导致免疫功能低下，容易引发淋巴结炎症，因此本病例考虑淋巴结肉芽肿性的病变，不考虑恶性淋巴结转移。

【病例讨论小节】

对于不明原因发热伴有多发淋巴结肿大的患者，需要从多方面考虑病因，如感染性病变、淋巴瘤、结节病、恶性淋巴结转移等。该患者老年女性，不明原因发热半个月。患者多部位淋巴结肿大伴有高代谢，淋巴瘤确实难以排除。但患者纵隔淋巴结出现坏死，C 反应蛋白及红细胞沉降率升高提示患者可能存在感染。患者长期应用糖皮质激素导致免疫功能低下，结核杆菌 γ-干扰素检测及 PPD 试验均为阳性，可以用结核病解释影像及临床表现。肺外淋巴结结核常表现为全身无痛性淋巴结肿大，葡萄糖高代谢。虽然该患者没有表现出肺内结核，但是肺外淋巴结结核可以解释目前出现的症状。对于此病例，采取淋巴结活检应该能得到指导性的临床诊断。

病理诊断

左侧颌下淋巴结穿刺显示肉芽肿性炎，可见坏死及多核巨细胞，符合结核性炎（图 53 –2）。

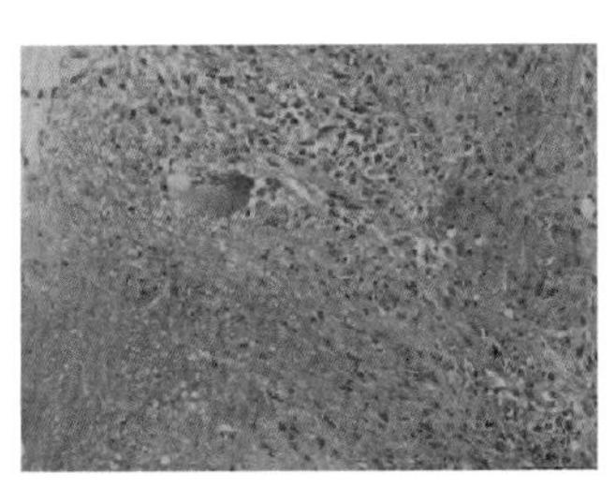

图 53 –2 淋巴结结核（HE 染色，×200）

临床随访

该患者通过颌下淋巴结穿刺诊断为淋巴结结核。纵隔淋巴结、腋窝未进行穿刺，结合淋巴结的形态、分布特点，及患者的实验室检查、临床症状考虑为全身多发淋巴结结核可能性大。患者出院后于胸科医院住院，行四联抗结核治疗。2 个月后再次就诊于我院，CT 提示淋巴结较前减小（图 53－3），患者未再出现发热症状。

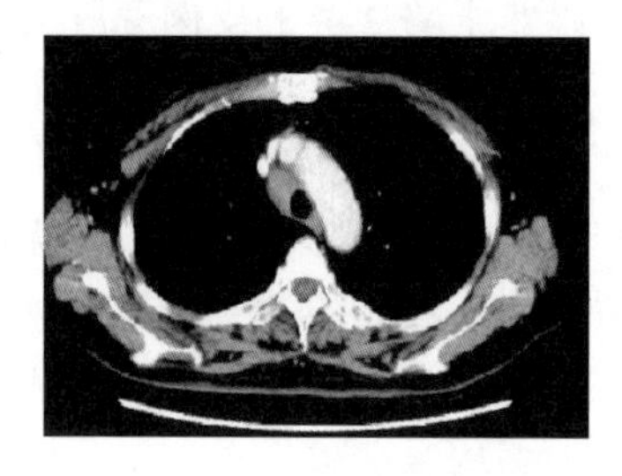

图 53－3　2 个月后胸部增强 CT 检查

特邀专家点评

患者有发热主诉，实验室检查炎症指标升高、结核杆菌 γ-干扰素检测及 PPD 试验均为阳性，结合 FDG-PET/CT 显像所见，首先诊断结核病变概率较大。鉴别诊断中需要排除淋巴瘤的可能性，但患者临床过程和实验室结果不支持淋巴瘤的诊断。若类似情况下只有纵隔病变而没有左侧颌下和右侧腋窝病变，临床上亦可采取试验性抗结核治疗后动态观察治疗结果。

讨论与文献综述

据世界卫生组织报道，全球结核感染者（包括潜伏感染）约占总人口的 1/3，其中肺外结核占全部结核病的 10%～20%，淋巴结结核是最常见的肺外结核，近年来，肺外结核与全球结核病疫情相似，发病率呈上升趋势，但常缺乏特异的临床表现。当淋巴结结核侵及多部位淋巴结时，又易被误诊为感染性病变或者恶性淋巴瘤，对此往往需要加以鉴别。

肺外结核症状多不典型，且老年人结核病的发病率增高，发病隐匿，临床不易被发现，为诊断增加了难度。张林刚等曾报道 19 例胸腹腔淋巴结结核误诊患者。其中，误诊为淋巴瘤 8 例，误诊为中央型肺癌伴纵隔淋巴结转移 3 例，误诊为良性纵隔肿瘤 3 例，误诊为急性阑尾炎 3 例，误诊为肠系膜肿瘤 2 例。淋巴结结核患者常出现无痛性淋巴结肿大，还可出现坏死、破溃，形成瘘管。淋巴结结核中，颈部淋巴结结核、腋下淋巴结结核多见，腹膜后淋巴结结核、肠系膜淋巴结结核少见。淋巴结结核多由结核分枝杆菌通过上呼吸道或随食物在口腔及鼻咽部，尤其是在扁桃体引起的原发灶上，感染后沿淋巴循环到达浅、深层的淋巴结。另一种是原发结核感染后，血液中结核分枝杆菌随血行进入内侧颈部淋巴结，引起颈部淋巴结结核；还可以通过腰、腹部淋巴感染，累及深部淋巴结群形成继发感染。淋巴瘤以无痛性进行性淋巴结肿大为特征，多为全身淋巴结肿大，好发于颈部、纵隔及腹膜后淋巴结，肿大的淋巴结可以活动，也可互相粘连，融合成块，触诊有软骨样感觉。发热为结核病患者最常见的全身症状，临床多数起病缓慢，长期低热，可伴有疲倦、盗汗、食欲下降、体重减轻等。以不明原因发热为首发表现的肺外结核的鉴别诊断病因中，位居前 3 位分别为感染性疾病、结缔组织病、肿瘤性疾病。在感染性疾病中，结核分枝杆菌感染为不可忽视的病因之一，尤以肺外结核杆菌感染难以诊断。在以不明原因发热为首发表现的结缔组织病中，以成人 Still 病最常见，而以不明原因发热为首发表现的肿瘤性疾病中，以恶性淋巴瘤最常见。部分患者可出现药物热，若除发热外无其他表现，有时也难以鉴别。淋巴瘤患者发热、盗汗、瘙痒及消瘦等全身症状较多见；发热多为周期性，后为持续性，也有的患者体现为午后低热，并伴有体质量减轻、皮肤瘙痒等表现。本例患者为老年女性，发热为主要症状，长期服用免疫抑制剂及激素，机体免疫力下降，T 淋巴细胞活动度降低，机体易感染结核分枝杆菌或结核病灶易复燃，虽临床表现不典型，在诊断时应注意排查结核。

淋巴结结核、淋巴瘤累及淋巴结在 CT 平扫时均可见肿大淋巴结，PET/CT 显像均可见高代谢。仅凭影像学改变和临床表现有时鉴别困难，有报道活动性结核病患者 PET/CT 显像见双侧颈部、腋窝、肺门、腹主动脉旁、右侧髂总动脉和髂外动脉、左侧腹股沟淋巴结及脾脏均有 FDG 明显浓聚，表现与淋巴瘤非常相似，因此，两者常被误诊。多层螺旋 CT 增强扫描对两者的鉴别有一些帮助，在 CT 增强扫描的表现特征上，结核性淋巴结绝大多数呈典型的环状强化，而淋巴瘤多数为均匀的强化密度，结核更易形成具有“多房样”征象的肿块，增强扫描结节内出现中心低密度的环状强化是腹腔淋巴结结核较为特征性的表现。在解剖方面，淋巴瘤较结核更易累及腹主动脉周围下部淋巴结。彩色多普勒超声检查经济、快速、无痛苦。一些文献指出，超声尤其是彩色多普勒超声在淋巴结病变的鉴别方面有较高的价值，正常颈部淋巴结边界清楚、规整，皮质呈低回声或弱回声，髓质回声稍强于皮质，有时可见淋巴门，位于淋巴结的凹陷外。结核性淋巴结超声特点为多发性圆形或椭圆形结节，结节内部回声欠均匀，以混合样低回声为主，其内可见暗区或弱回声斑块。淋巴结结核的病理基础可分为：炎症浸润型（Ⅰ型）、干酪坏死型（Ⅱ型）、液化脓肿型（Ⅲ型）、愈合期钙化型（Ⅳ型）。不同病理阶段，其临床彩色多普勒超声特征也不尽相同。

霍奇金淋巴瘤的肿瘤细胞是一种独特的瘤巨细胞，可见 Reed-Sternberg 细胞（简称“R-S 细胞”）。淋巴结结核可见慢性肉芽肿，肉芽肿中心常为干酪样坏死，周围为放射状排列的上皮样细胞，并可见朗格汉斯细胞。韩骏锋等曾报道分析 10 例 PET-CT 误诊为肿瘤的腹腔结核患者，均经手术或腹腔镜取得病理组织，明确诊断为腹腔结核，可见病理诊断尤为重要。病理活检是确诊淋巴瘤的主要依据，当仅有纵隔、腹腔淋巴结肿大时，可采用 CT 或超声引导下进行穿刺活检，必要时可作胸腔、腹腔探查手术。对于难以通过症状、体征及影像学检查进行鉴别的患者，PET/CT 可以指导穿刺活检的定位，提高病理学诊断的阳性率，以便尽早进行下一步诊治。此例患者最终行颌下淋巴结穿刺，病理报告为慢性肉芽肿性炎，伴坏死，进一步验证了病理检查是疾病诊断的金标准。

淋巴瘤和淋巴结结核初期临床表现及影像学特征有许多重叠或相似之处，缺乏特异性。如均可出现无痛性淋巴结肿大，可伴有发热、盗汗、体质量减轻等，仅凭影像学改变和临床表现有时难以鉴别，淋巴瘤与结核相互间误诊的病例多有报道。张炎林等研究的 89 例淋巴瘤患者中，其中误诊为结核病 27 例，误诊率为 30.3%；误诊时间最短 2 个月，最长3年。陈小冰和李德宪也曾报道23例恶性淋巴瘤误诊为结核病。肺外结核中，与淋巴瘤并存的特殊淋巴结结核也有文献报道。PET/CT可以观察病灶内葡萄糖代谢的程度、分布特点，以及不同时相的动态变化。有学者研究表明，PET/CT能缩短评估疾病所需的时间，可以显示肺外结核的部位、受累程度和摄取活性，能在准确诊断、鉴别诊断和治疗决策中发挥重要作用。因此，研究如何发挥PET/CT在肺外结核早期诊断、鉴别诊断中的作用无疑是我们探索的重要方向。本例患者的诊治过程提示，临床医生在疾病诊治过程中要全面考虑患者病史及进行必要的辅助检查，尤其是提高病理检查的确诊率，以减少误诊及漏诊，不能盲目进行诊断与治疗。由于耐多药结核病和广泛耐药结核病患者的增多，HIV和结核分枝杆菌双重感染患者的增加，以及人口快速流动等因素的存在，结核病疫情明显上升。尤其对于老年免疫力低下者出现不明原因发热，需广泛搜集相关临床资料进行全面分析，以便尽快明确诊断及治疗。

参考文献

1. 安苗，杨林，武柏林. 结缔组织病伴发淋巴结肿大的影像、病理特征及临床意义［J］. 临床荟萃，2018，33(9)：817－820.
2. GAMBHIR S，RAVINA M，RANGAN K，et al. Imaging in extrapulmonary tuberculosis［J］. Int J Infect Dis，2017，56：237－247.
3. 傅衍勇，李敬新，江丽娜，等. 2011—2013年天津市医疗机构报告肺外结核的情况调查［J］. 中国防痨杂志，2016，38(2)：104－109.
4. 张林刚，李勤华，杨校龙，等. 胸腹腔淋巴结结核误诊19例［J］. 武警医学，2008，19(6)：529－530.
5. 肖淑芬，陶振峰，李晓明等. 颈部淋巴结结核的手术治疗［J］. 临床耳鼻咽喉科杂志，2006，20(3)：140－141.
6. 吴取梅，赵久法. 212例不明原因发热病例临床分析［J］. 中华全科医学，2017，15(8)：1331－1333.
7. 王信，王健，陈琳洁. 1990—2013年中文文献报道的成人不明原因发热病因构成分析［J］. 蚌埠医学院学报，2016，41(4)：451－454.
8. 高璐珏，黄子慧，高敏行，等. 浅表淋巴结结核患者401例临床资料分析与治疗方法探析［J］. 中华中医药杂志，2020，35(10)：5214－5219.
9. YEH C L，CHEN L K，CHEN S W，et al. Abnormal FDG PET imaging in tuberculosis appearing like mesothelioma：anatomic delineation by CT can aid in differential diagnosis［J］. Clin Nucl Med，2009，34(11)：815－817.
10. 林娜，徐卓东，袁小记，等. MSCT对纵隔淋巴结结核和纵隔淋巴结转移瘤诊断价值［J］. 医学影像学杂志，2021，31(1)：33－36.
11. 赵静，李文波，刘晓峰. 肝十二指肠韧带淋巴结结核误诊为胰头肿瘤一例［J］. 中华胰腺病杂志，2013，13(4)：276－277.
12. 聂红军，王志敢. 颈部淋巴结核的彩超诊断价值探讨［J］. 中外医学研究，2013，11(20)：62.
13. 李玉平，王红春，葛玲，等. 淋巴结核患者的超声诊断研究［J］. 中华医院感染学杂志，2015，25(8)：1825－1827.
14. 赵丹，杨高怡，何宁，等. 超声造影模式在诊断颈部淋巴结结核中的应用价值［J］. 中国超声医学杂志，2015，31(8)：683－686.
15. 马桂玲. 彩色多普勒超声对颈部肿大淋巴结疾病的诊断和鉴别诊断［J］. 当代医学，2011，17(32)：78－79.

16. 姜爽爽，郑海伦，曹丽娅，等. 颈部淋巴结结核的二维超声声像图表现及病理对照分析［J］. 中国防痨杂志，2020，42(3)：245－248.

17. 陈力. 彩色多普勒超声在浅表淋巴结结核诊断中的应用价值［J］. 河北医学，2015，21(1)：125－128.

18. 韩骏锋，梅早仙，李丽. 10 例 PET-CT 误诊为肿瘤的腹腔结核［J］. //中华医学会结核病学分会2013 年学术大会论文汇编. 北京：中华医学会，2013：119－120.

19. 张炎林，袁保东，杜鹃，等. 恶性淋巴瘤误诊结核病 27 例分析［J］. 中国防痨杂志，2005，27(5)：302－304.

20. 陈小冰，李德宪. 恶性淋巴瘤误诊结核病 23 例分析［J］. 中国防痨杂志，2006，28(1)：45－46.

21. 周美玲，耿艳华，周林，等. 淋巴结结核与特殊类型淋巴瘤并存一例［J］. 中华结核和呼吸杂志，2021，44(11)：983－985.

22. DENG Y, IA X, XIANG Y, et al. Application of ^{18}F-FDG-PET/CT in the diagnosis of extrapulmonary tuberculosis［J］. Radiol Infect Dis, 2018, 5: 165－170.

23. 卢亦波，周静如，莫移美，等. 艾滋病并发颈部淋巴结结核的临床特征及 CT 表现［J］. 中国防痨杂志，2020，42(1)：31－37.

（王涛　郑飞波　整理）

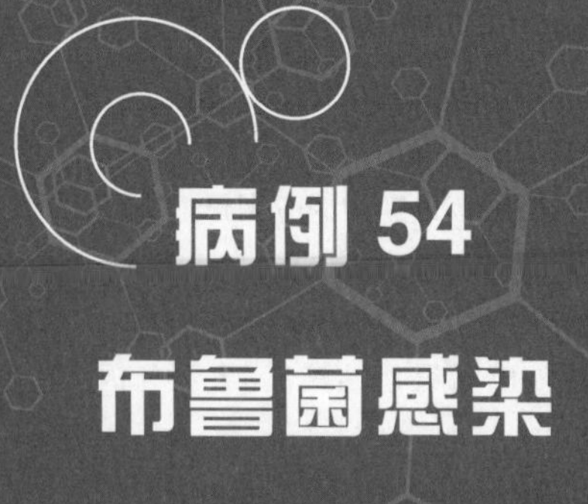

病例 54 布鲁菌感染

病历摘要

【基本信息】

患者，男性，71 岁。

主诉：间断发热 2 月余。

现病史：患者于 2 个月前无明显诱因出现发热，体温波动于 36 ~ 39.5 ℃，无规律，给予退热药物可暂时降至正常，于院外输液治疗（具体用药不详），效果不理想，仍然间断发热。伴有乏力、食欲下降，无头痛、头晕，无腹痛、腹泻，无咳嗽、咳痰，无尿频、尿急、尿痛，无恶心、呕吐，无盗汗、寒战。最近 7 天，患者发热呈持续状态，自觉右侧颈部及胸部疼痛。患者自发病以来，饮食、睡眠可，大小便正常，体重减轻 7 kg。

既往史与家族史：平素身体健康状况尚可，否认高血压、糖尿病、冠心病，否认肝炎、结核、菌痢等传染病病史，无重大外伤手术史；否认输血史，否认青霉素、头孢菌素过敏史，预防接种史不详。否认家族性遗传病病史。

查体：生长发育正常，营养欠佳，消瘦体型，步行入室，自主体位，表情自如，言语流利，查体无特殊发现。

【辅助检查】

影像学检查：肺部 CT 显示右肺中叶外侧段微小结节；主动脉及冠状动脉硬化。上腹部 CT 平扫检查未见明显异常。

实验室检查：血常规 + CRP 显示白细胞 6.26×10^9/L，中性粒细胞百分比 54.4%，红细胞 3.53×10^{12}/L，血红蛋白 108.00 g/L，血小板 217×10^9/L，C 反应蛋白 69.95 mg/L。人血清样蛋白 A 135.4 mg/L；红细胞沉降率 47 mm/h。肿瘤指标、自身免疫性疾病相关抗体均阴性。

【临床初步诊断】

感染性发热?

【临床关注点】

患者为老年男性，主因发热入院，病程较短，肿瘤指标、自身免疫性疾病相关抗体均阴性。红细胞沉降率及C反应蛋白增高。发热原因是什么，感染？肿瘤（如淋巴瘤）？自身免疫性疾病？

PET/CT检查

【操作流程与参数】

患者检查前禁食6 h以上，空腹血糖5.3 mmol/L。^{18}F-FDG剂量5.6 mCi，注射后1小时检查。PET/CT检查采用uMI510 PET/CT扫描仪（中国联影公司）。采集参数：CT扫描电压120 kV，电流采用自动毫安秒，螺距5.625，层厚3 mm。PET扫描，3分钟/床位。扫描范围从颅顶至大腿上段。图像采用CT扫描数据衰减矫正，图像重建采用有序子集最大期望值迭代法。

【PET/CT所见】

右侧胸锁关节周围软组织肿胀，糖代谢增高，SUV_{max}为8.9。胸7、胸8椎体左前方，腰5椎体右前方局限性软组织肿胀，糖代谢增高，SUV_{max}分别为10.6、8.3、8.9，相邻骨质未见明显异常破坏征象（图54－1，图54－2）。双侧颈部、纵隔、双肺门、腹腔内及腹膜后部分淋巴结代谢增高，SUV_{max}为3.9。

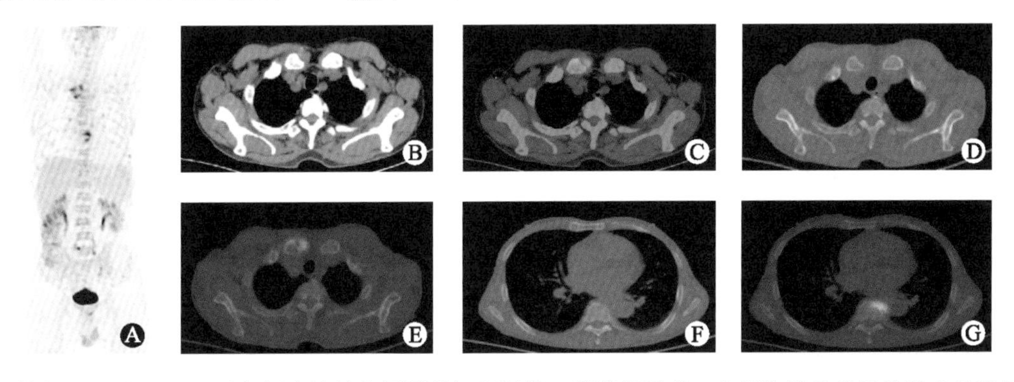

A为体部MIP图；B～E见右侧胸锁关节周围软组织肿胀，糖代谢增高，右侧胸锁关节区骨质未见破坏；F、G见胸椎左前方软组织肿胀，糖代谢增高，骨质未见破坏。

图54－1 ^{18}F-FDG PET/CT

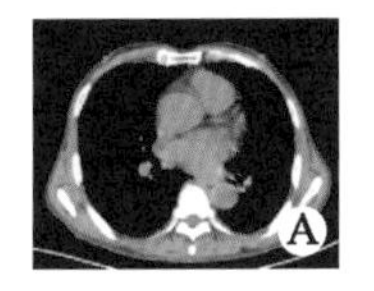
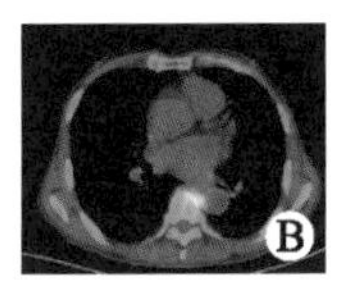
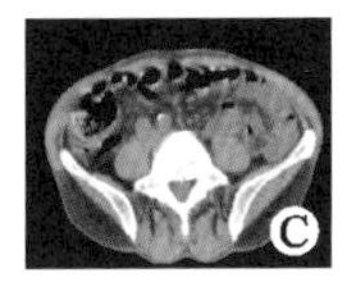
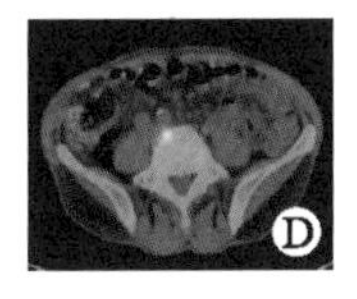
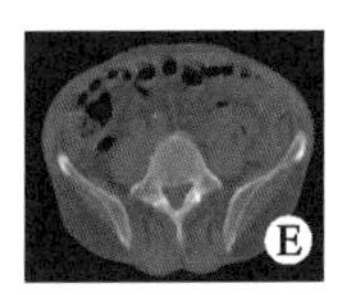
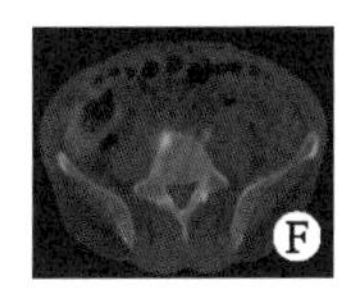

A、B可见胸椎体左前方软组织肿胀，糖代谢增高；C～F见腰5椎体右前方软组织局限性肿胀，糖代谢增高，腰5椎体骨质未见破坏。

图54－2 ^{18}F-FDG PET/CT

【PET/CT 诊断意见】

1. 右侧胸锁关节周围高代谢软组织肿胀；胸 7、胸 8 椎体左前方，腰 5 椎体右前方局限性高代谢软组织肿胀；以上考虑特殊类型感染性病变可能，请结合临床必要时穿刺活检；

2. 双侧颈部、纵隔、双肺门、腹腔内及腹膜后多发淋巴结，考虑炎性改变可能性大。

病例讨论

论点 1：老年男性，71 岁，既往身体健康。PET/CT 于胸锁关节、部分胸腰椎旁见异常高代谢软组织密度，邻近骨质无破坏，余全身未见其他病灶。自身免疫性疾病相关抗体均阴性，暂时不考虑自身免疫性疾病。患者不规律发热，虽肺部未见明显异常，结核可能性仍不能排除，建议进行 T-SPOT 检测。另外需询问患者的生活方式和习惯，是否有饲养牛羊及牧区生活史，怀疑布鲁菌病可能。

论点 2：淋巴瘤可以不规则发热，但结合患者 PET/CT 检查，全身未见明显肿大高代谢淋巴结，脾脏未见增大，淋巴瘤可能性较小，但仍不排除惰性淋巴瘤早期改变，必要时结合右侧胸锁关节部位活检。

论点 3：患者病变累及到前胸壁及脊柱旁，虽未侵犯到骨及骨关节，需考虑 SAPHO 综合征可能，建议追问病史，查看患者是否有皮肤损害、皮疹等伴随症状。

【病例评论小结】

患者为老年男性，间断发热 2 月余，既往体健，结合既往病史及临床表现、实验室检查可暂时不考虑自身免疫性疾病，SAPHO 综合征常伴有皮肤损害及皮疹等症状，也暂不考虑，特殊感染待除外。补充询问病史，患者 3 个月前有杀羊并进食熟羊肉史。结合患者生活方式，有宰羊史，首先考虑布鲁菌病可能。

实验室诊断

成人血培养鉴定：提示布鲁菌病。

临床随访

患者 3 个月前有杀羊并进食熟羊肉史。针对患者胸锁关节疼痛，已给予尼松 30 mg bid 止痛治疗，辅以法莫替丁保护胃黏膜。经利福平 0.9 qd、莫西沙星 0.4 qd、米诺环素 0.1 bid 三联抗感染治疗，辅以复方甘草酸苷保肝治疗。患者体温逐渐下降，体温最高 37.5 ℃左右，右侧胸锁关节疼痛较前明显减轻。患者出院后随访，无明显不适。

特邀专家点评

该病例诊断思路清晰、逻辑性连贯。PET/CT 提示病变主要表现为关节、椎旁局限性软组织肿胀，葡萄糖代谢增高；余全身其余部位无可疑病变。肿瘤标志物、自身免疫性抗体相关检查均呈阴性，与典型恶性肿瘤或自身免疫性相关疾病差异较大；而患者临床表现（发热、乏力、关节痛）及实验室检查（红细胞沉降率、CPR 增高）等结果倾向特殊类型感染性病（布鲁菌病？结核？）可能。经过积极完善补充流行病学史，发现其有牲畜接触史，最终通过病原学检查指向了布病的诊断。布鲁菌病与结核的椎体骨质破坏具有较高的相似度，但本例中骨质破坏和冷脓肿并不明显，仅出现低热、乏力等临床表现和椎体旁高代谢软组织肿胀，提示我们在临床实践中应注意同一种疾病的不同表现程度和形式。

讨论与文献综述

布鲁菌病是一种世界范围内的人畜共患病，以动物为主要宿主（即骆驼、绵羊、山羊），人类为次要宿主。该疾病是由布鲁菌的小型非运动革兰氏阴性兼性胞内共球菌引起，包括猪、牛、羊、犬等布鲁菌，它们经过未经烹煮的肉或者未经巴斯消毒的乳制品，以及畜牧业从业主与患畜的接触等途径传染给人形成的一种人畜共患病。由于畜牧业、餐饮业的发展，其发病率逐年上升。

布鲁菌病是一种全身性疾病，可累及多个器官，涉及骨骼为主，且最常见于脊柱。布鲁菌性脊柱炎为布鲁菌侵犯脊柱（椎间盘、椎体、肌肉）导致的感染性疾病，其临床表现主要为发热、乏力、夜间盗汗、厌食和头痛、肝脾肿大、关节疼痛、腰背痛等多样的全身及局部症状。

由于临床表现多样、非特异，增加了其临床诊断难度。对于布鲁菌病的诊断，包括体格检查、血清学检查、血培养和 X 线片、CT、MRI 等影像学方法。需与结核、风湿热、伤寒、副伤寒等鉴别，需完善实验室相关检查，细菌学、血清学、皮内变态反应有助明确诊断。

骨关节受累是布鲁菌病最常见的并发症，10% ~ 85% 的患者可发生骨关节受累，通常被视为骶髂关节炎、脊柱炎、骨髓炎、周围关节炎、滑囊炎和腱鞘炎等。脊柱是布鲁菌病最常见的感染器官之一，感染率为 2% ~ 54%，其中腰椎最常见，主要表现为脊柱炎和（或）椎间盘炎。Bagheri 等研究认为 MRI 可能是诊断和定位布鲁菌病相关脊髓布鲁菌病或硬膜外脓肿的最佳方法。MRI 也有助于区分化脓性脊柱炎和布鲁菌性脊柱炎。向旭等学者的研究中布鲁菌性脊柱炎无椎间隙狭窄、椎间盘破坏，部分布鲁菌脊柱炎出现脊柱小关节炎、前纵韧带钙化，化脓性脊柱炎多有不同程度的椎间隙狭窄、椎间盘破坏，未出现脊柱小关节炎及韧带钙化改变，表面二者在椎间盘破坏方面差异显著。

张长青等研究发现布鲁菌性脊柱炎以腰椎受侵多见，CT 多表现为小囊状溶骨性骨质破坏，MRI 影像 T_1WI 呈低信号为主，T_2WI 呈不均匀高信号。刘长民等报道布鲁菌性脊柱炎 MRI 表现为受损椎体不规则异常信号影，T_1WI 呈低信号，T_2WI 呈高低混杂的高信号。亦有学者李艳梅等通过 SPECT/CT 全身骨显像对 28 例布鲁菌病脊柱炎研究发现，病变主要表现为椎体边缘或椎体内局灶性骨质破坏，呈弥漫性中度放射性浓聚，病变部位以腰椎多见。这主要是由于该病在亚急性期及慢性期侵犯骨组织，引起骨质破坏，而且其病理损害与增生修复交替进行，所以在全身骨显像表现为病变部位放射性浓聚。

PET/CT 集功能与解剖成像于一体，由 PET 提供病灶详尽的功能与代谢等分子信息，CT 提供病灶的精确解剖定位，具有高度灵敏性及精确定位等特点。当疾病处于分子水平变化阶段，病变的形态结构尚未发生改变，PET 即可发现病灶，达到早期发现病灶和诊断疾病的目的。^{18}F-FDG 作为一种非特异性显像剂，可以在肿瘤细胞内浓聚，也可以在炎性细胞内浓聚。由于炎性病灶内含有大量巨噬细胞、类上皮细胞、多核巨细胞等，使糖酵解的水平显著增加，^{18}F-FDG 在炎性灶内大量摄取，这是^{18}F-FDG PET/CT 在炎性病变显像的主要原因。

目前关于布鲁菌病脊柱炎的^{18}F-FDG PET/CT 的影像学表现多见于个案报道。Cobbaert 等报道了一例不典型布鲁菌病脊柱炎，PET/CT 表现为 $T_7 \sim T_8$ 椎间盘前和椎旁软组织肿块，FDG 代谢增高，SUV_{max} 为 7.05。ALAA 等报道了 1 例布鲁菌病脊柱炎，FDG PET/CT 显示 L_3、L_4 椎体的溶骨性病变伴椎旁软组织肿块影，FDG 明显代谢增高。王金玉报道的病例，病灶 PET/CT 显像亦呈 FDG 高摄取。^{18}F-FDG PET/CT 显像对于布鲁菌病的价值在于全面评价全身脏器累及的范围及治疗后疗效评估。

本病例的发病部位主要在右侧胸锁关节周围软组织及部分椎体周围软组织，并未侵犯邻近骨质，胸部 CT 未见明显异常，仅凭借发热及疼痛的临床表现，结合 PET/CT 检查，很难确定布鲁菌病，流行病学资料、实验室检查是诊断的重要依据。此病例说明 PET/CT 有利于发现全身病变，布鲁菌病在^{18}F-FDG PET/CT 中的影像学表现和部位是多变的，为以后的诊断提供了更多的思路。

参考文献

1. ALP E, DOGANAY M. Current therapeutic strategy in spinal brucellosis. Int J Infect Dis [J]. 2008, 12(6): 573 -577.
2. 它依尔江・举来提, 哈巴西・卡肯, 徐江波, 等. 手术治疗腰椎布鲁杆菌病性脊椎炎 17 例临床分析 [J] 中华实用诊断与治疗杂志, 2016, 30(11): 1078 -1079.
3. TALI E T, KOC A M, ONER A Y. Spinal brucellosis. Neuroimaging Clin N Am [J]. 2015, 25(2): 233 -45.
4. MUGAHI S, NASHIBI R, ALAVI S M, et al. Epidemiological features, clinical manifestation and laboratory findings of patients with brucellosis [J]. Arch Clin Infect Dis, 2014, 9(1): 1 -4.
5. GALINSKA E M, ZAGóRSKI J. Brucellosis in humans-etiology, diagnostics, clinical forms [J]. Ann Agric Environ Med, 2013, 20(2): 233 -238.
6. ULU-KILIC A, KARAKAS A, ERDEM H. Update on treatment options for spinal brucellosis [J]. Clin Microbiol Infect, 2014, 20(1): 75 -82.
7. SMAILNEJAD G S M, HASANJANI R M R, JANMOHAMMADI N, et al. Outcomes of treatment in 50cases with spinal brucellosis in Babol, Northern Iran [J]. J Infect Dev Ctries, 2012, 6(9): 654 -659.
8. LIM K B, KWAK Y G, KIM D Y. Back pain secondary to Brucella spondylitis in the lumbar region [J]. Ann Rehabil Med, 2012, 36(2): 282 -286.
9. BAGHERI A B, AHMADI K, CHOKAN N M. The diagnostic value of mri in brucella spondylitis with comparison to clinical and laboratory findings [J]. Acta Inform Med, 2016, 24(1): 107 -110.
10. LI T, LI W, DU Y. Discrimination of pyogenic spondylitis from brucellar spondylitis on MRI [J]. Medicine, 2018, 97(26): 11195.
11. 向旭, 张晓亚, 尤国庆, 等. MRI 鉴别布氏杆菌性脊柱炎和早期化脓性脊柱炎的临床价值探析 [J]. 中国 CT 和 MRI 杂志, 2021, 19(6): 160 -162.
12. 张长青, 李建金, 马建青. 布氏杆菌病性脊柱炎分型及其影像学表现分析 [J]. 中国 CT 和 MRI 杂志, 2016, 14(9): 124 -126.
13. 刘长民, 张雁. 32 例布鲁杆菌性脊柱炎的临床分析 [J]. 中华实验和临床感染病杂志, 2016, 10(5): 632 -634.

14. 李艳梅，杨吉琴，赵倩，等. SPECT/CT 显像对布鲁菌病脊柱炎的诊断价值 [J]. 中华核医学与分子影像杂志，2016，36(6)：516－520.

15. COBBAERT K，PIETERS A，DEVINCK M，et al. Brucellar spondylodiscitis：case report [J]. Acta Clin Belg，2007，62(5)：304－307.

16. ALDURAIBI A K，NADDAF S，ALZAYED M F. FDG PET/CT of Spinal Brucellosis [J]. Clin Nucl Med. 2019，44(6)：465－466.

17. 王金玉，彭永军，武兆忠. 1 例布鲁氏菌病脊柱炎 ^{18}F-FDG PET/CT 影像表现并文献复习 [J]. 重庆医学，2020，49(24)：4140－4142，4146.

（赵泽雨　周建立　整理）